# 长·寿

上册

逆转和延缓衰老的科学饮食
HOW NOT TO AGE

[美] 迈克尔·格雷格（Michael Greger, M.D.）/ 著
肠脑心理学实验室　胡旭 / 译
金锋 / 审订

电子工业出版社
Publishing House of Electronics Industry
北京·BEIJING

HOW NOT TO AGE

Copyright © 2023 by NutritionFacts.org Inc.

This edition arranged with InkWell Management LLC

through Andrew Nurnberg Associates International Limited

版权贸易合同登记号 图字：01-2024-3424

**图书在版编目（CIP）数据**

长寿：逆转和延缓衰老的科学饮食：上下册 / （美）迈克尔·格雷格（Michael Greger）著；胡旭译. 北京：电子工业出版社，2025. 8（2025.10重印）. -- ISBN 978-7-121-50796-0

Ⅰ．R247.1

中国国家版本馆 CIP 数据核字第 2025MU7801 号

责任编辑：周　林　　文字编辑：刘　晓
印　　刷：三河市鑫金马印装有限公司
装　　订：三河市鑫金马印装有限公司
出版发行：电子工业出版社
　　　　　北京市海淀区万寿路 173 信箱　　邮编：100036
开　　本：787×1 092　1/16　印张：48.75　字数：1034.8 千字
版　　次：2025 年 8 月第 1 版
印　　次：2025 年 10 月第 3 次印刷
定　　价：168.00 元（全 2 册）

凡所购买电子工业出版社图书有缺损问题，请向购买书店调换。若书店售缺，请与本社发行部联系，联系及邮购电话：（010）88254888，88258888。

质量投诉请发邮件至 zlts@phei.com.cn，盗版侵权举报请发邮件至 dbqq@phei.com.cn。

本书咨询联系方式：25305573（QQ）。

# 中文版序

中国的朋友，大家好！我很荣幸地看到您正在阅读我的最新著作《长寿》。这本书是我过去三年来深入研究和写作的成果，而我很高兴能够为您和您的家人提供关于抗衰老和长寿的最佳循证科学信息。

当您深入研究《长寿》时，您会看到整本书中引用了数百个视频，文中列出了中英文的视频标题。这些视频作为本书的补充，为您提供更多背景知识、见解和信息。欲观看这些视频，请扫描本序言后面的二维码，在网页中使用英文标题搜索您想观看的特定视频即可。

虽然这本书和其数百个补充视频是我过去几年的工作重点，但这并不是我在我勤奋的团队的帮助下所做的唯一工作。我于2003年创立了公共卫生科普组织"能救命的营养学"（NutritionFacts.org），20多年来，我们一直通过视频、博客、播客、信息图等免费资源向大众分享营养研究的最新信息。我们很自豪能够提供严格的非商业性公共服务，没有任何赞助商、广告、品牌合作伙伴或付费订阅。我们的网站上已有数千个关于健康饮食的视频，之后我们仍会定期上传新的视频和文章。

我们还通过社交媒体传播基于事实的信息，介绍全蔬食对健康、疾病预防、体重管理和长寿的益处。我们的推广遍及全球，有英语及西班牙语网站，所有视频都有多种不同语言的字幕，以及您可能熟悉的多个中文社交媒体平台，包括微博、微信、B站和小红书。如果您尚未在这些平台上关注我们，我诚挚邀请您这么做。

为了让健康生活更易于上手，我们还创建了《基于实证的饮食指南：打造健康生活》这本免费手册。该手册旨在帮助您简单转换成健康的生活方式，其中包括我的"红绿灯饮食"的详细说明、使用"每日十二清单"的技巧、范例菜单，等等。（"格雷格医生的每日12清单"是一款适用于iPhone和Android的免费应用。）

我的另一个最新的免费资源是《"每日十二清单"正餐规划指南》。如果您读过《救命》（How Not to Die），想必您已经熟悉了我的"每日十二清单"，其中列出了我试图融入日常生活的所有食物类别。显然，您可以很长一段时间只吃白土豆，并且根据定义，这也是全蔬食（Whole foods plant based）——但这并不是非常健康的饮食。并非所有蔬食（植物性食物或植物性饮食）生来都是平等的，有些植物比其他植物更健康。因此，我的"每日十二清单"中包括了最好的食物，而《"每日十二清单"正餐规划指南》将引导您完成将清单纳入膳食计划的步骤，并为您提供额外的策略，帮助您建立更健康的饮食习惯。

我从中国各地得到的支持、热情和鼓励非常令人振奋，我也由衷感谢所有的积极反馈。感谢您支持我的工作，并将您的健康命运掌握在自己手中。

扫码观看关联视频

扫码免费阅读
《基于实证的饮食指南》

扫码免费阅读
《"每日十二清单"
正餐规划指南》

# 前言

在写这本书时，我已经50岁了，所以抗衰老这个主题具有一定的针对性，这是我上一本关于减肥的图书《吃饱瘦身》（How Not to Diet）所欠缺的。然而，减肥和抗衰老这两个主题也有明显的相似之处：它们都受到商业利益的裹挟。减肥[1]和抗衰老[2]产业都是价值数十亿美元的巨头。有这么多资金参与其中，推销各种荒谬主张的产品的诱惑显然让很多人无法抗拒。

即使是受过良好教育的外行，要在任何一个领域寻求基本的、实用的建议，以期活得更轻松或是更长久，都要面对一大堆不可思议的药剂。即便作为一名医生，有足够的时间对同行评议的医学文献进行深入研读，要从"皇帝的新衣"中梳理出赤裸裸的真相也是一项挑战。这使得努力变得更加重要。如果只花三年的时间来梳理所有关于衰老的科学研究，恐怕很难区分真相和假象。美国老年医学学会的一位前会长写道："少数学科……对不加批判的人更容易产生误导，对不道德的人更有利。"[3]

都说抗衰老领域是"骗子、骗局和快速致富计划的沃土"[4]，关于这一主题的公众话语中隐藏着"大量的错误信息"[5]。市场营销人员经常利用一些江湖骗术来诱骗老年人[6]。他们的产品在互联网和实体"抗衰老"门店里被广为兜售[7]。这些骗局是美国参议院和国会多次调查的对象，比如"骗子、小贩和推销员"[8]和"江湖骗术：100亿美元的丑闻"[9]。如今，美国抗衰老产业的产值可能超过880亿美元[10]，而全球抗衰老产业的产值是2920亿美元[11]。这包括从抗皱面霜到美国电视福音传教士帕特·罗伯逊（Pat Robertson）提供的

"帕特抗衰老蛋白"的所有东西。衰老可能不利于健康，一篇经济社论指出："……但它对商业肯定有好处。"[12]

## 被所谓的科学蒙蔽了双眼

根据一个行业组织的说法，65岁及以上的美国人中有60%正在寻求抗衰老干预措施[13]，不过，根据生物医学衰老研究所主任的说法，虽然它们听起来很有道理，但几乎所有这些干预措施都没有科学依据[14]。长期以来，一些科学突破被哗众取宠的媒体所利用或断章取义，然后被奸商投机取巧地重新包装。

19世纪磁学的进展曾使一些人断言："如果我们的磁功能内衣能够成为每个人衣橱的一部分，那么美国将没有生病的人……"更可悲的是，公众对居里夫人工作的兴趣被一些人利用，间接导致了一系列据说能"恢复活力"和"充满活力"的放射性产品[15]。正如《华尔街日报》的一篇头条新闻所述："镭水很妙，喝了下巴掉。"[16]

今天，这种所谓的"科学剥削"在数百家骗子"干细胞"诊所中无一不有，主要集中在美国加利福尼亚州和佛罗里达州[17]，他们打着科学旗号给未经证实的疗法披上了合法的外衣[18]。在《科学美国人》的专题文章《青春之泉没有真相》中，三位著名的衰老研究人员发出感叹："公众被各种炒作及谎言狂轰滥炸。"[19]

其中一名研究人员被美国抗衰老医学学会[20]的联合创始人起诉，要求赔偿2亿多美元，因为他给该学会颁发了银羊毛奖（Silver Fleece* Award），这是一个嘲讽"关于干预衰老或衰老相关疾病的最荒谬、最离谱、最没有科学依据或最夸张的断言"的奖项[21]。美国抗衰老医学学会反驳说："我们不提倡或背书任何特定的治疗方法，也不销售或背书任何商业产品。"[22]然而，回头看看它的网站，它在"寻找抗衰老产品或服务"栏目中积极征集并展示各种广告，它强词夺理地解释：这些广告的存在是由"每天收到的大量咨询所推动的"[23,24]。

★ 译者注：Fleece一词不仅指羊毛，也有诈骗的意思，此处有暗指诈骗银奖的意思人们指责"老年学权威"试图肆意破坏美国抗衰老医学学会这样的新生力量[25],该学会的联合创始人声称,他是在与"老派哲学"做斗争,即"衰老是不可避免的,我们无计可施,要慢慢习惯,逐渐变老,然后死去"[26]。我看到了这种文化冲突双方的优点,老年医学领域努力保持来之不易的公共资金收益,用于衰老基础研究,而雄心勃勃的抗衰老斗士似乎从根本上质疑基本假设。美国抗衰老医学学会对批评的官方回应称:"简而言之,老年医学的狂热崇拜者拼命地维持一种神秘的、过时的立场,即衰老是自然的、不可避免的。"[27]

如果抗衰老医学运动是由那些潜心研究的人发起的,而不是"企业家对市场机会的反应",那它会更有可信度[28],但是对抗衰老新浪潮的强烈反对可能已经使其走上了反方向。是的,正如《生物老年学》的创始主编所指出的:抗衰老研究的历史无疑"充满了欺诈和伪科学"[29],但是对任何不正当行为迹象进行讨伐,似乎会导致一种条件反射式的"全是炒作,没有希望"的认识,这种认识会掩盖在干预衰老过程可行性方面所取得的真正的科学进步[30]。

我知道,在如今的某些圈子里,"科学"似乎成了一个肮脏的字眼。在经历了这些年的新型冠状病毒流行之后,我曾经尊敬的一些同事们似乎已经失去了他们的批判性思维能力。如果你也同样被卷入了阴谋论的无底洞,那么这本书可能就不适合你。诚然,大流行暴露出明显的制度缺陷,甚至玷污了学术文献。出于对数据真实性的担忧,两家最负盛名的医学期刊被迫撤稿[31,32]。

无论如何,科学期刊仍然是最接近真相的金标准。套用温斯顿·丘吉尔(Winston Churchill)的一句名言:"民主是最坏的政府形式,但其他已尝试过的制度更坏。"同行评议的医学文献是确立我们健康事实的最糟糕方式,但其他所有的方式更糟。

## 我的工作

一家著名老年医学杂志的主编声称,大多数"为公众所熟知的抗衰老科学家是肆无忌惮的无用药方供应商"[33]。我们很容易被名声大噪的大师所左右,但当涉及我们自己和家人的健康和幸福这样生死攸关的事情时，我们不应该听信传闻，而应该依赖证据。这就是我大量引经据典的原因。我在《救命》一书中引用了2000多篇参考文献，在《吃饱瘦身》中引用了5000多篇。这本书最终引用的参考文献超过13000篇，这最终变成了一个问题。

我曾向出版商承诺写一本不超过600页的书，但兴致勃勃走笔疾书，手稿最后接近2150页。啊！真不想舍弃任何内容，所以我尝试把995页的参考文献放到互联网上。在本书最后有相应的二维码，扫码即可查看书中引用的参考文献的完整列表。

在过去的三年里，我和我的团队读了20000多篇关于衰老的论文，所以你不必重复，但我也欢迎你去读。在互联网上展示参考文献的好处是可以通过超链接直接打开原始出处，你可以下载pdf文件并参考原始研究。

尽管如此，我还是留下了一份页数多达4位数的手稿。我需要想办法将书稿减半，以满足出版商的印刷规格。问题是实在没有可删减的了。太多热门医生作者会重复使用他们以前作品中的内容，而我在试着做相反的事情，完全采用全新的材料，这就是为什么在本书中我会建议你参考我以前的书中涉及的相关概念和章节。所以，我能想到的满足目标页数的唯一方法就是把《长寿》一书变成一个完整的视听体验。

你会看到我在本书中穿插了视频链接。我和我的团队制作了数百个小视频，每个视频大约5分钟长，以涵盖我不得不从这份手稿中删减的数十万字的附加信息。别担心，所有操作要点都包含在本书的文本中。不期待人们百分百相信我的话，我只是想努力证明自己是如何得出每一个建议的。遗憾的是，由于篇幅的限制，本书无法面面俱到，所以即使我努力传递一些基本结论，您仍可能需要点击链接，深入了解相应的证据。

## 衰老才是真正的主要原因

或许，世界上根本就没有"老死"这件事。一项对超过42000例尸检案例的研究发现，百岁老人100%死于疾病，尽管他们大多数人在去世之前都被认为身体很健康，甚至连他们的医生也这么认为，但没有一个人是真正"老死"的。死去都是因为疾病，最常见的是心脏病[34]。在其他对百岁老人[35]和85岁以上老人的尸检中也发现过类似的结果，85岁以上的老人在医学文献中被称为"高龄老人"[36,37,38]。

如果人都是死于疾病的[39]，那为什么我的《救命》不能成为一本独特的人人都需要的长寿书呢？在那本书中，我介绍了我们可以做些什么来预防、控制和逆转15种主要的死亡原因，首先是心脏病，它不仅是百岁老人的"头号杀手"，也是普通人的"头号杀手"[40]。1900年以来，在美国，心脏病一直是死亡的主要原因（1918年例外，那年经历了流感大流行）[41]。在21世纪的大部分时间里，心脏病一直是全世界导致死亡和残疾的主要原因，预计在未来几十年仍将如此。然而，真是这样的吗？

衰老是大多数致命疾病的最大风险因素[45]，有人可能会说，导致死亡的主因实际上是衰老[46]。衰老相关疾病的死亡率呈指数级增长，比如心脏病、癌症、脑卒中和阿尔茨海默病[47]。在同一年龄段，高胆固醇会使人患心脏病的风险增加20倍[48]，然而，与他们20岁时相比，80岁时患心脏病的风险可能会增加500倍[49,50]。蔬食可能将患阿尔茨海默病的风险降低多达三分之二[51]，但与65岁以下的人相比，85岁以上的人患阿尔茨海默病的风险增加了300倍[52]。我们关注胆固醇这类因素，因为它们是可改变的风险因素，那么衰老的速度也可以改变吗？

与其关注个体的退行性疾病，不如尝试减缓衰老过程本身。记得我小时候就想长大以后攻克癌症。然而，即使所有形式的癌症都被消灭了，美国人的平均预期寿命也只会增加3年[53]。为什么呢？因为避开癌症只意味着延缓因心脏病发作或脑卒中等疾病而死亡的时间。如果一种与衰老相关的疾病没有击倒我们，那么另一种会。相比于"打地鼠"式地单独解决每种疾病，延缓衰老可以同时解决所有这些问题[54]。

想象一下，有一种干预，不仅能降低主要"死亡杀手"的致死风险，还能降低患关节炎、阿尔茨海默病、骨质疏松、帕金森病和感觉障碍的风险。即使只是将衰老速度延缓7年，例如，平均65岁的人的健康状况和疾病风险与58岁的人相当，也有望将每个人的死亡、衰弱、残疾风险降低一半（因为这些风险往往每7年翻一番）[55]。

这就是我为什么要写这本书。

> **衰老本身是一种病吗？**
>
> 几十年来，老年医学中最具争议性的问题之一是衰老本身是否应该被视为一种疾病[56]。衰老是自然发生的，但感染也是，而我们把感染称为疾病。衰老是普遍现象，如同每个人都会感冒[57]。如何描述两者之间的关系呢？人们希望疾病分类能为衰老研究带来更多的资源分配，就像最近宣布肥胖是一种疾病对肥胖研究带来的影响一样[58]。
>
> 你可能会认为，大型制药公司一定会投资那些能够一鸣惊人的药物。然而，为什么要把资金投放在研究上，而不花在推广他们已经热销的那些未经证实的抗衰老产品上呢？许多热门的膳食补充剂是制药公司拥有的[59,60]，这些公司是卖"药妆"[61]和"逆龄"护肤霜[62]的。赛诺菲制药集团甚至与可口可乐合作，推出了一款"美容饮料"[63]。它们已经在利用公众对抗衰老产品的轻信和渴望来赚钱了[64]，何必还要浪费钱去证明这些东西是否有效呢？

## 要活着，更要健康地活着

当被问及"你希望活多久"，被要求在85岁、120岁、150岁，乃至无限期中做选择时，大约三分之二的人说他们更愿意活到85岁。然而，如果换一个方式问，即"在保证身心健康的情况下，你希望活多久"，大部分人会选择无限期[65]。问题不在于能活多久，而在于活的质量。如古希腊神话《提托诺斯》所述，主神宙斯赐予提托诺斯永生，却未赐他青春永驻，随着时间的流逝，他变成了一个老态龙钟的干瘪老头，每天承受着衰老带来的痛苦，却永远等不到终结的那天（最后他变成了一只蝉）[66]。

如果延长的寿命是在功能衰退和疾病中度过的，那么这种长寿实在是得不偿失[67]。只有大约18%的人可以被描述为"健康衰化"[68]。研究发现，老年人中多种慢性疾病并存的发生率为55%～98%[69]。到85岁时，超过90%的人可能至少患有一种疾病，平均患有4种[70]。就像85%的癌症患者往往高估自己的生存时间一样[71]，其他慢性疾病的患者也是如此。患有心力衰竭或慢性阻塞性肺疾病（如肺气肿）的人在接下来的一年内死亡的可能性是预测值的3倍。96%的门诊透析患者认为他们能活过5年，但近一半的人撑不到两年[72]。

这就要提出"健康寿命"*的概念了，也就是身体健康、没有慢性疾病和残疾的人的生命周期[73]。难怪人们对长寿干预措施持怀疑态度，因为他们看到的是寿数在延长，但健康寿命在缩短。乔纳森·斯威夫特（Jonathan Swift）说："人们都想永生，但没有人想变老。"

例如，美国人会在疾病中度过大半生。1998年，一个20岁的人预期再活58年，而在2006年，一个20岁的人预期再活59年。20世纪90年代的20岁年轻人可能会在慢性疾病中度过10年，而现在他们可能要被病痛纠缠13年，这感觉就像是进一步、退三步。研究人员指出，我们的健康寿命减少了两年，意味着有两年的时间我们不能再进行基本的活动，比如步行一小段路、持续站立或坐两个小时不躺下，或者不用辅助设备就能站着[74]。换句话说，我们现在活得更久，但活得更糟糕了。

这就是为什么这本书会同时论述寿命和健康寿命。如果不能充满活力地享受生命，那么活得更久又有什么意义呢？我真诚地希望这本书不仅仅能给你的生命增添岁月，还能让你的岁月充满更多生机。

★编者注：依据世界卫生组织（WHO）的定义，健康寿命指从平均寿命中减去需要依赖日常性的、持续性的医疗和照料护理而生存的年数后所得的寿命，即无疾病或慢性疾病、无残疾的自主生活、快乐生存的时间。

# 引言

我之前出版的书《救命》并不是关于长寿的，相反，它是关乎如何不过早死亡的。积极之处是我们对自己的健康寿命拥有巨大的掌控权，因为绝大多数过早死亡和残疾是可以通过健康的饮食和生活方式来预防的。《长寿》一书也有类似的前提。这本书并不关注永生，而是关注如何优雅且充满活力地老去，避免承受虚弱和衰老之苦。然而，为什么我们不能停止衰老、永远生存下去呢？

---

"人不战胜死亡，就永远不会满足。"

——伯纳德·斯特雷勒

---

从4000多年前的《吉尔伽美什史诗》[75]到庞塞·德莱昂寻找青春之泉的第500年，人类一直渴望找到神话中的长生不老药，以克服衰老带来的痛苦[76]。为什么不呢？衰老并非不可改变，进化使动物的寿命相差超过100万倍，从寿命只有几分钟的蜉蝣到超过500岁的蛤蜊[77]。就像莱特兄弟从鸟类身上获得飞行的灵感一样，我们也可以从那些衰老缓慢的动物身上获得长寿灵感[78]。

为什么我们不能永生？有些物种会。我说的可不是一条两百岁的鲸，也不是一棵千年大树。事实上，有些物种（如灯塔水母，又叫永生水母）显然不会衰老，从技术上讲，它们可以永远活下去[79]。从某种意义上说，人类是永生的，因为我们的一些细胞存活了下来——精子和卵子幸运地遇到了彼此。每个孩子都是从一个细胞生长而来的，换句话说，一个细胞可以长成一个人，单凭这一点，让我们的身体无限期运转的概念在生物学上就显得小巫见大巫了。一个小小的受精卵可以变成已知宇宙中最复杂的物体——拥有860亿个神经元的脑[81]，形成150万亿个链接[82]，长达10万英里*[80]。如果这在生物学上是可能的，那么还有什么是不可能的呢？

★编者注：1英里约为1.61千米。

尽管如此，科学界仍有很多人持怀疑态度，认为衰老是一个不可逆转的过程[83]，抗衰老就好比是"反重力"[84]。老年医学领域一些直言不讳的批判者指责那些认为人类寿命可大幅延长的人是"卑鄙的……因为欺骗了公众"，并声称"超过130岁的东西都是荒谬的"[85]。这样的怀疑肯定会遭到支持者的反驳，他们引用了过去杰出的科学家同样武断的论断（这些论断如今已被证明站不住脚）[86]。诺贝尔物理学奖得主谈到核能的前景时，说那是"胡言乱语"，一个"完全不科学的乌托邦式的梦想"[87]。开尔文勋爵（Lord Kelvin）被认为是那个时代最伟大的科学家之一，他曾自信地断言"比空气重的飞行器是不可能实现的"[88]，并在1902年加倍强调了它们的不切实际，然而就在第二年，在北卡罗来纳州基蒂霍克附近，莱特兄弟完成了首次飞行[89]。

在实验室里，基因突变可以使秀丽隐杆线虫的寿命延长10倍[90]。饮食和基因调控可以使小鼠寿命增加大约70%[91]。一个简单的调整，如限制甲硫氨酸，可以将大鼠的平均寿命和最长寿命延长约40%[92]，在人类身上，预计可将平均寿命提高到110岁，"百岁老人"可以达到140岁[93]，这也纳入了我的"抗衰老八妙方"中（见580页）。这些结果尚未在人类身上得到证实，但如果我们证实这些因素不仅可以延缓衰老，还可以积极修复累积的损伤，那么它们可能前途无量。

该领域的科学家幻想时间可以消失，就像超现实主义绘画中停摆的时钟一样[94]，"让你的身体恢复活力，最终引领你进入一个无尽的夏天，真正永葆青春"[95]。人们设想了一个"寿命逃逸速度"来实现永生，意思是，我们只要活得足够长，等到可以延长生命的创新让增加的时间超过流逝的时间，即达到一个临界点，我们便可以每年至少增加一年的预期寿命[96]。从理论上讲，这可能使人类拥有无限的寿命。我仍然不知道这种突破是否可能实现，但我希望这本书能对你有所帮助，不管你想努力活得足够长[97]，还是只想在永葆年轻的状态下谢世。

## 本书写了什么？

当我坐下来写作（或者站起来开始走动）时，我需要做一个决定：我应该关注什么？是皱纹和白发的衰老迹象，还是临床诊断的认知能力下降？或者应该谈谈如何延缓衰老过程本身？我决定都写。

写作《长寿》的灵感来自一份名为《延缓人类衰老的干预措施》的综述文献，这是由抗衰老医学领域的顶尖研究人员汇编而成的，作者包括丰塔纳（Fontana）、朗格（Longo）、辛克莱（Sinclair）博士和其他几十个人——几乎都是这个领域的大人物。为了确定开发抗衰老药物最有希望的策略，他们确定了一系列"基本途径"，例如，对激素IGF-1的药理学抑制或阻断mTOR酶的药物。当我浏览这份清单时，我意识到：这些途径中的每一条都可以通过饮食来调节，这成了本书的开篇部分。

## 第1部分：延缓衰老的11种途径

衰老科学被称为"现代生物学中最具活力和争议性的科学"[98]。30多年前发表的一项对衰老理论进行分类的研究，确定了300多种这样的理论，从那时起，这一数字只增不减[99]。在第1部分，我确定了11种最有希望延缓衰老的途径，并在每一种途径的最后都提出了切实可行的建议，即饮食和生活方式的改变。第1部分是理论部分，它包含了贯穿全书的关键概念和术语。

## 第2部分：最佳抗衰老方案

人类活到100岁的概率已经从大约2000万分之一升至50分之一[100]。为什么有些人能活到100岁，而有些人则不能呢？这不仅仅是基因的问题。对同卵双胞胎的研究表明，只有20%~30%的寿命差异可以用遗传来解释[101]。媒体喜欢讲述那些生活艰苦的百岁老人的故事，把他们的长寿归功于猪油、伏特加或他们最喜欢的香烟品牌。然而，实际上百岁老人和超百岁老人（110岁以上的人）到底是如何饮食和生活的呢？

在第2部分，我将深入探究全球5个长寿热点区域"蓝色地带"*人们的共同行为。为了构建最佳的抗衰老方案，我探讨了最美好和最糟糕的食物和饮料。红酒是否配得上它象征长寿的地位？咖啡呢？我还介绍了"长寿维生素"麦角硫因、素食主义者的致命弱点，以及最好的锻炼和睡眠习惯，以获得最长寿、最健康的生活。

★译者注："蓝色地带"的居民身体健康，寿命长，不因年龄的增加而受到心脏病或癌症的威胁，活到超过100岁的概率出奇地高，这些地区也被称为"被死神遗忘"的区域，包括日本冲绳、意大利撒丁岛、哥斯达黎加的尼科亚半岛、希腊的伊卡里亚岛和美国加利福尼亚州的洛马琳达。

## 第3部分：保护我们的身体功能

在第3部分，我谈到了具体的实施细节。你能做些什么来保护你的骨骼、肠道和血液循环？你的头发、听力和激素平衡呢？你的免疫功能和关节健康呢？你的大脑和肌肉呢？你的性生活和皮肤呢？你的牙齿，你的视力，最后，还有去世后的尊严呢？每个要点都有专门的章节介绍。你也可以在视频"《长寿》一书浏览（trailer）"中进行预览。

## 第4部分：格雷格医生的抗衰老八妙方

抗衰老八妙方是本书的最后一部分，该部分提供了一个可操作的清单，补充了我在之前《救命》一书中提出的"每日饮食十二清单"。除了整本书中提供的大量建议，最后一部分还强调了一些特定的食物、补充剂或行为，它们有可能提供一些延缓衰老或延长寿命的最佳机会。我的目标是涵盖每一个可能的角度，基于现有科学证据的最佳平衡，提供最佳的饮食和生活方式，以帮助人们获得最长、最健康的寿命。

# 目录

———— 上 册 ————

## 第 1 部分 延缓衰老的 11 种途径

**导语** · 002

你的基因有多重要？· 002

**专题报道** 我的衰老研究 · 003

### 第 1 章 / AMPK：抗衰老的开关 · 004

真的有能代替运动的药丸吗？· 005

维持线粒体"能量工厂" · 006

神奇的二甲双胍 · 007

可能损害 AMPK 的食物 · 008

可能激活 AMPK 的食物 · 009

### 第 2 章 / 自噬作用：细胞的"内务整理" · 015

清理垃圾 · 015

禁食还是运动？· 016

可能抑制自噬作用的食物 · 017

可能促进自噬作用的食物 · 018

> 专题报道
> 黑咖啡，拿铁，哪个更好？·020
> 咖啡虽好，却并非人人都适合·021
> 亚精胺的主要来源·026
> 喝精液可以让你长寿？·029
> 亚精胺补充剂有必要吗？·030

## 第 3 章 / 细胞衰老·034

僵尸细胞·034

清除衰老细胞·036

> 专题报道
> 注入年轻的血液·036
> 槲皮素的来源·038
> 新的皱纹·039

## 第 4 章 / 表观遗传·042

一次伟大的重置·042

基因子弹上膛，生活方式扣动扳机·044

你的年龄，由"表观遗传时钟"做主·046

加速和延缓生物衰老·047

让时光倒流·048

改变 DNA 甲基化会怎样？·049

你摄入的叶酸够吗？·050

此叶酸非彼叶酸·052

> 专题报道
> 吃蜂王浆，过上女王一样的生活？·046
> 我们需要检测MTHFR基因吗？·051

## 第 5 章 / 糖化·054

晚期糖基化终末产物·054

血糖负荷·060

专题报道　天然甜味剂和人工甜味剂怎么样？·064
　　　　　为昼夜节律所掌控·067

# 第 6 章 / 强效生长激素 IGF-1·069

关闭"死神"基因·069

百岁老人的长寿秘密·070

如何通过饮食降低 IGF-1 水平？·074

动物蛋白和植物蛋白·076

像戒烟一样戒掉动物蛋白·078

让癌症刹车·080

IGF-1 与长寿·082

专题报道　个子高，寿命短？·071
　　　　　可预防癌症的基因突变·073
　　　　　大豆蛋白怎么样？·078
　　　　　负负不能得正·079
　　　　　降低IGF-1水平的食物·081

# 第 7 章 / 炎症·084

代谢性炎症·084

炎症性衰老·085

炎症与肥胖·087

膳食炎症指数·089

促炎食物·091

Neu5Gc·095

抗炎食物·096

抗炎药物·107

保护好你的皮肤·086

高于零的膳食胆固醇摄入量都是不安全的·088

必须动起来·091

预先切好的蔬菜、水果好不好？·093

**专题报道** 不要让肾脏进入超过滤状态·094

百岁老人的抗炎症性衰老·098

鱼肉怎么样？·100

如何降低白细胞计数？·102

其他降低人类炎症的蔬菜·104

孕晚期，谨慎饮用洋甘菊茶·106

## 第 8 章 / mTOR：衰老的起搏器·110

越过山丘，加速前进·110

通用抗衰老药物·112

热量限制·113

蛋白质限制·114

亮氨酸限制·116

绿茶和西蓝花，都可以抵制 mTOR 的活性·117

mTOR 与肌肉维持·118

## 第 9 章 / 氧化·120

自由基和氧化应激·120

唯一能解释寿命差异的理论·121

如何减少甲硫氨酸的摄入量？·122

抗氧化补充剂怎么样？·124

自由基加速衰老·124

人类的原始饮食·125

哪些食物的抗氧化物最丰富？·127

提高血液抗氧化能力·128

每餐都要吃富含抗氧化物的食物·129

如何减少 DNA 损伤？·130

香草和香料，你值得拥有·131

保护 DNA 的饮料·133

促氧化剂如何产生抗氧化作用？·134

十字花科蔬菜，按下抗氧化的开关·135

脂肪氧化要小心·138

小心食物中的胆固醇氧化物·139

那些忽悠你的抗氧化补充剂·141

> **专题报道**
> 注意盐的摄入·133
> 如何增加萝卜硫素的形成？·137
> 素食主义者的抗氧化状态·139
> 酥油的谜团·140
> 维生素C怎么样？·144

## 第 10 章 / 长寿基因：SIRTUINS·146

健康的守护者·146

白藜芦醇·148

一天一苹果，长寿靠近我·150

香料皇后——小豆蔻·151

晚期糖基化终末产物会抑制 sirtuins 活性·152

## 第 11 章 / 生命的时钟：端粒·154

端粒较短的人更容易衰老·154

你为什么看起来比同龄人老？·155

端粒正在不断缩短·156

能够重建端粒的端粒酶·157

端粒保护，饮食很重要·159

如何让"生命时钟"倒流？·159
减轻压力可提高端粒酶活性吗？·160
运动对端粒有什么影响？·161
饮食和运动，哪个更有效？·161
保护端粒，要避免哪些食物？·162
促进端粒健康的食物·164
保护端粒的补充剂·165

**专题报道** 激活端粒酶会增加癌症风险吗？·158

## 总结·168

## 第2部分 最佳抗衰老方案

### 第 1 章 / 饮食·172

最美好的食物·172
最糟糕的食物·173
微生命：量化评估疾病风险因素·176
加工肉类会致癌·177
最健康的饮食是回归自然·178
高钠饮食：人类死亡的头号饮食风险因素·179
钾盐替代品怎么样？·181
人如其食：你是你吃出来的·183

**专题报道** 偶尔刷一刷舌头·181
命运掌握在自己手中·184

## 第 2 章 / 饮料·185

最健康的饮料是什么？·185
"每天至少喝八杯水"科学吗？·186
每天到底应该喝多少水？·186
饮料健康等级排名·187
绿茶和红茶·190
南非国宝茶路易波士茶·191
汽水·192
酒精·192
J 曲线是怎么回事？·194
孟德尔随机化·194
最安全的饮酒量是零·196
葡萄酒·197
果汁·198

专题报道
我们应该喝什么样的水？·187
最健康的奶·189
奶茶怎么样？·191

## 第 3 章 / 百岁老人吃什么？·199

"蓝色地带"的饮食指南·199
豆类：最不起眼的长寿食物之一·201
用豆类逆转动脉疾病·203
用豆类减缓我们的心跳·203
拉美裔悖论·206
辣椒能让人长寿吗？·206

专题报道
"蓝色地带"饮食指南·200
豆子吃多了爱放屁吗？·205

## 第 4 章 / 地中海饮食·208

地中海饮食依从性越高,过早死亡风险越低·208

橄榄油·210

预防性地中海饮食干预试验·211

要选就选特级初榨橄榄油·213

著名的里昂心脏病膳食研究·214

**专题报道** PREDIMED没有被撤回吗?·211

## 第 5 章 / 冲绳饮食·217

红薯可能是地球上最健康的食物之一·218

多吃大豆好处多·219

海藻是个好东西·221

麦角硫因:"长寿维生素"·222

灵芝:长生不老蘑菇·223

大蒜有助于动脉健康·224

姜·225

姜黄·227

冲绳人的长寿秘密:多吃菜,少吃肉·229

**专题报道**
需要担心味噌里的盐分吗?·220
最健康的碘来源有哪些?·221
吃蘑菇时要注意·223
大蒜是"吸血鬼"的克星?·225
推荐一款冲绳特色的长寿蔬果昔·228

## 第 6 章 / 红色地带、白色地带和蓝色地带·230

有信仰的生活·231

**专题报道** 长寿与生育力,两者不可兼得?·232

## 第 7 章 / 蔬食・235

要长寿，少吃肉・236
多吃蔬食・238
素加工食品仍然是垃圾食品・239
为你的饮食健康程度打个分・241
最便宜的长寿方法・243
素食主义者的唯一致命弱点・245

> **专题报道**
> 素食饮食与地中海饮食的正面交锋・239
> 最简单的膳食质量指数・242
> 吃食物链最底层的食物・244
> 维生素K2怎么样？・247

## 第 8 章 / 生活方式・248

> **专题报道** 久坐的危害堪比吸烟？・250

## 第 9 章 / 运动・251

运动是良药・251
缺乏运动是最大的公共健康问题吗？・252
运动会影响我们的寿命吗？・253
运动过犹不及・254
不合理饮食会抵消运动的积极影响・254
素食和运动才是最佳拍档・255

> **专题报道** 开始新的运动计划之前，请先咨询医生・252

# 第 10 章 / 体重控制・257

内脏脂肪最可怕・257
并非所有的脂肪都一样・259
长寿的理想体重是多少？・261

**专题报道** 激活棕色脂肪组织对抗肥胖・260

# 第 11 章 / 睡眠・263

最佳的睡眠时间是多长？・264
安眠药：没有回报，只有风险・266
褪黑激素与长寿的关系・268
晚上最好少吃肉・268

**专题报道**
不同光照对寿命的影响・264
如何睡好？・265
泡个热水澡，睡个安稳觉・267
香草助眠？・268
多吃生菜，有助于睡眠？・269

# 第 12 章 / 压力管理・270

**专题报道** 健康饮食可减轻压力的影响・271

# 第 13 章 / 社交关系・272

**专题报道** 人与宠物：谁在拯救谁？・273

## 第 3 部分 保护我们的身体功能

### 第 1 章 / 保护骨骼·276

酸阻滞剂可能对骨骼有害·277

骨质疏松药物的效果如何？·278

骨质疏松药物的安全性如何？·278

钙补充剂的安全性和有效性如何？·279

预防跌倒的最佳维生素 D 剂量·279

牛奶真的对身体有好处吗？·280

酸碱平衡和骨骼·281

用西梅保持骨密度·283

洋葱让你流下眼泪，却留下了骨质·283

多吃水果蔬菜，预防骨质疏松·283

适量喝茶，拒绝饮酒·284

坚果与骨骼·284

雌激素 VS. 植物雌激素，谁更胜一筹？·285

豆类中的抗营养素怎么样？·286

早运动，常运动·287

预防骨质疏松性骨折最重要的一件事·288

如何预防跌倒？·289

**专题报道**
吸烟增加骨折风险·277
蔬食与骨骼健康·286
小心那些损害骨骼健康的运动·288

### 第 2 章 / 保护肠道和膀胱功能·291

便秘·291

通便药的效果差强人意·294

结直肠癌·300

尿失禁·302

前列腺肥大·306

> **专题报道**
> 最佳排便姿势·294
> 瑜伽练习与尿失禁·306
> 治疗前列腺增生的那些补充剂·309
> 夜尿频繁咋回事？·309

## 第 3 章 / 保护血液循环·312

如何增加血管内皮祖细胞的数量，改善其功能？·312
"正常"胆固醇水平也可能是致命的·313
低密度脂蛋白胆固醇水平越低，持续时间越长越好·316
他汀类药物效果如何？·319
心脏支架骗局·322
通过饮食从根本上解决问题·324
素食主义者的脑卒中风险·327
低碳水化合物饮食是减寿的饮食·328
鱼油的故事·329
用植物蛋白代替肉类·329

> **专题报道**
> "正常"血压也可能致命·315
> 他汀类药物适合你吗？·319
> 红曲米补充剂怎么样？·321
> PCSK9抑制剂怎么样？·321
> 脂蛋白a与动脉粥样硬化·326
> 蔬食让心脏病流行"消失"·330

## 第 4 章 / 保护头发·331

头发变白是衰老最明显的标志之一·331
脱发·333

> **专题报道**
> 染发会致癌吗？·332

# 第 5 章 / 保护听力·342

助听器帮助改善衰老相关的听力损失·342
助听器可以预防认知能力下降吗？·343
如何逆转耳垢诱导的听力损失？·344
听力损失并非不可避免·346
食物可以减缓听力损失？·347
减缓听力损失要避免哪些食物？·348

> **专题报道**
> 耳烛怎么样？·345
> 手机辐射有害吗？·347

# 下 册

## 第6章 / 保护激素·351

"抗衰老"激素·351

更年期·353

"男性更年期"·368

**专题报道**
"肾上腺疲劳"真的存在吗？·352
放弃乳制品，保护卵子·353
乳房X射线检查的风险与收益·358
大豆与乳腺癌·364
前列腺癌筛查的风险与收益·374
植物雌激素会使男人女性化吗？·378

## 第7章 / 保护免疫系统·381

生活方式·382

食物·384

补充剂·398

疫苗·402

**专题报道**
亲近大自然·383
我们必须选择有机农产品吗？·387
用绿茶漱口如何？·395
健康的蔬食可以降低COVID-19风险和严重程度·398

## 第 8 章 / 保护关节·408

药丸·408

凝胶剂·409

注射剂·410

手术·410

安慰剂·411

减肥·413

运动·414

饮食·415

局部外用治疗·421

补充剂·424

> **专题报道** 腰痛·423

## 第 9 章 / 保护脑·426

失去记忆·427

衰老神话的神话的神话·428

保护脑的药物·429

因果关系理论·432

生活方式·443

调节肠道菌群，改善认知·450

益智健脑补充剂·452

吃出健康的脑·476

关于预防痴呆的随机对照试验的"适度建议"·479

专题报道
- 膳食氧化型胆固醇·433
- APOE——对长寿最重要的基因·436
- 小心亲吻夺走你的记忆·445
- 褪黑素有帮助吗？·446
- 芳香疗法治疗痴呆·454
- 认知刺激、音乐疗法和冷冻刺激·461
- 牛奶会影响浆果的抗氧化活性·464
- 猴头菇与脑健康·468
- 大豆的益处取决于食用者产生雌马酚的能力·470
- 小心海鲜中的BMAA神经毒素·475

# 第10章 / 保护肌肉·481

老年人要小心肌少症·481

肌肉"用进废退"原则·482

炎症与肌肉减少·483

人类蛋白质需求量·484

抗氧化物与衰老相关的肌肉损失·490

膳食纤维治疗身体衰弱：增强肠道菌群－肌肉轴·491

碱性饮食可以防止肌肉损失吗？·491

保护肌肉的食物·493

可可能增强肌肉力量吗？·494

肌酸是增强肌肉力量的秘密武器吗？·495

专题报道
- 植物蛋白是优质蛋白吗？·489
- 苏打水能抗衰老吗？·493
- 特发性震颤·497

# 第11章 / 保护性生活·499

女性性功能·502

男性性功能·512

专题报道
- 体味与性吸引力·500
- 小心邻苯二甲酸酯·506
- 借助芳香刺激性欲·507
- 远离双酚A·515
- 吃伟哥可能增加皮肤癌风险·518
- 阿特金斯饮食：想说爱你不容易·521
- 健康饮食的成本和收益·523

# 第12章 / 保护皮肤·524

- 皮肤防晒很重要·525
- 空气污染物与皮肤老化·526
- 医学护肤·527
- 营养护肤·528
- 饮食之中，轻松赶走鱼尾纹·533
- 纯素食不利于伤口愈合·534
- 胶原蛋白延缓皮肤衰老的神话·535
- 局部皮肤护理产品的有效性·537
- 皮肤癌·542
- 静脉曲张·548
- 指甲健康·549

专题报道
- 果酸美容的利与弊·542
- 口服烟酰胺，预防皮肤癌·544
- 黑药膏治疗皮肤癌的骗局·545
- 黑皮肤和白皮肤，哪个更应该防晒？·546
- 苹果醋可治疗静脉曲张吗？·548
- 预防和治疗嵌甲·551
- 指甲脱落是怎么回事？·552

## 第 13 章 / 保护牙齿 · 555

牙齿健康与长寿 · 555

牙掉了，影响脑子 · 556

向添加糖说拜拜 · 557

保护牙齿健康的饮食 · 559

多吃绿叶蔬菜，保护牙龈健康 · 559

如何削弱酸性食物对牙釉质的腐蚀作用 · 561

**专题报道**
- 自己制作最好的漱口水 · 557
- 牙科X射线检查安全吗？· 558
- 刷牙之前先使用牙线 · 559
- 椰子油漱口有用吗？· 560
- 氟化物的安全性和有效性 · 561

## 第 14 章 / 保护视力 · 563

黄斑变性 · 563

青光眼 · 569

白内障 · 571

保护我们的尊严 · 574

如何善终？· 575

医疗辅助死亡 · 576

VSED 的好处 · 577

死于 VSED 是什么感觉？· 577

有尊严地离世 · 578

**专题报道**
- 我能看到27英里远 · 567
- 糖尿病视网膜病变 · 568
- VSED的弊端 · 578

## 第 4 部分　格雷格医生的抗衰老八妙方

### 导语·580

导语·580
抗衰老骗局·580
服用补充剂是花钱当冤大头？·581
维生素 D 能做什么？不能做什么？·582
维生素 D 能对抗死亡？·583

### 第 1 章 / 坚果·585

健康的坚果·585
哪种坚果最健康？·587

> **专题报道**　多少坚果算多？·587

### 第 2 章 / 绿叶蔬菜·589

用西蓝花增强肠道防御·589
空气污染缩短预期寿命·590
十字花科蔬菜有助于解毒·591
绿叶蔬菜减缓新陈代谢·592
蔬菜中的硝酸盐对抗肌肉衰老·594
蔬菜中的硝酸盐对抗动脉老化·594
喂养口腔里的微生物·595
如何防止硝酸盐变成有害的亚硝胺？·595
把绿叶蔬菜加进一日三餐里·597

> **专题报道**　西蓝花补充剂怎么样？·592
> 重要警告：绿叶蔬菜与药物华法林·598

### 第 3 章 / 浆果·599

浆果是抗氧化小能手·599

浆果的抗氧化作用·600

彩虹饮食给健康添色彩·604

樱桃、蔓越莓、枸杞和葡萄·607

> **专题报道**
> 巴西莓的抗氧化作用被夸大·600
> 余甘子的抗氧化作用·603
> 葡萄籽提取物怎么样？·608

## 第 4 章 / 外源性毒物兴奋效应和 microRNA 调控·609

外源性毒物兴奋效应·609

microRNA·621

## 第 5 章 / 益生元和后生元·637

肠道藏着长寿的秘密·638

肠道菌群随着衰老而变化·639

百岁老人的肠道菌群·640

肠道菌群失调与衰老：谁是因？谁是果？·641

粪菌移植实验证实肠道菌群在衰老过程中的作用·643

肠道菌群失调·644

益生菌·650

益生元和后生元·653

> **专题报道**
> 硫化氢：沉默的杀手·648
> 发酵食物怎么样呢？·652
> 调节肠道菌群治疗痴呆·661

## 第 6 章 / 热量限制·664

是时候考虑禁食了·664

新陈代谢越慢，寿命越长·665

热量限制能延长人类寿命吗？·666
热量限制还是肥胖限制？·667
饮食限制的猴子试验·668
在最佳营养条件下限制热量·668
CALERIE 试验发现了啥？·669
热量限制的潜在隐患·672
吃得更多 ≠ 热量更多·674
间歇性禁食·675
间歇性禁食与长寿·676
模拟禁食饮食·677
限时进食与长寿·678
不要轻易在家尝试长时间禁食·679
通过限时饮食降低 IGF-1 水平·681

专题报道
热量限制对认知的影响·671
减少污染物的积累·674
禁食辅助治疗癌症·680

# 第 7 章 / 蛋白质限制·683

FGF21·683

蛋白质限制·689

限制甲硫氨酸的摄入·693

支链氨基酸·699

专题报道
IGF-1 水平降低的潜在风险·689
通过限制蛋白质摄入来预防癌症·693
半胱氨酸和甘氨酸·698
饱受争议的支链氨基酸补充剂·701
蛋白质限制可阻止所有 11 种衰老途径·703

## 第 8 章 / $NAD^+$ · 705

$NAD^+$ 水平会随着年龄的增长而下降吗？· 706
延长啮齿动物的健康寿命和寿命 · 707
$NAD^+$ 增强剂 · 707
提高 $NAD^+$ 水平的自然方法 · 718

## 总结 · 721

预期寿命在倒退 · 722
联盟共识 · 724
出于人类的本能 · 725

# HOW NOT TO AGE

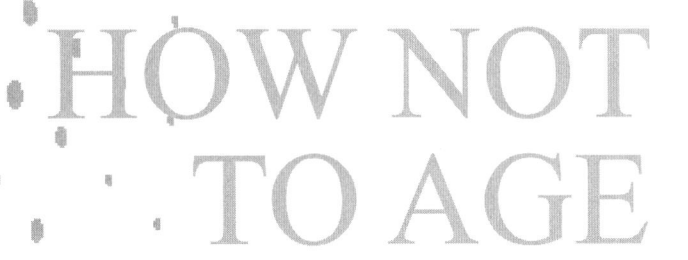

第 1 部分

# 延缓衰老的 11 种途径

# 导 语

人们一直说，长寿的直接原因是投胎的时候选了好父母[102]。长寿只是因为家族遗传，不是吗？一方面，百岁老人的兄弟姐妹当然更有可能成为百岁老人，他们的父母也更有可能活到至少90岁[103]。另一方面，配偶的寿命同样具有相关性，有时甚至超过了血缘关系[104]。配偶对你的影响可能和父母差不多大。毕竟，我们不只是传递基因。也许，奶奶的健康食谱，或者是对跑步健身的终生热爱也对这个家庭有影响。

## 你的基因有多重要？

为了梳理基因的作用，研究人员经常采用双胞胎进行研究，以比较同卵和异卵双胞胎之间的差异[105]。看看视频"长寿遗传吗（genes）"，你就能了解这种巧妙的方法是如何评估遗传性的，以及这种方法和其他方法发现了什么。简而言之，寿命只有15%～30%[106]或者更少[107]由基因做主，这意味着生活方式更可能决定我们的寿命。

为了充分利用遗传因素之外的其他影响寿命的因素，必须首先了解各种衰老途径。"抗衰老"一词在流行文化中被严重滥用，它被附加在各种未经证实的产品和外科手术上。它应该用于那些通过针对一种或多种既定的衰老机制来延缓或逆转衰老的东西[108]。《衰老的特征》是一篇具有里程碑意义的论文，它在生物医学文献中被引用了超过7000次[109]，确定了衰老过程的9个共同特征。我在视频"长寿遗传吗（genes）"中详细阐述过，并将在本书中逐一介绍。

### 我的衰老研究

有很多方法可以解开衰老的奥秘。你可以研究长寿的人，如百岁老人和超百岁老人，或者研究那些天天吸烟却很长寿的人，来揭开他们身上的秘密[110]。你还可以采用逆向思维，研究那些短命的人，调查那些糟糕的加速老化综合征，如儿童早老症，该类患者的衰老速度是正常人的8~10倍[111]，他们长皱纹、秃顶，然后通常在13岁左右死于心脏病发作或脑卒中[112]。你也可以研究长寿动物，有一种叫作北极蛤（又译为冰岛鸟蛤）的蛤蜊，它的寿命可达500年，心脏跳动超过10亿次[113]。

我在视频"模式生物（models）"中谈到从衰老研究中使用的模式生物（如酵母、线虫、果蝇和小鼠[114]）进行推断的机遇和困境，以及公民科学倡议，其中家庭犬被纳入非侵入性研究，以调查为什么有的狗能活到25岁或更久，而其他99.9%的狗却不能[115]。上了年纪的狗和我们一样会遭受许多衰老带来的伤害，如关节炎、癌症、白内障、肾脏问题和肌肉萎缩[116]。在犬类寿命研究方面取得的进展可能不仅适用于人类的衰老，而且具有提高生活质量、延长寿命的内在价值，仅在美国，就有7000多万只犬与人共同生活[117]。

# 第1章

# AMPK：抗衰老的开关

我在关于减肥的图书《吃饱瘦身》"AMP蛋白激酶"一章中提到了AMPK。AMPK的全称是AMP活化蛋白激酶，它是一种酶，可以作为植物和动物的传感器，类似于汽车上的燃油表。当检测到身体燃料耗尽时，它就会加速运转，就像汽车快没油时，仪表盘上的灯会闪烁一样。AMPK会打开人体内从储存脂肪到燃烧脂肪的开关，以恢复能量平衡。因此，AMPK不仅被称为人体的主要能量传感器[118]，还被称为脂肪控制器[119]。这就是为什么它是《吃饱瘦身》一书的主角。它不仅影响体重控制，还可以控制衰老[120]。

在营养充足的时候，细胞可以全速运作。然而，当营养匮乏时，比如动物没有足够的食物或植物没有足够的阳光（植物利用光合作用获得营养，黑暗意味着植物饥饿）[121]时，AMPK就会启动，使细胞重新进入保护模式，并开始利用储存的能量，如燃烧身体脂肪。人体细胞也可以建立一个被称为"自噬作用"的回收利用程序。

细胞的自噬作用是一种重要的细胞"内务整理"过程，一些有问题的细胞成分，如错误折叠的蛋白质，可以被分解并报废或再利用。我将在"自噬作用"一章中详细介绍，自噬既是打捞行动也是垃圾处理过程，搜寻一些供应不足的原材料，同时清除一些堆积起来的与衰老过程有关的受损碎片。这就是AMPK越来越被认为是促长寿因素的原因之一[122]。AMPK可诱导细胞自噬作用，清扫细胞，清除积聚的废物，并有效地建立细胞重置[123]。

长寿研究人员主要通过三个标准确定衰老途径：一个因素是否随着年龄的增长而恶化？放大它会加速衰老吗？抑制它会减缓衰老、延长寿命吗[124]？AMPK符合这三个标准。随着年龄的增长，AMPK水平会下降，而且变得更难被激活，更难拨动开关给我们的"电池"充电[125]。当这种下降加剧时，衰老就会加速（至少在小鼠实验中是这样的）[126]，然而，当这个过程被逆转、AMPK激活被增强时，模式生物的寿命会延长[127]——在秀丽隐杆线虫实验中寿命延长了38%[128]，在我的视频"模式生物（models）"中有相应介绍。

在生命的进化树上，最可靠的延长寿命的方法可能是长期的食物限制[129]。AMPK激活被认为是延长寿命的机制之一。然而，值得注意的是，在AMPK增强实验中，即使允许动物放开随便吃，它们的寿命也延长了[130]。AMPK激活剂可以有效地欺骗身体，让它以为自己饿了，把身体切换到保护性的"清扫"模式，而不会造成任何营养匮乏的痛苦。这样一来，AMPK激活剂可以被认为是在模拟饮食限制。因此，AMPK被认为是长寿的"可成药"靶点，制药公司正在生产各种AMPK激活剂[131]。

## 真的有能代替运动的药丸吗？

有没有一种方法可以自然地促进AMPK的激活，在不让自己挨饿的情况下延缓衰老呢？由于AMPK在能量短缺时被激活，所以如果我们不想限制摄入的能量，那么我们必须增加能量的输出。通过脚踏车实验，我们发现在骑行时进行肌肉活检，20分钟内检测到AMPK的活性增加了近3倍[132]。这证实了运动可以减肥。

AMPK的激活也会促进线粒体生物发生，增加额外的线粒体，线粒体是脂肪燃烧的能量工厂[133]。因此，AMPK不仅是把更多的脂肪送进了锅炉，还会建造更多的锅炉来燃烧脂肪。这有助于解释为什么耐力训练能让我们跑得更快、更远。那么，AMPK激活剂可以作为"运动药丸"吗？确实，当久坐不动的小鼠服用AMPK激活剂一个月后，它们的耐力提高了44%[134]。在著名的环法自行车赛上发现了这种药物后[135]，AMPK激活剂被世界反兴奋剂机构禁用[136]。

所以，我们谈论的不仅是通过药丸模拟禁食，还有模拟运动？这种方法不仅可以欺骗我们的身体，没有饥饿却让它感觉在挨饿，还能增强我们的体能？一些药理学家写道："肥胖的人通常不愿意进行哪怕是最低限度的体育活动，因此模拟耐力运动的药物是非常令人向往的。"[137]这种药丸的"大众吸引力"可能会吸引大型制药公司"将缺乏运动视为一个有利可图的医疗市场"[138]，但是，与抗衰老的市场相比，就相形见绌了。

## 维持线粒体"能量工厂"

在《论青年与老年》一书中，古希腊哲学家亚里士多德将死亡描述为内部热量的丧失[139]。人体中分布着大约1000万亿个线粒体[140]，其功能的逐渐丧失被认为是衰老生理学的核心原则[141]，也是9个公认的衰老特征之一[142]。然而，线粒体功能障碍不仅是衰老的结果，也是衰老的原因之一。功能异常的线粒体会主动促进衰老过程[143]，这一观点在20世纪90年代初发表的一项开创性实验中得到证实[144]。

如果你将幼鼠的线粒体注射到人类细胞中，什么也不会发生。细胞似乎都没有注意到。每个人类皮肤细胞平均有300个线粒体，额外增加10~15个来自幼鼠身上的线粒体似乎没有任何影响。然而，如果加入同样数量的来自老年鼠的线粒体（这些老年鼠相当于百岁老人的年龄[145]），人类细胞在几天内就开始显示出退化的迹象[146]。即使其数量只有人类本身线粒体的百分之几，也足以使人类细胞濒临凋亡。因此，衰老损伤的线粒体不仅让细胞效率降低，还可能变得非常有害。而这就是AMPK发挥作用之处。

随着年龄的增长，线粒体功能会下降[147]，但AMPK可以通过建立新的细胞能量工厂，选择性地隔离或降解受损的或不完整的线粒体（所谓的线粒体自噬），来促进线粒体生存[148]。AMPK被认为是"线粒体守护者"，可能有助于防止衰老相关疾病的破坏[149]。

如果激活AMPK的药物真的可以帮助我们获得燃烧脂肪和促进健康的好处，而不需要挨饿和出汗，那么可以想象，它将成为地球上最畅销的药物之一。

它确实是。

## 神奇的二甲双胍

二甲双胍最初被称为Glucophage（意为"葡萄糖吞噬者"），现在仅在美国，每年就有超过8500万份处方[150]中有它的名字，它也是一种AMPK激活剂。尽管生物技术取得了长足的进步，但大型制药公司还没有找到一种比这种零售价每片仅几美分的AMPK激活剂更安全、更有效的治疗2型糖尿病的一线药物[151]。在我的视频"二甲双胍是一种长寿药吗（metformin）"中，我谈到了它有趣的起源和所有优点，包括令人兴奋的发现：服用二甲双胍的糖尿病患者甚至可能比那些没有得过糖尿病的人活得更长[152]。从长寿的角度来看，他们患糖尿病似乎是有益的，因为他们可以获得这种延长寿命的药物。如果二甲双胍的功效如此强大，足以消除糖尿病，那么每个人都应该服用它吗？

在视频"二甲双胍作为长寿药的副作用（metformindownsides）"中，我介绍了它常见但轻微的副作用以及罕见但可能致命的副作用[153]。二甲双胍增加AMPK的方式是作为一种温和的线粒体毒药，削弱我们身体产生能量的能力。所以，不足为奇的是，它可能会削弱运动带来的身体健康成就，包括有氧工作能力[154]和肌肉增长[155]。

要确定二甲双胍在延长非糖尿病患者的健康寿命和寿命方面的益处是否大于风险，唯一方法是进行试验。对于即将进行的"二甲双胍靶向衰老"试验，我在视频"二甲双胍靶向衰老（tame）"中进行了介绍。也许我们应该降低期望值，虽然二甲双胍可以使某些小鼠的平均寿命延长5%，但在服用较高剂量时反倒会缩短寿命[156]。有一项具有里程碑意义的糖尿病预防计划，对其作为灵丹妙药的前景持进一步保留意见。有一项该计划表明，该药物仅对高危人群有益[157]。一项小型研究甚至发现，尽管二甲双胍减轻了糖尿病患者的胰岛素抵抗，但这种药物使没有糖尿病家族史的非糖尿病肥胖者的情况变得更糟[158]。因此，健康的个体可能无法从二甲双胍中获益。

## 可能损害 AMPK 的食物

有一种叫作棕榈酸的饱和脂肪酸可以抑制AMPK[159]。虽然棕榈酸最初是在棕榈油中发现的，但它主要存在于肉类和乳制品脂肪中[160]。在所有饱和脂肪中，棕榈酸在代谢性疾病、心血管疾病、癌症、神经退行性疾病和炎症方面的致病性极强[161]，这至少部分归因于对AMPK的抑制。这也许就是饱和脂肪对肝脏如此有害的原因[162]。

### 饱和脂肪酸

非酒精性脂肪性肝病已成为世界上慢性肝病的主要原因[163]。据估计，美国目前有7500万～1亿肝病患者，大约是美国成年人口的三分之一[164]。肝脏中脂肪的过度积累是由热量的过度摄入引起的[165]，但并不是所有的热量都会这样。过量的糖通常被认为是罪魁祸首，但饱和脂肪酸更糟。详细信息请参见视频"治疗脂肪肝的最佳饮食（liver）"，但基本上，过量摄入含糖食物，如糖果和汽水，会使肝脏脂肪增加33%，而过量摄入等量的饱和脂肪酸（黄油和奶酪）会使肝脏脂肪增加55%[166]。过量摄入不饱和脂肪酸，如山核桃油和橄榄油，只会导致肝脏脂肪增加15%[167]，这可能归因于不饱和脂肪酸对AMPK的损害低于饱和脂肪酸[168]。

使饱和脂肪酸变得更加糟糕的是，即使没有强迫性暴饮暴食，它也会增加肝脏脂肪。过量的糖会让你的肝脏变为"人肉鹅肝酱"，但实验表明，即使你每天以糖果和汽水的形式摄入25匙糖，只要保持总热量摄入稳定，肝脏脂肪就不会改变。然而，如果你以肉类和乳制品的形式摄入一小部分饱和脂肪酸，即使没有过量摄入，肝脏在4周内也会增加39%的脂肪[169]。

## 可能激活 AMPK 的食物

我们知道有一百多种植物制品可以激活AMPK[170]，但其中许多是有毒的。以尼古丁为例，脂肪活检显示，吸烟的人的AMPK激活量是不吸烟者的5倍多[171]。不出所料，吸烟者戒烟后体重往往会增加[172]，而尼古丁口香糖可以缓解这一趋势[173]。吸烟虽然有害健康，但它似乎是最可靠的减肥方法之一，这归功于AMPK[174]。有没有一种方法可以在不冒着死于肺癌的风险下获得激活AMPK的好处呢？

### 刺莓

激活AMPK会导致体重减轻，我在之前的书中介绍了一些天然的AMPK激活剂，包括在刺莓中发现的小檗碱（也称黄连素）。与其在这里重申，你不如去参考我的《吃饱瘦身》一书中"AMP蛋白激酶"一章的"神奇的小檗果"部分。

简而言之，刺莓已被证明能成功地将低密度脂蛋白胆固醇水平平均降低14mg/dL[175]，它还能改善痤疮[176]、动脉功能[177]、甘油三酯水平、血糖、胰岛素抵抗[178]，在中东的杂货店里可以买到价格低廉的干刺莓。在中国，小檗碱被广泛用于糖尿病的治疗[179]，它可能会激活AMPK，只要每天吃3次刺莓，每次两茶匙，或者每天吃两次，每次一汤匙，就能达到这个效果[180]。最好是食用天然产品，对市场上的小檗碱补充剂的分析发现，60%的产品与标签上声称的不符[181]。

值得注意的是：怀孕期间摄入刺莓是不安全的，且不建议在哺乳期间摄入[182]。因为不同的植物产生激活AMPK的化合物可能是为了自我保护，它们可能试图通过产生损害动物新陈代谢的化合物来防止食草动物的采食。这些功能可以为我们所利用，但可能对发育中的胎儿和婴儿有害。氰化物是另一种AMPK激活剂，可以通过完全阻断能量产生来造成伤害甚至导致死亡，而像小檗碱和二甲双胍这样的化合物被认为只会损害我们的线粒体功能，使能量产生效率降低[183]。

## 黑孜然

黑孜然是另一种在中东传统烹饪中常被使用的植物，可以激活AMPK[184]。请参阅我在《吃饱瘦身》一书"抑制食欲"一章中的"黑孜然"部分。在一千多篇关于这种香料的医学文献中，随机对照试验的系统回顾和荟萃分析发现，每天食用黑孜然可以显著改善体重[185]、胆固醇、甘油三酯[186]、血压[187]和血糖控制[188]。研究中使用的典型剂量是每天1~2克黑孜然，大约是四分之一茶匙[189]。如此小的剂量，使得研究人员可以将整个香料装入胶囊中来进行随机、双盲、安慰剂对照试验，而不是只提取少量有效成分。

这种香料还能降低炎症标志物，如C反应蛋白的水平[190]，而且对哮喘[191]、类风湿性关节炎[192]和桥本甲状腺炎[193]（一种常见的甲状腺功能减退症）等炎症性疾病有积极作用。黑孜然似乎还有助于清除肾结石[194]，并有助于缓解更年期症状[195]。在大多数研究中每天使用的剂量大约价值3美分。

## 洛神花茶和柠檬马鞭草茶

另一种激活AMPK的东西是洛神花[196]，也被称为玫瑰茄或牙买加酸模。洛神花茶带有蔓越莓般的特殊酸味，色泽鲜红，它作为一种美味的饮品和一种古老的药物疗法[197]，已经在世界各地流行了几千年。在《救命》一书中，我谈到了它对血压的好处，在临床试验中，它和一些抗高血压药物一样有效，甚至比它们更有效[198,199]。在《吃饱瘦身》一书"脂肪阻滞剂"一章中的"花的力量"部分，我介绍了它在激活AMPK[200]和改善血糖、低密度脂蛋白胆固醇水平[201]、动脉功能[202]，以及减肥[203]方面的作用，加不加柠檬马鞭草茶（另一种花草茶）都一样。请参阅我在本书第563页关于牙釉质和酸饮料的提示。

## 醋

洛神花[204]和黑孜然[205]通过干扰细胞能量的产生来激活AMPK，与小檗碱和二甲双胍的作用方式相同。我们能在不干扰线粒体功能的情况下激活AMPK吗？

酒精是另一种激活AMPK的产品，但它是通过一种完全不同的机制来实现这一点的。我们的身体可以将酒精代谢为乙酸，该代谢过程需要消耗能量[206]。因此，为了响应这种能量消耗，AMPK会自然地被激活[207]。然而，酒精在完全转化为乙酸之前，会产生一种叫作乙醛的有毒中间体，这是一种已知的致癌物质。这也许就是饮酒，即使是轻度饮酒，也会增加至少6种癌症（包括乳腺癌）风险的原因[208,209]。那么，有没有办法跳过这一有害的过程直接摄入乙酸呢？

回顾AMPK在燃烧体内多余脂肪中的作用后，一位研究人员指出："开发出具有高生物利用率的口服化合物，安全地诱导AMPK的慢性激活，以帮助长期减轻和维持体重，这一点至关重要。"[210]如果我们在任何杂货店都能买到，为什么还要研发这样的化合物呢？那就是醋！

乙酸（acetic）一词取自拉丁语"acetum"，意为"醋"。根据定义，醋只是乙酸在水中的稀释溶液[211]。当我们食用醋时，乙酸被吸收和代谢，使我们的AMPK自然增加，摄入我们通常在沙拉中加入的量就够了[212]。

在《吃饱瘦身》一书的"AMP蛋白激酶"一章的"酸性之旅"部分，我介绍了醋如何通过改善肌肉对血糖的吸收[215]来减少内脏和体表脂肪[213]，并像降糖药一样降低糖尿病患者的血糖[214]，类似于在运动中看到的AMPK效应[216]。令人惊讶的是，醋和二甲双胍联用比单用二甲双胍能更有效地控制血糖，这要么是因为醋进一步刺激了AMPK的附加益处，要么是因为醋的益处超越了AMPK[217]。

醋也被证明可以改善动脉功能[218]，并拥有其他激活AMPK的好处，比如降低血液中的胆固醇和甘油三酯水平[219]。它能让你更长寿吗？在秀丽隐杆线虫试验中，醋具有"显著的延长寿命的效果"[220]，但目前尚未见人体测试报道。哈佛护士健康研究确实发现，与几乎从不食用油醋沙拉酱的女性相比，每周有5天或更多天食用至少一汤匙油醋沙拉酱的女性的致命心脏病发作概率不到前者的一半。即使把额外的蔬菜摄入量考虑在内，他们发现死于女性头号杀手——心脏病的风险也降低了54%[221]。

## 高膳食纤维食物

不喜欢醋的味道？除了口服乙酸，你还可以通过其他方式将其输送到血液中。你知道蔬菜和谷物在发酵时是如何变酸的吗？想想泡菜或酸面包吧。那是因为像乳酸杆菌这样的有益菌可以产生乳酸等有机酸。乙酸是一种短链脂肪酸，可以由我们肠道中的友好菌群发酵我们所吃的膳食纤维和抗性淀粉产生。这些益生元主要存在于豆类（黄豆、豌豆、鹰嘴豆和小扁豆）和全谷物中，而膳食纤维在整个植物界随处可见。

摄入全蔬食时，人的肠道菌群可以通过发酵膳食纤维从而在结肠内制造乙酸。然后，乙酸会被重新吸收回我们的血液中，所以我们可以通过吃醋来激活AMPK，也可以通过摄入膳食纤维来激活AMPK[222]。

那么，要摄入多少膳食纤维呢？即使每天只摄入建议的最低膳食纤维摄入量30克左右，也会在结肠中产生超过4汤匙的醋所对应的乙酸[223,224]。虽然有些乙酸不可避免地会被排泄出去，只有大约40%被吸收[225]，但只要我们吃足够的健康食物，它就可能对我们的AMPK状态产生重大影响。结肠产生的乙酸激活AMPK可能是高膳食纤维饮食的某些代谢益处的原因[226]。

根据对人类粪便化石的部分研究[227]推论，我们的祖先每天摄入的膳食纤维可能超过100克[228]。这是今天美国人平均摄入量的5倍以上[229]。所以我们进化成了激活AMPK的机器，不仅因为我们经常感到挨饿和活动，还因为我们的肠道每天都利用我们所吃的所有蔬食制造出一勺一勺的醋。你不能只服用像洋车前子壳（美达施）这样的纤维补充剂，因为它是不可发酵的，我们的肠道菌群不能利用它。尽管这种纤维补充剂可以促进排便的规律性，但它不能用来制造激活AMPK的关键成分[230]。

## 温故知新 FOOD FOR THOUGHT

AMPK的发现被认为是近几十年来生物医学领域最重要的突破之一[231]。由于这种酶参与了大多数衰老相关调节因素的功能，包括我接下来要讨论的细胞自噬作用，因此AMPK在抗衰老干预中的重要性无论怎么强调都不为过[232]。

药物二甲双胍可以激活AMPK，但有副作用，可能不利于健康的个体。AMPK是一种能量传感器，当我们管住嘴、迈开腿时，它就会被激活。一些食物成分，如饱和脂肪酸，可以抑制AMPK；而其他一些食物成分，如膳食纤维，可以激活它。在刺莓、黄连、黑孜然、洛神花茶和醋中也存在特定的可激活AMPK的化合物。

为了帮助延缓衰老，每天可以考虑：

* 减少饱和脂肪酸的摄入（主要是肉类、乳制品和甜点）
* 增加膳食纤维的摄入（主要是豆类和全谷物）

考虑以下每一项：

* 2茶匙的刺莓
* 少许（1/12茶匙）磨碎的黑孜然
* 3/4杯洛神花茶混合1/4杯柠檬马鞭草茶
* 2茶匙醋（但不要直接喝，可以撒在食物上或稀释在茶里）

# 第 2 章

# 自噬作用：细胞的"内务整理"

当食物匮乏时，我们的身体会进入自我保护模式，减缓细胞分裂，开启自噬过程[233]。自噬的英文"autophagy"由希腊语auto和phagy组成，auto的意思是"自我"，phagy的意思是"吃"。自噬的字面意思是"自己吃掉自己"。

## 清理垃圾

当意识到周围没有多少食物时，我们的身体会开始在我们的细胞里翻找，寻找不需要的东西，如有问题的蛋白质、出故障的线粒体，以及其他不再发挥作用的东西。身体会清理这些垃圾并回收利用它们，将它们转化为"燃料"或新的"建筑材料"，从而更新我们的细胞。因此，自噬起着两大作用：营养回收和质量控制。自噬机制在10亿年的生物进化中得以保存，凸显了这一回收利用程序的重要性[234]。2016年，日本科学家大隅良典因揭开自噬的秘密而获得诺贝尔生理学或医学奖[235]。

在特定时间内，大多数细胞在生产和组装超过1万种不同的蛋白质[236]。它们随时都可能发生错误折叠或受损，需要及时清理。然而，我们是从一个食物稀缺的环境中进化而来的，下次什么时候能吃上饭不可预测。所以身体认为随时都有可能陷入困境，也许就在明天，于是它会推迟清理工作，直到那一时刻到来，以备不时之需。然而如今，那些艰难的日子几乎一去不复返，大多数人生活在营养过剩的环境中，那么会有什么问题呢？机体会把有问题的蛋白质或出故障的线粒体暂时扔到角落里，再制造一个新的，细胞最终会不断地囤积垃圾。

细胞内垃圾的堆积不仅是一种浪费，而且有害。吐故纳新，指不仅要创造新的，还需要清除废旧物。远古祖先经常一天只吃一顿饭，或者好几天不吃东西，所以我们的自噬开关经常被触动[237]。在如今一日三餐得到保障的时代，我们的细胞不再需要到处翻找，垃圾也就越堆越多。

在现代环境中，我们不仅能相对容易地获得足够的营养，而且食物过量，随着年龄的增长，我们的基础自噬率会下降得越来越快[238]。在几乎所有被分析的动物中，自噬能力都会随着年龄的增长而下降[239]。这可能会导致更多的细胞碎屑堆积，从而进一步损害衰老的细胞。因此，细胞自噬不足不仅是衰老的结果，也可能是衰老的原因之一。

细胞自噬对大多数延长寿命的干预措施至关重要。无论是通过饮食、药物还是基因操作，如果自噬途径被阻断，那么许多促长寿措施便会受影响。更重要的是，自噬似乎不仅是延长生命的必要条件，在某些情况下也是充分条件[240]。仅仅通过促进自噬作用就能使小鼠的寿命平均延长17%，并延长其健康寿命[241]。难怪自噬会成为众多长寿研究的热点[242]。

## 禁食还是运动？

最常被引用的诱导自噬的因素是饮食限制，这给了"禁食清理"[243]一词新的含义，但自噬作用在禁食24~48小时后才会达到峰值，这个时段太长，不能无人监督[244]。（见681页，"不要轻易在家里尝试长时间禁食"。）然而，根据热量限制学会志愿者的肌肉活检，长期适度的饮食限制也可能起作用［详见视频"如何通过禁食和运动提高自噬（fast）"］。

饮食限制被认为是刺激自噬作用的"最安全的方式"[245]，但其实功劳可能归于运动，尽管可能需要60分钟或更长时间的中度至剧烈的有氧运动（55%～70%的最大摄氧量）[246]。视频中还有更多细节。高强度的间歇训练似乎没有什么效果[247]，迄今为止，数据尚不足以描述抗阻运动对自噬的效果[248]。

## 可能抑制自噬作用的食物

正如我在上一章所讨论的，AMPK可以激活自噬作用。所以，任何抑制AMPK激活的因素，如饱和脂肪酸的摄入，都可能抑制自噬作用。相反，mTOR（见"mTOR"一章）会使自噬作用失效[249]，因此任何激活mTOR的物质，如动物蛋白[250]，都可能抑制自噬作用。当受试者在完全禁食36小时后饮用乳清蛋白饮料时，其自噬水平被明显抑制，比给他们含更多卡路里的碳水化合物时的自噬水平要低得多[251]。然而，一些富含碳水化合物的食物，尤其是炸薯条和薯片[252]，可能通过另一种机制抑制自噬作用，那就是丙烯酰胺。

观看视频"丙烯酰胺可能抑制自噬作用（acrylamide）"可了解详情。丙烯酰胺是碳水化合物暴露在特别高的温度下时形成的一种化学物质，可以抑制自噬作用，至少在体外培养的细胞中是这样的[253]。这也许可以解释为什么高丙烯酰胺暴露与死亡率增加有关[254]。经常吃快餐和咸味零食的人寿命会缩短，这并不是什么新鲜事。视频中介绍的一个实验，比较了加入相同脂肪和盐的炸薯片和煮土豆的影响，似乎寿命缩短确实与这种化学物质有关[255]，但丙烯酰胺并非油炸食物中唯一潜在的有害副产品。1849年，最早的一本老年医学教科书就有先见之明地指出："油炸是一件令人厌恶的事。"[256]

## 可能促进自噬作用的食物

任何激活AMPK的食物也会促进自噬作用，因此，上一章提到的任何激活AMPK的食物都应该符合这个要求。自噬作用也可以通过不依赖于AMPK的途径直接被激活。促进自噬作用的最可靠方法可能就是少吃，但饮食限制也有一个缺点：挨饿会产生不适[257]。然而，有一种食物可以诱导自噬作用，那就是咖啡！

### 咖啡

我们早就知道饮酒与肝脏炎症有关，但早在1986年，挪威的一组研究人员就有了一个意想不到的发现：喝咖啡与肝脏炎症减少有关[258]。随后世界各地的研究验证了他们的结果。例如，在美国，研究人员观察了肝病高危人群（如超重或过量饮酒的人），发现每天喝两杯以上咖啡的人患慢性肝病的风险似乎比每天喝不到一杯咖啡的人少一半[259]。经常喝咖啡似乎可以预防脂肪肝的发生[260]，这一事实提示了研究人员。

由于自噬在清除肝脏脂肪中起着非常重要的作用[261]，所以他们测试了咖啡因是否具有细胞清洁特性。结果显示，咖啡因确实是一种强效的自噬刺激剂[262]。那么，咖啡或咖啡因会延长酵母和线虫等模式生物的寿命吗？确实可以[263,264]。小鼠也一样。在小鼠实验中，咖啡在几小时内迅速触发了自噬作用。此外，咖啡促进自噬作用的特性与咖啡因含量无关，不含咖啡因的咖啡效果也一样好[265]。普通咖啡和不含咖啡因的咖啡对小鼠体内另一种衰老途径（mTOR）也有类似的抵抗作用[266]。那人类呢？

#### 爱喝咖啡的人更长寿

一篇关于咖啡对健康的影响的系统综述得出结论：应该鼓励慢性肝病患者每天喝咖啡[267]。如果咖啡能促进自噬作用，那么它的益处不应该延伸到更广泛的疾病吗？应该。喝咖啡还可以降低患肾脏疾病的风险[268]，以及患痛风、2型糖尿病、皮肤癌和帕金森病等各种疾病的风险。不含咖啡因的咖啡还与一系列健康益处有关[269]。由于许多研究没有充分控制吸烟和不健康食物的摄入，所以这两种情况在喝咖啡的人群中很常见[270]，因此结果更加引人瞩目。喝咖啡的人似乎更健康，尽管他们很可能有不那么健康的习惯。这一切是否意味着他们可以活得更长呢？显然如此。

对大鼠的干预性研究表明，摄入咖啡可以延长寿命，这些研究可以追溯到20世纪40年代[271]。针对人类，我们只有关于咖啡和死亡率的观察性研究，但到目前为止，超过20项对1000万以上人群的长期调查发现，总的来说，每天喝3杯咖啡的人死于任何原因的风险均降低了近13%[272]。如果一个人在整个成年期都这样做，那么预计他可以多活一年[273]。

每天喝3杯不含咖啡因的咖啡似乎也有同样的保护作用，所以这一作用与咖啡因无关[274]。这一观点得到了一些数据的支持。数据显示，这种与长寿之间的关系同样适用于那些天生咖啡因代谢缓慢和咖啡因代谢迅速的人[275]。如果与咖啡因无关，那与什么有关呢？咖啡中含有1000多种生物活性化合物。绿原酸（一种多酚）是咖啡豆中最丰富的抗氧化剂[276]，研究人员确实发现它能够促进体外培养的人类细胞的自噬作用[277]。

## 如何冲出最健康的咖啡？

研究人员测试了100多种咖啡，不同咖啡绿原酸的含量变化有的超过30倍。有趣的是，这种变化的主要影响因素是从星巴克购买的咖啡，它的绿原酸含量极低，平均仅为其他咖啡的十分之一[278]。这可能与星巴克的深度烘焙工艺有关[279]。咖啡因在加热时相对稳定，但深度烘焙可能会消除咖啡豆中近90%的绿原酸[280]。然而，轻度烘焙和中度烘焙之间的差异似乎并不重要，至少在饮用咖啡后提高人们血液中的总抗氧化水平方面是这样的[281]。

不要被"低酸"咖啡所迷惑。它对胃酸反流、胃灼热或胃部不适没有帮助，这些都困扰着一些喝咖啡的人。低酸指的是低绿原酸，这正是我们不希望的。"低酸"咖啡生产商通过缓慢的烘焙过程，破坏了自噬激活化合物。这就像一家生产橙汁的公司故意破坏维生素C，然后将其标榜为"低酸"一样。从技术上讲是正确的，因为维生素C是抗坏血酸，但这破坏了一些重要营养物质，而这正是"低酸"咖啡生产商正在做的[282]。

### 黑咖啡，拿铁，哪个更好？

添加牛奶或奶油可能会削弱咖啡的一些好处。牛奶中的酪蛋白会与绿原酸结合，从而可能阻碍其在消化道的吸收[283]。尿液研究发现，喝加牛奶的咖啡会降低绿原酸的生物利用度，从68%（黑咖啡）降至40%（拿铁）[284]。牛奶中的蛋白质也会削弱茶[285]、浆果[286]和巧克力[287]的益处。

那豆浆怎么样？咖啡中的植物营养素不仅与乳制品中的蛋白质结合，还与鸡蛋和大豆中的蛋白质结合[288]。鸡蛋还没有被测试过，所以我们仍然不确定吃煎蛋卷加黑咖啡是否会影响吸收，但大豆似乎不受影响。大豆蛋白最初在小肠中结合咖啡化合物，但我们的有益菌会释放它们，这样它们就可以被大肠吸收[289]。其他非乳制品奶，如杏仁奶、米奶、燕麦奶和椰子奶，蛋白质含量很少，我认为不会有结合问题，但还没有这方面的数据。

速溶咖啡的冷冻干燥和喷雾干燥过程似乎不会显著影响绿原酸的含量，但新鲜咖啡的制备方法会。冲泡咖啡的绿原酸含量比浓缩咖啡高，可能是因为水和咖啡粉接触的时间更长以及最终体积更大[290]。

冲泡方法也会影响咖啡对胆固醇的影响。观看视频"咖啡影响胆固醇吗（cafestol）"，看看为什么过滤咖啡更好。挪威的一项研究对50万名男性和女性进行了平均20年的追踪调查，结果显示，那些喝过滤咖啡的人的死亡率比那些喝未过滤咖啡的人的死亡率更低[291]。这一发现让一些人感到惋惜，因为用胶囊咖啡机冲泡的未过滤咖啡越来越受欢迎[292]。胶囊咖啡含有更多类似雌激素的化学物质[293]，就像人们在加热几乎任何种类的塑料（无论是否含有双酚）时所预料的那样[294]，但与既定的安全指南相比，其含量很少[295]。

### 咖啡虽好，却并非人人都适合

咖啡并不适合所有人。患有青光眼的人[296]，或者仅仅是有青光眼家族史的人[297]，可能要远离含咖啡因的咖啡。喝咖啡还与男女尿失禁有关[298,299]。有病例报告显示，患有癫痫的人在戒掉咖啡后癫痫发作减少了，所以如果你有癫痫，戒掉咖啡当然是值得一试的[300]。咖啡还可能加重胃酸反流[301]。最后，不用说，如果你有睡眠问题，你可能不想摄入太多的咖啡因，晚上仅喝一杯含咖啡因的咖啡就会导致睡眠质量严重下降[302]。

怀孕期间喝咖啡和某些不良后果之间也有一定的联系，包括流产、早产和低出生体重。喝咖啡与出生缺陷没有联系，但它可能会增加儿童患白血病的风险[303]。

还有，不要用咖啡灌肠。最近一篇关于咖啡灌肠安全性值得怀疑的综述警告人们不要使用咖啡灌肠，该综述引用了结肠炎、电解质失衡、直肠烧伤和穿孔的报告[304]。

请记住，每天饮用含咖啡因的饮料会导致生理依赖。仅美国人每年就在这方面花费近750亿美元，这并非巧合[305]。咖啡因戒断症状包括头痛、疲劳、难以集中注意力和情绪紊乱[306]。让人感到讽刺的是，咖啡让人养成习惯的倾向可能又是一件好事。如果咖啡确实被证实能促进自噬作用并延长寿命，那么这种日常习惯最终可能是一种优势[307]。

## 亚精胺

1676年，显微镜之父安东尼·范·列文虎克（Antonie van Leeuwenhoek）在历史上首次看到了细菌。第二年，他看到了自己的精子[308]，再过一年，也就是1678年，他发现自己留下的精液中形成了微小的晶体[309]。几个世纪后，这种化合物（晶体）被认为是精胺。它和它的前体亚精胺实际上遍布全身，所以它们的名字只是历史的偶然。它于1885年在脑组织中被独立发现，并被命名为"脑胺"（neuridine），但当它被发现与精胺相同时，命名又回归于最初的名称[310]。

亚精胺在调节细胞生长中发挥着关键作用[311]。它带正电荷，所以会自然地与带负电荷的分子结合，如DNA[312]。亚精胺整齐地分布在DNA双螺旋的大沟和小沟中[313]。人体内的大多数亚精胺与遗传物质紧密结合[314]，稳定我们的遗传密码，以便它们被正确地翻译[315]。亚精胺也是一种强有力的自噬激活剂。

组织中的亚精胺有三种来源。细胞可以利用一种叫作精氨酸的氨基酸从头合成，我们肠道中的某些细菌也可合成，或者我们可以直接通过饮食获取[316]。某些食物天然富含这种物质。膳食亚精胺一旦被摄入，就会被迅速吸收并在全身循环[317]。给小鼠喂食额外的亚精胺后，它们的寿命延长了25%，并且它们生活得更健康[318]。在其他被测试的物种中也发现了类似延长寿命和促进健康的益处，这在具有里程碑意义的论文《亚精胺诱导自噬，促进长寿》中有详细介绍[319]。

问题是，随着年龄的增长，亚精胺的水平会下降。人到50多岁的时候，亚精胺水平往往会下降一半以上[320]。这种下降在整个生物界都可以看到，但有一个显著的例外[321]。

裸鼹鼠（它有一个可爱的昵称："沙狗"）的寿命比其他大小相似的啮齿动物长10~20倍，而且在很长时间内它们没有任何明显的衰老迹象[322]。它们可以活几十年而不会表现出典型的退化迹象，如生育能力下降或肌肉质量下降。裸鼹鼠被认为是一种"不老神兽"。这一惊人的现象可能与它们一生中始终保持高水平的亚精胺有关，因为在百岁老人中也发现了同样的现象[323]。

意大利的研究人员发现，大多数人到了六七十岁时，他们的亚精胺水平已经下降到中年时的三分之一左右。然而，那些活到90多岁甚至更久的人却能保持年轻时的亚精胺水平，这可能是因为他们体内能制造更多的亚精胺。然而，我们也可以通过富含亚精胺的饮食来补充体内不断下降的亚精胺水平。研究人员建议食用大豆和蘑菇等食物[324]，但小麦胚芽是一种更浓缩的天然来源。

在啮齿动物的研究中，特别令人鼓舞的是，即使从小鼠的晚年开始为其补充额外的膳食亚精胺，也能延长其寿命[325]，这相当于人类在50多岁时改变饮食习惯[326]。在心脏、肾脏[327]和肝脏等重要器官中也发现了显著的抗衰老作用，并促进了脑的自噬作用[328]。

## 小麦胚芽与痴呆

在视频"小麦胚芽对痴呆的益处（wheatgermdementia）"中，我回顾了所有关于亚精胺改善认知的实验，包括一项引人注目的研究，在这项研究中，那些轻度痴呆患者随机食用添加了小麦胚芽或麦麸的面包卷后，他们的认知改善"远远超过了迄今为止所有可用的抗痴呆治疗方法"[329]。

## 脱发有救了

我们的毛囊，作为所有哺乳动物生物学中最活跃的组织之一，就像一个小小的亚精胺发生器。我在视频"富含亚精胺的食物治疗脱发（spermidinehair）"中介绍过，每天通过半茶匙小麦胚芽摄入一定量的亚精胺[330]可以显著减少脱发，甚至在研究结束几个月后依然有用[331]。

### 恢复免疫活力

长期免疫需要维持产生抗体的免疫细胞的活力，然而，随着年龄的增长，细胞中的亚精胺水平下降，自噬作用随之减弱，免疫细胞的功能也会下降[332]。我在视频"富含亚精胺的食物逆转免疫和心脏衰老（immuneheart）"中介绍过，恢复年轻的亚精胺水平可以促进从老年人身上提取的免疫细胞中的抗体产生[333]，因此，亚精胺可能有助于"逆转免疫衰老"[334]。

### 拯救衰老的心脏

在视频"富含亚精胺的食物逆转免疫和心脏衰老（immuneheart）"中，我还回顾了医学杂志社论《拯救衰老心脏的亚精胺》中的证据[335]。摄入更多亚精胺的人患心血管疾病的概率往往更低[336]，原因可能是亚精胺可以恢复血管内壁细胞的自噬作用，而这些细胞负责健康的动脉功能[337]。

### 亚精胺是"抗衰老维生素"

研究发现，较高水平的膳食亚精胺与降低血压、减少心脏病发作、降低脑卒中和心血管疾病死亡的综合发生率有关。然而，受试人群的亚精胺的主要来源是全麦、苹果、梨和沙拉[338]。我们怎么知道这些益处不只是因为吃了更健康的食物呢？直到最近我们才发现，这些明显的益处似乎与饮食质量无关，而且其影响之大似乎是前所未有的。

该研究对800名40多岁到80多岁的男性和女性进行了20年的追踪调查。研究人员观察了他们饮食中的146种不同营养素，其中最能预测长寿的是亚精胺。不仅那些摄入最多亚精胺的人死于心血管疾病的风险更低，摄入亚精胺还与所有主要死因的风险降低有关，这正是我们对抗衰老剂的期望。至关重要的是，即使在控制了饮食质量之后，这种生存优势仍然存在，所以，这似乎并不仅仅是因为他们吃了更健康的食物[339]。

影响到底有多大？研究人员将亚精胺摄入量前三分之一的人（每天摄入超过12毫克）与摄入量后三分之一的人（每天摄入少于9毫克）进行了比较，那些摄入更多亚精胺的人似乎年轻了5.7岁[340]。通过多吃一些特定的食物，似乎可以有效地将时光延缓近6年。

研究结果如此不同寻常，以至于在发表之前，研究人员还试图在一个完全独立的个体队列中重复这一结果。最终他们得出了相同的结论[341]。有人甚至提出，随着年龄的增长，亚精胺接近维生素的地位[342]。年轻的时候，我们能够自己制造足够的亚精胺，但是随着年龄的增长，我们需要确保从饮食中获得足够的亚精胺，以维持自噬作用。如果亚精胺被认为是一种"抗衰老维生素"，那么我们能从哪里获得这种"维生素"呢？

## 如何获得亚精胺？

在发达国家，亚精胺的平均摄入量约为每天10毫克[343]。在亚洲和欧洲的一些国家，特别是地中海周边国家[344]，人均每天摄入量接近13毫克或更高[345]，而美国则低至8毫克[346]，这可能并不奇怪，因为蔬菜是亚精胺的主要来源[347]。

瑞典研究人员计算得出，女性每天应该摄入25毫克亚精胺，而男性每天应该摄入30毫克[348]。美国人每天有近20毫克的亚精胺缺口，如果需要提高亚精胺的每天平均摄入量，我们该去哪里找呢？丰富的亚精胺来源主要分为三类：未经加工的蔬食（包括蘑菇，尽管严格来说，它们是真菌），某些发酵食物[349]（如果你还记得的话，有些细菌也可以制造亚精胺），以及精选的动物内脏。

哪些是最好的来源呢？有许多不同的方法可以对食物中的营养成分进行排序。你可以按每卡路里的亚精胺含量来排序，看看哪种对你最友好。或者，你可以按每一美元对应的亚精胺量来排序，看看哪种对你最划算。在医学文献中，最常见的是按重量排序，所以你可以看到哪些食物的亚精胺含量最高。然而，这在实际应用中可能产生误解。以莳萝为例，它的亚精胺含量很高，按重量计算，与鹰嘴豆相当[350]，但一份鹰嘴豆（约三分之一罐）的重量相当于100份莳萝（500小枝）[391]。理论上，大蒜的亚精胺含量和土豆一样多[392]，但是吃一个小烤土豆要比吃同样重量的大蒜（约77瓣）容易得多[393,394,395]。所以，按份列出亚精胺的主要来源可能是最有用的。

★编者注：1盎司约为28.35克。

### 亚精胺的主要来源（按每百克计算，除非另有说明）

1. 天贝：9.7毫克[351,352]
2. 菌菇类：9.2毫克[353,354]
3. 猪胰脏（1盎司★）：9.2毫克[355]
4. 纳豆（1盎司）：8.2毫克[356]
5. 杧果（1个，约210克）：6.1毫克[357,358]
6. 毛豆：5.9毫克[359,360]
7. 青豌豆：5.8毫克[361,362]
8. 切达干酪（成熟期1年，1盎司）：5.7毫克[363]
9. 小扁豆汤（1杯，约237毫升）：5.5毫克[364]
10. 黄豆：5.1毫克[365]
11. 生菜：4.4毫克[366]
12. 玉米糊：4.3毫克[367]
13. 玉米：4.3毫克[368,369]
14. 豆浆（1杯，约237毫升）：3.8毫克[370]
15. 贻贝：3.8毫克[371]
16. 西蓝花：3.7毫克[372,373]
17. 牛肠：3.4毫克[374]
18. 鹰嘴豆：2.9毫克[375]
19. 花椰菜：2.8毫克[376,377]

20. 根芹：2.7毫克 [378]

21. 黄豌豆：2.6毫克 [379]

22. 小麦胚芽（1汤匙，约7克）：2.5毫克 [380]

23. 薯条：2.5毫克 [381]

24. 生蚝：2.4毫克 [382]

25. 小扁豆：2.4毫克 [383]

26. 赤小豆：2.4毫克 [384,385,386]

27. 鳗鱼肝脏（1盎司）：2.3毫克 [387]

28. 生菜沙拉：2.2毫克 [388]

29. 爆米花（50克）：2.1毫克 [389]

30. 芸豆：2.0毫克 [390]

上面列出了一份详尽的清单，几乎是所有能找到的平均每份达到2毫克亚精胺的食物。请注意，我并没有根据其适口性（这因人而异）来限制清单，也没有必要根据健康程度来限制清单。（炸薯条和某些成熟奶酪的亚精胺含量很高，也不意味着长寿之路就是食用奶酪、薯条铺成的。）

还要注意的是，该清单并不一定代表人群层面亚精胺的主要来源。例如，在美国，青豌豆可能是亚精胺的第一来源，尽管它们在来源名单上排名第7[396]。尽管全麦面包的亚精胺含量大约是白面包的3倍，但考虑到白面包的受欢迎程度，人们从白面包中摄入的亚精胺总量可能是全麦面包的14倍。土耳其的一项研究甚至得出白面包是亚精胺主要的食物来源的结论[397]。

仔细看"亚精胺的主要来源"清单，你会注意到，在前10种中豆类食品就有4种。排名第一的天贝通常是8盎司的包装，一包就可以完全填补每天20毫克的亚精胺缺口。菌菇类排名第二。有趣的是，普通白蘑菇的亚精胺含量可能是金针菇或香菇的两倍[398]。（烹饪蘑菇似乎不会影响其含量[399]。）

★译者注：喜爱大豆制品的亚洲人比较接受纳豆，一餐纳豆45克可以提供近15毫克亚精胺。

最具争议的来源是猪胰腺和纳豆\*。纳豆是一种发酵的大豆食品，又臭又黏。谈到臭味，榴梿被描述为"有精子般的味道"[400]，它是比杧果更浓缩的亚精胺来源[401]。如果公平竞争的话，它会被列入清单。（关于我怀着极端偏见剔除榴梿的原因，你可以在《救命》一书中读到我与榴梿的有趣经历。）

尽管苹果和梨是人们亚精胺摄入的主要来源[402]，但与杧果相比，它们就相形见绌了，杧果的亚精胺浓度平均高10倍[403]。我在计算中使用了一个小杧果（210克），但是像Tommy Atkins、Keitt、Kent或Haden这样的大品种，去皮去核后的果实平均重量为336克，将超过天贝成为冠军[404]。两个大杧果就可以填补每天的亚精胺缺口。

牛奶本身含有很少或根本没有亚精胺，但某些成熟奶酪中的细菌会产生大量亚精胺。美国干酪和马苏里拉奶酪不含亚精胺，但蓝纹奶酪每盎司含有1.1毫克亚精胺[405]。而且，正如你所看到的，成熟至少一年的特级切达奶酪实际上也榜上有名[406]。不过，一般来说，奶酪中亚精胺的平均含量只有0.6毫克[407]，即使是一些成熟了6个月的品种，如高达奶酪，也缺乏亚精胺[408]。酸奶中也没有[409]。因此，只有特定类型的细菌会产生这种物质。例如，德国泡菜中的亚精胺含量似乎并不比新鲜卷心菜多[410]。

豆浆也是一种浓缩来源[411]，每杯的亚精胺含量可达3.8毫克，是唯一上榜的饮料。其他饮料几乎无缘上榜。番茄汁每杯含0.5毫克[412]，高品质红酒每杯含0.3毫克[413]，白葡萄酒中似乎没有亚精胺[414]。

虽然咖啡中不含亚精胺，但据说茶叶中的亚精胺含量"非常丰富"[415]。然而，一个茶包通常只含有大约2克茶叶，所以每杯抹茶绿茶通常只有0.3毫克亚精胺，每杯普通绿茶或红茶中的亚精胺含量还不到0.1毫克。

生菜的排名也很高[416]。生菜很轻，100克就可以盛3杯[417]，但即使是小的配菜沙拉，其中的亚精胺含量也会大大增加。爆米花也很轻，100克爆米花可盛超过12杯，以至于我觉得在清单中至少应该把分量减少一半。

玉米糊跻身前十二。玉米中的高亚精胺含量甚至使人们怀疑，这可能是日本玉米种植地区帕金森病死亡率如此低的原因[418]。帕金森病是由脑中错误折叠的蛋白质聚集引起的，亚精胺诱导的自噬作用可能有助于清除这种蛋白质聚集[419]。

有机种植的蔬菜和传统种植的蔬菜并没有太大的区别[420]。煮蔬菜会使一些亚精胺浸出到汤中，但似乎只有用高干热烹饪方法才能破坏亚精胺[421]。肉类也是如此，与煮或炖相比，烤肉会减少食材中大约一半的亚精胺，而煮或炖只会减少15%[422]。

虽然全蔬食只占美国人饮食的10%左右[423]，但在西方国家，植物提供了80%以上的亚精胺[424]。鸡蛋不含亚精胺，大多数乳制品也不含亚精胺[425]，很少有人食用亚精胺含量较高的动物内脏。肉中的亚精胺含量相对较低，平均每3盎司约0.4毫克，而鱼肉中只有0.2毫克[426]。亚精胺含量最多的肉是贻贝肉。扇贝和蛤蜊中似乎没有那么多[427]，但牡蛎和贻贝榜上有名[428]。

如果你想把这个清单扩展到每份1.5毫克，那接下来上榜的是：170克土豆中含1.9毫克[429,430,431]，1盎司兔肝中含1.8毫克[432]，1盎司松子含1.8毫克[433]，芦笋含1.7毫克[434]，1盎司花生含1.6毫克[435]，黄瓜含1.6毫克[436]，1盎司兔脾含1.5毫克，1盎司猪肺含1.5毫克[437]，黑眼豆含1.5毫克[438,439]。虽然一些食物无法单独上榜，但像花生果酱三明治这样的复合食品可以"晋级"，其中1盎司花生果酱（约2汤匙）含1.6毫克，两片全麦面包含1.3毫克[440]。这是四分之一罐鹰嘴豆的量，鹰嘴豆泥三明治的含量可能更高。

### 喝精液可以让你长寿？

医学杂志上的这句话让我大吃一惊："亚精胺也存在于水果（如杧果）、精液，尤其是红酒中。"[441]杧果确实优秀，但葡萄酒中实际上并没有多少亚精胺。那精液中呢？

> 你可以想象，亚精胺能延长寿命的新闻有多么混乱。《时尚》杂志开了一个专栏[442]，上面一些具有煽动性的标题包括"喝精液可能让你长寿"[443]。
>
> 由于每茶匙精液只有1卡路里热量[444]，按每卡路里热量的亚精胺含量，即使是小扁豆汤也无法与之匹敌。根据50多名男性的平均数据，每"份"精液中只含有约0.1毫克亚精胺，所以精液不能上榜[445]。

## 小麦胚芽

精液中的亚精胺是其DNA保护作用的证据［testament，来自拉丁语 testis，意思是"证据"，而不是"睾丸"（testicle）］[446]。小麦胚芽也是如此，它是全麦粒内的微小植物胚胎。虽然每份小麦胚芽中亚精胺的含量在清单中排名相对靠后，但是它的分量最小，只有1汤匙或7克[447]。因此，按体积或重量计算，小麦胚芽将会占据主导地位。

它也是亚精胺最便宜的来源，每毫克只要2美分。小麦胚芽是白面制粉过程的副产物，通常会被丢弃，这可能是其价格低廉的原因[448]。当某样东西的营养价值比1美元的干豆还高时，你就知道它是真的物超所值。

> **亚精胺补充剂有必要吗？**
>
> 我很惊讶地读到一篇文章，说市面上买不到亚精胺补充剂[449]。这不可能是真的。我在网上搜索了一下，发现了一个贴着"亚精胺"字样的瓶子。然而，如果你看一下标签，你会发现它只是塞进胶囊里的小麦胚芽，根本不是提取物。
>
> 很高兴看到补充剂制造商没有试图炮制一些专用配方。例如，为了满足"每日十二清单"中姜黄的配额（参阅《救命》一书），我经常服用胶囊形式的姜黄，因为我不想总在饭菜中加入咖喱。与某些专利提取

> 物相比，直接制成胶囊的姜黄香料可能更难找到，即使你能找到，溢价也会很高。
>
> 　　与姜黄不同，小麦胚芽的味道相当中性，可以把它撒在食物上（把它和磨碎的亚麻籽混合在一起，也来自"每日十二清单"）。你可以以每磅*3美元的价格大量购买小麦胚芽。胶囊形式的小麦胚芽每磅价格超过200美元，每茶匙至少是1美元，而不是一两美分。

★编者注：1磅约为0.45千克。

## 亚精胺不够？肠道菌群来帮忙

　　如果剂量足够，小麦胚芽还能帮助控制胆固醇、甘油三酯[450]、血糖[451]以及与疼痛、疲劳有关的情绪波动[452]［详见视频"小麦胚芽的临床效果（wheatgerm）"］。它还可以促进肠道中双歧杆菌的生长。双歧杆菌是商业益生菌的一种常见成分，通常被认为是肠道有益菌的代表之一[453]，甚至可能产生连锁反应，增加额外的亚精胺。

　　肠道菌群可以产生亚精胺，之后亚精胺从结肠被吸收到血液中，并在全身循环[454]。我们可以通过吃天贝或在食物上撒点小麦胚芽来定期补充亚精胺，但如果我们的肠道菌群能够全天候地自己产生亚精胺，那就更完美了[455]。事实上，肠道有益菌产生的亚精胺可能比我们大多数人摄入的还要多[456]。随着年龄的增长，这种情况可能会发生变化。

　　随着年龄的增长，不仅血液中的亚精胺水平会下降，粪便中的亚精胺水平也会下降[457]。30岁的人粪便中的亚精胺浓度是80岁的人的两倍多[458]，而这种下降与肠道菌群的变化有关[459]。

　　补充双歧杆菌，可以提高粪便中的亚精胺水平[460]。给小鼠补充同样的菌株也有同样的效果。这足以延长它们的寿命吗？是的。增加产亚精胺的肠道有益菌可以延长小鼠的寿命和健康寿命[461]，甚至可以防止衰老引起的记忆障碍[462]。那么，在人类中是怎样的呢？

益生元和产亚精胺的双歧杆菌组成的合生元，能够提高人们血液中的亚精胺水平。随后，在一项随机、双盲、安慰剂对照试验中，这一结果被应用于改善内皮功能[463]，研究人员认为这是自噬作用增强的结果[464]。产亚精胺的细菌以膳食纤维为食[465]，所以单靠益生元就可能促进更多产亚精胺细菌的生长。这样，即使你一天没有补充亚精胺，你的肠道菌群也可以帮你完成。由于豆类和全谷物是亚精胺的主要来源，也是肠道有益菌所吃的膳食纤维和抗性淀粉的主要来源，所以它们可能提供了双倍剂量的细胞自噬"清洁"。

### 哪些人不应该增加亚精胺摄入量？

考虑到我们的身体会自己产生大量的亚精胺，而且亚精胺天然存在于一些与健康和长寿有关的食物中，所以有关亚精胺没有副作用的报道并不奇怪[466,467]。然而，它对每个人都安全吗？在视频"亚精胺的潜在风险（spermidinedownsides）"中，我提到了哪些人需要谨慎尝试恢复年轻时亚精胺的水平。虽然亚精胺可以降低患癌症的风险[468]，但是由于自噬的营养补充作用可能有助于维持肿瘤的生存能力[469]，所以也许癌症患者不应该特意增加亚精胺的摄入量[470]。另外，肾衰竭患者也应该小心谨慎[471]。

### 亚精胺底线

鉴于亚精胺在可实现的膳食剂量下诱导自噬作用的安全性和有效性，它是最有前途的抗衰老化合物之一。DrugAge是一个在线数据库[472]，包含500多种延长寿命的化合物[473]。在副作用最小的那部分化合物中，亚精胺的寿命延长记录最长[474]。因此，蔬食被推荐来帮助抵消随着年龄的增长而出现的亚精胺水平下降[475]。有人建议推广高亚精胺转基因土豆[476]，但其实已经有大量富含亚精胺的天然食物了。

## 温故知新 FOOD FOR THOUGHT

自噬作用被认为是"身体主要的自我清洁系统"[477]。一些食物成分，如丙烯酰胺，可能会抑制自噬作用，而其他成分，如亚精胺，可以促进自噬过程。咖啡中的绿原酸也可以帮助细胞清理垃圾。此外，通过激活AMPK或抑制mTOR可以间接促进自噬作用。

为了帮助延缓衰老，每天可以考虑：

* 60分钟的中等到高强度的有氧运动
* 尽量少吃炸薯条和薯片
* 通过在饮食中加入天贝、菌菇类、豌豆和小麦胚芽等食物，尽量摄入至少20毫克亚精胺
* 喝3杯普通咖啡或不含咖啡因的咖啡
* 实施激活AMPK的建议（参见"AMPK"一章）
* 遵循抑制mTOR的建议（参见"mTOR"一章）

# 第 3 章

# 细胞衰老

50年前，微生物学家伦纳德·海弗利克（Leonard Hayflick）证明，体外培养的人类细胞不会一直分裂复制[478]，它们只分裂大约50次，然后就会进入一种不可逆转的分裂停滞状态，也就是所谓的"细胞衰老"（cellular senescence）[479]。"senescence"一词来自拉丁语"senex"，意思是"变老"[480]。我们拥有永生不灭的干细胞，它们可以创造新的细胞，重新开始，但是，一旦形成，它们便只经过大约50次分裂就死掉了。这是一件好事。

这种自然的"海弗利克极限"通过阻止受损细胞的增殖来帮助身体抵御癌症[481]。这对于成功地让我们度过生育年龄并将我们的基因传递下去是有益的，但是当人类大约30岁的"自然"寿命延长到80岁或更长时间时，会发生什么呢？身体最终会充满衰老的细胞[482]。

## 僵尸细胞

海弗利克认为，这些不分裂的细胞可能只是因为失去了参与组织修复和再生的能力才会导致衰老的[483]。相反，事实证明，它们会主动破坏周围的组织，因此它们获得了"僵尸细胞"的绰号[484]。"僵尸细胞"的问题不仅是它们不再对机体有贡献，还包括它们会吃掉你的脑。

当我们年轻的时候，我们的免疫系统会清除衰老细胞。当我们的细胞达到"海弗利克极限"并准备退休时，它们就会开始释放一种名为衰老相关分泌表型（senescence-associated secretory phenotype，SASP）的炎症化合物。炎症的发生通常是一个带有贬义的过程，但有时却是有益的。就如同伤口引起的炎症会将免疫细胞从循环中"招募"到伤口位置一样，衰老细胞通过释放炎症因子来安排自己的"葬礼"，为免疫清除做好准备[485]。然而，问题仍然存在。随着年龄的增长，越来越多的衰老细胞堆积起来，与此同时，免疫系统也陷入了混乱。因此，局部短暂的炎症本应是有益的，但这时它可能发展成有害的慢性全身炎症，这就是衰老和疾病的特征。

尽管衰老组织中的衰老细胞只占细胞总数的一小部分[486]，但它们可以通过SASP分泌产生巨大的影响，破坏局部组织结构并溢出到体内循环中[487]。人体最大的器官是什么？是肝脏吗？是皮肤吗？不是！是我们的脂肪组织。与肥胖相关的炎症，会随着年龄的增长而恶化[488]，它与产生SASP的衰老脂肪细胞的积累有关[489]。SASP炎症甚至可以解释化疗中一些可怕的副作用。化疗是通过成功地使癌细胞衰老而发挥作用的，但随之而来的SASP"风暴"会导致骨髓抑制和心脏毒性。

因为SASP炎症，衰老细胞与一系列衰老相关疾病联系在一起，也就不足为奇了。这些疾病包括阿尔茨海默病、帕金森病、骨关节炎、骨质疏松、腰椎间盘突出、脊柱弯曲以及肌肉质量下降和肾功能丧失[490,491]，更讽刺的是，甚至还包括癌症。虽然细胞衰老可能是作为一种抗癌机制进化而来的，但在生命后期，过度的炎症会积极地促进肿瘤的生长，在肿瘤中形成新的血管，为肿瘤提供营养[492]。那么，我们怎么知道细胞衰老是疾病的原因而不是结果呢？

## 注入年轻的血液

在视频"异种共生实验证实血源性衰老因素（parabiosis）"中，我详细介绍了一组令人毛骨悚然的实验。这些实验表明，通过手术将年老的动物像"连体婴"一样与年幼的动物相连，年老的动物会变得更健康、更强壮、更聪明[493]，寿命也会明显延长[494]。为确定这是否由可传递的血源性因素造成，而不仅仅是共享器官的作用，研究人员进而给年老的动物输入了年轻的血液。我在视频"输血能延缓衰老吗（bloodboy）"中探讨了那些实验。

是的，把年轻小鼠的血液注射到年老小鼠体内可以提高年老小鼠的认知能力，这表明年轻小鼠的血液中有某种具有恢复能力的因素；相反，把年老小鼠的血液注射到年轻小鼠体内，则会使情况变得更糟，这表明年老小鼠的血液中具有某种使人衰弱的元素[495]。也许年老的血液只是稀释了年轻小鼠体内的活力因子？说到这一点，也许年轻的血液也正在稀释年老小鼠体内的衰弱因子[496]。令人惊讶的是，后者似乎更接近正在发生的事情，因为在年老动物身上简单地稀释血液，就能再现在连体研究和输血研究中发现的大部分再生现象[497]。事实上，中度阿尔茨海默病患者进行血液稀释后，在14个月的时间里，与对照组相比，认知功能下降减少了60%[498]。正如苏黎世大学生物医学伦理研究所所长所说的那样，输血的优势在于年轻血液可以滋养老年人，这是一种不可思议的现象[499]。

## 清除衰老细胞

研究人员将年老小鼠的衰老细胞移植到年轻小鼠身上，以证明其中的因果关系，只需要几个细胞就会引发持续的与衰老相关的身体功能障碍，并使年轻小鼠的死亡率增加5倍[500]。相反，即使清除少许衰老细胞，也能大大延缓肿瘤的发生和与衰老相关的器官退化[501]。清除衰老细胞可以显著延长寿命和健康寿命，这激发了人们寻找能够消除衰老细胞的抗衰老物质的热潮[502]。在视频"热量限制和运动作为天然抗衰老方式（senolytics）"中，我回顾了药物疗法和生活方式改变。

简而言之，可以首先通过防止DNA受损到无法修复来阻止细胞衰老。衰老细胞也可以通过运动[503]和热量限制[504]［详见视频"热量限制和运动作为天然抗衰老方式（senolytics）"］以及各种膳食成分来清除。

## 槲皮素

1937年，匈牙利生理学家阿尔伯特·圣捷尔吉（Albert Szent-Györgyi）因发现维生素C而获得诺贝尔奖。早在1936年，他就建议将一类叫作黄酮醇的植物营养素归为维生素（他建议叫"维生素P"）[505]。饮食中最常见的黄酮醇是槲皮素[506]，在洋葱、羽衣甘蓝和苹果中含量很高[507]。这就是苹果皮有苦味的原因[508]。研究人员从脐带上刮取细胞，然后进行辐射以迫使其衰老，并在这些细胞上测试了几十种不同的化合物的作用。2015年，他们宣布了研究结果：槲皮素是一种天然的抗衰老化合物[509]。

更多细节见视频"槲皮素作为天然抗衰老药（quercetin）"，但最重要的是，每周吃一个小苹果所摄入的槲皮素，就可以减少细胞衰老，延长衰老小鼠的健康寿命，例如，它们脱毛减少，心脏功能增强，运动耐力提高[510]。所以，我们可能想与我们的宠物鼠分享一些羽衣甘蓝。

> **槲皮素的来源**
>
> 槲皮素也存在于橡树中,其英文"quercetin"来源于拉丁语"quercus",就是"橡树"的意思[511],但它被认为"广泛存在于蔬食中"[512]。事实上,槲皮素在植物界非常普遍,我们甚至可以从圆生菜中找到它[513]。(生菜是美国饮食中槲皮素的第五大来源[514]。)洋葱的槲皮素含量在20毫克[515]到100毫克[516]之间,苹果在4~20毫克[517],1磅重的羽衣甘蓝可能含有50毫克槲皮素,1杯茶大约有5毫克[518]。每汤匙酸豆(caper)*含有20毫克槲皮素,但要远离那些高盐的品牌[519]。(我在市场上看到过,每份酸豆的钠含量在每日摄入量的0%~200%。)
>
> 虽然网上购买的槲皮素补充剂往往有准确的标注[520],而且有安全数据表明,每次服用1000毫克,持续12周,没有明显的副作用,但我还是建议坚持从饮食中获取[521]。梅奥诊所团队也是这样建议的[522]。

★译者注:酸豆也叫水瓜柳,是一种原产于地中海植物刺山柑的花苞,小粒的绿色花苞看起来很像一颗一颗的豆子,带些许酸气和香味,因此在地中海地区,人们常将它腌渍成罐头食用。

## 苹果和洋葱

我们很难从富含槲皮素的食物(如苹果和洋葱)的有益作用中弄清槲皮素的作用。"一天一苹果,医生远离我"这句可以追溯到1866年的公共健康格言,似乎已经开花结果[523][见视频"洋葱和苹果中的槲皮素的益处(applesonions)"]。与其说它是一个人的掌上明珠,不如说它是一个人动脉上的明珠。在吃未削皮苹果的几个小时内,动脉功能的改善明显优于吃削皮苹果后的效果[524],这与槲皮素的作用是一致的,确实,即使是单独的槲皮素补充剂也能降低血压[525]、胆固醇[526]和炎症水平[527]。不幸的是,富含槲皮素的洋葱粉未能改善那些患有[528]或没有[529]阿尔茨海默病的老年人的认知能力。[详见视频"洋葱粉治疗阿尔茨海默病(onionpowder)"。]

虽然大多数槲皮素补充剂研究使用的剂量不容易通过饮食获得,但是与安慰剂相比,即使只有四分之三茶匙的新鲜洋葱粉也能显著改善血压和血液流动性[530]，这有助于解释为什么那些摄入更多槲皮素的人死于心脏病的风险似乎不到未摄入者的一半[531]。一项建模研究甚至表明，每天吃一个苹果可以降低因心血管疾病而死亡的风险，作用与降胆固醇的他汀类药物相当，而且副作用更少[532]。［讽刺的是，像立普妥（Lipitor）这样的药物可能比水果还便宜。］

### 新的皱纹

2018年，一份报告质疑了槲皮素的抗衰老活性。最初的人体槲皮素研究是在脐带血管内皮细胞上进行的，这是一个非常方便的人体组织来源。然而，当用成年供体的血管内皮细胞重复这个实验时，槲皮素似乎没有同样的杀死衰老细胞的效果[533]。然而，2019年，人们发现槲皮素的功效甚至更好。

沃纳综合征是一种罕见的遗传病，其特征是DNA修复酶的突变导致过早衰老。当衰老的沃纳细胞暴露于槲皮素时[534]，它们似乎得到了恢复，而不是被清除[535]。衰老似乎也被逆转了，就像唤醒了植物人一样。那些没有突变的衰老细胞会怎样呢？同样也发现了槲皮素对衰老细胞的"返老还童作用"。在《实验老年学》杂志上，希腊研究人员声称，他们在志愿者身上进行了槲皮素的局部测试，并报告了"在皮肤弹性、保湿和皱纹深度方面的积极结果"[536]，但他们的数据似乎尚未发表，这引发了人们对该声明真实性的担忧。

## 漆黄素：延缓衰老的潜力股

鉴于槲皮素的抗衰老作用，研究人员开始筛选其他类黄酮[537]。在此过程中，他们发现了一种效果几乎是槲皮素两倍的物质——漆黄素，又叫非瑟酮[538]。它可以使酵母的寿命延长55%，果蝇的寿命延长23%。漆黄素也可以延长小鼠的寿命，即使在生命晚期开始使用也会如此[539]。当在大约相当于人类75岁的年龄时开始使用漆黄素后，老年小鼠的平均寿命和最长寿命延长了大约75%。在所有分析的组织中，细胞衰老标志物和SASP显著减少，与衰老相关的病理变化也减少了[540]。另一项独立研究发现，漆黄素还可以增强小鼠的长期记忆[541]。那对人类呢？

和槲皮素一样，漆黄素在临床试验中已被证明具有抗炎作用[542]，但是抗衰老作用怎样呢？当将在常规手术中切除的人类脂肪组织暴露于漆黄素时，细胞衰老标志物和SASP确实有所减少。考虑到漆黄素在饮食中自然存在，没有副作用的报道，并且已经作为非处方膳食补充剂出售，研究人员立即开始设计实验，以测试漆黄素的抗衰老潜力[543]。目前，有十多项实验正在进行中，将漆黄素用于一系列与衰老相关的病症，包括骨关节炎、骨质疏松、老年虚弱、肾脏疾病、认知能力下降，甚至是COVID-19并发症[544]。事实上，对一种天然产品有如此多的临床兴趣，却缺乏传统上推动如此多生物医学研究的经济激励，就足以说明它的前景。

**草莓里的宝藏**

虽然最初是从漆树中分离提取的，但漆黄素主要存在于草莓中，这是已知的最丰富的膳食来源[545]。这可能有助于解释为什么是草莓，而不是蓝莓能够更有效地拯救暴露在辐射中的小鼠[546]，尽管蓝莓含有更多的抗氧化剂。在我的视频"草莓作为最丰富的漆黄素膳食来源的益处（fisetin）"中，读者可以快速浏览所有具有里程碑意义的草莓研究。简而言之，随机对照试验表明，草莓可以改善认知[547]、胆固醇水平、炎症[548]、骨关节炎[549]，以及促进肠道有益菌的生长，包括克里斯滕森菌科（*Christensenellaceae*）的细菌[550]，这是一种新发现的细菌科[551]，根据对百岁老人和超百岁老人的研究，它与长寿有关。在视频中，我解释了为什么不建议服用漆黄素补充剂。

## 荜茇

第三种已经发现的天然抗衰老化合物是荜茇酰胺（piperlongumine）[553]，它存在于印度杂货店中常见的一种叫作荜茇的香料中，在中国和欧洲也叫长胡椒[554]。我在视频"荜茇中的天然抗衰老化合物荜茇酰胺（pippali）"中详细介绍了它是什么以及它能做什么。我把它和余甘子（见第603页）、黑孜然（见第10页）和姜黄（见第105页）一起添加到我的日常香料中。注意，不建议在怀孕和哺乳期间使用荜茇[555]。

> **温故知新** FOOD FOR THOUGHT
>
> 细胞衰老被认为是衰老的基本标志之一[556]。衰老细胞分泌的炎症性SASP被认为是组织退化和疾病的主要驱动因素[557]。为了防止细胞衰老，我们可以按照"氧化"一章的建议避免DNA损伤。食物中含有一些天然的抗衰老化合物，包括槲皮素、漆黄素和荜茇酰胺，可以清除这些细胞及其分泌的SASP。虽然目前还不清楚食用富含这些化合物的食物是否能达到足够的水平，但这些食物本身就有益于健康。
>
> 为了帮助延缓衰老，每天都要考虑：
>
> * 食用富含槲皮素的食物、饮料和调味料，如洋葱、苹果、羽衣甘蓝、茶和无盐的酸豆
> * 食用新鲜、冷冻或冻干的草莓
> * 使用荜茇（长胡椒）调味

# 第 4 章

# 表观遗传

一直以来，衰老被认为是一种不可阻挡的衰退过程，表现为关键细胞成分，特别是我们的DNA分子损伤的积累[558]。正如汽车的各个部件最终会随着时间的推移而损坏一样，身体的各个部件也会损坏。然而，有一些生命形式对这一过程提出了挑战，它们似乎可以通过一种假死状态来抵抗衰老，比如，考古发掘出的枣核可以在数千年后发芽[559]，3万年前北极松鼠埋下的果实可以再生[560]，包裹在琥珀中数千万年或保存在盐晶体中数亿年的细菌孢子仍然存活。然而，人们不需要寻找特定的例子来证明生物衰老与年龄衰老的脱节。这样的例子每天都有发生，衰老的时钟不仅可被停止，还可被积极地逆转，甚至被重置为零[561]。

## 一次伟大的重置

想想看，一个女婴出生时就拥有她一生中所有的卵子，其中一颗卵子的受精可能需要经过几十年的时间，它可能会在卵巢里待20年、30年，甚至40年，与此同时，它会像她身体里的其他细胞一样衰老。假设在30岁时她怀孕了。受精后，如果那颗卵子没有以某种方式将它的衰老时钟重置为零，那么9个月之后就会有一个卵子年龄为30岁零9个月大的女婴出生。几十年后，当后来的这个女婴再生下孩子时，卵子就已经有50多年的历史了，它会继续衰老，并随着每一代的繁衍而积累分子损伤。所以，卵子衰老的所有表现都必须消除[562]。否则，女人卵巢里的卵子可能会有几百万年的历史。

1996年，我们了解到卵子并不是唯一可以完全逆转衰老的细胞。那一年，一只名叫多莉的小羊出生了。一颗未受精的卵子的细胞核被移除，取而代之的是一个乳腺细胞的细胞核。（小羊的名字来自身材火辣的美国乡村音乐天后多莉·帕顿[563]。）然后，通过轻微的电击，细胞开始分裂，不需要精子，第一只用成年细胞克隆的动物——小羊多莉诞生了。（此前，曾有人用蝌蚪的细胞克隆出一只青蛙，该研究人员因此获得了诺贝尔奖，但多莉是第一只用成年细胞克隆出的动物[564]。）

全世界都对能创造出基因完全相同的动物"复制品"感到惊奇。多莉诞生以来，已经有小鼠、山羊、猪、大鼠、牛、马、雪貂、狼、鹿、水牛、骆驼和狗被克隆出来。还有猫，第一只克隆猫的名字不出所料就是"Copycat"[565]。然而，这项技术的意义远远超出了再现特别多产的农场动物。从绵羊乳房中提取的一个成熟的专门用于产奶的细胞隐藏着整个生物体的完整基因蓝图[566]，而且这个细胞的年龄似乎已经归零。

有一种挥之不去的误解认为多莉患有某种早衰综合征。毕竟，羊一般能活到12岁左右，克隆多莉所用的乳腺细胞取自一只6岁的羊[567]，而多莉6岁就死了，这似乎表明衰老的时钟一直在滴答作响，没有被重置。其实多莉死于一种病毒性疾病，而非衰老[568]。随后的发现表明，克隆动物可以有正常的寿命[569]。事实上，小鼠已被连续克隆，也就是说，用克隆小鼠克隆新的小鼠，一共克隆了25代，这些小鼠都是正常衰老的[570]。可见成年细胞不仅可以回到胚胎状态，而且可以通过清除任何衰老痕迹来有效地恢复活力[571]。

欢迎来到表观遗传的世界。

## 基因子弹上膛，生活方式扣动扳机

"表观遗传学"这一术语是在20世纪40年代被创造出来的，那时我们甚至还不知道基因的物理性质，整整10年之后，沃森和克里克（以及威尔金斯和富兰克林）才揭示了DNA的结构[572,573]。表观遗传学的字面意思是"在遗传学之上"（above genetics），它在DNA序列之上添加了一层额外的信息，而DNA序列本身只有大约750兆字节的数据[574]，编码5万个基因★[575]。所有分裂细胞在基因上都是相同的，携带一整套DNA，但是每个细胞并不需要表达所有的基因。神经元不需要产生肝脏酶，心脏细胞也不需要长毛发。这就是表观遗传学发挥作用的地方，实际上，它控制着基因的开启和关闭。我们的身体有多种方式来做到这一点[576]。我将在各自的章节中讨论长寿因子（去乙酰化酶，sirtuins）和microRNA，但最著名的表观遗传调控因子是DNA甲基化[577]。

★译者注：人类基因组最新更新数据为32.7亿个核苷酸和19116个编码基因构成[《自然》（Nature）（2021年）]。

有一些酶可以有策略地将甲基直接添加到我们的DNA中，以沉默基因表达。甲基是一种简单、稳定的碳结构，它们被添加到DNA片段中，标记这些片段可以跳过。这是十多种标记DNA的方法之一[578]。有一组单独的酶可以去除这些标记，使基因重启。在我们的遗传密码中，大约有2800万个常见的甲基化位点，其中大部分在任何时候都是甲基化的[579]。当我们的细胞分裂时，甲基化模式会保留下来，例如，一个肝细胞会分裂成两个新的肝细胞，而不是一个骨细胞或肌肉细胞。通过这种方式，精子和卵子中的甲基化模式可以代代相传[580]。

我们过去认为，一旦细胞成熟，它们的DNA就会被适当地甲基化，从而将它们锁定在它们的特殊功能上，仅此而已[581]。然而，现在我们知道，"表观基因组"，即我们细胞中甲基化标记的模式，是一个动态系统，会对外部刺激做出反应。表观遗传学使生物体能够更快地适应不断变化的环境。

遗传密码的大规模转变可能需要亿万年的时间，但我们已经拥有的基因可以在几小时内开启或关闭。表观遗传学解释了绿蚱蜢如何在草原大火后把自己变成黑色，以更好地伪装自己，使自己免受烧焦土壤的影响[582]，也解释了我们的身体如何根据我们出生在热带地区还是更冷的环境中来决定皮肤中活跃汗腺的数量[583]。表观遗传是个好消息。这意味着DNA并不完全掌握我们的命运。无论家族史如何，生活方式选择都能有效地开启或关闭一些基因，不仅影响自己，也影响孩子，甚至子孙后代[584]。

在营养和生活方式干预的基因表达调控（GEMINAL）研究中，狄恩·欧尼斯（Dean Ornish）医生及其同事在受试者接受为期3个月的强化生活方式改变（包括改吃全蔬食）之前和之后，对其进行了组织活检。他们从500个不同的基因中发现了有益的基因表达变化。比如，一些疾病预防基因的表达得到了提升，而那些会导致乳腺癌和前列腺癌的致癌基因的表达则受到了抑制[585]。无论从父母那里遗传了什么基因，我们都可以通过调节饮食和生活方式来调控这些基因对我们健康的影响。这就是表观遗传的力量。即便DNA相同，结果也可能不同。

饮食对寿命的表观遗传影响最显著的例子是蜜蜂。蜂王和工蜂在基因上是相同的，但蜂王可以活3年，每天产2000个卵，而工蜂只能活3周，而且不能生育[586]。怎么会这样呢？因为它们有着不同的饮食方式。当蜂王快死的时候，哺育蜂会挑选出个别幼虫，喂食蜂王浆的分泌物质（工蜂得到的则大多是蜂蜜和花粉的混合物）[587]。当被选中的幼虫吃下蜂王浆后，抑制蜂王进化表达的酶就会关闭，新的蜂王就诞生了[588]。蜂王和工蜂有着完全相同的基因，仅仅因为吃了不同的东西，不同的基因便被表达了出来，导致生活和寿命发生了翻天覆地的变化。由于表观遗传，寿命甚至增加了50倍。

> ### 吃蜂王浆，过上女王一样的生活？
>
> 如果蜂王浆可以把一个简单的幼虫变成一个寿命增加50倍的蜂王，那么我们是否也应该可以吃些蜂王浆呢？我在视频"蜂王浆的风险和益处（royaljelly）"中回顾了现有的证据。剧透警告：虽然这可能对蜜蜂是极好的东西，但存在蜂王浆补充剂导致出血性结肠炎的罕见病例[589]，人类吃蜂王浆结果可能并不那么美好。

## 你的年龄，由"表观遗传时钟"做主

随着年龄的增长，我们染色体上的某些DNA位点可预见性地发生甲基化或去甲基化，就像发条装置一样，为人类衰老提供一个潜在的"分子水晶球"[590]。在DNA的数百万个甲基化位点中，有一小部分会随着时间的推移而发生变化，以至于只需要针对性地测量一个人30亿个碱基对中的几百个，甚至几十个位点的甲基化模式，就可以预测他未来几年的衰老[591,592,593]。

在过去的几年里，这些"表观遗传时钟"已经被确立为实际年龄的可靠测量方法，准确度超过了端粒长度（见"端粒"一章）的推算，成为最好的年龄预测器[594]。我们直接询问对方的年龄就好了，为什么还要发明这些昂贵的鲁布·戈德堡*方法来预测年龄呢？你可以想象一下法医应用，通过血液或组织样本来确定身份不明的受害者的年龄，但这也只是冰山一角[595]。更重要的是，"表观遗传时钟"不仅能跟踪我们的实际年龄，似乎还能测量出生理年龄[596]。换句话说，表观遗传年龄比实际年龄更能准确地预测我们的剩余寿命[597]。看看视频"表观遗传时钟（clock）"，了解整个激动人心的故事。

★ 译者注：鲁布·戈德堡（Rube Goldberg）指的是用复杂的办法做简单的事情。

这就像科幻小说[598]。把一滴血滴进某种机器里，机器就会扫描DNA链上化学标记的位置，然后呈现出你的真实年龄，指出你一生的生活方式选择[599]。除了预测死亡时间，"表观遗传时钟"似乎还能预测与健康寿命相关的指标，如认知能力下降、身体衰弱[600]、关节炎，以及阿尔茨海默病和帕金森病等的进程[601]。预料之中，保险行业已经抓住了这一点，保费可能很快就会由你的表观遗传年龄来决定[602]。然而，这不是什么固定不变的算命大师的魔咒，你可以改变你衰老的速度，也许你很快就能使用"表观遗传时钟"来跟踪自己的衰老进程，这可能会提供一种更快、更便宜的方法来测试抗衰老干预措施的效果[603]。

## 加速和延缓生物衰老

针对百岁老人的研究表明，有些人衰老得很慢，105岁的人的DNA甲基化可能与60岁的人相当[604]。难怪他们这么长寿！我们能做些什么来使我们的"表观遗传时钟"减速，延缓衰老呢？"表观遗传时钟"分析显示，女性衰老的速度比男性慢[605]，因此女性往往寿命更长[606]，以至于一位人口统计学家打趣说："男性本身就是一种遗传病。"[607]为了长寿，男性必须在饮食和生活方式上做出更多健康的改变。

吸烟与生物衰老加速有关，即使低水平的接触，如二手烟、三手烟，也有明显的影响[608]。相反，运动频率和强度都与减缓衰老有关[609]。冥想呢？两个月的日常练习并没有显著影响衰老速度[610]，长期冥想者的衰老速度似乎与不冥想者没什么不同，但是冥想时间达到6000小时可能会抑制表观遗传年龄的加速增长[611]。

热量限制已经被证明可以减缓小鼠和猴子的表观遗传衰老。在15～21年的30%饮食限制期，中年恒河猴似乎在表观遗传上少老了7岁。更引人注目的是，在大约3年的时间里，40%热量限制的小鼠似乎只衰老了1岁左

★ 译者注：CALERIE是"对减少热量摄入的长期影响的综合评估"（Comprehensive Assessment of Long-Term Effects of Reducing Intake of Energy）的缩写，是由美国国家老龄化研究所资助的一项研究。

右[612]。2018年，CALERIE*研究发表了一项衰老分析，这是人类热量限制的首个大型随机对照试验。通过对生物衰老的非表观遗传估计，对照组继续以每年大约1岁的速度衰老，但饮食限制组似乎每年只衰老大约1个月。他们只限制了12%的热量，相当于每天少吃了一个甜甜圈[613]。

饮食限制组的衰老速度有所减缓，这与体重减轻无关[614]，但肥胖与肝脏组织[615]和腹部深层脂肪[616]样本的表观遗传衰老加速有关。然而，即使通过减肥手术减掉了大约100磅的体重，似乎也没有使时光倒流[617]。也许不仅要吃得少，还要吃得好。

与延缓衰老最密切相关的生活方式因素是水果和蔬菜的摄入量，这甚至比运动更重要，它的标志是血液中类胡萝卜素等植物营养素（如β-胡萝卜素）的水平[618,619]。因此，"表观遗传饮食"强调摄入更多的水果和蔬菜[620]。与衰老加速联系最紧密的食物是肉类[621,622]。也许部分原因在于，血液中滴滴涕（DDT）等被禁用农药的水平本身就与衰老加速[623]和肉类摄入[624]有关。长期暴露在空气污染中也可能加速衰老[625]，但相关数据好坏参半[626]。

## 让时光倒流

表观遗传年龄比实际年龄更能预测寿命和一些老年疾病，这一事实有力地证明，DNA甲基化与年龄相关性衰退的某些根本原因有着必然的联系[627]。这是导致人类衰老的真正原因[628]，还是仅仅为衰老的被动标志？[629]"表观遗传时钟"是衰老的原因还是结果？如果它是一个积极的驱动力，那它将是一个可以逆转衰老的驱动力。

还记得克隆技术吗？一个成年细胞是如何被重新编程，进而恢复到胚胎状态的？不仅甲基化标记被抹去，以释放整个基因组，而且所有衰老的痕迹似乎都消失了。显然，不可能把时间倒退这么久，但是否可以让时钟倒回一点，让我们的细胞恢复活力呢？

在一项获得诺贝尔奖的发现中，干细胞研究人员山中伸弥（Shinya Yamanaka）发现了我们现在所说的"山中因子"（Yamanaka factors），这是一小部分负责细胞重编程的DNA结合蛋白，其本质上实现了将细胞"恢复到出厂设置"[631]。有了这些工具，一个国际研究小组开始通过重建神经组织的再生特性来扭转局面。例如，年幼的孩子实际上可以再生整个被截掉的指尖、骨头和所有的东西，但是随着年龄的增长，人类会逐渐失去这种能力[632]。构成连接眼睛和大脑的视神经的细胞也同样失去了再生能力。然而，通过"山中因子"的操作，研究人员能够成功地将甲基化标记重置为更年轻的状态，恢复老年小鼠的视力，并在培养皿中恢复人类神经元的活力。这些结合蛋白似乎保留了生命早期表观遗传图谱的忠实副本，或将成为逆转衰老的关键指引[633]。

## 改变DNA甲基化会怎样？

多锻炼、增加水果和蔬菜的摄入，同时减少烟草和肉类的摄入，可能有助于延缓衰老，正如"表观遗传时钟"减速所证明的那样。直接改变DNA甲基化呢？很多因素会影响甲基化模式，而且这些修饰很难解释。例如，在一项研究中，高脂饮食在短短5天内就引起了男性受试者广泛的DNA甲基化变化，影响了6000多个基因，这些基因在他们恢复正常饮食6~8周后也只有部分恢复[634]。过量摄入饱和脂肪酸与过量摄入多不饱和脂肪酸会导致不同的甲基化变化，但会产生什么影响呢？[635]还不知道。表观遗传变化是否在随后的生理效应中发挥作用，或者它们只是偶然？

我们刚刚开始梳理由饮食和生活方式引起的表观遗传变化的结果。例如，我们现在知道，与杂食者相比，纯素食主义者存在稳定的甲基化差异，包括肿瘤抑制基因和DNA修复酶编码基因的甲基化程度较低[636]。由于甲基化会使基因沉默，解开它们的谜团可能有助于解释那些遵循蔬食饮食结构的人总体癌症发病率较低的原因[637,638]。同样，在素食主义者中，超氧化物歧化酶很少甲基化。这是一种抗氧化酶，每秒可以消灭100万个自由基[639]。甲基化程度低与这种解毒酶的表达增加3倍有关，这可以解释"素食对慢性疾病有更强的保护作用"[640]。

除了调节单个基因的"音量旋钮"，有证据表明，大规模的甲基化变化可能对健康和长寿产生影响。提高果蝇体内的甲基化酶的水平，可以将果蝇的平均寿命延长50%。抑制这种酶就会缩短寿命。不过，这一现象尚未在哺乳动物身上得到证实[641]。

人类DNA甲基化要复杂得多，但果蝇的研究结果表明，整体甲基化能力的提升可能会对延长寿命产生积极影响。

## 你摄入的叶酸够吗？

因其表观遗传效应而被广泛研究的营养因子是叶酸（folic acid）[642]，这是活性叶酸（folate）的补充形式，是豆类和蔬菜富含的一种B族维生素，可转化为甲基供体。（活性叶酸英文"folate"和叶子的英文"folium"来自同一个词根"folium"，在拉丁语中是"叶子"的意思。）[643]例如，DNA上的甲基可能来自蔬菜中的活性叶酸，或者补充剂或强化面粉中的叶酸。大多数成年人的每日推荐摄入量为400微克[644]，但老年人的平均每日摄入量不到300微克，三分之一的人甚至不到200微克[645]。那会产生什么表观遗传影响呢？

为了研究表观遗传效应，绝经后妇女被要求采用叶酸含量相对低的饮食，以使她们的叶酸水平适度降低。尽管叶酸水平没有下降到足以表现出缺乏症的临床症状（如贫血），但在两个月内，她们经历了全基因组DNA低甲基化。然而，在恢复健康叶酸摄入量后的3周内，情况就逆转了[646]。随后对更年长的个体进行的一项研究也出现了同样的低甲基化，但这次需要更长的时间来逆转，因此，一开始就保持足够的叶酸水平很重要[647]。

对一项叶酸补充剂的随机对照试验进行的荟萃分析发现，整体甲基化程度有所提升，因此，我们大多数人可能没有从饮食中获得足够的叶酸[648]。甲基化的"正常"水平没有真正的基准，所以"低甲基化"只是从相对意义上讲的[649]，这使得这些变化很难从功能上进行解释[650]。然而，我们的远古祖先吃很多叶子，他们摄入的叶酸可能是我们今天的两倍[651]，当我们体内的叶酸水平升高时，我们的身体可以利用多余的甲基，这一事实表明，我们的叶酸水平可能不是最佳的。不过，这很容易解决。例如，只要满足"每日十二清单"中推荐的豆类和深绿叶蔬菜的摄入量就可以。

### 我们需要检测 MTHFR 基因吗？

所谓的MTHFR突变是一个很受欢迎的替罪羊，替代医学从业者[652]经常利用它来开一些特殊的补充剂以治疗各种常见疾病[653]（巧合的是，他们也可能出售这些补充剂）。MTHFR是亚甲基四氢叶酸还原酶，是我们身体产生的一种激活叶酸的酶。MTHFR基因有一种常见的突变——第677位碱基由常见的C（胞嘧啶）突变为T（胸腺嘧啶），导致酶的功能较差。这可能具有表观遗传意义，因为那些从父母双方那里获得T变异的人（约占全球人口的10%）[654]的DNA甲基化程度较低，但前提是叶酸摄入量低[655]。如果摄入足够的叶酸，甲基化水平就不会产生差异，不管是否有T变异。同样，那些携带两种T变异基因的人患癌症的风险可能更高，但这同样只发生在那些叶酸摄入不足的人身上[656]。你也不需要特殊类型的叶酸。不论你的基因类型如何，食物中的活性叶酸以及补充剂和营养食品中的叶酸都同样有效[657]。

既然每个人都应该努力获得足够的叶酸，那么常规的基因检测就没有什么必要了，这就是为什么主流医疗机构不建议进行MTHFR基因检测[658]。如果你知道你有两倍剂量的功能较差的酶，你唯一可能做的不同的事情就是特别规避酒精的摄入。酒精的分解产物乙醛可以破坏体内的叶酸[659]，所以那些携带两种T变异基因的人应该考虑将他们的酒精摄入量限制在每天18毫升以下[660]。每个人都应该尽量减少酒精摄入量[661]，而不是了解你的MTHFR基因型。

## 此叶酸非彼叶酸

对100多项人群研究的荟萃分析的综述表明，从饮食中摄入更多叶酸能延长寿命，并能预防心血管疾病、一些癌症和许多其他慢性疾病[662]。然而，一些随机对照试验发现，叶酸补充剂会增加患癌症的风险[663]。正如我在视频"此叶酸非彼叶酸（folic）"中所探讨的那样，当科学家发现我们与大鼠不同时，这个谜团似乎就被解开了。

天然的叶酸不稳定，但我们的肝脏中有一种酶可以将补充剂中稳定的合成叶酸（folic acid）转化为活性叶酸[664]。最初的试验是在大鼠身上进行的，结果显示，它们的肝脏在这种转化方面的效率是我们的50倍[665]，所以我们体内会有大量未代谢的合成叶酸在循环[666]，这可能会削弱我们的抗癌能力[667]。例如，随机对照试验表明，男性服用叶酸补充剂会显著增加患前列腺癌的风险。随机对照试验还发现，那些服用叶酸补充剂超过3年的人更容易患结肠直肠息肉[668]。因此，天然的叶酸来源，如豆类和绿色蔬菜，可能是最好的，但孕妇仍然被建议服用叶酸补充剂，因为有试验证实其对减少出生缺陷有效[669]。

除了食物和补充剂，第三种改善叶酸"状态"的方法是将部分生产工作"外包"给你的肠道菌群。我们结肠中的叶酸转运体似乎是专门设计用来吸收由双歧杆菌等有益菌产生的叶酸的[670,671]。增加膳食纤维的摄入量可以提高肠道中这些叶酸"工厂"的产量。

> **温故知新** / FOOD FOR THOUGHT
>
> 我们的表观基因组，以DNA甲基化模式为特征，可以被认为是一个镜头，透过它，我们的遗传信息被过滤[672]。不幸的是，镜头随着年龄的增长会变得浑浊；幸运的是，表观遗传变化是可逆的，也许我们可以把镜头打磨得更清晰。热量控制，以及饮食和生活方式的改变，包括体育锻炼、戒烟，以及多吃果蔬而不是肉类，都可拨慢"表观遗传时钟"。摄入足量的甲基供体营养素，如叶酸，也可以提高整体甲基化能力。
>
> 为了帮助延缓衰老，每天都可以考虑：
>
> ＊ 热量限制12%，这将从含2000卡路里热量的饮食中减少240卡路里（例如，每天少吃一块馅饼或蛋糕）
>
> ＊ 满足每日400微克的叶酸推荐摄入量，例如，大约一杯煮熟的小扁豆或毛豆、一杯半煮熟的菠菜或芦笋，或者两杯半西蓝花

# 第5章

# 糖 化

★编者注：美拉德反应，又称"羰氨反应"，是还原糖与游离氨基酸或蛋白质分子中的游离氨基在一定条件下，经缩合、聚合生成褐色产物的反应。

★译者注：就是红烧肉、红烧鱼追求的那种状态。

如果你是美食家或喜欢看烹饪节目，你可能听说过美拉德反应（Maillard reaction）*。正是它赋予了烤牛排、煎饺、烤棉花糖或新鲜出炉的饼干独特的诱人外观、感觉和味道。1912年，法国化学家路易斯·卡米尔·美拉德（Louis Camille Maillard）偶然发现，蛋白质和糖的混合物在加热后会变成褐色*。从那以后的一个世纪里，有超过5万篇关于美拉德反应的科学论文发表，在这个反应中，蛋白质不可逆地被糖化，或者说是与糖结合[673]。在体温下也可以发生同样的反应，这导致晚期糖基化终末产物（advanced glycation end products，简称AGEs）的积累[674]，我们现在知道，这是加快衰老过程的主要因素之一[675]。

## 晚期糖基化终末产物

如果你是糖尿病患者，那你一定熟悉糖化血红蛋白（HbA1c），它可以反映前两到三个月的平均血糖水平。血液检测结果只是显示血液中血红蛋白被糖化的百分比。（血红蛋白是红细胞中携带氧气的蛋白质。）血糖值越高，说明蛋白质被糖化得就越多。由于红细胞可持续约100天，所以该项测试给出的是这段时间的动态平均值。

糖化血红蛋白达到6.5%或更高就可以诊断为糖尿病，这意味着血液中6.5%或更多的血红蛋白已经被糖化。5.7%~6.4%为前驱糖尿病，低于

5.7%为正常[677]。所以，即便血糖正常，你体内的一些蛋白质和其他分子也会不可逆转地被糖化。对于像血红蛋白这样的短寿命蛋白质来说，这不是什么问题，它们可以迅速被回收并重新产生，但对于寿命长的蛋白质，如眼睛晶状体中的晶体蛋白呢？[678]

血红蛋白的半衰期，也就是一半血红蛋白更新所需的时间大约是50天。皮肤中的胶原蛋白的半衰期大约是15年[679]，而脊椎椎间盘中的胶原蛋白的半衰期据估计至少有95年。同样，另一种结缔组织蛋白——弹性蛋白，在婴儿期形成后即伴随人一生。糖化使蛋白质交联在一起，使组织变得僵硬，最严重的是动脉和心肌本身。这种弹性受损会导致高血压、外周动脉疾病、心脏病，甚至癌症。（乳房组织僵硬会增加患癌症的风险。）[680]晚期糖基化终末产物的英文首字母缩略词"AGE"是有意选择的，以强调它们在衰老过程中的作用。

## 糖化失控了

有AGEs，也有RAGEs。AGEs不仅将我们的蛋白质连在一起，还会引发慢性全身炎症。在寻找这种反应的机制的过程中，研究人员在我们的身体中发现了AGEs的受体，它们会引发炎症级联反应。研究人员将其命名为RAGEs，即晚期糖基化终末产物受体（receptors for advanced glycation end products）[682]。RAGEs可以作为主开关，当AGEs触发RAGEs时，大量的炎症基因被触发，促使RAGEs进一步表达，导致恶性循环并产生深远的影响[683]。

AGEs在我们的骨骼、关节和肌肉中积累，可导致骨质疏松、关节炎和肌肉萎缩，随着年龄的增长，肌肉会变弱、萎缩和减少[684]。AGEs与衰老相关的记忆衰退、伤口愈合受损、皮肤老化、白内障、阿尔茨海默病和勃起功能障碍有关[685]。AGEs已被发现几乎对所有的组织和器官有不利影响[686]。正如一位病理学家所说："很难找到一种与AGEs无关的衰老相关疾病。"[687]

我们的身体采用了许多防御机制来阻止AGEs形成，这也反映了AGEs积累的毒性作用[688]。然而，它们一旦形成，就很难被清除，它们会逐渐积累并造成严重破坏[689]。在五六十年的时间里，我们组织中的AGEs水平大约翻了一番[690]。这不仅被视为衰老的标志，也被认为是衰老过程的积极驱动因素，因为AGEs抑制剂已被证明可以延长模式动物的寿命，而AGEs增加会缩短寿命[691]。加速衰老的首选实验动物模型利用半乳糖（乳糖的主要分解产物）[692]来加速AGEs的积累[693]。在动物界，AGEs形成速度越慢，物种的寿命就越长。以弓头鲸为例，它可以活两个多世纪，可能是最长寿的哺乳动物，它的AGEs积累速率非常低[694]。我们怎样才能保持低水平AGEs呢？

AGEs的形成有热依赖性。在体温下，美拉德反应极其缓慢，需要数周、数月甚至数年才能产生糖-蛋白交联[695]。想象一下，如果身体内部的温度不是100℉（约37.7℃），而是达到200℉、300℉甚至400℉（93.3℃、148.9℃甚至204.4℃），会发生什么呢？这就是把肉放进烤箱里后会发生的事情。有人把白内障患者的晶状体变黄、变褐戏称为"烤火鸡的颜色变化"[696]，这不仅仅是诗意的调侃。那些使眼睛里的晶状体变得模糊的AGEs的形成需要数十年时间，但在烤箱里，它们几分钟内就能形成[697]。组织中的AGEs负担似乎与制造多少AGEs无关，而与我们摄入了多少AGEs有关[698]。

## 晚期糖基化终末产物的膳食来源

大约100万年前，人类祖先开始驾驭火[699]。当鸡肉细胞暴露在火焰的高温下时，它们会破裂，并溢出高活性氨基酸，这些氨基酸与血液和身体内的糖结合会形成AGEs[700]。我们吃的动物组织中也有天然的AGEs，但高温烹饪可以从根本上提高AGEs的含量[701]。不同的烹饪方法使组织暴露在不同的热量和湿度下。例如，水煮或清蒸所产生的AGEs不到在干燥和高温条件下烤制时产生的四分之一[702]。

20世纪70年代进行的大鼠研究发现，饮食来源的AGEs不能很好地被吸收，因此饮食来源被认为是无关紧要的——直到25年后，研究人员最终在人类身上测试了AGEs的吸收[703]。发表在《美国国家科学院院刊》上的一篇具有里程碑意义的论文表明，饮食来源的AGEs确实可以被人体吸收[704]。进一步的研究表明，饮食中的AGEs对身体的有害影响要大于内源性产生的AGEs。换句话说，AGEs暴露更多地来自我们所吃的东西，而不是我们自身[705]。因此，饮食来源的AGEs已成为食品行业迫切关注的问题[706]。研究人员建议减少高AGEs食物和高AGEs烹饪方法，以降低这些毒素对身体的影响[707]。

研究人员测试了500多种食物的AGEs水平，从巨无霸（Big Macs）和Hot Pockets（雀巢旗下品牌）到Frosted Flakes（家乐氏旗下谷物品牌）和Pop-Tarts（家乐氏旗下饼干品牌），应有尽有[708]。他们发现，"高温处理过的肉类"的AGEs含量最高，更笼统地说，是"高脂肪和高蛋白质的动物性食品"的AGEs含量最高，而蔬菜、水果、全谷物和牛奶的AGEs含量最低[709,710]（婴儿配方奶粉美赞臣除外，其AGEs含量几乎是人类母乳的100倍）[711]。肉类的AGEs含量比早餐谷物等高度加工食品平均高20倍，比新鲜水果和蔬菜高150倍。家禽肉是最糟糕的，其AGEs含量比一般牛肉高20%[712]。

根据引用最广泛的AGEs食品数据库（其中包括数百种非肉类食品）[713,714]，在每份食物AGEs含量最高的前15个单一来源中，多数是家禽制品，以烤鸡胸肉为首。

令人惊讶的是，高脂肪和高蛋白质的食物比高碳水化合物的食物产生的AGEs更多[715]。毕竟，AGEs被称为"糖毒素"是有原因的[716]，它们包括糖基化反应，就像我之前提到的糖与蛋白质结合的美拉德反应。在高温下，糖本身就可以变成褐色，其外观、气味和味道与美拉德反应的产物相似，但这是一种完全不同的化学过程，称为"焦糖化"。根据定义，只有在蛋白质中的氨基酸参与时才会发生美拉德反应进而产生AGEs[717]。要深入了解其他食物中的AGEs含量，请观看视频"AGEs污染最糟糕的食物（agerank）"。

## 如何减少毒性AGEs的摄入？

大多数大型AGEs食品数据库使用单一AGE（羧甲基赖氨酸）作为AGEs总含量的标志物[718]，但现在已经鉴定出40多种AGE[719]，并且并非所有AGEs都是有毒的[720]，有些可能是有益的。例如，烘焙咖啡豆中有一种叫作蛋白黑素（melanoidin）的成分，甚至可能起到抗氧化的作用[721]。来自动物性食物的AGEs似乎比植物来源的AGEs产生更多的毒性作用[722]。植物来源的AGEs也产生较少的炎症和较少的自由基[723]。烟草产生的AGEs可能是个例外，它与吸烟的有害影响有关[724]。

即使不减少吃肉，你也可以通过使用不同的烹饪方法来显著减少AGEs的摄入量。高温干热烹饪方法产生的AGEs最多，一般的建议是烹饪温度越低，对抗AGEs的效果越好[725]。烹调肉类最安全的方法是低温湿润烹饪，如煮、炖和蒸[726]。煮牛肉产生的AGEs为烤牛肉的三分之一[727]，煮鸡肉产生的AGEs是烤鸡肉的五分之一，煮鸡蛋产生的AGEs是煎鸡蛋的近六分之一。从一开始就用微波炉烹饪也是相对安全的，其安全性与煮相当[728]。

对减少饮食中AGEs的关注很大程度上与这些烹饪方式的改变有关[729]。烹饪方法很重要。生苹果中的AGEs是烤过的苹果的三分之一，煮火腿肠中的AGEs比烤火腿中的要少。然而，不要光看烹饪方式，一份生苹果含有13个单位的AGEs，一份烤苹果有45个单位的AGEs，而一份煮火腿肠有6736个单位的AGEs，一份烤火腿肠有10143个单位的AGEs。因此，一份烤苹果的AGEs仍然比一份煮火腿肠的少很多[730]，而蔬菜即使是烤制的，其AGEs含量也只是生肉的一小部分[731]。

研究人员建议用蒸或炖等低温湿润烹饪方法来处理肉类，但即使是水煮鱼，其AGEs含量也比烤1小时的红薯多出几倍。即使是油炸土豆，其AGEs含量也比煮制的肉少。研究人员得出结论，只要适度减少肉类摄入量，每日AGEs摄入量就可以减少一半[732]。

在烹调前用柠檬汁或醋等酸性成分腌制肉类，可以显著减少膳食中AGEs的产生[733]。这对烤和煮都有效。煮鸡肉时加入柠檬汁或醋，与单独用水煮相比，可以使AGEs含量减少15%[734]。另一种减少AGEs吸收的方法是减少脂肪含量。高脂餐比相同AGEs含量的低脂餐更能增加血液中AGEs的含量，减少脂肪含量可以考虑烹饪时用低脂奶酪代替全脂奶酪[735]。

## 晚期糖基化终末产物新知

有什么证据表明减少饮食中的AGEs会对人体有益呢？研究发现，血液中AGEs水平升高的人患贫血、动脉和软骨硬化、心血管疾病、慢性肾病[736]、骨关节炎[737]和骨质疏松[738]的风险更高，但大多数研究集中在AGEs对肌肉、脑和死亡率等的不利影响上。想了解更多信息，可以观看我的视频"AGEs糖毒素对肌肉、脑和死亡率的影响（ages）"。

有一种非侵入性的方法可以评估AGEs的积累，从而规避血液水平每天变化的问题，这基于一个奇怪的事实，那就是我们皮肤中积累的一些AGEs是具有荧光性的[739]。使用一种特殊的检测器就能检测。长期暴露于AGEs可能与身体衰弱[740]、过早死亡[741]、脑萎缩加速[742]相关。极具影响力的论文《口服糖毒素是小鼠和人类痴呆与代谢综合征的可改变原因》中提到，减少食物来源的AGEs被认为是一种对抗痴呆流行的、可行的、有效的策略[743]。

AGEs可能有助于解释为什么那些爱吃肉的人患痴呆的风险是长期素食主义者的3倍[744]，但其他因素也可能在其中发挥作用。例如，大量摄入饱和脂肪酸——主要存在于肉类、乳制品和垃圾食品中，与认知障碍风险增加40%和阿尔茨海默病风险增加近90%有关[745]。即使只是几天的高脂肪低碳水化合物饮食，也会导致认知功能障碍[746]。然而，所有这些研究都存在问题。也许发现的AGEs与慢性疾病之间的关系，只是加工肉类等高AGEs食物与慢性疾病之间的关系。证明因果关系的唯一方法是进行干预试验。

### AGEs饮食试验发现了什么？

一篇题为《低糖毒素饮食的小鼠寿命延长》的期刊论文证明[747]，减少AGEs的摄入可以延长寿命，而增加AGEs的摄入会损害学习和记忆能力[748]，并缩短啮齿动物[749]和其他模式动物[750]的寿命。例如，在一项研究中，76%坚持低AGEs饮食的小鼠至少活了56周，而没有一只坚持高AGEs饮食的小鼠活过44周[751]。

AGEs的负面影响非常大，甚至超过了热量限制的好处。虽然终生热量限制可以延长小鼠的寿命，但当被喂食高AGEs食物时，它们不仅比吃常规食物的小鼠死得更快，而且在炎症、氧化应激、胰岛素抵抗、心脏和肾脏纤维化（瘢痕组织积聚）等方面表现得更差[752]。限制食物数量的好处会被食物质量的降低抵消。在下一章，我们也将看到，热量限制学会（Calorie Restriction Society）的成员所享受到的幸福可能会受到他们相对较高的蛋白质摄入量的限制。

我在视频"减少AGEs糖毒素最好的烹饪肉类方法（agetrials）"中回顾了人类AGEs试验，但基本上，与吃同样数量的煮鸡肉相比，一顿烤鸡肉会在几小时内对动脉功能造成"严重损害"。煮鸡肉也会损害动脉功能，但程度明显低于烤鸡肉[753]。这种差异通常被归因于AGEs，但肉类在加热过程中也会产生其他毒素，如杂环胺，它主要来自肌肉中的肌酸，所以我们无法确定是什么导致的这种差异[754]。

### 血糖负荷

尽管体内大部分AGEs是通过饮食从外部获得的，但AGEs也可以内源性产生。这一过程通常缓慢且持续，但在高血糖情况下会加速[755]。在之前的书中，我探讨了前驱糖尿病和2型糖尿病的预防、抑制和逆转。然而，即使是空腹血糖正常的人，在吃了高血糖负荷的食物后，血糖也会飙升。

## 降低血糖负荷

在《吃饱瘦身》一书中的"低升糖负荷"一章中，我深入探讨了不同的富含碳水化合物的食物对血糖的影响，重点关注血糖负荷。血糖负荷越高，吃它的时候，血糖飙升得就越快。下面是一些常见的甜食和淀粉类食物的分类[756]。

**每份食物的血糖负荷**

| 低血糖负荷（≤10） | 中血糖负荷（11～19） | 高血糖负荷（≥20） |
| --- | --- | --- |
| 黄豆<br>鹰嘴豆<br>豌豆<br>水果<br>小扁豆<br>全麦面包 | 燕麦片<br>意大利面<br>糙米<br>红薯<br>白面包 | 早餐谷物<br>椰枣<br>精米<br>土豆<br>葡萄干 |

## 让低血糖负荷饮食接受考验

在煮鸡肉和烤鸡肉的对比研究中，即使是煮鸡肉也会导致一些动脉功能障碍，而低血糖负荷、高膳食纤维的饮食实际上可以在食用后的4个小时内改善动脉功能[757]。不过，就像减少肉类摄入的AGEs研究一样，我们很难区分出血糖负荷变化的具体影响。许多高血糖负荷食物通常是膳食纤维大量消耗和高度加工的，所以当你把它们换成豆类、水果或其他低血糖负荷食物时，你做的不仅仅是改变了血糖负荷[758]。饮食研究的一个持续挑战是很难只改变一件事。药物试验很简单，因为研究人员可以只给药物。如果有变化，他们就知道是由药物引起的。要是能把血糖负荷的变化塞进药丸里就好了。事实证明，可以！

药物阿卡波糖可以部分阻断我们消化道中消化淀粉和糖的酶，从而减缓身体对碳水化合物的吸收[759]。如果我们在吃饭的时候服用阿卡波糖，高血糖负荷餐就会在完全不改变食物的情况下有效地变成低血糖负荷餐[760]。通过阿卡波糖，研究人员证明了降低饮食的血糖负荷可以减轻体重，而与膳食纤维的摄入量无关[761]，对于AGEs的减少也可以用同样的方式处理。

阿卡波糖已被证明能在12周内将糖尿病患者血液中的AGEs水平降低约30%[762]。难怪人们发现阿卡波糖能延长小鼠的寿命和健康寿命，其寿命最长可延长10%左右。作为一种药物，阿卡波糖有着出色的安全记录[763]，但是，其胀气、腹胀和腹泻等副作用也经常被报道[764]。可以通过简单地选择低血糖负荷的碳水化合物，如豆类（黄豆、鹰嘴豆、豌豆和小扁豆）、水果和全谷物来获得药物的好处，而避开副作用。

### 多吃豆类，稳定血糖

早在1980年就已经有研究表明，豆类会导致"异常"的低血糖反应[765]。然而，两年后，又一项令人惊奇的发现发表了：豆类在被食用后数小时[766]甚至第二天都对新陈代谢有益。如果晚餐吃小扁豆，身体对11小时后的早餐的反应会有所不同[767]——即便第二天早上喝纯糖水，你的身体也能更好地处理它。研究人员最初将这种现象称为"小扁豆效应"（lentil effect），但当随后的研究发现鹰嘴豆似乎也有同样的作用时，他们将其更名为"第二餐效应"（second meal effect）[768]。

这个机制是如何运作的呢？我们在喂养肠道菌群，它们也在帮助我们。好的肠道菌群会利用所吃的纤维，产生短链脂肪酸，然后短链脂肪酸被血液吸收，并在我们的体内循环。所以，如果晚餐吃了豆类，肠道菌群也会吃到同样的豆类，到了第二天早上，它们的副产物就可能影响我们消化早餐的方式。这有助于解释为什么糖尿病患者每天随机吃一杯黄豆、鹰嘴豆或小扁豆，可以成功地改善血糖控制[769]。

## 为什么不选择低碳水化合物饮食呢？

与普遍的看法相反，吃饭时吃一块水果会降低而不是提高血糖反应[770]，这就是为什么2型糖尿病患者不再被鼓励限制水果摄入[771]。6项随机对照试验用水果代替其他食物，如高血糖负荷的碳水化合物，结果发现，平均而言，血糖控制有了显著改善[772]。事实上，从长远来看，那些不吃水果反而采用生酮饮食来降血糖的人可能会让情况变得更糟。

那些采用生酮饮食的人可能会将饱和脂肪酸的摄入量增加近4倍[773]，而饱和脂肪酸会损害降血糖激素胰岛素的作用。近一个世纪以来，我们早已知道，高脂饮食可在几天内使血糖对相同碳水化合物的反应加倍[774]。即使是一顿饭也能做到。例如，吃一小块黄油或喝一杯奶昔会在数小时内显著增加胰岛素抵抗[775,776]。然而，如果采用生酮饮食的人坚持这一方案，避免碳水化合物来保持酮症状态，会怎样呢？AGEs水平会扶摇直上。

糖尿病患者遭受神经和动脉损伤的原因之一是甲基乙二醛，这是一种在高血糖水平下形成的炎症性代谢毒素。甲基乙二醛是AGEs最强大的创造者[777]。

由于高脂肪和高蛋白的动物性食物中的AGEs含量较高，因此生酮饮食可能会使人大量接触预先形成的AGEs。同样，在低血糖情况下，甲基乙二醛水平较低，体内新的AGEs形成可能会减少[778]。令人惊讶的是，英国达特茅斯的研究人员发现了更多的甲基乙二醛。在坚持阿特金斯饮食*仅仅2~3周后，受试者体内的甲基乙二醛水平便显著提高，血液中的糖毒素增加近一倍[779]。

高糖可能不是制造甲基乙二醛的唯一方法。生酮饮食中产生的酮之一是丙酮。听起来是不是很熟悉？它是指甲油去除剂的主要成分。然而，丙酮不仅会使颜料脱落，还会使生酮饮食者产生"烂苹果味"[780]，从而导致其无法通过酒精呼吸测试[781]。它可以在血液中被氧化成丙酮醇，后者可能成为甲基乙二醛的前体。这可能就是为什么非糖尿病生酮饮食者的甲基乙

★译者注：阿特金斯饮食是一种饮食计划的名称，其特点是摄入蛋白质和脂肪，但几乎不摄入或少摄入碳水化合物，以达到减轻体重的目的。阿特金斯饮食由心脏病专家罗伯特·阿特金斯博士创建，他关注低碳水化合物饮食，1972年出版过《阿特金斯饮食革命》。

二醛水平会和那些患有无法控制的糖尿病的人一样高[782]。

> **天然甜味剂和人工甜味剂怎么样？**
>
> 研究显示，当人们被随机分配喝含阿斯巴甜、罗汉果或甜菊糖的饮料，而不是16勺添加糖[783]（一瓶20盎司的可乐中所添加的糖量[784]）时，他们全天的卡路里摄入量、血糖或胰岛素峰值一样糟糕[785]。对三氯蔗糖的研究也有类似的结果[786]。这怎么可能呢？我的视频"罗汉果甜味剂安全吗（sweeteners）"可以帮你解开这一谜团。

### 如何降低谷物对血糖的影响？

在我的《吃饱瘦身》一书"隔离热量"这一章中，我探讨了同一种食物的不同形式是如何产生不同的效果的。粗燕麦片被认为是低血糖指数食物，平均为55，而即食燕麦片的血糖指数是79，这使它成为高血糖指数食物。然而，即食燕麦片并不像一些早餐谷物那样糟糕，例如麦丝卷（shredded wheat）这样的谷物，即使是零糖的，其血糖指数也能达到80以上或90以上[787]。这怎么可能呢？用于制作早餐谷物的现代工业方法，如膨化和挤压熟化，会加速淀粉的消化和吸收，从而导致血糖反应过度[788]。麦丝卷和意大利面的成分相同，都是纯小麦，但麦丝卷的血糖指数是后者的两倍[789]。

从血糖指数的角度来看，由发芽的谷物制成的面包[790]，加上碎小麦[791]、全麦粒[792]或黑麦粒[793]，或者用石磨面粉制成的面包，都是最可取的[794]。如果你真的离不开白面包，那就烤一下[795]；如果是自己烘焙，那就使用酵母发酵[796]，以及冷冻和解冻，这些都能降低血糖反应。

当淀粉被煮熟然后冷却时，其中一些会转化成抗性淀粉，这种淀粉不会被我们消化道中的酶分解成葡萄糖，因而可以降低其对血糖的影响[797]。这就是为什么意大利面沙拉比热意大利面更健康，土豆沙拉比烤土豆更好。一些谷物，尤其是高粱[798]和小米，天生就含有抗性淀粉，因此与其他谷物（如大米[799]、小麦[800]、玉米[801]）相比，它们的血糖反应要低20%~25%。

### 如何降低土豆对血糖的影响？

如果你看看大多数的全蔬食，如豆类、坚果、蔬菜和水果，你会发现，摄入量增加与寿命延长有关，使全因过早死亡风险降低25%。然而，土豆似乎没有这种保护作用。土豆不像肉，肉可能会缩短你的寿命，但吃土豆是有机会成本的，因为每吃一口土豆，都会让你失去把更健康的东西放进嘴里的机会，而后者可能让你更长寿[802]。

食用土豆对死亡风险的影响可能是中性的，原因是它们的膳食纤维、维生素C和钾可能会平衡它们高血糖指数的有害影响[803]。能不能既吃土豆，又以某种方式降低它们的血糖指数呢？能！那就是冷却，例如，将土豆做成冷冻土豆沙拉食用，可能会使血糖影响降低近40%。要使土豆的血糖指数降到最低，只需将土豆预先煮熟，然后冷着吃或者在微波炉里重新加热后再吃[804]。土豆沙拉中的醋甚至可能有额外的好处。

### 给生活加点醋

针对糖尿病和非糖尿病受试者的随机对照试验表明，在一顿饭中加入两茶匙醋可以改善血糖控制，有效地将餐后血糖峰值降低约20%[805]。因此，这些高血糖指数食物的影响可以通过在米饭中加入醋（就像日本人在做寿司时所做的那样）或将面包蘸点醋来减弱。食用土豆前冷却和制作土豆沙拉时加入醋，会产生叠加效应[806]。看看视频"如何降低土豆对血糖的影响（lemony）"，与柠檬汁的效果进行比较。

## 给生活添点调味料

正如在图表"每份食物的血糖负荷"（见第61页）中所看到的那样，坚持低血糖指数饮食的最简单方法是坚持吃未加工的食物，而不是加工过的食物。如果打算吃高血糖指数食物，醋并不是帮助减缓血糖飙升的唯一方法。例如，在吃饭时吃点浆果，它们可以通过抑制淀粉消化酶来起到淀粉阻断剂的作用[807]，进而减缓身体对血糖的吸收。所以，如果你正在准备一份高血糖指数的早餐，不妨加点蓝莓等浆果。

烹饪时，洋葱也能起到同样的作用。当受试者喝下大约3汤匙玉米糖浆时，血糖在接下来的一个半小时内会从基线的约90mg/dL飙升至约130mg/dL。如果同时吃四分之一个洋葱，血糖只上升到115mg/dL左右[808]；如果吃一整个洋葱，血糖仅达到105mg/dL；如果吃两个洋葱，血糖仅增加到95mg/dL。可见仅仅通过多吃洋葱，就能控制血糖不上升，类似于服用抗糖尿病药物的作用。

香料也有帮助。与不添加香料的咖喱相比，一份含有6克香料（大约1汤匙）的印度咖喱，可以将白米饭的血糖反应降低19%，而12克香料可以将血糖反应降低32%[809]。也可以喝一些香料饮料。例如，喝一些姜茶，配上两片精制白面包，可以将面包的血糖指数降低近30%；肉桂茶效果更好，血糖反应下降了近40%。即使是普通的不加糖的绿茶，也能降低20%的血糖反应[810]。当然，从一开始就不吃白面包会更好。

喝草药怎么样？洋甘菊是世界上使用最广泛的药用植物之一，这是有充分理由的[811]。2型糖尿病患者在餐后喝一小杯洋甘菊茶，几个月后，与喝同样体积的温水[812]或直接喝红茶[813]相比，他们在长期血糖控制方面有了显著的改善。有什么副作用吗？一切都好，低密度脂蛋白胆固醇水平和甘油三酯水平降低了[814]，炎症减少了[815]，睡眠、情绪[816]和抗氧化状态[817]改善了。洋甘菊茶和绿茶似乎有相同的血糖控制机制：阻止葡萄糖通过肠壁转运[818]。

### 为昼夜节律所掌控

在《吃饱瘦身》一书的"时间生物学"一章中，我探讨了控制血糖的能力是如何随着时间的推移而恶化的[819]。由于昼夜节律，晚上8点吃一顿饭引起的血糖反应是早上8点吃同样一顿饭的两倍[820]。即使是早点吃午饭，也会产生显著的影响[821]。所以，如果你一定要吃精制谷物和含糖的食物，那么选择在早上来满足你的食欲，可能会减少害处[822]。

## 饭后百步走，血糖不用愁

因为活跃的肌肉可以吸收多余的血糖，运动时间可以与用餐时间形成互补。研究人员发现，当2型糖尿病患者在餐前或餐后随机进行20分钟的悠闲散步（约2英里/时）时，血糖峰值降低了近30%[823]。由于时间选择不同，同样的膳食和同样数量、强度的运动产生了额外的血糖控制效果。餐后运动可以像一些降糖药物一样有效地降低血糖水平[824]，即使是餐后短短10分钟的散步也会有不同的效果[825]。关于最佳时间的细节，请参阅我的《吃饱瘦身》中的"运动调整"部分。

### 温故知新 FOOD FOR THOUGHT

AGEs被认为是"衰老毒素"[826]，与一系列衰老相关疾病有关。从某种意义上说，我们都在慢慢地被"烹煮"。在体温下，自身会内源性地产生AGEs，尤其是在高血糖的情况下。然而，AGEs在组织中的积累很大程度上取决于我们摄入的AGEs，一些食物在高温烹饪时就会产生AGEs。

然而，医疗领域的重点不是解决饮食变化的问题，而是发明对抗AGEs的药物。改变生活方式，对于他们来说没有任何商业价值[827]。他们试图制造争端，宣扬"炖鸡不如炸鸡好吃……"[828]，还说"为什么不在吃肯德基的同时服用克里美净（Kremezin）？"。这种药物可以阻止AGEs的吸收，每次吃炸鸡时吃一点，在享受美味的同时，还能减少毒素的吸收[829]。事实证明，这种药物只是一种活性炭制剂[830]，与那些用于治疗药物过量和中毒的药物一样。我敢肯定，满足你对肯德基的渴望的同时用点催吐剂，也可以降低你的AGEs水平。膳食AGEs摄入量的安全水平尚未确定，但动物研究表明，即使将摄入量减少50%，也能延长寿命[831]。

降低AGEs水平的最好方法是从一开始就减少与AGEs的接触。

为了帮助延缓衰老，每天可以考虑：

* 戒烟[832]

* 避免吃最糟糕的食物，如培根和热狗[833]

* 坚持低AGEs饮食，多吃水果和蔬菜等低AGEs食物[834]

* 用相对低温和高湿的方法烹饪高蛋白食物，如煮或蒸，而不是烤或炸

* 多吃生的坚果与种子，而不是烘烤的

* 选择低血糖负荷的食物

## 第 6 章

# 强效生长激素 IGF-1

20世纪90年代初，人们对衰老的探究取得了重大突破。衰老通常被认为是一个无可救药的棘手问题[835]。人们的想法是，人类在一个偶然的、被动的磨损过程中逐渐消耗殆尽。1993年，研究人员发现，一个单一的基因突变可以使秀丽隐杆线虫的寿命延长一倍[836]，这种线虫是衰老研究常用的一种模式生物。在一项试验中，不是所有的线虫都在30天内死亡，有一些线虫活了60天或更长时间。项目负责人辛西娅·凯尼恩（Cynthia Kenyon）回忆道："这些突变体是我所见过的最神奇的东西。它们活泼又健康，而且寿命是正常的两倍多。这似乎很神奇，也有点令人毛骨悚然——本应该死了，却还在那里四处走动。"[837]

这是迄今为止在任何生物体中报告的最长的寿命延长。这些长寿的线虫被吹捧为医学奇迹，"相当于一个健康的200岁的人"[838]，这都是因为一个基因突变。这特别令人惊讶。据推测，衰老受多个基因影响，由多种生理过程引起。剔除一个基因怎么就能让寿命翻番呢？

## 关闭"死神"基因

这个所谓的"死神"基因是什么？它能加速衰老，如果把它剔除，动物的寿命便会延长一倍。它相当于人类胰岛素样生长因子1（IGF-1）的受体[839]，IGF-1是一种与胰岛素结构相似的强效生长激素。人类体内这种受体的突变可能有助于解释为什么有些人能活到100岁,而有些人却不能[840]。这是一个惊人的发现,也是第一条被定义的生命延续途径。我们了解到,衰老是由激素信号控制的[841]。

干扰IGF-1信号通路已被证明可以延长多个物种的寿命。破坏小鼠的IGF-1可以使其寿命延长42%~70%[843]。凯尼恩惊叹道:"其中一些长寿的突变体激动人心;从人类的角度来看,他们看起来像40岁,但实际上他们已经80岁甚至更老了。"生长激素信号的下调被认为会将身体的重点从生长转移到维修和保养,从而延长生存时间[844]。随着年龄的增长,IGF-1水平的下降甚至可能是大自然让我们步入老年的方式[845]。

## 百岁老人的长寿秘密

大多数长寿啮齿动物模型的IGF-1水平较低[846],那么人类呢?百岁老人血液中的IGF-1水平较低,但二者有因果关系吗?IGF-1水平会随着年龄的增长而下降,那么是这种生长激素导致了老人长寿,还是长寿导致了这种激素水平降低呢?[847]显然无法将它们与同龄的非百岁老人进行比较。因此,研究人员观察了百岁老人后代的IGF-1水平,以便与年龄匹配的对照人群进行比较,确实,百岁老人后代的IGF-1水平也较低[848]。因此,较低的IGF-1水平可能给百岁老人带来了生存优势。

人们已经研究了数百种不同但常见的人类基因突变,这种与延长其他动物寿命有关的途径,正是与人类长寿和主要死亡风险降低有关的途径[849]。有一种降低IGF-1水平的基因突变,如果你遗传了父母双方的这一突变,它就会使你的预期寿命增加10岁左右[850]。

那些天生IGF-1水平较低的幸运儿,更有可能活到90多岁[851]。从90岁开始,低IGF-1水平[852]和活性[853]可以预测他们未来的生存率。有趣的是,德系犹太人有两个基因突变与百岁老人有关,这两个基因突变会导致

IGF-1水平升高，但突变发生在IGF-1受体中，所以IGF-1水平的升高可能只是身体为了克服这一衰弱的受体而做的无力挣扎[854]。结论是：抑制IGF-1信号可能是人类长寿的机制[855]。

我们是否天生拥有好基因，仅仅取决于运气吗？不管我们基因决定的IGF-1活性的基线水平是多少，我们都可以提高或降低它，这取决于我们吃什么。

### 个子高，寿命短？

爱狗人士可能知道，体型较小的品种往往比体型较大的品种寿命更长[856]。贵宾犬的平均寿命几乎是大丹犬的两倍[857]。如果体形大小差异的主要决定因素是IGF-1，那这一现象就解释得通了[858]。在其他物种中也观察到过同样的现象[859]。亚洲象比它们的非洲表亲体型要小，通常寿命更长，而体型较小的马、啮齿动物和奶牛通常也比体型较大的同类寿命更长。那么人类呢？

在过去，通常越大越好。高个头曾经是社会经济地位和优越的童年生活条件的标志，这些能延长寿命[860]。然而，现在很少有孩子因营养缺乏而发育不良，这使得先天因素得以发挥作用。如今，身材矮小预示着寿命更长[861]。事实上，这可能有助于解释预期寿命的性别差异。男性平均比女性高8%，而寿命比女性短约8%[862]。

身高过高和寿命短之间的关系主要是由癌症发病率增加驱动的。这也可能有助于解释为什么男性患癌症的风险通常比女性高50%以上[863]。身高每增加1英寸*，死于癌症的风险就会增加6%[864]。这可能只是因为体型较大的人有更多的可能变成恶性肿瘤的细胞[865]。皮肤表面积大的人患皮肤癌的机会也更大[866]。然而，身高和癌症之间的联系也可能是因为促癌生长激素，如IGF-1[867]。

携带IGF-1基因突变的德系犹太百岁老人平均矮1英寸，但身高的差

★编者注：1英寸约为2.54厘米

> 异在统计学上并不显著[868]。因此，我们也许可以享受到抑制IGF-1的所有长寿益处，同时仍然有机会进入NBA大显身手。

## 癌症的助推器

每年你都在重生。你每年都要消灭和创造几乎相当于整个体重的细胞。每天大约有500亿个细胞死亡，也有大约500亿个新细胞诞生[869]。当然，有些时候你需要生长，如在婴儿期或青春期，但是细胞不会随着你的成熟而增大，而是在数量上增多。一个成年人有大约40万亿个细胞，是幼年期的4倍多。

在青春期等生长期，你需要细胞的净增长，创造出比你退休时更多的细胞，但在晚年时期并非如此。当然，你仍需要细胞生长和分裂，但成年期额外的细胞生长可能意味着肿瘤的发生。

身体如何保持平衡呢？它会向所有的细胞发送化学信号。IGF-1是调节细胞生长的关键信号之一。在婴幼儿期及青春期，生长激素水平会上升，以为发育提供动力，但到成年期，生长激素水平会下降，告诉身体不要再产生更多的细胞了。

如果IGF-1水平在18岁后仍然保持高水平，那么细胞将继续得到生长和分裂的信号。不出所料，血液中的IGF-1水平越高，患某些癌症的风险就越高，如乳腺癌[870]、结肠癌[871]和前列腺癌[872]。（然而，对于肺癌[873]、卵巢癌[874]或胰腺癌[875]来说，情况似乎并非如此。）哈佛护士健康研究发现，在50岁以下的绝经前女性中，IGF-1水平处于前三分之一的女性患乳腺癌的风险是处于后三分之一女性的近5倍[876]。事实上，在化疗成功之前，外科医生治疗晚期乳腺癌病例不仅要切除卵巢，还要通过脑部手术切除患者的脑垂体，因为它负责协调体内生长激素的产生[877]。

IGF-1水平较低的人患癌症的可能性也较低[878]，甚至IGF-1水平较低的癌症幸存者有可能活得更久[879]。最初的肿瘤并不致命，致命的是癌细胞的转移[880]。作为生长因子，IGF-1不仅使肿瘤生长[881]，还帮助癌细胞浸润到周围组织，侵入血液中[882]。IGF-1是帮助乳腺癌转移到骨骼[883]、肝脏、肺、脑和淋巴结的罪魁祸首[884]。它涉及整个过程的每一步，首先促进正常细胞转化为癌细胞，然后滋养它们生存、增殖、自我更新、生长、迁移和入侵，最后使其稳定成新肿瘤。它甚至可以帮助维持新肿瘤的血液供应[885]。

然而，百岁老人似乎天生对癌症有特殊的抵抗力[886]。随着年龄的增长，患癌症和死于癌症的风险每年都在增加，直到85岁或90岁。有趣的是，这正是患癌症的风险开始下降的时候[887]。65岁时患癌症的可能性是35岁时的100倍，但如果到达一定年龄还没有患癌症，便有可能永远都不会有[888]。百岁老人死于癌症的可能性只有五六十岁的人的十分之一（分别为4%和40%）[889]。是什么决定至少部分决定百岁老人对癌症的抵抗力呢？是更低的IGF-1水平[890]。因此，降低IGF-1的活性可能具有降低癌症风险和延长寿命的双重好处。

### 可预防癌症的基因突变

一项自然试验证实了IGF-1在肿瘤生物学中的首要作用，该实验与一种遗传缺陷有关，这种缺陷会导致严重的、终生的IGF-1缺乏，被称为拉龙综合征（Laron syndrome）。《以色列医学科学杂志》报道了首个病例[891]，但受影响最大的人群是厄瓜多尔一个偏远地区的人[892]。15世纪，逃离西班牙宗教裁判所的犹太人携带着这种突变基因到达了南美洲，于是造成了这种基因突变特殊的地理分布[893]。

终生缺乏IGF-1虽使拉龙综合征患者身材矮小，但似乎可以使他们有效地预防癌症[894]。在近500名受影响的个体中，只报道了一例（非致命性）癌症[895]。癌症发病率是没有拉龙综合征的人的百分之一，而且没有一个癌症死亡病例[896]。大多数恶性肿瘤被IGF-1受体覆盖。周围没有IGF-1，肿瘤可能无法生长和扩散[897]。

孩童时期需要生长激素来生长，但如果在那个时期获得生长所需的所有生长激素，从而长到非典型身高，然后在成年后下调像IGF-1这样的激素的水平，会怎么样呢？关闭过度的生长信号可能会保持细胞的生死平衡，以预防癌症，并使人体进入维修和保养模式，从而延长生命。事实证明，我们可以做到这一点。不需要手术或药物，只通过简单的饮食选择就可以抑制IGF-1的活性。

## 如何通过饮食降低IGF-1水平？

不出所料，制药公司已经推出各种各样的IGF-1阻断化疗药物，包括芬妥木单抗（figitumumab），名字听起来很可爱，但它有着不那么可爱的副作用，如早期致命毒性[898]。

如何自然地降低IGF-1水平呢？

禁食可以做到这一点。5天内只喝水就可以暂时将体内的IGF-1水平降低一半[899]。（不过不要在家里轻易尝试，见第679页。）这就是癌症患者经常在化疗前后禁食几天的原因。IGF-1的减少使癌细胞更容易被杀死。怎么知道禁食的好处是由于IGF-1的减少呢？因为恢复IGF-1会消除饥饿诱导的癌细胞的脆弱性[900]。

然而，禁食不可持续。如果禁食时间足够长，你保证不会衰老，因为你会死去。要避免长期禁食导致的最终结局，科学家创造了模拟禁食饮食法，即从一开始就消除那些导致IGF-1水平升高的关键饮食成分——动物蛋白[901]。

在啮齿动物中，仅仅限制热量摄入就能降低IGF-1水平[902]，而对于人类，除非蛋白质摄入也减少，否则即使严格的热量限制也不会起作用。研究人员发现，只有将热量限制受试者的蛋白质摄入量从典型的美国人群摄入量减少到接近每日推荐摄入量，才能使受试者的IGF-1水平发生变化[903]。

在摄入量远远超过每日推荐摄入量的情况下，植物蛋白和动物蛋白都会提高IGF-1水平[904]，但在更合理的摄入量下，动物蛋白似乎是罪魁祸首。不吃肉类、鸡蛋和乳制品的男性和女性，即使蛋白质摄入量适度超过每日推荐摄入量，其IGF-1水平也会显著降低[905,906]。当人们转向蔬食时，其IGF-1水平可以在不到两周的时间内显著下降[907]。然而，仅仅增加更多的蔬食[908]、减少肉类[909,910]或者改吃鱼类，可能没有帮助[911,912]。不过，这不是"全部或全无"的选择，针对携带BRCA基因突变的乳腺癌高危女性的研究发现，简单地减少而不是完全排除动物性食物的摄入，也可以降低IGF-1的水平[913]。

每天吃一份鸡胸肉就会显著提高血液中的IGF-1水平[914]。说到增加IGF-1，鸡肉可能比牛肉更糟糕，但这是基于大鼠的研究，还没有在人体上进行过测试[915]。超过6项随机对照试验表明，食用乳制品可以在短短一周内提高IGF-1水平[916]。最奇怪的也许是丹麦的一项研究，在这项研究中，人们从每天饮用2.5升牛奶改为每天饮用2.5升可口可乐，持续10天，结果他们成功地降低了IGF-1水平[917]。我估计这是唯一一项表明人们每天喝可乐有益健康的研究。

牛奶摄入量和IGF-1之间的联系如此一致，以至于这种联系的P值达到了10～27[918]。在科学上，P值指实际上没有这种影响而得到极端结果的可能性。它用来确定你随机得到相同结果的可能性有多大。那P值10～27意味着什么？牛奶摄入量和IGF-1之间的联系只是一种侥幸的可能性比连续中3次彩票，然后被闪电击死的可能性还要小[919]。

IGF-1可能有助于解释乳制品摄入与前列腺癌之间的关系[920]，但那些喝牛奶最多的人似乎平均寿命更短，更有可能死于癌症的原因更多地与动物脂肪，而不是动物蛋白有关，因为在低脂牛奶中没有这些发现[921]。

乳制品摄入导致的IGF-1增加可能部分是由于吸收了牛奶中预先形成的IGF-1[922]。毕竟，牛奶的全部意义就是在几个月内让小牛增重几百磅[923]，所以它含有高水平的促生长激素一点也不奇怪[924]。牛的IGF-1与人的IGF-1相同[925]，不受巴氏消毒的影响[926]。虽然口服IGF-1已被证明可以被大鼠、猪[927]可能还有小牛吸收从而进入血液循环，但对人类尚未进行类似的研究。无论如何，乳制品中的蛋白质会导致我们体内IGF-1的分泌激增，而摄入植物蛋白则不太可能发生这种情况[928]。

## 动物蛋白和植物蛋白

动物蛋白和植物蛋白的不同作用似乎是由构成蛋白质的氨基酸组成不同造成的[929]。当你还是个孩子的时候，你是否和我一样喜欢那些积木玩具？我仍然记得我6岁生日那天，打开一个巨大的积木玩具时，我有多么兴奋，我迫不及待地开始搭建起来。当面对一堆氨基酸时，我们的肝脏也会有同样的反应。

虽然一些IGF-1是在不同的组织中局部产生的，但我们的肝脏负责大约75%在全身循环的IGF-1[930]。那么，当摄入大量蛋白质时会发生什么呢？肝脏会开始分泌IGF-1，并告诉我们身体里的所有细胞，是时候开始生长了。有这么多额外的蛋白质可以利用，肝脏会向细胞发出信号，让它们繁衍生息。

问题在于肿瘤可能是这种生长激素刺激下的新产物。长大成人后，我们希望减缓而不是加速细胞生长。因此，我们的目标是保持足够的蛋白质摄入，但不要过量。动物蛋白向我们的肝脏发送的信号似乎与大多数植物蛋白发送的不同。为什么动物蛋白与IGF-1水平升高有关，而植物蛋白却与之无关呢[931]？让我们回到积木玩具的话题。

假设你想要搭建一个非常大的立方体，而恰巧有一堆小立方体摆在你面前，你开始把它们堆叠在一起，很快你就完成了搭建。然而，如果摆在你面前的是一堆金字塔形状的小块，你会怎样呢？每个金字塔都可以被分解成小的组件和接头。你仍然拥有搭建大立方体的所有基本组件，但你可能高兴不起来，因为你首先要做很多工作去分解那些金字塔小块。从根本上说，肝脏和IGF-1也是如此[932]。

所有的植物蛋白和几乎所有的动物蛋白都是完全蛋白，含有全部9种必需氨基酸[933]。（食物中唯一的不完全蛋白是动物蛋白胶原蛋白，它缺少色氨酸[934]。）所以，除了胶原蛋白，所有其他膳食蛋白质，无论来自植物还是来自动物，都含有你所需的必需氨基酸。你肯定听说过高质量蛋白质和低质量蛋白质的说法，它们指的是不同必需氨基酸的相对比例。比例越接近我们自身的蛋白质，质量就越高。

对于人类，从某种意义上说，只有一种真正的"完美蛋白质"，那就是人肉。人当然不会同类相残，但可以食用动物。如果我们食用哺乳动物，得到的蛋白质会更接近我们自己的蛋白质。不过这未必是一件好事[935]。

当摄入大量动物蛋白时，这就像摆在面前的是一堆小立方体一样，肝脏会开始分泌IGF-1来加速细胞分裂，以消耗多余的蛋白质。当获得的是植物蛋白时，它们就像金字塔一样。我们的身体可以将其分解成需要的必需氨基酸，但它们不会像动物蛋白那样刺激"房地产大爆发"。这种现象似乎不会影响肌肉质量，因为那些患有肢端肥大症（一种高IGF-1水平巨人症）的人的肌肉并没有不成比例[936]，而且持续一年每天注射两次IGF-1的人也没有经历肌肉质量或肌肉力量的增加[937]。然而，与动物蛋白摄入相关的IGF-1激增可能会影响寿命和癌症风险[938]。

### 大豆蛋白怎么样？

那么，那些氨基酸结构与动物蛋白相似的植物蛋白（如大豆蛋白）呢？大豆的卖点之一是含有高质量的蛋白质，但是当涉及IGF-1时，所谓的高质量可能意味着更高的风险。大豆蛋白也如此吗？

我们知道，食用动物蛋白与IGF-1水平显著升高有关，而食用非大豆植物蛋白与IGF-1水平显著降低有关[939]。大豆蛋白位于中间，与IGF-1水平没有明显的联系。这表明，如果简单地用大豆蛋白代替动物蛋白，可能不会像用大豆蛋白以外的各种植物蛋白代替肉、蛋和乳制品中的动物蛋白那样出现IGF-1水平的急剧下降。斯坦福大学的一项研究证实了这一点：从普通牛肉、猪肉和鸡肉转向大豆和豌豆蛋白，会促使IGF-1水平轻微下降（约3%）[940]。

干预研究表明，添加大量的大豆蛋白补充剂（每天40克）会提高IGF-1水平[941,942]，但每天吃几份真正的大豆食品却不会[943]。上限似乎是每天25克左右的大豆蛋白[944]。当然我们关心IGF-1的主要原因是癌症风险和长寿，如果有什么不同的话，那就是大豆消费者似乎可以免受癌症的侵害。最近的一篇系统综述和荟萃分析发现，每天增加5克大豆蛋白的摄入，如四分之三杯豆浆或两汤匙大豆坚果，可使乳腺癌死亡率降低12%[945]。摄入大豆食品似乎也可以预防前列腺癌[946]。就长寿而言，正如我们将在第二部分探讨的那样，地球上被正式研究过的两个最长寿的人群——日本冲绳人[947]和美国加利福尼亚州洛马琳达的素食主义者（基督复临安息日会信徒），都倾向于每天吃大豆食品[948]。

## 像戒烟一样戒掉动物蛋白

IGF-1可能有助于解释为什么当人们只吃一些低碳水化合物食物而不吃其他食物时，他们的寿命似乎会缩短[949]。哈佛大学的两项研究发现，以蔬菜为基础的低碳水化合物饮食与较低的死亡率有关，而以动物为基础的低碳水化合物饮食使过早死亡的风险增加23%，特别是死于癌症的风险增加28%[950]。即使只是用植物蛋白（如豆类或坚果）代替5%的动物蛋白，也可能使过早死亡的风险降低14%，特别是死于痴呆的风险可能降低19%[951]。鸡蛋蛋白（主要存在于蛋清中）似乎是最糟糕的。用植物蛋白代替3%的鸡蛋蛋白，可能会使男性过早死亡的风险降低24%，女性过早死亡的风险降低21%[952]。

包括路易吉·丰塔纳（Luigi Fontana）和瓦尔特·隆戈（Valter Longo）在内的长寿研究梦之队，对美国具有代表性的数千名50岁以上的人进行了平均18年的追踪调查。他们发现，65岁以下摄入高蛋白的人，总体死亡率增加了75%，死于癌症的风险增加了4倍。然而，当蛋白质来源被分为植物和动物时，总体死亡率的增加仅归于动物蛋白摄入者[953]。资助这一项目的大学用一句令人难忘的开场白描述了这项研究："你吃的鸡翅可能和香烟一样致命[954]。"

研究人员解释说，与低蛋白饮食的人相比，中年时期食用富含动物蛋白的食物会导致癌症死亡风险增加4倍，死亡率与吸烟相当。当他们说"低蛋白"时，那只是和大多数人吃的东西相比。低蛋白组实际上摄入了推荐量的蛋白质——每千克健康体重0.8克，或者体重约140磅的人每天约50克，且最好来自植物，以保持低IGF-1活性[955]。总体来说，每个汉堡造成的生命损失估计与抽两根烟相当[956]。

## 负负不能得正

《英国卫报》头条说"多吃肉、蛋和乳制品对健康的危害可能和吸烟一样大"，科学界对此有什么反应呢？一位营养学家说，将吸烟的影响与动物性食物的影响进行比较是"潜在的危险"，因为吸烟者可能会想："如果奶酪和火腿三明治对我也一样糟糕，那我为什么还要戒烟呢？"[957]

这让我想起了美国菲利普莫里斯烟草公司的一个著名香烟广告，它试图淡化吸烟的风险。它争辩道，如果你认为吸二手烟有害（使患肺癌的风险增加19%），那么每天喝一两杯牛奶的危害可能是它的3倍（使患肺癌的风险增加62%）。因此，它总结道："让我们保持判断力。"广告接着说，二手烟致癌的风险可能"远低于许多日常活动报道的风险……"[958]。

这就好比在说，"我们不用担心被刺伤，因为被枪击更糟糕"。（注：菲利普莫里斯烟草公司在收购美国卡夫食品公司后，为了利益，又开始销售牛奶。）

## 让癌症刹车

我们的身体试图保护自体免受癌症侵害的一种方式是向血液中释放一种结合蛋白，以结合任何外来的IGF-1。可以把这种结合蛋白当成我们的"紧急刹车"。假设你已经通过饮食减少了新的IGF-1的产生，那你前一天吃的培根和鸡蛋中残留的过量IGF-1怎么办呢？没问题，肝脏会释放一组结合蛋白，帮助它们离开身体循环。

食用动物蛋白引发的IGF-1的释放可能解释为什么在转向蔬食几周内就能显著增强血液的抗癌能力。在减少动物蛋白摄入11天后，IGF-1水平下降了20%，而IGF-1结合蛋白水平上升了50%。在研究对象食用蔬食不到两周后，研究人员将他们的血液滴在培养皿中生长的癌细胞上，发现血液对癌细胞的抑制率比之前升高了30%。这在前列腺癌和乳腺癌细胞上都得到了证实[959]。抗癌能力的显著增强归因于饮食中IGF-1的变化。是怎么知道的呢？如果把因食用蔬食而被清除的IGF-1的数量加回到癌细胞中，癌细胞的生长就会迅速恢复[960]。这项干预试验的受试者在日常生活中也增加了步行，但当涉及IGF-1的结合和杀死癌细胞时，即使他们在健身房锻炼3000小时，效果似乎也不及那些适当步行的以蔬食为主的受试者[961]。

在一项随机对照试验中，欧尼斯医生及其同事发现，无须化疗、手术或放疗，只需要蔬食和生活方式计划，似乎就可以减缓、停止甚至逆转早期非侵袭性前列腺癌的发展。一年后，受试者血液抑制癌细胞生长的能力提高了近8倍[962]。组织活检显示，一些关键致癌基因的表达下调，这实际上是在基因层面上有效地关闭了癌症生长因子的表达[963]。如果在前列腺癌诊断后摄入很多乳制品，整体死亡风险可能会增加76%，死于癌症的风险会增加高达141%[964]。减少动物蛋白摄入所引起的IGF-1减少可以解释为什么纯素食主义者（不吃肉、蛋、乳制品或其他动物性食物的人）患所有癌症的风险都较低[965]。

### 降低IGF-1水平的食物

有没有什么食物能有效地降低IGF-1水平呢？有研究表明，食用番茄可能与较低的IGF-1水平有关[966,967]。一项关于结肠癌患者和番茄红素的卓有成效的试验（由一家番茄红素补充剂公司资助），使人们燃起了希望[968]。然而，迄今为止所做的其他6项此类研究却一败涂地[969]。似乎番茄红素补充剂对IGF-1水平没有总体影响。

亚麻籽能降低大鼠体内的IGF-1水平[970]，但在人体试验中却没有这样的发现[971]。同样，绿茶对小鼠有效[972]，但无论绿茶[973]还是绿茶补充剂[974]，对人体都没有同样的效果。不过，海藻可能会有所帮助。让绝经后妇女每天吃5克裙带菜，可将由67克蛋白质负荷引起的IGF-1水平升高降低40%[975]。

## IGF-1 与长寿

流行病学研究发现，IGF-1水平的高低都与较短的寿命有关[976]，这也催生了诸如"IGF-1：灵丹妙药还是毒药？"[977]这样的报道。在视频"IGF-1与长寿（igf1）"中，我深入研究了这些数据，低IGF-1水平与高死亡率之间可能是反向因果关系，因为急性和慢性疾病都可以降低IGF-1水平，从而造成伤害的假象[978]。孟德尔随机化*方法可以帮助梳理这一问题，研究当人们在出生时被随机分配到较低或较高的终生IGF-1水平时会发生什么。这些研究表明，IGF-1确实会增加衰老相关疾病的风险，如心脏病[979]、骨关节炎[980]和糖尿病[981]的风险。这可能有助于解释为什么摄入动物蛋白会增加患2型糖尿病的风险，而摄入植物蛋白会降低患2型糖尿病的风险[982]。

★译者注：孟德尔随机化（Mendelian randomization）的基本原理是利用自然界中随机分配的基因型对表型的影响来推断生物学因素对疾病的影响。

正如我们将在"抗衰老八妙方"中所看到的那样，单独限制蛋白质的摄入可以延长寿命，但也可以将IGF-1和蛋白质摄入的影响分开。正如我在本章前面提到的那样，那些中了基因"彩票"而拥有较低IGF-1水平的人，甚至不需要努力就能活到90岁[983]，或者超过90岁[984]，他们的总体寿命更长[985]。

除遗传外，还有一些干预性研究表明，将总蛋白质摄入量减少至推荐量[986]，或者从动物蛋白转向植物蛋白，具有多种代谢益处[987]。然而，隆戈及其同事的前瞻性研究发现，中年时期减少蛋白质摄入和降低死亡率之间的正相关关系，似乎在65岁左右会转变为负相关关系。这可能是一种反向因果关系，例如身体衰弱的老年人更容易营养不良。然而，研究人员建议，65岁以后，蛋白质的摄入量应至少占热量的10%，也就是说，如果每天吃含2000卡路里热量的饮食，就应该每天摄入50克蛋白质，且最好是植物蛋白[988]。

## 温故知新 FOOD FOR THOUGHT

胰岛素样生长因子1（IGF-1）被认为对癌症的扩散起着至关重要的作用[989]，因此下调IGF-1的活性不仅有可能延缓衰老过程[990]，也可能是一种让抗衰老基因对抗癌症的方法[991]。高蛋白饮食，尤其是动物蛋白，会提高IGF-1的水平。这有助于解释多吃蔬食的好处[992]，以及为什么低蛋白饮食对终生健康至关重要[993]。

为了帮助延缓衰老，每天可以考虑：

* 坚持按照推荐摄入量（每千克健康体重每天摄入0.8克蛋白质）摄入蛋白质，这意味着平均身高的女性每天约45克，平均身高的男性每天约55克
* 尽可能选择植物蛋白

# 第 7 章

# 炎 症

近年来，医学上最重要的发现之一是认识到炎症在许多慢性疾病中的潜在作用，包括十大主要死亡原因中的至少八种[994]。这种新认识的重要性可以与几个世纪前细菌理论的发现相提并论，细菌理论彻底改变了我们预防和治疗感染性疾病的方式[995]。

在人类历史上，感染是导致死亡和疾病的主要原因。没有肥皂，没有公共卫生，没有净水设备，人们不断受到来自内部的寄生虫的侵袭和来自四面八方的微生物的威胁。如果没有抗生素，擦伤的膝盖也可能最终成为致命的伤口，这就是为什么人类的免疫系统会进化到高度警惕，宁可反应过度，也不要反应不足[996]。不过，有时过度反应弊大于利。例如，头部创伤可能杀死数以十万计的脑细胞，但随之而来的炎症反应可能会杀死数百万个脑细胞甚至患者本身[997]。

## 代谢性炎症

炎症本身是有益的。例如，当手指被刺破时，手指会变红、发热、疼痛和肿胀，这是身体对组织损伤或刺激的自然反应，目的是触发愈合过程，而不是发病过程。

身体对刺伤的反应是急性炎症的一个例子，这是一种针对感染或损伤局部的、暂时的、直接的反应，专注于解决问题。相反，慢性炎症，也称为代谢性炎症，是全身性的、持续性的和非特异性的，似乎会使疾病持续[998]。它可以在血液检测中被发现——血液检测会显示出异常高的炎症标志物水平，如C反应蛋白（CRP）水平。

理想情况下，血液中的C反应蛋白水平低于1mg/L[999]，但在感染的情况下，它可以在几小时内飙升至100mg/L，甚至更高[1000]。今天，高度敏感的C反应蛋白血液检测，使得医学界认识到，仅仅2mg/L或3mg/L的C反应蛋白水平就可能使人面临更大的灾难，如增加患心脏病和脑卒中的风险。C反应蛋白水平低于1mg/L表示风险较低，但美国大多数中年人超过这一水平[1001]，这表明大多数人有慢性炎症，而且慢性炎症会随着年龄的增长而恶化。

## 炎症性衰老

随着年龄的增长，免疫系统会经历一个叫作免疫衰老（immunosenescence）的逐渐退化过程[1002]。这在一定程度上解释了为什么肺炎从50多岁和60岁出头人群的第十大死因上升到65岁及以上人群的第八大死因[1003]。这也是为什么潜伏的病毒可以重新出现，就像水痘在沉睡了半个世纪后又以带状疱疹的形式暴发。这还是为什么随着年龄的增长，疫苗的效果会大不如前。每年的流感疫苗在最需要的人群中只有大约50%的有效率[1004]。

另一方面，80岁老人激活的免疫细胞明显产生更多的促炎信号[1005]。这不仅使免疫系统对抗特定感染的部分功能下降，而且使可导致炎症的非特异性过度反应加剧[1006]。这种促炎状态的逐渐增多现在被认为是衰老过程的一个主要特征。2000年，一个被称为"炎症性衰老"（inflammaging）的概念形成了，这是一种可能导致老年人身体功能进一步衰退和发病的慢性低度炎症[1007,1008]。

C反应蛋白水平会随着年龄的增长而上升，并与生存率降低、认知能力下降[1009]、活力减弱[1010]以及一系列衰老相关疾病有关，包括阿尔茨海默病、帕金森病、心血管疾病、糖尿病和慢性肾病[1011]。炎症性衰老也被认为在脊柱退行性椎间盘疾病[1012]以及随着年龄的增长肌肉质量和力量的丧失中起着关键作用[1013]。

C反应蛋白是研究最广泛的炎症标志物，可预测剩余寿命[1014]。血液中较高的C反应蛋白水平可能会使早死的风险增加42%。然而，白细胞介素6（IL-6）可能是一个更好的预测因子[1015]，因为它是C反应蛋白产生最重要的触发因子。白细胞介素是白细胞之间的化学信使。

年轻人血液中IL-6水平通常很低，甚至可能无法检测到它的存在，50~60岁时，IL-6水平开始升高。作为一种强效促炎因子，高水平IL-6被认为是老年人疾病和死亡的最有力预测因素之一[1016]。研究人员观察了65岁及以上的健康人的单一血液样本，结果发现，IL-6水平处于最高四分之一的人，未来5年内死亡的风险可能达到40%，而那些IL-6水平处于最低四分之一的人，死亡风险不到10%[1017]。IL-6水平甚至可以预测极端年龄。IL-6水平处于最低三分之一的百岁老人在5年后还活着的概率是处于最高三分之一的百岁老人的3倍[1018]。IL-6似乎是危及生命的疾病的原因，而不仅仅是结果，因为那些天生具有较高IL-6水平的人通常更早死亡[1019]。

### 保护好你的皮肤

你认为身体哪个器官最大？肺、肝，还是肠？每个重约5磅。而我们的皮肤大约重20磅[1020]。皮肤是如何引起炎症性衰老的呢？

45岁的时候，我们皮肤的最外层开始失去水分，因为皮肤的屏障功能开始恶化[1021]。屏障被破坏会引发炎症，炎症会扩散到血液中。局部使用某种润肤霜能锁住水分，防止这种炎症性衰老吗？为年老的小鼠每天用凡士林涂抹皮肤3次，持续10天，结果它们的皮肤和整个身体的炎症标志物水平都下降了[1022]。这促使人体研究于2019年被提上了日程。

> 老年男性和女性（平均年龄78岁）被随机分配到涂抹组和不涂抹组，涂抹组的老年人每天给皮肤涂抹两次润肤露，每次3毫升，持续1个月。值得注意的是，与不涂抹组的老年人相比，他们血液中IL-6等炎症标志物的水平显著下降，而且降到了接近年轻人（平均年龄32岁）的水平[1023]。这表明，使用润肤露可能是一种抑制全身炎症的简单方法。

## 炎症与肥胖

炎症被认为是衰老的重要指标和驱动因素[1024]，但这些炎症从何而来呢？有些人认为是慢性感染，如EB病毒或巨细胞病毒（CMV）感染，但工业社会前的采集种植者和狩猎采集者尽管接触大量感染源，但似乎没有受到炎症的影响。我们已经介绍了两种可能的炎症性衰老来源：饮食中晚期糖基化终末产物的积累[1025]（详见"糖化"一章）和衰老细胞释放的衰老相关分泌表型[1026]（详见"细胞衰老"一章）。与年龄相关的自噬作用被抵制（详见"自噬作用"一章）也会导致炎症性衰老[1027]。

随着年龄的增长，我们的免疫系统可能会开始对细胞"残骸"产生反应，这导致一些人推测，炎症性衰老（甚至是衰老过程本身的一部分）可能是一种复杂的自身免疫、自发炎症反应[1028]。这与两年适度的热量限制将C反应蛋白等炎症标志物水平降低40%的事实是一致的。这种戏剧性的抗炎效果可能是由于清除炎症性细胞碎片的自噬作用增强，或者仅仅是体重减轻的结果[1029]。

数十项研究发现，肥胖与血液中炎症标志物（如C反应蛋白）水平升高密切相关[1030]。然而，炎症是肥胖的原因还是结果呢？我们曾认为脂肪组织只是被动储存多余脂肪的仓库，现在我们知道，它在分泌炎症化合物方面起着积极的作用。脂肪组织能够迅速扩张，甚至可能超过自身的血液供应，从而导致缺氧[1031]。（人们可以直接在肥胖的腹部插入一个电极，以测量与健康体重的人相比，其含氧量可能会低多少。[1032]）这种缺氧被认为是导致脂肪细胞死亡的原因。不过，这不是一件好事，脂肪细胞的死亡会吸引炎症细胞，如巨噬细胞——一种在脓液中发现的白细胞，它试图清除死亡的细胞碎片。事实上，肥胖个体的腹部活检显示巨噬细胞遍布脂肪组织[1033]。然后，巨噬细胞似乎会被卡住并融合成巨细胞，这是慢性炎症的一大标志，常见于肺结核等顽固感染或我们身体无法清除的异物周围[1034]。所有这些都是在炎症化合物进入全身循环时发生的[1035]。因此，肥胖似乎会导致全身炎症，而不是相反[1036,1037]。

## 高于零的膳食胆固醇摄入量都是不安全的

饮食中的胆固醇也会引起体内脂肪的炎症[1038]。人体脂肪是储存胆固醇的主要场所[1039]。脂肪细胞可以积累高浓度的游离胆固醇，这些胆固醇不能被细胞分解，对我们的身体是有害的[1040]。

从2014年开始，我们就知道饮食中的胆固醇会导致猴子的脂肪细胞膨胀和腹部脂肪炎症[1041]，但直到2019年，人类研究才出现。研究人员对素食主义者和肉食者进行了组织活检。素食主义者摄入的胆固醇通常比杂食者要少得多。虽然鸡蛋是美国饮食中最大的胆固醇单一来源（超过任何肉类单品），但总体来说，头号胆固醇来源还是肉类（肥肉的胆固醇含量是瘦肉的两倍）[1042]。因此，研究人员认为，在素食主义者的组织活检中发现的炎症应该比在肉食者中发现的少，事实也确实如此。与杂食者的组织活检相比，素食主义者的大腿脂肪中的促炎巨噬细胞平均不足一半，而肉食者的腹部脂肪中肿瘤坏死因子（一种强有力的炎症标志物）的表达要高出80%[1043]。

哈佛大学杰出的营养学教授马克·海格斯戴（Mark Hegsted）曾经写道，如果把胆固醇作为一种新的食品添加剂引入，结论几乎肯定是，无论胆固醇的含量是多少，它都不可能被认为是安全的[1044]，因为任何高于零的膳食胆固醇摄入量都会增加我们的头号杀手——心脏病的发病风险[1045]。

随着年龄的增长，我们会经历内脏脂肪的增加，腹部深处的脂肪会缠绕起来并渗透到内脏器官，使我们的肚子鼓起来。脂肪量的增加本身可导致炎症性衰老[1046]，但随着年龄的增长，即使是单个脂肪细胞也会比年轻的脂肪细胞分泌出更多的促炎介质，如IL-6[1047]。因此，通过长期的热量限制来减少体内脂肪可能会发挥独立于自噬诱导的作用——尽管在相同的时间内，这比减肥手术在减少炎症方面的效果要好得多。减肥手术使超重的体重[1048]和C反应蛋白水平[1049]都下降了60%，而在非手术的热量限制组中，体重下降10%，就可以使C反应蛋白水平下降40%[1050]。

内脏脂肪并不是肠道中唯一可以释放炎症因子的地方。随着年龄的增长，肠道菌群也会发生变化。肠道中的机会性促炎细菌会增加，其通透性也会增加（"肠漏"），这会导致一些细菌成分渗透到我们的血液中[1051]。好在所有这些导致炎症的因素都可以通过饮食来调节。

## 膳食炎症指数

生活中，代谢性炎症广泛存在，是一定程度上免疫系统对日常生活中许多不健康方面的反应，从交通污染和有毒化学物质等环境因素，到吸烟、睡眠、慢性压力和体育活动水平等日常生活的各个方面[1052]。每次吃东西的时候，我们还可能将慢性炎症性疾病的主要驱动因素引入身体中[1053]。

如何分辨一种食物是促炎的还是抗炎的？很简单。可以观察摄入后C反应蛋白和其他炎症标志物水平的变化。通过此方法还可以评估个别营养素、天然食物、膳食或整个饮食模式的影响。

研究人员查阅了数千个这样的实验，并开发了一个名为"膳食炎症指数"（Dietary Inflammatory Index）的评分系统[1054]。很简单：每天吃的促炎食物越多，得分就越高；吃的抗炎食物越多，得分就越低。目标是总体得分为负，如果我们吃的抗炎食物比促炎食物多，我们就能实现这个目标。换句话说，就是选择抗炎饮食。

一般来说，动物性食物和加工食品的成分，如饱和脂肪酸、反式脂肪酸和胆固醇等有促炎作用，而全蔬食成分，如膳食纤维和植物营养素等有强烈的抗炎作用[1055]。因此，标准美国饮食（SAD）被评为促炎饮食也就不足为奇了。时至今日，我们仍然深陷高热量饮食的泥潭[1056]，较高的疾病发病率就足以证明这一点。

膳食炎症指数得分越高，肾脏[1057]、肺[1058]、肝功能[1059]受损以及患心血管疾病的风险就越高[1060]。在细胞水平上，那些吃更多促炎食物的人似乎更容易衰老[1061,1062]。促炎饮食也与老年人身体衰弱[1063]和跌倒风险增加有关[1064]。

促炎饮食不仅仅会影响我们的生理健康。最近的一篇综述总结说，每一项着眼于膳食炎症指数和认知表现的研究都发现，具有较高炎症潜力的饮食与受损的记忆和认知功能障碍有关[1065]。促炎饮食也与较差的心理健康有关，包括更高的抑郁和焦虑发生率[1066]，以及较差的睡眠质量[1067]。

那么癌症呢？吃更多的促炎食物会增加患前列腺癌[1068,1069,1070]、乳腺癌[1071,1072]、子宫内膜癌[1073]和卵巢癌[1074]的风险。膳食炎症指数得分越高，患食管癌[1075]、胃癌[1076]、肝癌[1077]、胰腺癌[1078]、结直肠癌[1079]、肾癌[1080]、膀胱癌[1081]及非霍奇金淋巴瘤[1082]的风险也就越高。

总体来说，吃促炎食物会使患癌症的风险增加75%，死于癌症的风险增加67%[1083]。毫不奇怪，吃更多抗炎食物的人似乎活得更久[1084,1085,1086,1087]，功能性残疾也更少[1088]。一项对十几项队列研究的荟萃分析发现，那些膳食炎症指数得分最高的人比那些得分最低的人过早死亡的风险高出23%[1089]。

> **必须动起来**
>
> 在小鼠身上，运动可以抑制炎症[1090]，在我们人类身上呢？关于运动对老年人炎症的影响，已有20多项对照干预性研究，结果一致显示出有益的抗炎效果[1091]。多运动的老年人的IL-6水平可能比久坐的同龄人低30%[1092]。可悲的是，近80%的美国成年人没有达到国家身体活动指南的要求[1093]。

## 促炎食物

最易引发炎症的食物成分是饱和脂肪酸和反式脂肪酸。在美国，饱和脂肪酸的五大来源是奶酪（包括比萨）、蛋糕和冰激凌等甜点、鸡肉、猪肉及汉堡[1094]。由于禁止在食品中添加反式脂肪酸，所以食品供应中剩下的来源是肉类和乳制品中天然存在的少量反式脂肪酸，以及植物油提炼过程中产生的反式脂肪酸[1095]。

### 如何减少内毒素暴露？

饱和脂肪酸的促炎作用可在一顿饭后表现出来。近20年来，我们已经知道，在吃了高脂肪食物的几个小时内（最初的研究使用的是麦当劳的香肠和蛋麦满分早餐），动脉就会变硬，其正常松弛的能力减半[1096]。不健康的食物不仅会造成几十年的损害，还在此时此地，在进入你口中的几个小时内造成损害。我们如何知道是由于麦满分早餐里的脂肪而不是由于垃圾精制碳水化合物呢？因为喝纯奶油也会引起炎症，奶油不含碳水化合物，主要是饱和脂肪酸[1097]。这种炎症在五六个小时后开始"平静"下来，到了吃午饭的时间，我们可能会再次用另一堆饱和脂肪酸来打击我们的动脉。这种循环使许多美国人陷入慢性低度炎症的深渊。难怪饮食中的饱和脂肪酸被认为是"衰老加速器"[1098]。

仅仅一顿富含饱和脂肪酸的饮食，就会使IL-6水平在6小时内翻倍[1099]，这是一个接近使英年早逝风险翻倍的水平[1100]。为什么饱和脂肪酸如此促炎呢？

棕榈酸是美国人饮食中主要的饱和脂肪酸[1101]，主要存在于肉类和奶制品中[1102]，可直接引起炎症反应。将它们滴在培养皿中的人类白细胞上，白细胞会开始喷涌出大量的炎症化合物[1103]。然而，饱和脂肪酸也可能帮助内毒素穿过肠壁渗漏到循环系统中[1104]。内毒素是某些类型的细菌（如大肠杆菌）的高度促炎成分。因此，内毒素含量最高的食物通常是这些细菌含量较高的食物，如肉[1105]。（研究表明，每四分之一磅新鲜汉堡含有大约1亿个细菌[1106]。）吃一顿高脂饮食一小时后，就能在血液中检测到内毒素的活性[1107]。难怪你的身体反应如此强烈！

不过，这一理论也受到了批评，批评者认为，既然我们的大肠里已经生活着这么多细菌，它们很多也会产生内毒素，那么从食物中摄入的内毒素在引起全身炎症方面应该没有太大影响[1108]。毕竟，我们体内有大约2磅的纯细菌，所以我们体内可能有一盎司内毒素。考虑到静脉注射的内毒素致死剂量可能只有百万分之几克，理论上我们体内的内毒素总量可能有100万倍死剂量。然而，这种明显的矛盾可以用位置来解释[1109]。一切都与位置有关，位置、位置、位置，重要的事情说3遍。

粪便在我们的结肠中是无害的，但它不应该进入我们的血液中，也不宜食用，尤其是和脂肪一起，因为那样会促进小肠对粪便中内毒素的吸收[1110]。动物脂肪中的棕榈酸既会破坏肠壁的屏障功能，使肠壁更容易渗漏[1111]，又能直接将内毒素运送到淋巴管中，使其最终流入我们的血液中[1112]。即使粪便被加热过，情况也是一样的。

将内毒素连续煮沸两个小时都不会损害它们引起炎症的能力[1113]。是的，如果你把粪便加热足够久，即便杀死里面的所有细菌，也破坏不了它们的内毒素。同理，即使你把肉煮烂了，也不能把其中的内毒素分解。

具有讽刺意味的是，即使屠宰场的工人去掉了可见的粪便污染——这可能发生在摘除动物内脏的过程中消化道破裂时[1114]，摘除过程也会导致某些粪便细菌增加，这可能是由于交叉污染[1115]。然后，即使在适当的冷藏储存条件下，内毒素也会随着细菌的生长而开始积累[1116]。

### 预先切好的蔬菜、水果好不好？

肉类和奶制品的内毒素含量较高，新鲜水果和蔬菜的内毒素含量较低，但这是基于对完整水果和蔬菜的测试而言的[1117]。大多数腐败菌无法穿透植物的表面屏障。这就是水果和蔬菜在烈日炎炎的果园和田地里不腐烂的原因。然而，一旦把它们切开，细菌就可以进入其内部组织，它们可能在几天内就开始变质[1118]。这对商店里那些预先切好的方便储存的蔬菜和水果意味着什么呢？

更多信息可以看我的视频"预先切好的蔬菜健康吗（precut）"，但基本上，内毒素可以在冷冻的预先切好的蔬菜中积累，达到抵消其抗炎作用的程度。预先切好的蔬菜不会像肉、蛋和奶制品那样引起炎症，但它们确实消除了植物的一些抗炎作用。吃那些预先切好的蔬菜、水果还是比不吃蔬菜、水果好，但买完整的蔬菜、水果回来自己切可能是更健康的选择。

## 避免内毒素的激增

并不是所有的高脂肪食物都会引起炎症。例如，十多项研究表明，每天吃一把坚果不会提高炎症标志物的水平[1122,1123]。在牛肉汉堡上撒半个牛油果，甚至可以减轻牛肉引起的炎症[1124]。

一些评论声称，食用野味会降低炎症标志物水平[1125]，因为野生动物的肉才是你能吃到的最瘦的肉,但这只是与超市里买的肉相比。如果你吃一些真正的肥肉,所有常见的炎症标志物水平在食用后几小时内就会飙升,如C反应蛋白、IL-6和肿瘤坏死因子α(TNF-α)的水平。如果你吃一份袋鼠肉排——它的脂肪含量极低,与鹿肉相似——会怎样呢?[1126]同样的事情也发生了,3种炎症标志物的水平都升高了,但程度要小得多[1127]。这意味着鹿肉比鸡肉引起的炎症还要小,现在鸡肉脂肪的热量是蛋白质的2~3倍,是一个世纪前的10倍[1128]。(注意,这可能取决于鹿是如何被击毙的。标准的步枪子弹可以将数以百万计的微小铅碎片分散到动物体中[1129],铅暴露也可能促进炎症[1130]。)

研究内毒素的科学家得出结论:"代谢性内毒素血症最明显的解决办法似乎是减少饱和脂肪酸的摄入。"[1131]在美国,这意味着优先减少饱和脂肪酸的前三种来源的食用:奶酪、甜点和鸡肉[1132]。然而,科学家写道:"西方饮食不利于这种干预,患者很难遵循这一建议。"如果是这样的话,有一个方法可以缓解内毒素的激增:在吃饭的时候多吃富含膳食纤维的食物。

研究人员随机挑选了一些人,让他们吃同样的麦当劳香肠和蛋麦满分早餐,添加或不添加高膳食纤维早餐麦片。膳食纤维似乎抓住了内毒素,在饭后3小时内阻止了内毒素血症的发作。膳食纤维还减少了氧化应激和自由基的产生。当然,避免这些情况的最好方法是完全跳过"金拱门",但添加富含膳食纤维的食物至少可以让你悲伤的一餐变得更快乐点[1133]。

## 不要让肾脏进入超过滤状态

动物脂肪可以引起炎症,动物蛋白也可以。可以参阅我的《救命》一书中的"远离肾脏疾病"一章,我在其中详细描述了摄入大量动物蛋白是如何通过诱导超过滤反应对正常的人体肾脏功能产生深远影响,

> 从而大幅增加肾脏负荷的。在吃肉后的几个小时内，肾脏就会加速进入超过滤状态。不管吃的是牛肉、鸡肉还是鱼肉，似乎都有类似的结果[1134]。然而，等量的植物蛋白几乎不会对肾脏造成明显的压力[1135]，反而可以帮助生病的肾脏维持功能[1136]。为什么动物蛋白会引起超过滤反应，而植物蛋白却不会呢？因为炎症。研究人员发现，如果受试者在摄入动物蛋白的同时，服用了强效抗炎药，超过滤反应就消失了[1137]。

## Neu5Gc

甚至还有一种来自动物的糖可以引起炎症。看看我的视频"肉类中的炎症分子Neu5Gc（neu5gc）"，了解一种名为Neu5Gc的酸性糖分子是如何成为肉类和乳制品中的"特洛伊木马"，从而导致癌症、心脏病和自身免疫性疾病的高发病率的[1138]。为了缓解这种外来糖引起的炎症，研究人员建议"通过简单的饮食干预来减少饮食中Neu5Gc的摄入和积累"[1139]。

人类和植物不产生Neu5Gc，这是否意味着如果我们想避免接触，我们只能在同类相食和素食之间做出选择？当然不是。Neu5Gc存在于大多数哺乳动物、两栖动物和鱼类中[1141]，在鱼子酱中含量最高[1142]，但在鸟类和爬行动物中很少见[1143]。在哺乳动物中，山羊肉的Neu5Gc含量最高[1144]，但在"可供人类食用的潜在候选者"中[1145]，鹿肉的含量较低，袋鼠和狗肉中则完全没有[1146]。另一个建议是每次吃肉时服用某种Neu5Gc阻滞剂。研究人员承认"在实践中，很难在每一餐中实施"[1147]。

## 不要往伤口上撒盐

过量的钠不仅会使血压升高[1148]，还会使体内的炎症水平升高。长期控制人们的食物摄入量来研究其影响很困难，除非你能把人封锁在一个太空

★译者注："火星520计划"（Mars520）是指让志愿者宅在一个模拟环境内一年多，以模拟人类乘坐飞船往返火星的旅行，了解长期密闭环境下乘组人员的健康状态及工作能力的状况。实验设计的时间为520天，因为人类飞往火星并返回的过程需要520天左右的时间，前250天飞往火星，中间30天登陆火星，最后240天返回地球。

舱里。"火星520计划"*是一个为期520天的太空飞行模拟实验，可以让我们看到人们在往返火星的路上会怎么做。在长达几个月的时间里，新生的宇航员们摄入不同水平的盐，研究结果清楚地表明，减少钠的摄入可以减少炎症[1149]。这对哮喘[1150]、多发性硬化[1151]、银屑病[1152]、红斑狼疮[1153]、关节炎[1154]等炎症性疾病都有影响。更多详细信息，请看我的视频"钠与自身免疫性疾病（saltinflamation）"。

## 抗炎食物

在膳食炎症指数中，香料姜黄是最抗炎的单一食物，其次是姜和大蒜，而绿茶或红茶是最抗炎的饮料。就最抗炎的食物成分而言，排名前两位的是膳食纤维和黄酮[1155]。膳食纤维存在于所有的全蔬食中，在全谷物和豆类中含量最高，如鹰嘴豆、小扁豆和豌豆中[1156]。黄酮是一类植物化合物，集中在水果、草药和蔬菜中[1157]，苹果、橙子、芹菜和甜椒是美国人饮食中黄酮的主要来源[1158]，而洋甘菊茶是黄酮含量最高的饮料[1159]。

### 用膳食纤维安抚炎症"猛兽"

膳食纤维为什么会具有如此强的抗炎作用呢？详细信息可以看看我的视频"益生元纤维（fiber）"，但从根本上说，我们用膳食纤维之类的益生元喂养了肠道中的有益菌，然后它们用丁酸之类的短链脂肪酸来喂养我们，丁酸是结肠细胞的主要能量来源。肠道中的有益菌为我们提供食物，并试图保持我们的健康，因为它们是有"私心"的。我们的肠道温暖湿润，食物源源不断。如果人死了，微生物也会因为失去一切而死亡，所以让人快乐符合它们进化的最佳利益[1160]。不过也有一些有害菌，如引起腹泻的霍乱弧菌。它们有着不同的策略。例如，我们病得越重，腹泻越严重，它们就越有可能传播给其他人，进入其他人的结肠中。这些家伙不在乎我们的生死，因为它们根本没想要和我们同生共死[1161]。

那么，身体是如何在清除有害菌的同时保留有益菌的呢？想想这有多棘手。我们的肠道里有数以万亿计的细菌，所以我们的免疫系统必须在容忍有益菌和攻击有害菌之间保持平衡。难道我们的有益菌不需要用一种方式来向我们的免疫系统发出信号，以表明它们是无害的吗？需要，而且确实有。这一信号就是膳食纤维的分解产物丁酸。研究人员发现，丁酸会抑制炎症反应，并告诉我们的免疫系统停止工作，实际上这就像是在说："船上都是好人，所以一切都好。"[1162] [这并不适用于像洋车前子壳（美达施）这样的纤维补充剂，它们对我们体内的有益菌来说是不可发酵的，也就是说，是不可食用的[1163]。]

我们说的不仅仅是肠道炎症。如果你晚餐吃了一些全谷物，到第二天早上，你肠道内的有益菌就会把它当早餐，然后将丁酸释放到血液中，从而在全身发挥广泛的抗炎作用[1165]。这也许可以解释为什么那些吃富含膳食纤维食物的人不太容易产生炎症问题，从膝关节疼痛[1166]和骨关节炎[1167]，到肺部炎症和呼吸系统疾病，如慢性阻塞性肺疾病（COPD）[1168]。最重要的是，多吃富含膳食纤维食物的人寿命更长。

## 为什么要吃完整的蔬菜和水果？

一项对10项研究的荟萃分析，涵盖了超过1000万人的数据，最终发现摄入更多的膳食纤维可以使全因过早死亡风险降低15%[1169]。

既然膳食纤维主要存在于地球上一些最健康的食物中，如水果、蔬菜、全谷物、豆类和坚果中，那我们怎么知道膳食纤维的摄入量不仅仅是健康饮食的一个替代指标，而它对健康的好处不是源于全蔬食中无数其他的有益成分呢？如果你还记得，我们遇到过一个类似的难题，就是试图梳理出吃低血糖负荷食物的好处。我们选择的解决方案是阿卡波糖——一种淀粉阻断药物，它可以减缓碳水化合物的消化。

膳食纤维只是一种我们无法消化的碳水化合物，而阿卡波糖可以有效地将我们吃的一些普通淀粉转化为纤维。事实上，那些服用阿卡波糖的人，其粪便中会含有更多的淀粉，这为我们的肠道有益菌提供了大量的营养[1170]。这就是为什么阿卡波糖可以增加双歧杆菌、乳酸杆菌和普氏菌等有益菌[1171,1172]。这一切都意味着更多抗炎的丁酸进入了血液[1173]，这也为研究人员提供了一种测试膳食纤维—炎症—长寿之间联系的工具。

就像给大鼠喂食膳食纤维能让它们活得更长一样[1174]，给小鼠喂阿卡波糖，同时保持它们的饮食不变，也能让它们活得更长。为什么不会认为这种健康益处仅仅源于血糖效应呢？因为寿命的延长与粪便中丁酸的浓度有关。在小鼠死前几个月（相当于人类的几年）采集一次粪便样本，就可以预测小鼠可能的寿命[1175]。如何在不服用阿卡波糖的情况下复制其效果呢？

从精制谷物转向全谷物会将更多的膳食纤维运送到我们的结肠中，但改吃完整的全谷物不仅会让我们获得更多的膳食纤维，还会让我们悄悄摄入大量的淀粉。想知道为什么粉状谷物会使我们体内的微生物饿死，请观看我的视频"让淀粉走上阻力最大的道路（intact）"。研究人员发现，吃相同数量的同一种食物的受试者，吃完整谷物的人的粪便量比吃磨碎谷物的人的粪便量多了一倍[1176]。粪便的主要成分并不是未消化的食物，相反，其大部分（大约75%）是纯细菌[1177]，每汤匙超过一万亿个[1178]。无论我们如何咀嚼完整的蔬食，当我们按照自然规律进食时，我们都会将一系列淀粉和其他益生元营养物质输送给我们体内的有益菌，这些细菌会大量繁殖。短链脂肪酸的产生增加，我们也可以尽情享受丁酸的所有抗炎益处。

### 百岁老人的抗炎症性衰老

既然炎症在衰老过程中起着至关重要的作用，那么百岁老人会以某种方式逃过炎症性衰老吗？并非如此。事实上，百岁以上的老人血液中炎症化合物的含量很高。那么，是什么让他们与众不同呢？他们的血液中抗炎化合物的水平也很高，并与炎症化合物抗衡[1179]。这种反应被称为"抗炎症性衰老"（anti-inflammaging）。一个意大利研究小组表示："炎症性衰老是了解衰老的关键，抗炎症性衰老可能是长寿的秘诀之一。"[1180]

白细胞介素10（IL-10）可能是血液中最有效的抗炎细胞信使。有没有什么办法可以提高IL-10的水平呢？[1181]答案是多吃膳食纤维。丁酸可以大幅增加IL-10的分泌[1182]，所以提高血液中IL-10的水平就像把精制谷物换成全谷物一样简单[1183]。在啤酒酵母、面包酵母和营养酵母中有一种叫作β-葡聚糖的膳食纤维，可以提高IL-10的含量。每天两汤匙的营养酵母所含的β-葡聚糖可以在4周内使IL-10增加两倍[1184]。然而，如果你患有克罗恩病[1185]或一种叫作化脓性汗腺炎的皮肤病[1186]，那么我提醒你不要使用营养酵母，因为它有潜在的免疫反应［详情请看视频"营养酵母对每个人都健康吗（crohns）"］。

基于对1000多名百岁老人长达30年的研究，研究人员确定了"富含蔬菜和豆类的饮食"是他们的共同特征。百岁老人抗衰老成功的部分原因可能是膳食纤维的抗炎作用，但他们的饮食中也含有"相对较少的肉类和动物脂肪"[1187]，因此很难梳理出决定性的饮食因素。

## 多吃蔬食

考虑到饱和脂肪酸是最能促炎的食物成分，而膳食纤维是最能抗炎的食物成分[1188]，抗炎饮食应该以全蔬食为中心[1189]。详情请看视频"哪些食物抗炎（plantshift）"，但基本上，数十项对数千人进行的不同饮食干预试验表明，更多的蔬食在降低系统性炎症标志物（如C反应蛋白）水平方面更有效[1190]。

全蔬食可以帮助成人[1191]和儿童[1192]在短短几周内将C反应蛋白水平降

低30%~40%，但这并不意味着需要如此极端。每周简单地把几份肉换成黄豆、豌豆、鹰嘴豆或小扁豆，就可以在两个月内将C反应蛋白、IL-6和TNF-α的水平降低约三分之一[1193]。如果只是在日常饮食中添加蔬食呢？每天5份是不够的。每天吃5份水果和蔬菜似乎不足以产生影响，但如果每天吃8份蔬菜和水果，与那些吃得接近美国平均水平（每天两份）的人相比，C反应蛋白水平会有显著下降[1194,1195]。这就是我的"每日十二清单"建议每天至少吃9份蔬菜和水果的原因之一。

当然，并非所有蔬食都具有抗炎作用。如果所做的只是增加白面包、汽水和蛋糕等素食垃圾的摄入量，那最终只会更加发炎[1196]。有没有特别有效的植物呢？

### 鱼肉怎么样？

首先，临床实践中的抗炎饮食侧重于全蔬食[1197]。不过正如并非所有蔬食都具有抗炎作用，也不是所有动物性食物都具有促炎作用。例如，在鱼类中发现的ω-3脂肪酸在膳食炎症指数中被列为抗炎成分[1198]，尽管它们似乎只对那些患有慢性疾病的人有帮助[1199]。当健康的人连续几周或几个月每天服用相当于一份三文鱼、一罐金枪鱼或10片罗非鱼片的鱼油补充剂后，总体而言，关键炎症标志物没有出现改善[1200,1211]。

食用鱼类本身似乎不会影响炎症标志物[1202]或降低炎症性疾病的死亡率，这与坚果等植物性ω-3脂肪酸来源不同[1203]。也许ω-3脂肪酸的好处被现在污染大部分水生食物链的工业毒素所抵消[1204]。这也有助于解释哈佛护士健康研究中发现的食用罐装金枪鱼、虾、扇贝和龙虾等海鲜与血液中较高炎症标志物水平之间的联系[1205]。

## 多吃浆果，对抗炎症

一项对10000名挪威男子进行的为期40年的追踪调查发现，那些每个月吃14次以上浆果的人在调查结束时的存活率要大得多[1206]。多摄入花青素（浆果中颜色鲜艳的色素）与抗炎作用有关[1207]，但这需要干预性研究来证明其因果关系。我在视频"浆果的抗炎益处（berryinflammation）"中回顾了几十个这样的研究，结果表明，蓝莓[1208]和草莓[1209]等常见浆果可以显著降低炎症标志物的水平。

这不仅仅是一种抗氧化作用。自由基会破坏我们体内的蛋白质，使我们的免疫系统无法识别它们，我们的身体会把它们当作外来物来攻击[1210]。我们可以通过为身体提供足够的抗氧化剂来缓解这种炎症性自身免疫反应。在同样的数量下，有高抗氧化作用的水果和蔬菜（如浆果和绿叶蔬菜），比常见的有低抗氧化作用的水果和蔬菜（如香蕉和生菜），能更好地缓解系统性炎症[1211]。然而，有抗氧化作用的维生素和矿物质，如维生素C、维生素E、β-胡萝卜素或硒[1212]等并没有显示出抗炎作用，所以还是回到那些亮红色、蓝色和紫色的植物色素花青素上吧。

大量的随机对照试验表明，富含花青素的补充剂（主要是浆果提取物）具有抗炎作用[1213]。这也许可以解释为什么红果肉的李子比黄果肉的杏更能降低血液中的C反应蛋白水平[1214]，或者为什么像杞果这样的超级健康水果可能对吃一顿肥肉引起的炎症无能为力[1215]。然而，研究表明，石榴这种富含红宝石色花青素的水果可以长期抑制炎症[1216]。

浆果的抗炎作用如此强大，如果你强迫自己超负荷运动，你真的能感觉到它。柑橘类水果中的生物类黄酮可以在运动后帮助缓解肌肉疲劳[1217][详见视频"用柑橘类水果缓解肌肉疲劳（citrus）"]，但浆果中的花青素可以帮助应对运动后的炎症。肌肉组织活检证实，吃浆果可以显著减少运动引起的炎症[1218]，从而加快恢复[1219]。更多详情请看视频"用浆果减轻肌肉酸痛（soreness）"，而抗氧化剂补充剂似乎没有帮助[1220]。事实上，在增加维生素C摄入量的情况下做手臂弯曲运动的男性，其肌肉损伤和氧化应激更严重[1221]。

优化运动后恢复被认为是"运动科学的圣杯"[1222]，但对于衰老引起的炎症，如关节炎，有什么明显的影响呢？酸樱桃已被成功地用于治疗痛风[1223]。饮食疗法非常受欢迎，因为一些治疗痛风的药物每剂的价格高达2000美元[1224]，且在无毒、有毒甚至致命的剂量之间没有明确的界限[1225]，甚至还可能有一种罕见的副作用，使皮肤从身体上脱落[1226]。（当然，治疗痛风最好的方法是通过减少酒精的摄入[1227]和多吃蔬食[1228]来预防痛风。）正如我在视频"浆果的抗炎益处（berryinflammation）"中介绍的，最常见的炎症性关节疾病——膝骨关节炎，也可以通过摄入浆果而得到缓解。

### 如何降低白细胞计数？

考虑到蔬食及其成分的抗炎作用，多吃蔬食的人的C反应蛋白水平较低，尤其是坚持全蔬食的人，这一点也不奇怪[1229]。24项干预性研究证实了这一点，总体来说，这些研究发现，蔬食可以在几个月甚至几周内减少全身炎症[1230]。蔬食在减肥方面非常有效，以至于炎症的减少可能是间接的[1231]。即使考虑到体重，与那些随机选择吃美国心脏协会推荐饮食（这些饮食包括更多的水果和蔬菜，也包括低脂动物性食物，如去皮鸡胸肉、脱脂牛奶和蛋清）的人相比，那些随机选择全蔬食的人的C反应蛋白水平在8周内下降了33%[1232]。

除了较低的C反应蛋白水平，那些吃更多蔬食的人也往往有较低的白细胞计数，这被认为是一种"稳定的、标准化的、广泛应用的、便宜的全身炎症测量方法"[1233]。正如我在视频"白细胞计数低意味着什么（whitecount）"中所探索的那样，较高的白细胞计数可能是心血管疾病发病率和死亡率、肺功能下降、癌症死亡率[1234]、糖尿病[1235]和过早死亡[1236]的重要预测因子。即使在正常范围内，每下降一个点，过早死亡的风险也可能下降20%[1237]。

我们该如何降低白细胞计数呢？正如我在视频"理想的白细胞计数是多少（idealcount）"中讨论的那样，避免二手烟可以使白细胞计数下降0.5个百分点[1238]，减掉大约1夸脱多余的身体脂肪可以使白细胞计数下降1个百分点[1239]，每周锻炼1~2个小时，连续两个月，可以使白细胞计数下降1.5个百分点[1240]，吃全蔬食也可以[1241]。

## 饮食中多加点绿

日常低炎症食物（Low Inflammatory Foods Everyday，LIFE）饮食法基于乔·傅尔曼（Joel Fuhrman）博士的高营养密度原则，包括每天一杯绿色蔬果昔，辅以其他水果和蔬菜[1242]。LIFE饮食法可以成功地降低C反应蛋白水平，但受试者也被鼓励限制所有动物性食物的摄入。然而，即使只观察那些每天喝绿色蔬果昔但不改变日常饮食的人，也能发现他们的C反应蛋白在一周内惊人地减少了40%。据说这是医学文献中报道的饮食诱导的C反应蛋白水平降低最快的方法。也许你想自己尝试一下傅尔曼博士的食谱：0.5磅深绿叶蔬菜（如羽衣甘蓝）、2.5杯蓝莓、1根香蕉、1汤匙无糖可可粉、1汤匙亚麻籽粉、半杯水、半杯原味豆浆或香草豆浆或不加糖的香草杏仁奶[1243]。

绿色蔬果昔的秘密可能在于它的制作方法。高速液化可以促进营养物质的释放。例如，如果你用搅拌机加工菠菜，它的β-胡萝卜素的生物利用度比切碎提高了近50%，比吃整个叶子提高了近90%[1244]。同样数量的食物，有多少营养物质会进入你的血液，取决于你如何制备它。叶绿素本身也可能起作用。在培养皿[1245]和动物试验[1246]中都发现它具有抗炎作用，可以减少"爪体积"——也就是说，当注射一些炎症刺激物时，动物的爪子会变得肿胀。然而，叶绿素的抗炎作用尚未经过临床试验。

十字花科蔬菜，包括羽衣甘蓝、绿甘蓝和西蓝花家族的其他蔬菜，可能特别具有抗炎作用[1247]，这也可以帮助解释为什么与其他蔬菜相比，十字花科蔬菜与长寿的关系更密切[1248]。特殊的十字花科化合物似乎可以抑制NF-κB。NF-κB是炎症的中心介质，调节一系列促炎基因的表达，尽管可能需要每天吃两磅左右才能在两周内显著降低IL-6水平[1249]。然而，即使每天只吃大约1盎司的西蓝花芽，也能显著降低C反应蛋白水平，并将IL-6减少一半[1250]。

> **其他降低人类炎症的蔬菜**
>
> 除了绿叶蔬菜，还有其他蔬菜可以降低人类炎症吗？紫薯、番茄汁和番茄酱（但不包括番茄提取物补充剂）和香菇都可以。详情见视频"绿叶蔬菜以外的抗炎蔬菜（veggies）"。

## 全谷物的真相

与癌症[1256]和心脏病[1257]权威机构的建议一致，我建议每天至少吃3份全谷物。对11项研究的荟萃分析估计，这样吃可以使总死亡率降低17%[1258]。

这一发现并不令人惊讶，因为食用全谷物与较低的心血管疾病、癌症、糖尿病和炎症性疾病的死亡风险有关[1259,1260]。简而言之，全世界每年有数百万人可能通过多吃全谷物来挽救自己的生命[1261]。不过，需要进行干预试验来确定因果关系。在视频"谷物是促炎的还是抗炎的（grains）"中，我回顾了一些相关的随机对照试验，结果发现，抗炎作用可能仅限于某些亚群。

## 神奇的亚麻籽

与全谷物一样，在人群研究中，坚果与较少的炎症有关[1262]，也与较低的炎症性疾病死亡风险[1263]和较低的全因死亡风险[1264]有关。然而，干预试验数据并不令人满意。在长期追踪的6种炎症标志物中，只有两种对食用坚果有反应[1265]。某些种子在这一方面拥有更大的潜力。

在我的视频"芝麻治疗膝骨关节炎（sesame）"中，你可以了解到每天四分之一杯芝麻对膝骨关节炎疼痛的影响[1266]；而在视频"亚麻籽的抗炎益处（oxylipins）"中可以看到，当人们被随机分配食用含亚麻籽的松饼和不含亚麻籽的松饼时会发生什么[1267]。虽然亚麻籽也能减少传统的炎症标志物[1268]，但其降低血压的机制似乎是通过降低氧化脂质的水平来发挥作用的，这些炎症化合物与随着年龄增长而加剧的炎症性衰老有关[1269]。然而，随机分配吃含有亚麻籽粉的松饼的中年人能够在短短4周内将他们的氧化脂质水平降低到20岁时的水平[1270]。

## 生活中的香料

几个世纪以来，香料一直被用来治疗炎症性疾病[1271]。你还记得吗，姜黄在膳食炎症指数中被评为最抗炎的食物[1272]。姜黄素是使姜黄呈现亮黄色的色素，体外试验表明，它具有比强效抗炎皮质类固醇药物泼尼松龙更强、更广泛的抗炎作用[1273]。许多姜黄制剂已被证明对关节[1274]、肺[1275]、皮肤[1276]和肠道[1277]的炎症性疾病有益，包括纯化的姜黄素、姜黄提取物以及你可以在当地市场买到的普通姜黄[1278]。虽然姜黄中的姜黄素似乎不会减弱奶昔的急性促炎作用[1279]，但随机对照试验清楚地显示，随着时间的推移，各种炎症标志物的水平都有所下降[1280,1281]。

在膳食炎症指数清单中，姜和大蒜是仅次于姜黄的最抗炎的食物[1282]。对十多项随机对照研究进行的荟萃分析发现，每天食用二分之一茶匙到一又四分之三茶匙姜粉，持续4~12周，炎症标志物显著减少[1283]。

姜粉已被成功地用于治疗类风湿性关节炎[1284]和骨关节炎[1285]。它的镇痛效果与布洛芬相当[1286]，而且对胃黏膜具有保护作用[1287]，不会损害胃黏膜[1288]。八分之一茶匙姜粉，只需要1便士，就能像治疗偏头痛的药物舒马曲坦一样有效，而且没有副作用[1289]。在月经来临前的几天里，每天服用三分之一茶匙到一整茶匙的姜粉，可以显著减轻月经疼痛，并显著阻止大量出血[1290]。干燥的姜粉比新鲜的效果更好，因为最有效的抗炎成分是干燥过程中形成的脱水产物[1291]。

大蒜粉也能降低血液炎症标志物水平[1292]。与安慰剂相比，每天三分之一茶匙大蒜粉可以显著改善患有活动性类风湿性关节炎的妇女的疼痛、关节压痛数、疲劳和疾病活动性[1293]。有什么明显的副作用吗？只有体味和口气[1294]。

★译者注：我们常见的肉桂分为两种：一种是锡兰肉桂，或者叫作斯里兰卡肉桂，英文名Ceylon Cinnamon，简称Cinnamon，咖啡甜点里加的肉桂粉就是它；另一种则被称为中国肉桂，英文名Cassia Cinnamon，简称Cassia，它是中餐里我们熟悉的桂皮。

丁香、迷迭香[1295]、莳萝[1296]、肉桂[1297]★（选择锡兰肉桂，而不是中国肉桂[1298]）和可可[1299]（除了和牛奶一起服用）也有抗炎作用。更多信息可见视频"最具抗炎作用的香料（spicy）"。

### 孕晚期，谨慎饮用洋甘菊茶

膳食炎症指数清单中最抗炎的饮料是茶[1300]。绿茶具有很强的抗炎作用，可以在智齿手术后用作漱口水以控制疼痛[1301]。洋甘菊茶具有极强的抗炎作用，以至于在孕晚期经常饮用可能不安全，因为它可能会使胎儿动脉导管过早收缩，动脉导管是一根通过炎症化合物保持开放以使胎儿在子宫内"呼吸"的临时血管[1302]。详细信息请看我的视频"孕晚期要注意的抗炎食物（thirdtrimester）"。

## 抗炎药物

如果炎症在衰老过程中发挥着关键作用，那么服用阿司匹林等非处方抗炎药物又如何呢？

### 阿司匹林

阿司匹林已被证明能够延长小鼠和其他模式生物的寿命[1303]。阿司匹林已经问世一个多世纪了，它可能是世界上最常用的药物之一[1304]。它的有效抗炎成分是水杨酸。数千年来，人类一直使用天然形式的水杨酸（柳树皮提取物）来缓解疼痛和发热[1305]。尽管现在已经有更好的抗炎止痛药了，但它仍然非常受欢迎，其中一个原因是，数百万人每天都把它作为血液稀释剂使用，以降低心脏病发作的风险。

必须权衡每日服用阿司匹林的好处和内出血并发症的风险。更多信息可以看我的视频"都应该服用阿司匹林预防心脏病吗（aspirin）"。简而言之，一般不建议没有心脏病或脑卒中病史的人每天服用1片阿司匹林[1306]，尤其是老年人，因为70岁以上的人患出血并发症的风险急剧增加[1307]。我们怎样才能在没有出血风险的情况下获得抗炎效果呢？

阿司匹林实际上是由两种药物混合而成的，严格来说是乙酰水杨酸。吞下阿司匹林几分钟后，肠道内的酶就会把它分解成乙酰基和水杨酸[1308]。乙酰基会使血小板失活，使血液变稀。如果能直接摄入水杨酸，就能在没有出血风险的情况下对抗炎症。这正是我们可以通过饮食做到的。

### 维生素S

在我的《救命》一书"如何不死在医生手上"一章中，我在关于阿司匹林的讨论中提到了，柳树并不是唯一含有水杨酸的植物。水杨酸广泛存在于植物界的许多水果和蔬菜中[1309]。事实上，选择蔬食的人，血液中水杨酸的浓度不输给那些服用低剂量阿司匹林的人[1310]，但他们最终患溃疡的风险会大幅降低，这是由于植物中的水杨酸会被一些肠道保护性营养素包裹起来[1311,1312]。

完整的[1313]、有机的[1314]、未剥皮[1315]的植物含有更高浓度的阿司匹林植物营养素。最杰出的代表有甜菜、青豌豆、牛油果、椰枣、坚果、可可[1316]、小扁豆和荞麦，但草药和香料的含量最高[1317,1318]。干罗勒[1319]、辣椒粉[1320]、芫荽籽[1321]、干牛至、红椒粉和姜黄都富含水杨酸，但它们都比不上孜然。仅仅1茶匙孜然粉，就可能比1片婴儿剂量的阿司匹林含有更多的水杨酸[1322,1323]。

越辣越好。据计算，辛辣的印度咖喱含有的水杨酸类化合物是温和的马德拉斯咖喱酱的4倍。在印度农村接受测试的素食主义者中，大约四分之一的人的血液中水杨酸含量高于每天服用阿司匹林的人[1324]。这或许有助于解释，为什么传统饮食中含有丰富香料的印度，是世界上结肠直肠癌发病率最低的国家之一[1325]，因为阿司匹林预防结肠直肠癌的效果最为突出[1326]。

水杨酸的好处是你应该尽量选择有机农产品的另一个原因。因为植物将水杨酸作为一种防御激素，当植物被虫咬时，其水杨酸的浓度就会升高。通过喷洒杀虫剂来防治虫害的植物，其产生的水杨酸就少得多。一项研究发现，用有机蔬菜制作的蔬菜汤所含的水杨酸几乎是用传统的、非有机种植的原料制作的蔬菜汤的6倍[1327]。

鉴于阿司匹林的有力证据，公共卫生界的一些人士谈到了普遍存在的"水杨酸不足"的问题，并建议将水杨酸这种化合物归类为一种必需维生素：维生素S[1328]。无论水杨酸还是全蔬食中其他植物营养素的组合，都可以解释全蔬食的好处，解决办法都是一样的：多吃点。

## 温故知新
## FOOD FOR THOUGHT

衰老可以被认为是一种炎症性疾病[1329]。测量炎症标志物水平，如C反应蛋白或IL-6的水平，可以预测老年人的生理和认知表现以及剩余寿命。一项对数千人进行的长期追踪调查研究显示，在那些患有衰老相关疾病的人中，C反应蛋白水平高于10mg/L的人只有约三分之一能活过5年，而C反应蛋白水平低于3mg/L的人只有约三分之一在5年内死亡[1330]。

值得庆幸的是，过度的炎症反应可以通过改变饮食来消除。那些在中年时膳食炎症指数较低的人更有可能健康变老，也就是说能够独立生活，没有重大慢性疾病，没有抑郁症状，没有功能性疼痛，自我感觉整体健康良好——拥有良好的社交健康、良好的身体和良好的心理功能[1331]。与之相关的寿命和健康寿命的延长表明，抗炎可能就是抗衰老[1332]。

为了帮助延缓衰老，每天可以考虑：

* 减少饮食和内源性炎症性晚期糖基化终末产物的暴露（见"糖化"一章）

* 减少衰老细胞释放的SASP（见"细胞衰老"一章）

* 促进细胞自噬，帮助清除炎性细胞碎片（见"自噬作用"一章）

* 使用润肤霜

* 通过减少肉类、乳制品、热带植物油和盐的摄入来避免促炎食物成分，如饱和脂肪酸、内毒素、Neu5Gc和钠（一顿糟糕的早餐可能会在午餐前4小时内使你的C反应蛋白水平翻倍[1333]）

* 多吃抗炎食物，如豆类、浆果、绿叶蔬菜、无盐番茄汁或番茄酱、燕麦、亚麻籽、姜黄、姜、大蒜、肉桂、可可粉、莳萝、绿茶和洋甘菊茶，以及其他富含膳食纤维、花青素和水杨酸的食物

# 第8章

# mTOR：衰老的起搏器

这听起来像科幻小说。从一个神秘岛屿上采取的小瓶泥土中的细菌，可以产生一种延长生命的化合物。研究人员将其命名为雷帕霉素（rapamycin），这是以这种细菌的家园——神秘的复活节岛的名字命名的，当地人称其为拉帕努伊岛（Rapa Nui），以巨大的石雕像闻名[1334]。雷帕霉素会抑制一种被称为mTOR的酶，即"哺乳动物雷帕霉素靶蛋白"。此后，mTOR被描述为"寿命和衰老的主要决定因素"[1335]。

## 越过山丘，加速前进

这种酶到底有什么作用？mTOR是动物生长的主要调控因子[1336]，它的激活会驱动细胞大小和数量的增加[1337]。当我们年轻的时候，mTOR就是一个救生圈，支撑着我们的成长，但当我们变老的时候，它就像一块绑在脚踝上的大石块，把我们拖下水。

mTOR的作用被描述为"没有刹车的超速汽车的发动机"。在这一类比中，衰老是一辆飞驰的汽车，它进入了成年的低速区并造成了严重破坏，因为它没有也不能减速。生物体没有刹车，因为它们从来不需要刹车。在野外，动物通常活得不够长，无法经历衰老，大多数甚至在成年之前就死了，过去人类也是如此。例如，17世纪，很多伦敦人显然连16岁都活不到[1338]。

面对过早死亡，生物体需要尽可能快地生长，以便在死于外部原因之前实现繁殖。最好的进化策略可能是全速奔跑。然而，越过终点线，赢得延续基因的比赛后，我们仍然会以一种不该持续的速度向前倾斜，这部分归因于mTOR这种酶。在童年时期，mTOR是成长的发动机，但在成年后，它可以被认为是衰老的发动机。大自然选择了最亮的火焰，而这团火焰反过来又投下了最黑暗的阴影。

这就是所谓的"衰老权衡理论"，这一概念在学术上被称为"拮抗多效性"。在这一概念中，一个基因在我们年轻的时候具有积极的影响，而在我们年老的时候却会产生消极的影响。这就解释了为什么在生命后期产生有害影响的基因会在一个群体中持续存在[1339]。例如，促炎的"阿尔茨海默病基因"似乎可以保护我们在儿童期免受某些感染，而这些感染是人类一生的主要杀手[1440]。

不受约束的mTOR会全速前进，加速"道路建设"，为新细胞的生长添砖加瓦并取消任何改造或拆除计划。为了不惜一切代价地维持生长，mTOR主动抑制细胞自噬，阻碍细胞清洁和恢复活力[1341]。在"自噬作用"一章中，我解释了这如何导致衰老加速。相反，抑制mTOR并放慢速度似乎可以减缓衰老过程，延长寿命和健康寿命。抑制mTOR被认为是最有效的衰老调节剂[1342]。

从复活节岛收集的土壤细菌并不是为了延缓衰老而制造雷帕霉素的，而是为了减缓它们的天敌土壤真菌的生长[1343]，就像真菌制造青霉素来消灭竞争细菌一样。真菌，从酵母菌开始，就与所有的植物和动物一样，都有mTOR等效基因。mTOR是高级生命形式的通用生长调节剂[1344]。因此，虽然雷帕霉素最初是作为一种抗真菌药物而引起人们注意的，但很快人们就了解到它还有许多其他作用。

## 通用抗衰老药物

许多已发表的研究表明，雷帕霉素通过减缓mTOR的产生来延长实验室小鼠的平均寿命和最长寿命[1345]。如果不是啮齿动物呢？雷帕霉素似乎是一种通用的抗衰老药物，迄今为止，它在所有被试验的动物和其他生物体中都能延长寿命[1346]，这是已知唯一一种这样的药物[1347]。它甚至可以从中年时开始发挥作用。

最初的试验是由美国国家衰老研究所的干预测试计划进行的，于2009年发表，但由于研究人员难以在小鼠的食物颗粒中保持雷帕霉素的稳定性，试验被推迟了。（它不能直接溶解在饮用水里，因为它是脂溶性的[1348]。）等到试验开始进行的时候，小鼠已经600天大了，这相当于人类的60岁[1349]。尽管这些小鼠开始服药的年龄已经很大了，但它们的寿命也延长了12%，相当于人类多活了7年多[1350]。

最初人们争论，雷帕霉素到底是一种真正的抗衰老干预剂，还是只是一种有效的抗癌剂，通过预防肿瘤形成来延长寿命[1351]。mTOR信号在高达80%的人类癌症中过度活跃，在维持肿瘤生长中起着关键作用[1352]。当雷帕霉素在临床上被用于防止器官移植的排斥反应（通过抑制攻击新器官的免疫细胞的增殖）时，研究人员发现了一种特殊的副作用[1353]：它使肿瘤消失了。15名经活检证实有卡波西肉瘤（一种经常影响皮肤的癌症）的患者的皮肤肉瘤病变在开始雷帕霉素治疗后的3个月内消失了[1354]。由于mTOR是细胞生长的主要调控因子，所以癌症发病率的降低并不令人惊讶，但随后的研究表明，雷帕霉素可以做的更多。

在动物模型中，它也可以延长健康寿命[1355]。雷帕霉素可以改善衰老相关的认知和生理功能下降[1356]；再生牙周骨，使牙齿固定[1357]；防止听力丧失[1358]、动脉功能障碍[1359]和肌腱僵硬[1360]。它甚至还可以使年老小鼠的心脏恢复活力[1361]。更引人注目的是，间歇性或短暂地给药就可以提供健康和长寿的好处，例如每5天服用1剂[1362]，或只在中年期服用几个月[1363]。

作为一名养狗人士，我很兴奋地看到关于"狗狗衰老计划"（Dog Aging Project）这项研究。在这项研究中，人们把他们的中年狗狗同伴随机分为低雷帕霉素组、高雷帕霉素组或安慰剂组，为期10周。和小鼠研究一样，雷帕霉素似乎至少部分逆转了狗狗的一些衰老相关的心脏功能障碍，且没有任何副作用。有趣的是，与少数注射安慰剂的狗狗相比，大多数偷偷注射雷帕霉素的狗主人报告说，他们的宠物表现出了更多的活力和能量[1364]。是时候在人类身上试验雷帕霉素了。我在视频"雷帕霉素作为通用抗衰老药（rapamycin）"中总结了迄今为止的雷帕霉素试验。结果怎么样呢？它还没有做好准备。有没有不服药就能抑制mTOR的方法呢？

## 热量限制

为了让生物体尽快达到生育年龄，全速前进当然是有意义的，但有时出于必要，不得不放慢速度。在进化过程中，我们的祖先没有Uber Eats（外卖服务平台）和Instacart（生鲜电商平台）这样的奢侈品。周期性的饥荒是常态。那些在资源匮乏时期没有放慢细胞生长速度的人可能活得不够长，无法将他们的基因传递下去。这就是为什么我们进化出了一种由热量限制触发的制动机制。

还记得AMPK（能量计量酶）吗？当我们的油箱耗尽时，AMPK会切换到节能模式——通过两种不同的机制关闭mTOR，以确保我们在"存款不足"时不会继续疯狂消费。AMPK和mTOR可以被认为是营养感知和生长控制的阴阳两面[1365]。一个上升，另一个下降，这取决于营养的可利用性。

抑制mTOR可能是饮食限制延长寿命效应的主要调控因子[1366]。mTOR可以解释为什么因厌食症住院的女性患乳腺癌的风险只有普通女性的一半[1367]。由于厌食引起的严格热量限制可能抑制mTOR的表达，在乳腺癌患者中，mTOR的表达异常高，并且与更严重的疾病进展以及较低的生存率有关[1368]。当然，作为最致命的精神疾病之一[1369]，神经性厌食症也有巨大的风险，但严格的长期热量限制绝非易事。

热量限制被一些人誉为青春之泉[1370]，但它也可能存在很多副作用，包括危险的低血压，不孕症，伤口愈合缓慢，月经不规律，对寒冷敏感，体力、骨骼和性欲的丧失，以及"抑郁、情绪迟钝和易怒等心理问题"。除此之外，还得一直饿着肚子走来走去。在第二次世界大战期间臭名昭著的明尼苏达饥饿研究\*中，研究者把拒服兵役者当作小白鼠，最终"小白鼠们"开始对食物痴迷，暴饮暴食，许多甚至出现了情绪和心理问题[1371]。即使是进行热量限制的研究人员也很少这样做[1372]。一定有更好的方法可以抑制mTOR。

★译者注：明尼苏达饥饿研究的受试者是不愿意上战场的人，因为参加试验就可以免除兵役，研究的目的是深入了解长时间处于饥饿状态下的身体以及心理变化，以帮助战争期间特别是集中营的平民恢复。

## 蛋白质限制

科学家发现少吃的好处可能并非来自热量限制，而是来自蛋白质限制。一项对动物模型饮食限制的综合比较荟萃分析发现，对延长寿命来说，蛋白质摄入的比例比热量限制的程度更重要[1373]。事实上，在不改变热量摄入的情况下，仅仅减少蛋白质的摄入就具有与限制热量摄入相似的效果[1374]。摄入含8%蛋白质的食物的小鼠比摄入含20%蛋白质的食物的小鼠寿命长40%[1375]。

蛋白质摄入可以驱动mTOR激活，这是有道理的。光有热量（卡路里）是不够的，建筑工人还需要建筑材料。热量不足可以通过激活AMPK来关闭mTOR，但热量并不是mTOR活性的主要诱导因子，作为蛋白质的基本组成部分的氨基酸才是[1376]。这是个好消息。限制蛋白质比限制热量更容易、更安全，而且可能更有效，因为它抑制了mTOR和IGF-1，这两种途径被认为是限制热量对长寿和健康有益的原因[1377]。

有一部分氨基酸特别重要：甲硫氨酸以及异亮氨酸、亮氨酸和缬氨酸这三种支链氨基酸[1378]（之所以这样命名，是因为它们恰好有脂肪侧链从中心结构分支出来）。限制这些特定的氨基酸可以重现限制蛋白质的许多益处，蛋白质限制本身就是热量限制的支点，在实验室里，仅限制甲硫氨酸就足以延长寿命[1379]。因此，限制热量通过抑制mTOR来延长寿命，就像是通过禁食来控制花生过敏一样，虽很有效，但也会带来不必要的过度伤害。

这些加速mTOR的氨基酸集中在哪里呢？在动物蛋白中。乳清蛋白比同等数量的小麦蛋白含有更多的刺激mTOR的亮氨酸[1380]。那些严格遵循蔬食饮食结构的人仍然可能超过总体蛋白质需求，但最终摄入的支链氨基酸（包括亮氨酸）比杂食者少30%，甲硫氨酸少47%。这意味着他们血液中的水平显著降低，这也许有助于解释为什么那些多吃蔬食的人的寿命更长[1381,1382]，癌症发病率更低[1383]。（色氨酸是唯一一种单独限制就能延长大鼠寿命、延缓肿瘤发生、延长平均寿命和最长寿命的氨基酸[1384]。在那些以蔬食为主的人的饮食和血液中也有同样的发现[1385]。）

这也有助于解释像日本冲绳人这样的长寿人群长寿的原因，他们死于衰老相关疾病的风险约为美国人的一半。传统的冲绳饮食以植物为主，只有大约10%是蛋白质，其中不到1%来自动物性食物，这相当于一个月吃一次肉，两个月吃一个鸡蛋[1386]。他们的寿命仅次于那些完全不吃肉的人，如美国加利福尼亚州洛马琳达的素食主义者[1387]，他们可能是历史上任何正式描述的人群中预期寿命最长的[1388]。

吃蔬食还有一个额外的好处，那就是更容易避开棕榈酸。棕榈酸是一种主要存在于肉类和乳制品中的饱和脂肪酸，也被证明可以激活mTOR[1389]。需要注意的是，那些遵循蔬食饮食结构的人，如果不能通过补充剂或维生素B12强化食品保证定期、可靠地获得维生素B12，就可能导致甲硫氨酸分解产物同型半胱氨酸水平升高[1390]。同型半胱氨酸也是一种mTOR激活剂[1391]，但可以通过摄入足够的B族维生素来消除它。

## 亮氨酸限制

为了对抗饮食引起的mTOR增加，一些研究人员建议开发药物来阻止肠道对一些有害氨基酸的吸收[1392]。对我来说，从一开始就少吃一点更有意义。亮氨酸可能是最有效的mTOR激活剂，它集中在对促进生长最有意义的地方：牛奶中[1393]。乳清蛋白含有最多的亮氨酸，比牛肉多75%[1394]。乳清蛋白饮料可以在摄入1小时内显著增强mTOR的激活[1395]。

牛奶的亮氨酸含量是人乳的3倍多[1396]，这是合理的，因为小牛的生长速度比人类婴儿的快40倍左右[1397]。（幼鼠的体重在5天内会增加一倍，所以老鼠的乳汁中亮氨酸的含量是我们的10倍以上，这也是可以理解的[1398]。）不同动物乳汁中的亮氨酸含量不同，以适应它们后代的生长和发育需要。除了人类，没有动物在断奶后会继续喝奶。

牛奶不是一种简单的饮料。它有一个高度复杂的激素信号系统，用来激活mTOR[1399]。当我们喝一个快速生长的物种的乳汁时，尤其是在我们的晚年这样做时，我们可能会"过度激活"mTOR信号[1400]。过度激活mTOR信号的一个早期可见表现可能是痤疮。

痤疮被认为是一种西方文明的疾病，因为它在日本冲绳这样的地方很少见甚至根本不存在[1401]。一个多世纪前，人们首次注意到喝牛奶会加重痤疮[1402]。食用乳制品最多的人患痤疮的风险是食用乳制品最少的人的两倍多[1403]。市场上75%~90%的商业乳制品来自怀孕的奶牛，所以这可能与牛奶中的激素含量有关，但mTOR本身似乎也会增加风险，部分原因是它促进了皮脂的产生[1404]。

痤疮被认为是典型的由mTOR驱动的皮肤病[1405]。事实上，在西方国家，高达85%的青少年有痤疮，这意味着mTOR信号被过度激活[1406]，这也解释了为什么痤疮病史与乳腺癌[1407]和前列腺癌[1408]的风险有关。在几乎100%的晚期前列腺癌患者中，mTOR水平都是上调的[1409]，这可能有助于解释为什么牛奶是前列腺癌发生和扩散的主要饮食风险因素之一[1410,1411]。

喝牛奶的人似乎寿命也较短，除非他们喝发酵牛奶[1412]。在发酵过程中，乳酸菌分解了一些半乳糖、支链氨基酸和microRNA[1413]（见第633页），这也许可以解释为什么摄入酸奶没有同样的风险[1414]。

## 绿茶和西蓝花，都可以抵制mTOR的活性

我们可以吃什么来抑制mTOR的活性呢？番茄粉可以抑制衰老大鼠的mTOR活性[1415]，在体外试验中，番茄提取物可以减缓人类乳腺癌细胞的mTOR激活[1416]，但它们尚未进行临床评估。然而，西蓝花中的化合物已经被测试过了。

十字花科植物中的化合物吲哚-3-甲醇遇到胃酸时，会形成一种叫作二吲哚甲烷（DIM）的化合物[1417]，它被证明可以抑制mTOR的活性[1418]。西蓝花中的另一种产物萝卜硫素，也可以降低mTOR的水平[1419]，这可能有助于解释为什么那些爱吃蔬菜的人平均寿命更长、更健康[1420]。

过度活跃的mTOR信号也可能在孤独症中发挥作用[1421]。来自约翰·霍普金斯大学和哈佛大学的研究人员对患有孤独症的年轻男性进行了一项双盲、随机、安慰剂对照试验，他们发现，每天服用富含萝卜硫素的西蓝花提取物，显示出任何药物都无法比拟的好处[1422,1423]［更多信息见视频"治疗孤独症的最佳食物（autism）"］。

我们可以喝些什么来抑制mTOR的活性吗？将酵母细胞暴露在与喝下一杯咖啡后血液咖啡因含量相当的咖啡因水平下，mTOR的活性会被抑制，足以延长寿命[1424]。在小鼠身上，摄入含咖啡因和不含咖啡因的咖啡都

可以下调mTOR水平至类似的程度，这表明除了咖啡因，咖啡中可能还有其他东西在发挥作用[1425]。同样，绿茶含有类黄酮表没食子儿茶素没食子酸酯（EGCG），它本身在生理相关浓度下可以抑制mTOR的活性[1426]。这可以帮助解释为什么局部使用2%的绿茶乳液可以减少一半的痘痘[1427]，以及为什么喝绿茶与长寿有关[1428]。

## mTOR 与肌肉维持

如果饮食改变对抑制mTOR的活性如此有效，那我们是否应该担心雷帕霉素的副作用？这种酶是两种不同蛋白质复合物——mTOR复合物1（mTORC1）和mTOR复合物2（mTORC2）的一部分。mTORC1是衰老加速器，而mTORC2似乎具有保护作用。不幸的是，雷帕霉素对两者都有抑制作用，而且随着mTORC2被破坏，许多不利影响逐渐显现出来。然而，蛋白质限制仅针对mTORC1，因此你可以获得两全其美的效果[1429]。饮食抑制mTOR的活性有什么不利之处吗？

mTOR信号是抗阻运动中增加肌肉质量所必需的[1430]，这也提出了一种可能性，正如一份康复医学杂志的社论标题所说——"mTOR难题：对肌肉功能至关重要，但对生存很危险"[1431]。然而，"限制亮氨酸可能会加速衰老导致的肌肉流失"这一说法似乎没有得到支持。男性较高的mTOR水平可能有助于解释为什么他们的寿命往往比女性短[1432]，但男性经历的衰老相关肌肉损失率更高[1433]。而且，给老年男性膳食补充亮氨酸几个月，对增加肌肉质量或力量没有任何作用[1434,1435]。

在小鼠中，用雷帕霉素阻断mTOR可以阻止肌肉老化。通过基因工程使小鼠的mTOR过度表达，会导致小鼠肌肉质量的灾难性崩溃，而这可以通过抑制mTOR的活性来预防。因此，mTOR可能会导致有害的肌肉老化[1436]。

## 温故知新
### FOOD FOR THOUGHT

mTOR被认为是衰老的主要驱动因素[1437]，可以说是衰老的"总指挥"[1438]。[mTOR似乎带出了研究者的一语双关：如"迈向战胜衰老"（TORwards a Victory over Aging）[1439]，或者我最喜欢的"TOR的魔法锤"（The Magic 'Hammer' of TOR）[1440]。]也许比任何其他单一的抗衰老策略更重要的是，抑制mTOR的活性会破坏一系列退化过程[1441]，这也解释了为什么mTOR阻断药物雷帕霉素是目前针对衰老设计的最有效的药理学方法[1442]。延缓这种"衰老起搏器"[1443]的非药物方法包括限制某些氨基酸（如甲硫氨酸和亮氨酸）、总体限制蛋白质，或者全面限制饮食。

为了帮助延缓衰老，每天可以考虑：

* 按照14页的所有步骤激活AMPK

* 努力坚持每日推荐的蛋白质摄入量：每千克健康体重0.8克，平均身材的女性每天约45克，平均身材的男性每天约55克

* 尽可能选择植物性蛋白质来源

# 第9章

# 氧 化

厄尔·施塔特曼（Earl Stadtman）是受人尊敬的生物化学家，也是美国科学成就最高荣誉——国家科学奖章的获得者，他曾说过："衰老是一种疾病。人类的寿命仅仅反映了细胞中积累的自由基损伤水平。当损伤累积到一定程度时，细胞就不能正常生存，它们就会放弃。"[1444]

1972年，线粒体衰老理论（mitochondrial theory of aging）首度问世[1445]。这一理论认为，随着时间的推移，自由基对线粒体的损伤会导致细胞功能和能量的丧失。线粒体是细胞的能量工厂。想想一次又一次地给手机充电的过程，每充电一次，电池的容量就会减少一些。同样，当我们的线粒体能量工厂积累自由基损伤时，它们也可能随着时间的推移而失去功能。

## 自由基和氧化应激

要了解自由基究竟是什么以及它们是如何形成的，请参阅我在《救命》一书"远离脑部疾病"一章中关于氧化磷酸化的量子生物学特征的描述。可以这么说，自由基是一种带有未配对电子的很不稳定的、剧烈反应的分子。

电子是物质的微小组成部分，喜欢结伴而行。自由基会试图通过从它们遇到的任何分子中窃取电子来配对它们不匹配的电子[1446]。这可能会产生不同的影响——取决于被"抢劫"的分子类型。当脂肪受到攻击时，细胞膜会被破坏[1447]；当酶成为目标时，分子就会失活[1448]；当其他蛋白质受损时，它们可以分解并产生新的结构，而免疫系统可能会将其作为外来物质进行攻击，从而导致一种自身免疫性炎症[1449]。当自由基从DNA中夺走电子时，基因就会发生突变，DNA链就会断裂[1450]。幸亏身体有一系列抗氧化机制，可以无害地提供多余电子，从而消除自由基。

自由基过多和抗氧化能力不足之间的不平衡，被称为氧化应激（oxidative stress）。线粒体衰老理论认为，氧化应激导致的细胞损伤是衰老的根本因素。因此，衰老和疾病被认为是氧化的结果。看到手背上那些褐色的老年斑了吗？那就是氧化的皮下脂肪和蛋白质。氧化应激被认为是长皱纹[1451]、变得更健忘的原因[1452]，也是器官系统随着年龄增长而出现故障的原因。总而言之，该理论认为身体正在"生锈"[1453]。（生锈是金属的氧化。）这就是我们多吃抗氧化物的基本原理，但真的有用吗？尽管有2万多篇关于抗氧化物的综述发表[1454]，但这仍然是一个有争议的话题[1455]。首先，让我们检查一下关于氧化和衰老的理论是否正确。

## 唯一能解释寿命差异的理论

人们提出了300多种关于衰老的理论。尽管没有一个理论被普遍接受[1457]，但线粒体衰老理论已经持续了近半个世纪，这一事实本身就赋予了它一定的地位[1458]。它的起源甚至可以追溯到比施塔特曼20世纪70年代的提议早几十年的时期，当时科学家注意到，衰老的许多表现与辐射暴露对DNA的破坏作用存在相似之处[1459]。这促使了1956年自由基衰老理论的提出，该理论认为衰老是由组织氧化损伤的积累导致的[1460]。随着人们认识到线粒体是细胞中自由基形成的主要来源，它演变成了线粒体衰老理论[1461]。

任何成功的衰老理论都必须揭开一个根本的谜团：为什么动物的最长寿命差异如此之大。哺乳动物之间有200倍的差别。一些鼩鼱可能只能活1年，而弓头鲸可以活200年或更久[1462]，它还只是第二长寿的动物[1463]。生活在北大西洋的一种叫作北极蛤的蛤蜊，可以活500多年[1464]。这一数字是其他一些只能存活几天的无脊椎动物的数千倍。只有一种衰老理论可以解释这种寿命的差异，那就是线粒体衰老理论[1465]。

这一理论提出，线粒体自由基产生的速率越低，动物的寿命就越长。这不是新陈代谢率的问题。例如，蝙蝠和鸟类新陈代谢旺盛，但寿命相对较长。长寿物种的线粒体似乎更有效率。它们通常漏出更少的电子，这与线粒体DNA的氧化损伤更少有关[1466]。（线粒体有自己的微小DNA环，通常被认为只编码13种蛋白质[1467]，与细胞核中超过2万个基因的大部分DNA编码不同[1468]。）幸运的是，线粒体的效率并不是某种不可改变的特征。我们可以通过运动[1469]或者通过简单的饮食调整来减少甲硫氨酸的摄入量[1470]，从而降低线粒体自由基的产生速率。

## 如何减少甲硫氨酸的摄入量？

哺乳动物组织中的甲硫氨酸含量与最长寿命密切相关。甲硫氨酸含量越低，寿命越长。这在线粒体衰老理论中是有道理的，因为甲硫氨酸是最容易被氧化的蛋白质成分[1471]。高甲硫氨酸水平不仅会使人更容易受到氧化应激的影响，还会积极地引起氧化应激。这甚至可以在试管中得到证明。当将甲硫氨酸滴到分离的线粒体上时，线粒体会开始产生更多的自由基[1472]。为了看看饮食调整是否可以降低它的水平，研究人员进行了测试。

在啮齿动物中，饮食限制减少40%的食物，就会降低线粒体自由基产生的速率，延长寿命。研究发现，这是蛋白质摄入减少的结果。与全面限制饮食相比，仅仅减少蛋白质摄入也有同样的效果，而单独限制脂肪或碳水化合物的摄入既不会影响自由基的形成，也不会影响寿命。进一步的发现表明，蛋白质限制对线粒体功能的有益影响缘于甲硫氨酸的减少[1473]。限制饮食中除甲硫氨酸以外的所有氨基酸，对线粒体自由基的产生或DNA的损伤均无影响，但仅限制甲硫氨酸就会对它们都产生影响[1474]。由此我们得出的结论是，线粒体的电子泄漏似乎受到饮食中甲硫氨酸含量的控制[1475]。

坚持7周限制大鼠甲硫氨酸的摄入可以减少电子泄漏、自由基形成和线粒体DNA损伤[1476]。与线粒体衰老理论一致，这似乎可以延缓衰老，因为一系列衰老相关退行性疾病的发病率降低了，寿命也就延长了[1477]。正如在其他抗衰老途径，如"自噬作用"一章中所讨论的，饮食限制可以通过多种方法来延长寿命，但全面限制饮食对延长寿命的有益作用，50%可归功于甲硫氨酸的限制[1478]。

有三种方法可以减少甲硫氨酸的摄入量。可以减少食物的总摄入量，但这会让我们感到饥饿。可以通过减少蛋白质的总摄入量来减少甲硫氨酸的摄入量[1479]。许多美国人的蛋白质摄入量是所需量的两倍多[1480]，所以这可能是一个从过量摄入到推荐量摄入的问题[1481]。这样做可以在几周内提供一系列代谢回报，这可能是支链氨基酸摄入量同时下降的结果[1482]。第三种减少甲硫氨酸摄入量的方法是用植物蛋白代替动物蛋白[1483]（见第696页"食物中的甲硫氨酸含量"图表）。

曾经豆类（黄豆、豌豆、鹰嘴豆和小扁豆）中相对较低的甲硫氨酸含量被认为是一种营养劣势，但长寿研究人员发现，限制甲硫氨酸的摄入具有众多好处，这"很讽刺地将这种营养劣势转化为一种强大的优势"[1484]。数据显示，豆类消费可能是世界上预测老年人生存最重要的饮食因素[1485]，也是长寿的"蓝色地带"饮食的基础[1486]。蔬食使甲硫氨酸限制作为一种延年益寿的策略变得可行[1487]。

## 抗氧化补充剂怎么样？

抗氧化补充剂是一个价值数十亿美元的产业[1488]，经常被吹捧为具有抗衰老功效。然而，大量研究并未找到这种功效的明确证据[1489]。那些服用抗氧化补充剂的人似乎并没有活得更久[1490]。更重要的是，在随机对照试验中，β-胡萝卜素、维生素A和维生素E补充剂似乎会提高死亡率[1491]。实际上，服用错误补充剂的人可能在花钱减寿。

我在视频"为什么抗氧化补充剂不能延长寿命（antioxsupplements）"中解释了其中的原因。例如，补充剂中只含有少量抗氧化物，而人体依赖数百种抗氧化物，它们共同形成一个网络来帮助清除自由基[1492]。高剂量的单一抗氧化物可能会破坏这种微妙的平衡[1493]。抗氧化物不是单独起作用的，而是协同发挥作用的[1494]。从本质上讲，整体可能大于其各部分之和[1495]。

正如我在视频中解释的那样，最重要的是，线粒体DNA和自由基形成源之间的近距离接触甚至直接接触可能解释了为什么抗氧化物不能减缓衰老的速度[1496]，但这并不意味着抗氧化物不能预防那些与线粒体外99.999995%的DNA氧化损伤有关的衰老相关疾病[1497]。

## 自由基加速衰老

我们的非线粒体DNA被隔离在细胞核内，远离线粒体的直接攻击，但仍然受到自由基的持续攻击。每天，我们的基因组遭受大约7万次撞击，主要表现为DNA双螺旋结构的单链断裂。幸亏我们有一系列DNA修复机制（2015年诺贝尔奖的主题），能够在细胞分裂并将DNA损伤作为突变传递下去之前修复断裂[1498]。不幸的是，我们的DNA修复能力随着年龄的增长在下降[1499]，这也许可以解释老年人DNA损伤的积累[1500]（百岁老人的氧化损伤往往相对较少）[1501]。为什么我们相信这不仅是衰老的结果，还是衰老的原因呢？最令人信服的证据是，大多数罕见的遗传性早衰综合征是由DNA修复基因的突变引起的[1502]。癌症治疗的长期效果也有相似之处。

放疗和基因毒性化疗通过有目的地制造自由基诱导的DNA损伤来杀死快速分裂的癌细胞。然而，所有暴露的细胞都会受到影响，而不仅仅是癌细胞。如果DNA损伤是衰老的驱动因素，那么可以预料，这些癌症幸存者可能会过早地患上衰老相关疾病，事实似乎也确实如此，幸存者比预期早几十年患上关节炎等疾病。20%的儿童癌症幸存者在50岁之前会经历心脏病发作或脑卒中，而在他们的兄弟姐妹中，这一比例仅为1%。65岁以上的老年人中有10%身体衰弱，失去了耐力和力量。这与儿童癌症幸存者30多岁时身体衰弱的比例相同。无论由于DNA修复的先天缺陷，还是由于暴露于基因毒性物质，过量DNA损伤的后果似乎都是相同的：加速衰老[1503]。

氧化应激与头发变白[1504]，白内障、关节炎、衰弱、神经退行性疾病、心血管疾病、肾脏疾病和肺部疾病的发生[1505]，老年性黄斑变性[1506]，以及肌肉损失[1507]等有关。降低小鼠的抗氧化能力会加速听力丧失、白内障形成和心脏功能障碍，而提高抗氧化能力会产生相反的效果[1508]，从而延缓衰老相关疾病的发生[1509]。因此，在衰老途径中，调节寿命可能需要抑制自由基的形成，但延长健康寿命可能需要通过增强我们的抗氧化能力，帮助消除由此产生的氧化应激来实现。

## 人类的原始饮食

关于人类营养的旧石器时代饮食理论认为，过去10000年的农业革命只是进化上一眨眼的工夫，人类已经适应以瘦肉为主的旧石器时代饮食[1510]。为什么止步于此呢？如果把整个进化时间缩短为一年，那么人类在石器时代的最后20万年也不过几天，只代表了我们从共同的类人猿祖先开始进化的大约2000万年的最后1%[1511]。

在我们真正形成的时期,即我们学会如何使用工具之前90%的岁月里,营养需求反映了我们祖先的过去,那时他们主要吃树叶、花朵和水果[1512],与其类人猿同类相似[1513]。这可以解释为什么水果和蔬菜不仅对我们有益,而且实际上对人类生存至关重要[1514]。

人类是为数不多适应蔬食的哺乳动物之一,如果摄入不足,我们实际上可能会死于坏血病——一种由维生素C缺乏引起的疾病[1515]。大多数其他动物会自己制造维生素C,但是当进化到整天在树上闲逛以及吃水果和蔬菜时,我们的身体就没有必要花费那么多精力来做同样的事情了[1516]。

据推测,其他少数哺乳动物自身无法合成维生素C,如豚鼠、果蝠和一些兔子,与类人猿一样,它们都是食草动物,这并不是巧合[1517]。来自石器时代人粪化石的数据告诉我们,我们的祖先可能摄入了比现在多10倍的维生素C和膳食纤维[1518,1519]。这些令人难以置信的高营养摄入仅仅是一直吃全蔬食不可避免的意外收获,还是它们实际上发挥着一些重要的功能,如抗氧化[1520]?

植物从无到有产生了一系列引人注目的抗氧化物,以保护自己的结构在光合作用"风暴"中免受自由基的侵害[1521]。植物可以整天躺在阳光下而不被晒伤是有原因的(对我们来说,晒伤是对紫外线诱导的自由基造成的DNA损伤的一种炎症反应)[1522]。人体必须保护自己免受相同类型的促氧化剂的侵害,所以人类进化出了一系列令人惊叹的抗氧化酶,它们很有效,但并非永不犯错。事实上,随着年龄的增长,自由基可以破坏我们的防御系统,造成累积性的DNA损伤[1523]。这就是植物可以发挥作用的地方。

由于富含抗氧化物的植物是我们祖先饮食的重要组成部分,所以我们不需要进化出那么强大的抗氧化系统。让饮食中的植物提供一部分,如提供一部分维生素C,这样我们就不用自己制造了[1524]。植物的帮助很可能减轻了人类自身防御能力进一步进化发展的压力。所以，我们开始依赖从饮食中获取大量蔬食，如果不这样做，我们就可能遭受不利于健康的后果。

在进化史上，我们是从什么时候开始停止摄入富含抗氧化物的植物的呢？即使在石器时代，这也不是问题。直到最近，我们才开始放弃食用全蔬食[1525]。今天，旧石器时代饮食和低碳水化合物饮食的追随者们实际上可能比那些遵循标准西方饮食的人摄入更多的蔬菜[1526]。这太棒了！问题不在于人们想通过把垃圾食品换成蔬菜来减少碳水化合物的摄入，而在于从蔬食向动物性食物的转变。根据纽约大学营养学名誉教授玛丽恩·内斯特尔（Marion Nestle）的说法，如果对祖先饮食的人类学研究有什么结论的话，那就是"主要以蔬食为基础的饮食可以促进健康和长寿……"[1527]。

## 哪些食物的抗氧化物最丰富？

史前祖先比我们摄入更多的抗氧化物，但他们对它们的需求又不多。在现代生活中，我们被许多新的促氧化应激源包围，从空气污染和香烟烟雾，到酒精和垃圾食品以及杀虫剂和工业化学物质[1528]。这使得用富含抗氧化物的食物来增强我们固有的抗氧化机制变得更加重要。今天，我们可以在一年中的任何时候从世界各地获得时令农产品，如冷冻浆果，这使得我们更容易从饮食中摄入稳定的抗氧化物。

由于饮食的总抗氧化能力与患癌症和死于癌症及各种原因的风险较低有关[1529,1530,1531]，科学家开始着手寻找最富含抗氧化物的食物。来自世界各地的16位研究人员发布了一个食材抗氧化能力数据库，涵盖了3000多种不同的食物、饮料、补充剂、香草和香料。测试对象包罗万象，从船长牌麦片（Cap'n Crunch cereal）到非洲猴面包树树叶的干燥碎片，以确定哪些食材的抗氧化物含量最高。他们甚至测试了几十个品牌的啤酒[1532]［奥地利的圣诞老人啤酒（Santa Claus beer）稳居第一］。啤酒实际上是美国人饮食中抗氧化物的第四大来源[1533]。可以在网页antioxidantlist的图表中，查看你最喜欢的食物和饮料的抗氧化物含量排名。

没有必要把网页中整整138页的图表贴在冰箱上。只要记住一个简单的规则：平均而言，蔬食所含的抗氧化物比动物性食物高出64倍[1534]。正如研究人员所指出的那样："富含抗氧化物的食物都来自植物界，而肉类、鱼类和其他来自动物界的食物的抗氧化物含量都很低。"即便是圆生菜（96%是水[1535]，是我所能想到的健康效益最低的蔬食），也含有17个单位的抗氧化能力（使用改良的FRAP法测定，每10克所含的微摩尔数）。一些浆果的抗氧化能力超过1000个单位，在这一点上，圆生菜相形见绌。然而，将圆生菜的17个单位与一些常见的动物性食物相比，圆生菜又略胜一筹。新鲜鲑鱼只有3个单位的抗氧化能力，鸡肉只有5个单位，脱脂牛奶和煮熟的鸡蛋只有4个单位。研究小组得出结论："以动物性食物为主的饮食抗氧化物含量较低，而以各种蔬食为主的饮食抗氧化物含量丰富，这些食物和饮料中保存着数千种生物活性抗氧化的植物化学物质。"

在蔬食中，浆果的抗氧化能力平均是其他水果和蔬菜的10倍，仅次于香草和香料。樱桃的抗氧化能力可高达714个单位，没有必要挑选特定的食物来增加抗氧化物摄入量。只要努力在每餐中加入各种水果、蔬菜和无盐调味料，就可以不断地为身体提供抗氧化物，帮助身体抵御衰老相关疾病。

## 提高血液抗氧化能力

正如可以测量食物和饮料中抗氧化物的含量一样，你也可以测量血液中抗氧化物的含量。与大多数食物相比，人体内的抗氧化物含量少得可怜。就像肉一样，我们甚至没有达到圆生菜的水平[1536]。话又说回来，我们就是肉身，所以我想这并不奇怪。

不仅仅是在试管中测量食物的抗氧化能力，追踪进食后血液抗氧化能力的变化也可以证实抗氧化物是否被有效地吸收到身体系统中。抗氧化补充剂可能无法改变现状[1537]或减少氧化性DNA损伤[1538,1539]，但水果和蔬菜可以做到这两点[1540,1541,1542]。血液的抗氧化能力越强，我们的寿命就越长[1543]。

血液抗氧化能力可能只是总体健康饮食的一个标志[1544]，但至少有一项研究发现，其降低死亡率的益处与膳食纤维摄入量无关[1545]。因此，我们并不是因为吃了更多的全蔬食而活得更久，茶可能是一个干扰因素。茶不含纤维，是美国人饮食中抗氧化物的主要来源[1546]。饮茶本身就与更长的寿命有关[1547]，因此，如果在控制茶摄入量后，保护性抗氧化物与过早死亡风险之间的关联仍然存在，那这便是一件有趣的事情。

## 每餐都要吃富含抗氧化物的食物

每顿饭都是一个机会，可以在促氧化或抗氧化方向上打破平衡。吃一顿缺乏抗氧化物的饭，就会使我们处于促氧化状态数小时，与此同时，血液中的抗氧化物水平也会下降，体内储存的抗氧化物会慢慢耗尽[1548]［详细信息见视频"每天需要吃多少富含抗氧化物的食物（antioxidantmeals）"］。我们不想每天都倒退，使体内的抗氧化物比醒来时少。在疾病、二手烟、空气污染或睡眠不足导致氧化应激增加的情况下，这一点尤为重要[1549]。

《生物医学光学杂志》发表了一项引人注目的研究，详细介绍了一项新颖的实验。在这项实验中，德国研究人员使用氩激光，无创追踪人体的抗氧化物水平，实时测量皮肤中抗氧化物水平的波动。最重要的发现是，抗氧化物水平会在压力事件发生后的两小时内急剧下降，可能需要长达3天的时间才能恢复正常[1550]。失去只要几个小时，但恢复需要好几天，所以当有压力、生病或感到疲劳时，健康的饮食尤为重要。理想情况下，应该每餐都食用富含抗氧化物的食物。

## 如何减少DNA损伤？

令人遗憾的是，大多数美国人吃很多浅色食物，如白面包、白土豆、白色意大利面和白米饭，其实色彩鲜艳的食物往往更友好，因为它们富含抗氧化色素。蓝莓是颜色最鲜艳的食物之一，它的数据也没有让人失望。半杯蓝莓可以在吃了一份不含浆果的含糖早餐麦片后的几个小时内，减缓血液抗氧化能力的下降（尽管四分之一杯不能）[1551]。每天随机摄入两次蓝莓蔬果昔的人在6周内会使血液中有效的自由基水平减少一半，这也意味着DNA保护机制的增强[1552]。

研究人员在受试者吃两杯解冻的冷冻蓝莓之前和之后抽取其血液，并将他们的白细胞暴露在过氧化氢形式的自由基中[1553]。蓝莓在被食用1小时内显著减少了随之而来的DNA损伤。然而，这种保护作用是短暂的，DNA的脆弱性在两小时内恢复原状，所以应该每天多吃几次富含抗氧化物的食物。

在试管中，柠檬、柿子、草莓、西蓝花、芹菜和苹果都可以为人体细胞提供DNA保护，前提是这些活性成分可以保护性浓度被血液吸收[1554]。然而，有一些食物已经被证明在实际食用时可以减少DNA损伤：

● 每天1盎司混合坚果（核桃、杏仁和榛子）可以在12周内减少DNA损伤[1555]；

● 每天5茶匙番茄酱可以在两周内减少DNA损伤[1556]；

● 每天四分之三杯微波加热的冷冻菠菜[1557]或1杯其他煮熟的绿叶蔬菜[1558]可以在3周内减少DNA损伤；

● 每天4茶匙菠菜粉可以在两周内减少DNA损伤[1559]；

- 每天两杯蒸抱子甘蓝可以在6天内减少DNA损伤[1560]；
- 运动前两小时吃一份西洋菜可以减少运动诱导的DNA损伤[1561]；
- 大约一杯半绿茶[1562]或番茄汁[1563]、橙汁[1564]、血橙汁[1565]、胡萝卜汁[1566]，可以在几小时到几周内减少DNA损伤；
- 8个猕猴桃可以在4小时内减少损伤[1567]，或者连续3周每天吃1个猕猴桃（每天吃1个、2个或3个猕猴桃没有显著差异）[1568]。

猕猴桃[1569]、煮熟的胡萝卜[1570]和绿茶[1571]还能够促进DNA修复——以前被认为不容易受饮食影响[1572]。我们能直接吃补充剂吗？含有与胡萝卜等量α-胡萝卜素和β-胡萝卜素的补充剂没有同样的效果[1573]。

苹果[1574]、橙子[1575]、菠菜[1576]和蓝莓[1577]等天然食物的提取物已被证明可以延长秀丽隐杆线虫的寿命，还有一些单独的植物营养素，如没食子酸，不仅可以延长秀丽隐杆线虫的寿命[1578]，还可以在几天内减少人体DNA的损伤[1579]——每天摄入半杯草莓、半个杧果或几汤匙角豆粉就能达到这种效果，不过天然食物的效果可能更好[1580]。研究发现，整个苹果提取物能使秀丽隐杆线虫的平均寿命延长39%，这是单一苹果成分或单一苹果植物营养素[1581]（如槲皮素）的两倍多，后者仅能延长15%的平均寿命[1582]。柠檬水，即使不是整个柠檬，与一生饮用普通饮用水相比，也延长了小鼠的寿命和健康寿命[1583]。余甘子[1584]、肉桂[1585]、可可[1586]和姜黄[1587]都被证明可以延长果蝇的寿命。在人类中，每天摄入一杯煮熟的菠菜或三分之二杯黑莓，就能使过早死亡的风险降低7%[1588]。

## 香草和香料，你值得拥有

香料是最有效的DNA保护剂。一周内每天吃两茶匙迷迭香或鼠尾草、一茶匙半姜粉或孜然粉、四分之三茶匙红椒粉，或者十分之一茶匙熟姜黄，都能防止DNA链断裂[1589]。每天四分之一茶匙余甘子粉也能减少DNA

损伤[1590]。这是意料之中的，按重量算，香草和香料的抗氧化物含量最高[1591]。

香草和香料的抗氧化能力是坚果和种子的10倍。当然，吃一盎司坚果比吃一盎司肉豆蔻要容易得多，但一些香草和香料的抗氧化物含量非常高，即使只有一小撮也能产生很好的效果。例如，在一碗全麦意大利面中加入一茶匙干牛至，配上蒸西蓝花，就可以使这道菜的抗氧化能力几乎翻一番。即使只有三分之二茶匙墨角兰也能起到同样的作用。半茶匙肉桂的抗氧化物含量是一碗燕麦片的5倍多[1592]，我们已经证实了它的生物利用度。十几个随机对照试验表明，肉桂（包括中国肉桂和锡兰肉桂）可以提高血液的抗氧化能力，减少自由基损伤，剂量从每天半茶匙到一茶匙半不等[1593]。

别忘了新鲜的香草。一汤匙新鲜的香蜂叶的抗氧化物含量大约是生菜和番茄沙拉的两倍，与半汤匙牛至或薄荷，或四分之三茶匙墨角兰、百里香或鼠尾草的抗氧化物含量相当[1594]。请记住，数十项随机对照试验已经表明，小剂量的姜[1595]和大蒜[1596]可以提高血液的抗氧化能力，减少自由基损害，所以当你制作调料时，试着把它们加入进去。

群雄之首是谁？丁香。我最喜欢的一种享用丁香的方式只需要几分钟的准备时间。简单地用微波炉烤一个红薯，然后加入一些肉桂和一小撮丁香，这样就有了美味的南瓜派味道。一种便宜、简单、容易制作的零食中的抗氧化物，比坚持美国标准饮食的人一周内摄入的还要多[1597]。

可可怎么样？人们发现，食用可可可以降低氧化应激标志物水平并降低血压[1598,1599]。黑巧克力对我们也有同样的作用，但白巧克力或牛奶巧克力不行[1600,1601]。然而，可可能够中和牛奶的促氧化作用[1602]，而豆浆实际上可以减少自由基损伤[1603]（米浆可能会使情况更糟）[1604]。

> **注意盐的摄入**
>
> 钠是一种常被忽视的促氧化膳食成分。我在视频"钠与动脉功能（salty）"中有深入介绍，从根本上说，一顿高盐饮食可以在30分钟内显著抑制动脉功能[1605]，它是通过抑制体内一种叫作超氧化物歧化酶的强大抗氧化酶做到这一点的[1606]，这种酶通常每秒可以分解100万个自由基[1607]。

## 保护DNA的饮料

虽然吃完整的水果是最好的，但随机对照试验发现，酸樱桃汁[1608]、橙汁[1609]、石榴汁[1610]、番茄汁[1611]、麦草汁[1612]和低糖蔓越莓汁[1613]也可以减少自由基损伤。葡萄汁还能提高血液的抗氧化能力[1614]，那葡萄酒呢？

红葡萄酒能显著提高血液的抗氧化能力[1615]，甚至可以缓冲（但不能消除）由包括炸鱼的地中海饮食引起的氧化峰值[1616]。然而，长期饮酒似乎没有帮助。研究人员随机让吸烟者连续几周每天喝两杯红葡萄酒、白葡萄酒或脱醇葡萄酒，结果发现，只有那些喝脱醇葡萄酒的人的氧化应激标志物水平有所下降[1617]，可能是因为酒精具有促氧化作用[1618]。

研究发现，与滴酒不沾的吸烟者相比，喝酒的吸烟者遭受的DNA损伤多达两倍，但在其他因素相同的情况下，喝绿茶的吸烟者遭受的DNA损伤要少三分之一[1619]（更好的是那些根本不吸烟的人，他们的DNA损伤大概只有十分之一。）。虽然咖啡[1620]和绿茶[1621]都不能阻止高脂饮食引起的氧化应激，但绿茶和红茶都能在摄入30分钟内增加血液的总抗氧化能力，这种能力至少可以持续两个小时(绿茶的效果比红茶好50%左右。)[1622]。虽然关于往茶里加牛奶的效果的数据好坏参半，但大多数研究表明，在茶中加入牛奶会降低甚至完全抑制茶的抗氧化特性[1623]。

在短短1个小时内，一杯绿茶就能显著提高DNA修复酶的活性，这种酶能修复DNA的氧化损伤，每天喝两杯，持续1周，DNA修复酶的活性会提高更多[1624]。在4周内每天喝一大杯（300毫升）绿茶，可以从一开始就提高DNA对自由基损伤的抵抗力[1625]。事实上，茶具有很强的DNA保护作用，可以用来储存新鲜的精子样本，直到精子样本被适当地冷藏[1626]。

## 促氧化剂如何产生抗氧化作用？

具有讽刺意味的是，抗氧化和DNA修复防御的集结似乎是绿茶温和的促氧化作用的结果，这一现象与"运动引起的氧化应激悖论"相似[1627,1628]。超级马拉松运动员在比赛中可能产生非常多的自由基，这些自由基可以破坏自身细胞中相当大比例的DNA[1629]。为什么看似健康的行为（运动）会产生有害的影响呢？因为运动本身并不一定是健康的行为，关键是之后的恢复期[1630]。例如，运动训练已被证明可以通过增加抗氧化酶的活性来增强抗氧化能力。所以，运动员的DNA可能会在比赛中受到冲击，但是，1周后，他们的DNA损伤并不仅仅是回到了基线水平。他们的日常DNA损伤甚至更低，可能是因为先前的运动增强了他们的抗氧化防御[1631]。

这样，绿茶和运动的轻度氧化应激就可以被视为有益的，类似于接种疫苗。给身体一点点小的挑战，可能会引起长期有利的反应。低水平的破坏可以上调保护机制，也就是说"那些杀不死我们的东西，只会让我们更强大"，这一概念也被称为"毒物兴奋效应"[1632]（见第609页）。

服用抗氧化剂，如维生素C和维生素E补充剂，会阻止体力活动引起的抗氧化酶活性增强，从而削弱随之而来的一些健康益处，但吃富含抗氧化物的食物可以两全其美[1633]。虽然维生素C补充剂似乎会损害身体功能[1634]，但水果[1635]和蔬菜[1636]具有有益作用，能在不破坏保护性适应反应的情况下改善身体功能[1637]。事实上,水果和蔬菜甚至可以增强运动的好处。研究表明,黑加仑[1638]和柠檬马鞭草[1639](一种富含抗氧化物的草本茶)都能防止运动引起的氧化应激,同时还能提高对运动的适应能力。

考虑到某些温和的促氧化应激源的毒物兴奋效应,如绿茶和运动,"抗氧化剂有益,自由基有害"[1640]这种过于简单的说法必须加以修正[1641]。也许没有比西蓝花更明显的例子了。

## 十字花科蔬菜,按下抗氧化的开关

从植物中摄取的膳食抗氧化物只是我们抵御自由基的第二道防线[1642]。第一道防线是我们自身的抗氧化酶。人体每小时自然产生$1 \times 10^{22}$个自由基[1643]。这就是为什么我们要制造像过氧化氢酶这样的酶,过氧化氢酶是我们体内反应最快的酶,每秒钟能够将数百万个过氧化氢分子分解成水和氧气[1644]。(你知道把过氧化氢倒在伤口上会发出嘶嘶声吧?这是由过氧化氢酶形成的氧气气泡产生的。)有什么方法可以增强我们的第一道防线的防御能力呢?

20世纪80年代,科学家先在数十个[1645],然后在数百个[1646]细胞保护基因的启动子区域发现了一个特定的基因序列。他们发现,它能促进编码抗氧化酶的基因的表达,这些抗氧化酶可以直接消灭自由基,比如过氧化氢酶[1647],它可以合成抗氧化物谷胱甘肽[1648],甚至可以促进编码DNA修复酶[1649]和肝脏解毒酶的基因[1650]。与这些所谓的抗氧化反应元件结合的任何物质都可以立即激活抗氧化机制。

20世纪90年代,人们发现了这一触发因子,并称之为Nrf2,它是一种漂浮在细胞质中的蛋白质,通常与抑制蛋白结合[1651]。抑制蛋白被氧化时,会释放出Nrf2,Nrf2随后能够潜入细胞核中,与抗氧化反应元件结合,激活强大的抗氧化保护[1652]。整个过程可以在15分钟内完成[1653]。Nrf2被认为是"环境应激反应的主要调控因子"[1654]，在所有细胞中普遍表达[1655]，只等着被释放，按下紧急按钮，集结细胞防御。

Nrf2也被科学家称为"健康的守护者，长寿的看门人"[1656]。增强Nrf2信号可显著延长秀丽隐杆线虫[1657]和果蝇[1658]的寿命，而且与10种不同的啮齿动物的最大寿命潜力相关[1659]。例如，在长寿的裸鼹鼠中，Nrf2基因过度表达，是小鼠的6倍[1660]，同时抑制蛋白的表达也较低[1661]。这可能不仅有助于解释为什么它们的寿命是小鼠的8倍[1662]，也可以解释为什么杀死相同比例的裸鼹鼠皮肤细胞，需要高达100倍的重金属和化疗药物等毒素浓度[1663]。它们就是小小的排毒机。

不幸的是，Nrf2水平和信号传导能力会随着年龄的增长而下降[1664,1665]。例如，30分钟的骑行可以提高Nrf2水平[1666]，但地球上最有效的天然Nrf2诱导物可能是萝卜硫素[1667]，咀嚼西蓝花、羽衣甘蓝、芥蓝、圆白菜和花椰菜等十字花科蔬菜时，就会形成这种化合物。萝卜硫素，就像绿茶和姜黄中的活性成分一样，通过氧化其抑制蛋白来释放Nrf2，从而使年老的小鼠恢复活力[1668]。被喂食萝卜硫素的老年小鼠实际上比年轻小鼠有更强的握力，并与其在跑步机上表现一样好[1669]。Nrf2激活减少了DNA损伤和肌肉损失，改善了心脏功能，延长了寿命。

那我们呢？萝卜硫素还可以恢复我们衰老组织中Nrf2的活性[1670]，这可能可以解释为什么萝卜硫素可以延缓人类干细胞的衰老[1671]。每天一颗西蓝花可以显著减少香烟对DNA的损害[1672]，每天两杯孢子甘蓝可以最大限度地减少一种熟肉致癌物杂环胺对DNA的损害[1673]，每天大约三分之一杯西蓝花芽可以帮助身体清除空气污染中的苯[1674]。一项研究发现，萝卜硫素可以抑制柴油废气导致的炎症——研究中，这些柴油废气被喷到受试者的鼻子里，其浓度接近在洛杉矶高速公路高峰时段暴露几个时间的水平[1675]。

十字花科蔬菜可以促进排毒途径，以至于大量吃西蓝花的人可能需要喝更多的咖啡才能获得同样的兴奋感，因为清除咖啡因的药物代谢大大加快[1676]。十字花科蔬菜提供的保护甚至可以在局部得到证明。晒太阳前在皮肤上涂抹西蓝花提取物,可以通过激活Nrf2来减少紫外线造成的组织损伤,从而将晒伤后的红肿程度降低35%[1677]。

萝卜硫素可以激活Nrf2,这一发现可以说预示着"营养科学的新范式"[1678]。难怪十字花科蔬菜的摄入与心血管疾病、癌症以及全因死亡风险降低有关[1679]。即使是那些平均每天只吃一朵西蓝花的人,死亡率也比那些吃得很少或根本不吃的人要低[1680]。然而,西蓝花的延年益寿功效可能不仅在于萝卜硫素。饮食中添加1%西蓝花的动物寿命更长,但那些只摄入同样数量西蓝花中含有的萝卜硫素(不含西蓝花本身的化合物)的动物寿命却没有延长。萝卜硫素沙拉胜过萝卜硫素补充剂[1681]。

### 如何增加萝卜硫素的形成?

使生的十字花科蔬菜酸化,可以促进萝卜硫素的形成。例如,在圆白菜丝沙拉中加入柠檬汁可能会有一点帮助,但加入醋更好,可能是因为醋的酸含量更高。然而,在烹饪圆白菜时,情况可能正好相反。煮熟的紫甘蓝应该保持蓝色,而不是粉色,这表明一个更碱性的环境有助于防止关键的十字花科成分降解[1682][见视频"用紫甘蓝测试你的饮食(cabbageph)"]。不过,烹饪时最关键的因素是在切菜和加热之间暂停一下,我在《救命》一书"十字花科蔬菜,个个是抗癌防癌高手"一章和视频"烹饪西蓝花的第二个策略(hackandhold)"中详细介绍了这一策略:切好后,先不要下锅。

## 脂肪氧化要小心

我们知道有些食物具有抗氧化特性，而另一些食物总体来说是促氧化剂。正如人们设计了膳食炎症指数来衡量抗炎和促炎食物的平衡一样，目前人们已经开发出了20多种氧化平衡评分系统。一般来说，天平越偏向促氧化一侧，患心脏病、肾病、癌症的风险和全因死亡风险就越高。尽管所有不同的评分系统都有不同的组成部分，但它们一致认为，运动、十字花科蔬菜和全蔬食的某些成分，如膳食纤维和类胡萝卜素等植物营养素，是净抗氧化的，可以清除自由基；而肉类、酒精、脂肪以及吸烟等活动是促氧化的，会产生自由基。在所有膳食促氧化剂中，饱和脂肪酸是最糟糕的[1683]。

杂环胺是烹饪肉类或吸烟时形成的一种致癌化合物[1684]，可以诱导自由基的形成[1685]，但这并不是肉和肉制品导致氧化应激的唯一原因[1686]。我们的胃就像一个"生物反应器"[1687]，血液和肌肉中的血红素蛋白在胃的酸性环境中会使脂肪氧化。事实证明，在屠宰动物的过程中，比如屠宰鸡的过程中，只会流出鸡体内大约一半的血[1688]，而剩余的血可能是脂肪氧化的强大促进剂，因此一些业内人士主张在屠宰过程中增加断头步骤[1689]。

当我们摄入氧化的脂肪时，脂肪会变成加速动脉粥样硬化的低密度脂蛋白胆固醇颗粒，最终成为人类死亡的主要原因[1690]。每天吃烤火鸡肉排，连续4天，血液低密度脂蛋白中的氧化脂肪水平就会翻倍[1691]（不过，吃肉的同时吃点浆果可以缓解有害影响，可见"浆果"一章）。这可能有助于解释为什么素食主义者不容易患心血管疾病[1692]，但植物油加热时也会产生氧化脂肪[1693]。因此，与吃超加工垃圾食品少的人相比，吃得多的人的DNA损伤率更高，就一点也不奇怪[1694]。然而，由于"可怕的氧固醇"（见第139页），动物脂肪的氧化可能更糟糕[1695]。

> **素食主义者的抗氧化状态**
>
> 系统[1696]和非系统[1697]综述都得出结论：蔬食可以防止自由基损伤，这也许可以解释为什么素食主义者寿命更长[1698]。例如，大多数研究表明，素食主义者的氧化应激水平较低[1699,1700,1701,1702,1703,1704,1705,1706]，但有些研究表明，与食肉者[1707,1708]或食鱼者[1709]相比，素食主义者的氧化应激水平没有显著差异，有时甚至更高[1710,1711]。正如我在视频"素食主义者的抗氧化状态（antioxveg）"中所描述的那样，这种差异可能是由于素食主义者缺乏维生素B12[1712]，即使是无症状的维生素B12缺乏也与氧化应激水平升高有关[1713]。稳定可靠的维生素B12来源对于充分利用蔬食的各种好处是至关重要的[1714]。

## 小心食物中的胆固醇氧化物

血液中胆固醇水平过高一直被认为是阿尔茨海默病的主要危险因素[1715]。虽然胆固醇不能直接穿过血脑屏障[1716]，但胆固醇氧化产物（Cholesterol Oxidation Products, COPs）可以。氧化胆固醇也被称为氧固醇（oxysterols），存在于血液中的氧固醇在脑中积累[1717]，被认为是阿尔茨海默病发生的驱动力[1718]。我在视频"氧固醇是阿尔茨海默病的诱因（copdementia）"中展示了一系列证据。

COPs的毒性是未氧化胆固醇的100倍[1719]。它们可能导致一系列衰老相关疾病，包括动脉粥样硬化[1720]、白内障[1721]、肾衰竭[1722]、骨质疏松[1723]和癌症[1724]。这也许可以解释为什么鸡蛋的摄入[1725]和饮食中的胆固醇通常会增加患乳腺癌的风险[1726]。血液中主要的胆固醇氧化副产物，被称为27-羟基胆固醇[1727]，它具有雌激素活性，能促进大多数乳腺癌细胞的增殖[1728]，有时甚至在使用雌激素阻断药物的情况下也是如此[1729]。

我们怎样才能减少血液中氧固醇的含量呢？由于饮食中的氧固醇是血液中氧固醇的主要来源，所以一种方法就是不吃它[1730]。食用后几小时内，血液中的氧固醇水平就会上升[1731]，并且氧固醇会在体内循环超过6小时，甚至达到8小时[1732]。氧固醇存在于奶粉、肉和肉制品（包括鱼）、奶酪、蛋和蛋制品中[1733]，也存在于许多加工食品中[1734]。新鲜的生肉中一开始可能没有氧固醇，但烹饪或储存会使氧固醇含量急剧增加[1735]。所有形式的烹饪都会如此，因为胆固醇的最大氧化在300℉（149℃）左右实现，但有些烹饪方式比其他烹饪方式更糟糕[1736]。更多信息见我的视频"如何减少胆固醇氧化（stopcops）"。

一般来说，白肉中的胆固醇比红肉中的胆固醇更容易被氧化，因为白肉中的多不饱和脂肪酸含量更高。鱼肉往往是最糟糕的，其次是禽肉、猪肉，然后是牛肉[1737]。鸡肉中的氧固醇大约是牛肉中的两倍，即使在它被辐照之前[1738]。从预防感染性疾病的角度来看，辐照鸡肉是为了提高食品安全性，但从慢性疾病的角度来看，由于额外的胆固醇氧化，辐照鸡肉可能会降低食品安全性[1739]。

据说暴露于氧固醇是"不可避免的"[1740]，但退一步说，只有一开始含有胆固醇的食物最后才会产生氧固醇[1741]。因此，减少通过饮食摄入胆固醇的主要方法可能是以未加工的蔬食为中心来降低饮食中的总胆固醇含量，它们一开始就没有任何胆固醇被氧化。

### 酥油的谜团

由于缺乏准确分析各种食物中氧固醇含量的测试方法和程序，所以人们对膳食中氧固醇的了解十分有限[1742]。虽然在动物性食物中都发现了氧固醇，而且金枪鱼罐头中的含量出奇地高，比牛排或猪排中的含量

> 高15倍，但酥油中的含量是最高的[1743]。
>
> 酥油是印度人烹饪中常用的澄清黄油[1744]。煮沸的制备方法似乎使氧固醇水平升高了10倍。这种饮食中氧固醇的暴露可能是尽管很大一部分印度人不吃肉和鸡蛋，但他们仍然饱受心脏病折磨的原因[1745]。许多印度的乳制品甜点也是以类似的方式制作的[1746]。

## 那些忽悠你的抗氧化补充剂

我知道抗氧化补充剂已经发展成一个数十亿美元的产业，但我从一本关于全球价格垄断的教科书中惊讶地发现，大型制药公司已经把它变成了"20世纪90年代美国司法部发现的最大、最复杂、持续时间最长、最有害的国际卡特尔"。在被指控数十项刑事罪名并被处以创纪录的罚款之前，制药公司曾合谋实施一项复杂的、非法的、垄断的价格操纵方案，对维生素补充剂多收取了数十亿美元的费用[1747]。更令人震惊的是，人们被白白欺骗，甚至更糟糕。没有任何抗氧化补充剂被证明能降低死亡率，补充β-胡萝卜素、维生素E和高剂量的维生素A甚至可能缩短人的寿命[1748]。这与许多动物研究相似，要么完全没有影响，要么显著缩短寿命[1749]。

市场上有无数的抗氧化补充剂，其中许多存在强烈夸大和虚假宣传情况[1750]。以下是一些不太为人所知的抗氧化补充剂的简要介绍。

### α-硫辛酸

α-硫辛酸是我们身体内部产生的一种抗氧化物[1751]。额外服用补充剂有什么好处吗？我在视频"α-硫辛酸补充剂的风险和益处（lipoic）"中讨论了其优缺点。真相是什么呢？在对它的剂量安全窗口有更好的了解之前，我会谨慎行事。

**辅酶Q10**

辅酶Q10是人体产生的唯一脂溶性抗氧化物[1752]。因为它是我们从头合成的，所以不需要额外摄入[1753]，但它是最受欢迎的膳食补充剂之一[1754]。与76岁的对照组相比，百岁老人的辅酶Q10水平较低[1755]，但这一事实可以用来论证两种截然相反的观点：一些人认为辅酶Q10水平会随着年龄的增长而下降，因此应该补充辅酶Q10以恢复年轻时的水平，而另一些人则认为低水平的辅酶Q10可能对长寿有好处。

动物研究也印证了这种模棱两可。事实上，增加辅酶Q10[1756]和减少辅酶Q10（通过抑制合成）都被发现可以延长秀丽隐杆线虫的寿命[1757]，但对大鼠和小鼠大多没有影响[1758]。在人类中，补充辅酶Q10可以减少炎症[1759]，降低氧化应激[1760]标志物水平，可能对心力衰竭[1761]和偏头痛患者有益，可降低头痛的频率和缩短持续时间，但不能降低严重程度[1762]。因为辅酶Q10对热、光和氧化很敏感，所以选择服用它的人需要将它保存在阴凉、避光、密封的容器中[1763]。我更喜欢用我在《救命》一书"绿叶菜该怎么吃"一章中描述的方法来自然地产生辅酶Q10。它包括吃富含叶绿素的食物[1764]，这对那些正在服用降低胆固醇的他汀类药物的人尤其重要，因为这些药物会干扰辅酶Q10的产生[1765]。

## 人参

人参根是一种流行的草药[1766]。和"灵丹妙药"（panacea）一词一样，人参的拉丁名"Panax"也来源于希腊语词根"pan"和"akos"，意思是"万灵药"（cure-all）。然而，尽管迄今为止人们已经对各种人参配方进行了100多次临床试验[1767]，但即使是它最有希望的用途之一（血糖调节）[1768]的结果也不尽如人意[1769]。

从氧化应激的角度来看，美国人参（西洋参）[1770]、中国人参（三七）[1771]和朝鲜人参（高丽参）[1772]都被证明能在食用数小时内对自由基引起的

DNA损伤起到明显的保护作用,但一项长期试验却发出了危险信号。虽然吃了4周高丽参降低了氧化应激水平[1773],但吃了4个月的西洋参(每天不到四分之一茶匙),会导致DNA损伤增加[1774]。在有证据表明长期摄入其他人参不会损害DNA之前,我建议远离人参。

## N-乙酰半胱氨酸

N-乙酰半胱氨酸能延长雄性小鼠的寿命,但不能延长雌性小鼠的寿命,这只是因为它明显地减少了食物和水的摄入[1775]。在秀丽隐杆线虫[1776]和果蝇中,服用1个剂量的N-乙酰半胱氨酸可以延长寿命,但如果服用更高剂量,寿命就会急剧缩短,缩短幅度高达70%,这引起了人们对服用N-乙酰半胱氨酸补充剂的"严重担忧"[1777]。更多细节请看视频"N-乙酰半胱氨酸和硒补充剂的风险和益处(nacse)"。

## 硒

硒是关键抗氧化酶的一个重要组分,被认为是一种必需的微量元素[1778],但由于它的安全范围很窄,所以它也被称为"基础毒药"[1779]。事实上,每天食用一颗富硒的巴西坚果被发现具有促炎作用[1780]。我还在视频"N-乙酰半胱氨酸和硒补充剂的风险和益处(nacse)"中介绍了硒,但从根本上说,低[1781]和高[1782]的血液水平都与过早死亡有关,一定剂量的硒补充剂可能会缩短寿命[1783],并使糖尿病患者的血糖控制恶化[1784],甚至会增加患糖尿病的风险[1785]。

## 维生素C怎么样？

维生素C可能是人体内最丰富的抗氧化物[1786]，但其水平会随着年龄的增长而下降。85岁及以上的人血细胞中的维生素C水平可能只有60岁的人的一半[1787]。60岁及以上的人与59岁及以下的人相比，脑中维生素C的水平似乎下降了大约40%[1788]。恢复年轻的水平是否有益呢？这种方法已被尝试过，但以失败告终。维生素C补充剂不能延长寿命、提高生活质量或认知能力，也不能预防眼病、感染、心血管疾病或癌症[1789]。

甚至没有足够的证据表明维生素C补充剂能有效地防止DNA氧化[1790]，而且在较高剂量（约900毫克＋N-乙酰半胱氨酸）下，可能会造成更多的氧化损伤[1791]。维生素C的这种两面性在动物模型中也得到了类似的证明：低剂量时是抗氧化的，高剂量时则是促氧化的[1792]。这可能可以解释为什么动物研究表明维生素C的作用五花八门，对寿命的影响有增加，有减少，也有无影响[1793]。

尽管高剂量补充维生素C可能会导致DNA氧化损伤，但低于膳食营养素推荐供给量（RDA）也会造成损伤。在过去的20年里，美国人的维生素C摄入量下降了20%以上，主要原因是果汁摄入量减少了，而整个水果的摄入量却没有补偿性增加。几乎一半的美国人低于估计的平均水平[1794]。那么最佳摄入量该是多少呢？详细信息可看我的视频"维生素C的最佳摄入量是多少（vitaminc）"，一句话，最佳的摄入量为每天200毫克。因为一份水果和蔬菜可能含有大约50毫克的维生素C，所以每天只要吃4~5份水果和蔬菜就能达到理想的血液水平。

避免大量摄入维生素C的另一个原因是患肾结石的风险增加，至少对男性来说是这样的[1795]。每天服用1000毫克左右维生素C的人患肾结石的风险可能会增加1倍，从每年六百分之一增加到三百分之一[1796]。我们还不知道对女性是否有同样的风险。

## 温故知新 FOOD FOR THOUGHT

线粒体衰老理论解释了为什么自由基产生速率最低的动物寿命最长。我们可以通过运动训练和限制甲硫氨酸的摄入来减缓这一速度，这可以通过全蔬食来实现[1797]。这样的饮食模式也会减少富含胆固醇、盐、饱和脂肪酸和糖的促氧化食物的摄入，同时增加具有双重好处的蔬食的摄入，一是通过激活Nrf2来增强我们的初级氧化防御能力，二是增强第二道防线抵御自由基的能力。食物中的天然抗氧化物可以协同发挥作用，共同奏响抗氧化的交响乐，这是抗氧化补充剂所无法匹敌的。

为了帮助延缓衰老，每天可以考虑：

* 运动
* 通过选择植物性蛋白质来源来限制甲硫氨酸的摄入，同时将总蛋白质摄入量降低到推荐水平
* 通过吃十字花科蔬菜和喝绿茶来激活Nrf2防御
* 多吃浆果和其他颜色鲜艳的食物
* 在饮食中加一点香草和香料，如肉桂、丁香、大蒜、姜和墨角兰
* 避免食用添加盐、糖及富含饱和脂肪酸和胆固醇的食物

# 第10章

# 长寿基因：SIRTUINS

每个人体内都有数百亿英里长的DNA，如果把每条DNA链展开并首尾相连，长度足够往返月球10万次[1798]。人体是如何防止这些宝贵的信息丝带扭曲和缠结的呢？一类被称为sirtuins的酶使DNA片段整齐地缠绕在线轴状蛋白质上，它们通过这样做来让那段DNA片段中的任何基因沉默。"sirtuins"这一名称代表沉默信息调节因子（Silencing Information Regulator）[1799]。

## 健康的守护者

有了这一开创性的发现后，人们又发现了sirtuins的无数其他功能，包括激活或灭活50多种其他蛋白质的能力[1800]。这类调节酶最令科学界兴奋的地方是，提高它们的活性可以将酵母的寿命延长70%[1801,1802]。提高sirtuins活性也可以延长其他模式生物（如线虫和果蝇）的寿命，这让人们对其在哺乳动物身上是否有同样作用充满了期待[1803]。

在少数小鼠模型中，人们发现上调sirtuins水平可以延长寿命[1804,1805]，但大多数小鼠研究只显示出更健康的生命，而不是更长的寿命[1806]，因此sirtuins获得了"哺乳动物健康守护者"的称号[1807]。除了保持DNA完整性[1808]，sirtuins的激活还能改善DNA修复[1809]、下调炎症水平[1810]，并有助于维持端粒长度[1811]，我将在下一章中讨论这一点。这意味着人体会有更好的血糖和骨量，以及更少的DNA损伤和癌症[1812]。因此，在少数寿命延长的案例中，可能更多的是抑制衰老相关疾病，而不是延缓衰老本身的速度[1813]。不管怎样，这些影响是在小鼠身上发现的，还没有在人类身上得到证实。然而，我们确实知道，携带至少一种sirtuin基因不同变体与人的超长寿命之间似乎没有什么联系[1814]。正如一位评论者所述：sirtuins可能已经失去了"玛士撒拉"*的形象，但可能仍然是一个有益代谢的"撒玛利亚"★[1815]。

你是否还记得，我在"AMPK"一章中讨论过的AMPK这一能量计量酶，它可以增强sirtuins的活性[1816]。因此，通过二甲双胍[1817]、热量限制[1818]或运动[1819]激活AMPK，可以使sirtuins被激活。然而，由于sirtuins的激活是由AMPK间接引起的，因此在冲刺前喝糖水，如运动饮料或能量饮料，会减弱运动后的sirtuins反应[1820]。虽然温和的热量限制（大约限制15%，每天大约350卡路里）对sirtuins活性没有影响[1821]，但连续8周每天减少30%的热量摄入可以增强sirtuins的活性[1822]，而不是仅仅5天[1823]。然而，Buchinger禁食（只摄入有限的果汁和蔬菜汤）可以在5天内提高sirtuins活性[1824]；连续3周的隔天禁食[1825]，连续一个月每天减少到1000卡路里的热量摄入[1826]，或者连续6个月每天25%的热量限制[1827]，也可以增强sirtuins的活性。

AMPK增强sirtuins活性是通过提高细胞内烟酰胺腺嘌呤二核苷酸（$NAD^+$）的水平来实现的[1828]。$NAD^+$是sirtuins活性必需的关键辅助因子。提高$NAD^+$水平的替代方法包括服用各种$NAD^+$前体[1829]，我将在"抗衰老八妙方"部分讨论。提升$NAD^+$水平是刺激sirtuins的两种基本方法之一[1830]。另一种是通过STACs——一种激活sirtuins的化合物，其中最广为人知的是白藜芦醇[1831]——一种浓缩在葡萄皮中的天然化合物。

★ 译者注：玛士撒拉（Methuselah）原本是《圣经·创世纪》中的人物，是《圣经》中提到的所有人物中寿命最长，据说活了969年，它因此成了"长寿"的代名词。

★ 译者注：撒玛利亚（Samaritan）源于《圣经·新约》中的一个寓言故事，现在是"好心人、乐善好施者"的代名词。

## 白藜芦醇

★译者注："法国悖论"是指法国人的饮食中有大量高热量和高胆固醇的食物，但他们的体重、血糖和心血管疾病发病率却比其他国家的人要低很多，这一现象与常理相悖。

1991年，一位来自法国波尔多大学的科学家在热门电视节目《60分钟》中把所谓的"法国悖论"*归咎于法国人爱喝红酒的习惯，从此白藜芦醇这一"红酒分子"成了家喻户晓的词[1832,1833,1834,1835]。正如你在我的视频"白藜芦醇能让你长寿吗（resveratrol）"中所看到的，这一"悖论"被彻底揭穿[1836]，但在此之前，白藜芦醇的研究已经扎根，到目前为止，有超过1.5万篇科学论文发表[1837,1838]。

正如我在视频中所展示的，动物试验的数据喜忧参半。例如，白藜芦醇能延长线虫[1839]和蜜蜂[1840]的寿命，但不能延长果蝇[1841]和跳蚤[1842]的寿命。更不幸的是，大多数对哺乳动物（主要是小鼠）的研究未能显示出它对寿命的好处[1843]。甚至它声称的激活sirtuins活性的作用也受到了质疑[1844]。评论文章《白藜芦醇是冒牌货吗?》[1845]和《希望还是绝望？》[1846]指出，这可能是试验假象[1847]。当一位主要的白藜芦醇研究人员被判犯有145项数据造假的罪时，整个白藜芦醇研究领域陷入了混乱[1848]。

2014年，一篇题为《白藜芦醇跌下神坛》的医学杂志社论总结了目前的科学状况："结论非常明确，即经过20多年的充分研究，白藜芦醇没有被证实对人体有任何作用[1849]。"然而，已经发表了150多项人体临床试验[1850]。我在视频"白藜芦醇有益代谢健康吗（resveratrolhealth）"中提供了最新的信息。从流行病学的角度来看，膳食摄入白藜芦醇对炎症、癌症、心血管疾病、长期衰弱[1851]或死亡[1852]没有影响；对白藜芦醇补充剂的随机对照试验的荟萃分析，未能在临床上[1853]甚至统计学上[1854]发现它对氧化应激标志物的显著影响，因此它缺乏明显的DNA保护作用[1855]。

在2型糖尿病、代谢综合征或非酒精性脂肪性肝病的随机对照试验中，白藜芦醇的效果也是微不足道的[1856]，但一项荟萃分析发现，每天两次，剂量在5至500毫克之间的白藜芦醇，可使空腹血糖平均下降20个点[1857]。它对长期的血糖控制（糖化血红蛋白）也有显著的好处，但这似乎只在短期研究中出现[1858]。如果白藜芦醇只在持续不到3个月的研究中发挥作用，那么更好的长期控制又有什么意义呢？有一项研究表明白藜芦醇可以加速糖尿病足溃疡的愈合[1859]，糖尿病足溃疡是导致下肢截肢的主要原因[1860]。

在视频"白藜芦醇用于阿尔茨海默病、关节炎和骨质疏松的试验（resveratrolclinical）"中，我介绍了白藜芦醇补充剂在临床上的其他应用。在大鼠[1861]和小鼠[1862]中，白藜芦醇可以帮助减轻实验性牙周炎（一种炎症性牙龈疾病）的影响。然而，它似乎对人类慢性牙周炎的进展没有影响[1863]。白藜芦醇也可能有助于治疗溃疡性结肠炎[1864,1865]和膝骨关节炎[1866]。

白藜芦醇也具有一些雌激素活性[1867]，虽然它似乎对激素性偏头痛没有帮助[1868]，但它对多囊卵巢综合征[1869]和更年期[1870]的一些症状有帮助。遗憾的是，一项关于补充白藜芦醇改善骨骼质量的研究的荟萃分析发现，它对骨骼健康指标或者脊柱、髋关节或整体骨骼的骨密度没有显著影响[1871]。对认知的改善也是如此，一篇系统综述表明，白藜芦醇可能"仅对小鼠具有认知增强作用"[1872]。白藜芦醇治疗阿尔茨海默病的最大规模试验甚至发现，与安慰剂相比，随机分配到白藜芦醇组的受试者的脑萎缩增加了3倍[1873]。

这些负面或无效的研究结果常常被白藜芦醇研究人员忽视[1874]。正如我在视频"白藜芦醇补充剂的副作用（resveratrolsafety）"中所描述的那样，没有关于白藜芦醇的长期安全性的数据[1875]，即使是所谓的"安全"剂量[1876]（每天150~250毫克），也被发现可能会削弱运动训练的一些积极作用，降低年轻人和老年人的身体素质[1877,1878]。

最近的一篇综述对这些数据反应过度，它建议"运动时不应食用含有白藜芦醇的食物"[1879]，但即使要达到150毫克的较低剂量，也必须吃50千克以上的葡萄[1880]。然而，根据其提出的机制，补充白藜芦醇对运动的影响确实是有道理的。白藜芦醇激活的sirtuins被认为是通过破坏细胞线粒体的能量产生进而激活身体的AMPK来实现的[1881]。小鼠细胞会通过增加线粒体来进行补偿[1882]，但人类细胞显然不会[1883]，所以白藜芦醇会导致运动效果受损也就解释得通了。

一篇综述总结道，围绕白藜芦醇的炒作可能"只是用同行评议的、已发表的、非人类研究作为幌子的一种巧妙的营销手段"[1884]。白藜芦醇会削弱老年人运动效果的研究，部分是由白藜芦醇补充剂制造商资助的。然而，值得赞扬的是，研究人员在一封致补充剂制造商顾问的信中愤怒地回应说："作为科学家，我们有责任报告我们的发现，而不是为了商业利益而篡改我们的发现[1885]。"

## 一天一苹果，长寿靠近我

白藜芦醇可能是人们最熟悉的激活sirtuins的化合物，但也有成千上万种其他化合物陆续被发现[1886]。在体外试验中，苹果提取物已被证明可以激活sirtuins、AMPK和自噬作用，同时抑制mTOR信号传导[1887]。因此，一项对人群研究的荟萃分析发现，那些吃更多苹果的人过早死亡的风险降低了15%[1888]。那么，多少个苹果算"更多"呢？苹果的"高"消费类别平均每天只有大约四分之一个苹果。一项研究发现，每天吃半个苹果的人比一个月吃不到一个苹果的人早死的风险低35%[1889]。在一个人的一生中，这意味着多活4年[1890]。不只是"一天一苹果，医生远离我"，更可能是"一天一苹果，殡仪馆远离我"。

研究发现，苹果中的一种植物营养素——根皮苷（phloridzin），可以促进sirtuins的表达，延长酵母的寿命，但它也会提高抗氧化酶超氧化物歧化酶的水平，因此还不清楚sirtuins在其中扮演什么角色[1891]。至少在果蝇中，苹果提取物延长平均寿命的作用需要完整的抗氧化酶，因此可能更多的是它的抗氧化作用[1892]。即使是苹果纤维（果胶）也具有延年益寿的效果，这不仅仅是由于热量稀释（通过增加饮食中膳食纤维的摄入来实现饮食限制）。摄入果胶的受试者实际上吃了更多的食物，但寿命更长[1893]。整个苹果的好处可能大于各个部分的总和。

将苹果果肉加入一种通常只能存活10天的早衰突变酵母中，可以将其寿命延长至11天，而加入苹果皮则可以将其寿命延长至14天。看起来好东西都在苹果皮里，对吧？如果把果肉和果皮都加进去，会发生什么呢？本以为整个苹果会使酵母的寿命延长至11～14天，因为果皮的成分会被稀释，但是我错了。整个苹果使酵母的寿命增加了一倍多，达到了21天[1894]。

同样，在秀丽隐杆线虫中，整个苹果提取物使平均寿命延长了39%，是提纯的苹果化合物的3倍多（尽管研究也使用了不同的苹果，分别是红元帅[1895]和红富士）。至少在秀丽隐杆线虫中，人们证明了这种长寿益处对sirtuins的依赖性[1896]。

如果苹果皮和果肉的成分能够协同作用，提供大于部分之和的好处，那么将苹果和蓝莓结合在一起会怎么样呢？在秀丽隐杆线虫中，苹果和蓝莓提取物都能延长寿命，但两者各用一半比单独使用任何一种延年益寿效果更好[1897]。结果强调了一个常识性观念，那就是应该努力从天然食物的组合中获取营养，而不是以药丸的形式获得单独的营养。

## 香料皇后——小豆蔻

还有其他具有激活sirtuins特性的食物吗？[1898]在体外细胞培养皿中，许多食物成分能提高细胞的sirtuins活性，但很少有食物成分被用于人体试验[1899]。每天摄入200微克硒，持续10周，可以上调sirtuins的表达[1900]，但是，正如我在视频"N-乙酰半胱氨酸和硒补充剂的风险和益处

（nacse）"中提到的，按这个剂量长期服用可能会增加患糖尿病的风险[1901]。姜黄素是让姜黄呈现亮黄色的色素，在体外试验[1902]和动物模型[1903]中都有效，但在显著改变人类sirtuins表达方面却失败了，即使是连续几个月每天服用相当于四分之一杯姜黄的剂量也是如此[1904]。一种可能有用的香料是小豆蔻。

作为姜科的一员，小豆蔻被誉为"香料皇后"[1905]。在一项针对脂肪肝患者的试验中，那些每日三餐随餐摄入二分之一茶匙豆蔻的患者，在3个月的时间里，不仅肝功能和全身炎症指标得到了改善，而且血液中的sirtuins水平有了显著的提高[1906]。现在我们并不完全确定血液中sirtuins的起源或意义。它不像激素。每个细胞似乎都在制造和使用自己的sirtuins。然而，血液中sirtuins的含量确实会随着年龄的增长而下降[1907]，而sirtuins的加速下降与衰老相关损伤有关，如身体衰弱[1908]、认知能力下降和阿尔茨海默病的发生[1909]，因此，它可能是衰老的一种生物标志物[1910]。

持续2~3个月服用同样剂量的豆蔻，可以显著降低炎症和氧化应激标志物的水平[1911]，而且这是一种安全、廉价、方便的方法，可以将血液中的甘油三酯水平降低约20个点（mg/dL）[1912]。我喜欢在我的印度茶（chai tea）里放它，或者在做巧克力的时候把它加到可可粉里。虽然目前还没有长期的数据，但服用这种剂量没有明显的不良反应报道[1913]。

## 晚期糖基化终末产物会抑制sirtuins活性

我们需要避免什么来保持sirtuins的功能吗？吸烟者肺部的sirtuins水平降低[1914]，在体外试验中，香烟烟雾提取物会显著降低肺细胞中的sirtuins水平和活性，有助于建立因果关系[1915]。烟雾中的晚期糖基化终末产物（AGEs）可能发挥作用，因为在体外试验中，仅仅AGEs就可以抑制sirtuins的表达，而给小鼠喂食AGEs会导致其脑中sirtuins缺乏，同时导致其学习和记忆能力受损[1916]。遗憾的是，正如我们在"糖化"一章中所提到的，人们也会经常接触到膳食中的AGEs。

越来越多的人认为，sirtuins活性在预防阿尔茨海默病中发挥着重要作用[1917]。膳食AGEs摄入与sirtuins表达下降有关，这一事实可能有助于解释为什么血液、脑和膳食中高AGEs暴露与老年人认知能力下降有关。研究人员得出结论，人类sirtuins缺乏"可以通过减少AGEs来预防和逆转"，避免高AGEs食物的摄入可能提供了一种对抗阿尔茨海默病流行的新策略[1918]。然而，膳食AGEs不太可能在sirtuins调节中发挥核心作用，因为在健康杂食者、素食主义者和纯素食主义者的横向比较中，并没有发现sirtuins表达或活性的差异[1919]。

> **温故知新** FOOD FOR THOUGHT
>
> sirtuins是一类蛋白质调控因子，似乎在保护我们免受各种衰老相关疾病的侵害方面发挥关键作用，但它们在长寿中的作用还值得商榷[1920]。sirtuins依赖一种叫作$NAD^+$的分子，任何提高$NAD^+$水平的东西都可以上调sirtuin的活性，包括AMPK的激活。某些食物和补充剂也可能以其他方式激活sirtuins，但对白藜芦醇的研究大多令人失望，并引发了一定的安全担忧。
>
> 为了帮助延缓衰老，每天可以考虑：
>
> * 提高细胞中$NAD^+$的水平（见"$NAD^+$"一章）
> * 遵循关于激活AMPK的建议（见"AMPK"一章）
> * 以苹果为零食，尝试在饮食中添加小豆蔻
> * 不吸烟
> * 避免摄入高AGEs的食物（见"糖化"一章）

# 第 11 章

# 生命的时钟：端粒

我们体内的每个细胞中都有46条DNA链盘绕形成染色体。每条染色体的末端都有一个叫作端粒的保护帽，它可以防止DNA磨损或与其他染色体融合[1921]，就像我们鞋带末端的塑料管可以防止鞋带散开一样。［端粒的英文"telomere"来自希腊语"telos"（意为"末端"）和"meros"（意为"部分"）[1922]。］然而，细胞每分裂一次，这个保护帽就会损耗一点。当端粒变得非常短时，染色体暴露的末端就像双链DNA断裂了一样，这是一个紧急信号，会使受损的细胞衰老或死亡[1923]。身体这样做的目的是保护我们免受癌症的侵害[1924]。

## 端粒较短的人更容易衰老

还记得"细胞衰老"一章里提到的"海弗利克极限"吗？端粒缩短是限制许多细胞分裂超过50次的机制[1925]。这种对细胞永生的限制可能会限制我们的寿命潜力，但它也可能保护我们免受肿瘤形成的影响。这也许可以解释为什么欧洲人的端粒比撒哈拉以南非洲人的端粒短[1926]。欧洲人较浅的肤色使他们更容易患恶性黑色素瘤，因此他们的细胞可能被迫适应——这也可能是拮抗多效性的另一个例子[1927]。这可能有助于我们达到生育年龄，将我们的基因传递下去（不会死于儿童癌症），但对于健康老龄化和长寿来说，这可能不是一个好兆头（由于关键端粒缩短，我们的组织中充斥着僵尸化的衰老细胞）[1928]。

出生时，我们的端粒最长，但随着年龄的增长，它们会逐渐被磨损[1929]。这就是为什么端粒通常会被认为是"生命时钟"[1930]。根据端粒每年变化的长度，可以大致估算出生物衰老的速度。两个人可以有相同的实际年龄，但可能遭受或多或少的细胞衰老。例如，如果连续10年每天抽一包烟，细胞可能会加速衰老3年，每天喝8盎司含糖汽水会加速衰老近两年[1931]。

端粒从人出生后就开始被磨损，当它们消失时，人也就死亡了。虽然这种说法有点过于简单化了，但端粒就像生命的保险丝。端粒加速缩短已被确定为衰老加速、疾病产生和寿命缩短的关键生物标志物[1932]，缩短的端粒与关节炎、糖尿病、心脏病、肾衰竭、肝衰竭、肺病、骨质疏松、脑卒中和视力丧失有关[1933]。端粒的长度还与肌肉质量和性能（以握力衡量）的下降[1934]以及免疫功能的降低有关。当被感冒病毒感染时，关键免疫细胞中端粒较短的人明显更容易生病[1935]。虽然阿尔茨海默病不一定表现为认知能力普遍下降[1936]，但它是与端粒缩短最密切相关的衰老相关疾病之一[1937]。端粒越短，越有可能更快走到生命终点。

## 你为什么看起来比同龄人老？

大规模研究发现，与端粒最长的研究对象相比，端粒最短的研究对象的死亡风险增加了17%～66%[1938]。换句话说，端粒越长意味着寿命越长。对数百对双胞胎的研究发现，一对双胞胎中端粒较短者更有可能英年早逝[1939]，而端粒较长者不仅活得更长，而且看起来更年轻[1940]。

看起来"比实际年龄老"，实际上是健康状况不佳的一个指标，也是一个强有力的死亡预测指标，与生理和心理功能无关。当老年护工拿到数百对双胞胎的高质量照片时，她们能够根据双胞胎中哪一个看起来更老，

★译者注：感知年龄（perceived age）又称表象年龄，是一个人在外部评估者面前的年龄。

来判断谁更有可能先死。感知年龄\*也与端粒长度有关[1941]。即使是那些生来就有较长端粒遗传倾向的人，长大后面部衰老的程度也较轻，这表明这种关系是因果关系[1942]，而不是由于某些可能同时使外表变老并缩短端粒的第三方变量，如吸烟[1943]。

正如人们所预料的那样，女性的端粒往往比男性的更长，而且端粒磨损的速度也较慢，这与女性通常寿命更长这一事实是一致的[1944]。端粒缩短率是物种之间[1945]以及物种内部寿命的有力预测指标。例如，端粒长度是15种不同品种犬的平均寿命的有力预测指标，可悲的是，犬的端粒丢失速度大约是人类的10倍，其寿命也仅为人类的十分之一[1946]。

## 端粒正在不断缩短

端粒长度是衰老的原因还是结果？出生时端粒较长的小鼠确实活得更长、更健康[1947]。人类端粒维持缺陷的罕见遗传病支持这种因果关系，这种疾病表现为加速衰老，从过早头发变白和皮肤色素沉积到过早心脏病发作[1948]。端粒缩短被认为通过细胞衰老和随后的SASP炎症积极地推动衰老[1949]。（见"细胞衰老"一章。）

把端粒比作一个不断滴答作响的生物钟，其实并不十分准确[1950]。通过从血迹中提取DNA，法医可以根据血细胞端粒的长度简单、粗略地估计受害者的年龄[1951]，但是端粒缩短的速度和基础长度在不同的人之间差别很大[1952]。有些人的端粒缩短得比其他人快。平均而言，在成年人中，端粒似乎每年都在不断地、不可避免地缩短，但个体数据差异很大，因此，一个80岁老人的端粒和一个30岁的人的端粒一样长，并不罕见[1953]。

除此之外，在同一个人内部也存在可变性，在同一个人的同一细胞内也是如此。每个细胞都有92个端粒，覆盖在我们46条染色体的两端[1954]。只需要一个极短的端粒就能使整个细胞陷入衰老或死亡的旋涡[1955]。大多数研究为了方便起见，从血细胞中追踪个体的平均端粒长度；然而，我们最短的端粒的长度可能更好地预测我们的剩余健康寿命[1956]。好在有办法不仅可以减缓端粒磨损的速度，还可以重建我们最短的端粒。

## 能够重建端粒的端粒酶

答案在于从玛士撒拉（Methuselah）身上发现的一种酶。玛士撒拉是一棵狐尾松的名字，它生长在美国加利福尼亚州东部的怀特山脉。当它被命名时，它是有记载的最古老的生物，如今它迎来了它4800岁的生日。玛士撒拉在埃及金字塔开始建造之前就已经存在好几个世纪了。在狐尾松根部发现的一种酶，似乎将这棵树的寿命延长了几千年，它实际上可以重建端粒[1957]。科学家将这种酶命名为端粒酶（telomerase），这种酶也存在于我们的细胞中。

这种酶的存在是有道理的。如果睾丸和卵巢中没有端粒维持机制，那么我们的精子和卵子一开始可能就没有完整的端粒，每一代人也就都会从至少一个青春期的端粒丢失开始[1958]。那么如何解释癌症呢？绝大多数癌细胞会提高端粒酶活性以获得永生[1959]。然而，在大多数细胞中，端粒酶在出生后会变得相对不活跃，所以我们的端粒通常会年复一年地磨损[1960]，但并非每年都这样，也并非每个人都这样。

长期追踪同一个人端粒长度的纵向研究意外地发现，1.5%~25%的人经历了端粒的延长[1961]。例如，美国博加卢萨心脏研究（Bogalusa Heart Study）发现，16%的受试者在7年内里表现出端粒延长，但到第12年，这一数字下降到1.5%[1962]。所以，最终时间可能会战胜一切，但年复一年，由于端粒酶的激活，我们也许能够阻止端粒缩短。

端粒长度随时间变化的轨迹可能对健康造成重大影响。例如，在麦克阿瑟健康老龄化研究（MacArthur Study of Successful Aging）中，端粒在两年半的时间内缩短的老年男性在接下来的10年里死于心血管疾病的概率要比端粒长度延长或保持不变的受试者高3倍[1963]。百岁老人似乎特别擅长维持他们的端粒[1964]，尤其是那些成功躲过衰老相关重大疾病的人[1965]。那么，端粒酶是人们所说的"青春之泉"吗[1996]？它是"抗衰老的分子开关"吗[1997]？

被基因改造为端粒酶缺乏的小鼠，会遭受严重的端粒缩短，经历早衰和早逝，这可以通过恢复端粒酶来预防[1968]。相反，当小鼠被基因改造成表达更多的端粒酶时，它们的平均寿命延长了惊人的40%[1969]。在各种小鼠模型中，端粒酶的激活都可以减少衰老相关的骨质疏松[1970]，改善心脏[1971]、肝脏[1972]和肾脏功能[1973]，以及协调能力、平衡能力[1974]和运动能力[1975]，这进一步证明了其抗衰老活性。端粒酶甚至可能有额外的有益活性，如DNA修复[1976]。

### 激活端粒酶会增加癌症风险吗？

既然端粒酶可以被癌细胞劫持，那么我们是否应该担心提高它的活性会增加我们患癌症的风险呢？制药公司一直在尝试用抗端粒酶化疗来阻止癌症，但还没有成功。这样做不仅对依赖端粒酶的干细胞有毒性作用，而且无法及时阻止癌症。即使端粒酶被完全阻断，癌细胞的端粒开始逐渐缩短，我们也可能早在达到"海弗利克极限"之前就已经死亡（50次倍增过程中产生的癌细胞足以杀死我们）[1977]。

然而，提高端粒酶的活性似乎并不是什么问题。端粒酶是导致癌症的一个原因，但不是充分原因，这种酶可以被癌细胞使用，但它本身不会导致癌症[1978]。例如，激活端粒酶可以使体外培养的皮肤细胞获得"永生"[1979]，但不会使它们转化为癌细胞[1980]。同样，在小鼠身上，端粒酶的激活可以延缓衰老，延长寿命，而不会增加患癌症的风险[1981]。既然它这么优秀，那么我们应该试着提高这一抗衰老酶的活性。

## 端粒保护，饮食很重要

人与人之间端粒缩短速度的差异大约有30%是由基因决定的，但端粒是延长还是缩短以及按什么速度缩短是由外部因素决定的，如环境、生活方式和饮食[1982]。这有助于解释配偶之间端粒长度的相关性[1983]，但这并不一定意味着我们可以控制那70%的端粒命运。例如，由于产前暴露于酒精[1984]、吸烟[1985]或空气污染[1986]，我们甚至在出生前就可能开始遭受端粒缩短。然而，我们每天所做的选择可以给我们带来不同的人生。

加速端粒缩短的主要驱动因素可能是氧化应激和炎症[1987]［要了解原因，请参看我的视频"端粒为什么会变短（ttaggg）"］。因此，毫不奇怪，一篇关于饮食营养的系统综述得出结论：较长的端粒与蔬菜、水果、豆类、坚果和其他富含膳食纤维和抗氧化物的食物的摄入有关。相比之下，食用加工肉类、酒精、汽水和其他富含饱和脂肪酸和糖的食物及饮料与端粒变短有关[1988]。因此，一种全蔬食饮食接受了考验。

## 如何让"生命时钟"倒流？

研究先驱狄恩·欧尼斯（Dean Ornish）在一项随机对照试验中首次表明，全蔬食可以逆转心脏病的进程[1989]。随后，他也证明了，同样的饮食改变可以逆转早期前列腺癌的发展轨迹[1990]，他目前正在研究全蔬食对抗痴呆的效果，试图逆转早期阿尔茨海默病的进程[1991]。在一项由美国国防部部分资助的研究中，欧尼斯与伊丽莎白·布莱克本（Elizabeth Blackburn）博士合作，研究健康的饮食和生活方式对细胞衰老的影响，伊丽莎白·布莱克本博士因发现端粒酶而获得2009年的诺贝尔生理学或医学奖[1992]。

30名年龄在49～80岁的男性被鼓励吃以全蔬食为中心的低脂饮食（包括水果、蔬菜、全谷物和豆类）以及步行锻炼和练习压力管理。在3个月内，他们的端粒酶活性跃升了近30%。这是有史以来第一个显示出端粒酶活性显著提高的干预疗法。这项研究发表在世界领先的医学期刊之一上[1993]，同期的编辑社论总结说，这一具有里程碑意义的发现"应该鼓励人们采取健康的生活方式，以避免或战胜癌症和衰老相关疾病"[1994]。在为期5年的后续研究中，研究人员测量了受试者端粒的长度，以确定端粒酶活性的提高是否真的可以减缓端粒缩短。对照组中年龄相仿但保持常规饮食的男性，其端粒预见性地随着年龄的增长而萎缩。相反，在健康生活组中，受试者的端粒不仅没有缩短或保持稳定，反而在增长。在第一次干预5年后，他们的端粒平均长度甚至比他们刚开始参与研究时还要长，这有史以来第一次表明，健康的饮食习惯和生活方式可以提高端粒酶的活性，有效地逆转细胞衰老[1995]。然而，这是因为饮食、锻炼，还是因为压力管理呢？

## 减轻压力可提高端粒酶活性吗？

在好莱坞大片《恋爱假期》（*The Holiday*）中，卡梅隆·迪亚兹（Cameron Diaz）饰演的角色宣称："严重的压力……导致我们细胞中的DNA缩短，直到它们无法复制[1996]。"这么说对吗？正如我在视频"心理压力对端粒的影响（destress）"中所介绍的那样，关于压力和端粒的数据是相互矛盾的，例如，有一组痴呆护理人员的端粒酶活性是下降的[1997]，而另一组的端粒酶活性是提高的[1998]。在视频中，你会看到，关于冥想作用的数据喜忧参半[1999]。无论如何，欧尼斯的显著结果似乎不仅仅是因为减轻压力。那么运动和减肥呢？

## 运动对端粒有什么影响？

我们不能总是改变我们的生活，但我们可以随时出去散步。一项对数千对双胞胎进行的研究发现，那些锻炼更多的人的端粒，似乎随着肌肉的增加而延长[2000]。尽管一些研究结果表明，每周仅仅步行150分钟就与端粒变长有关[2001]，而且平均而言，经常锻炼者的端粒往往比不锻炼者的更长[2002]，但大多数关于体育锻炼和端粒长度的研究以失败告终，它们并没有发现二者之间明显的联系[2003]。一篇综述总结道："目前还不清楚体育锻炼是否对端粒的缩短起延缓作用。"

这些数据与优秀运动员的情况更为一致。参加国内或国际比赛的运动员[2004]以及参加职业体育比赛的运动员的端粒往往比同龄的非运动员更长[2005]。超级马拉松运动员[2006]、马拉松运动员和坚持35年每周跑50英里的铁人三项运动员[2007]的端粒可能更长，但我们这些没有绕地球跑过三圈的人呢？

在5项对运动进行的随机对照试验中，只有一项发现端粒长度的变化有显著差异[2008,2009,2010,2011]。6个月的有氧耐力训练（跑步）或高强度间歇训练可以提高端粒酶活性，增加端粒长度，而同一时长的抗阻训练则不可以[2012]。其他的干预试验都没有发现任何显著的效果，这让人开始质疑运动对端粒的影响，至少在短期内是这样的[2013]。

## 饮食和运动，哪个更有效？

欧尼斯研究的关键到底是蔬食、运动还是减肥呢？理想情况下，研究应该把受试者随机分为至少三组：一组什么都不做（非典型饮食和久坐不动），一组只运动，还有一组是吃几乎相同但分量更少的饮食。一个由美国和加拿大的研究人员组成的团队发布了这样一项研究[2014]。

大约400名绝经后妇女被随机分为4组：对照组、运动组、饮食控制减肥组，以及运动和饮食控制减肥联合组，试验期为1年。不出所料，12个月后，对照组几乎没有变化。一年的运动之后呢？结果也好不到哪里去，而这项研究的运动组除了像欧尼斯研究中的那些人一样每天走半个小时，还被要求进行45分钟的中等到剧烈运动，如慢跑。饮食控制减肥组呢？也没有什么效果。运动和饮食控制减肥联合组的端粒长度也没有明显变化。这与其他试图通过减肥来恢复端粒完整性的研究所得的发现一致[2015]。

所以，只要我们还是维持相同的饮食习惯，无论我们吃了多少食物、减了多少体重、运动了多少，1年后，我们都看不到任何好处。相比之下，在欧尼斯研究中，采用全蔬食饮食的人只花一半的时间运动，仅仅3个月就减掉了相同的体重，端粒似乎也获得了显著的保护[2016,2017]。换句话说，通过重建端粒来逆转细胞衰老的，不是减肥，也不是运动，而是饮食，是全蔬食饮食，而非其他任何饮食。在类似的时间跨度内进行的一项类似的研究发现，4年半更适度的营养建议，如选择低脂乳制品和去皮鸡胸肉及更多的水果、蔬菜和全谷物[2018]，未能显著影响端粒长度[2019]。

## 保护端粒，要避免哪些食物？

并非所有的蔬食都对你有好处。例如，吃炸薯条会导致端粒变短[2020]。蔬菜摄入与端粒延长密切相关，但这可能会被油炸打败[2021]。精制的碳水化合物，如曲奇和薄脆饼干，也可能会切断你的端粒[2022]。因此，以全蔬食为中心的饮食的部分好处，可能是减少垃圾食品的摄入。那些吃超加工食品最多的人，端粒缩短的概率几乎是常人的两倍[2023]，更不用说肥胖[2024]、抑郁、心脏病、脑卒中和过早死亡的风险更高了[2025]。

酒精是另一种加工过的植物性产品。研究人员对一群赫尔辛基商人进行了近30年的追踪调查，他们发现，那些喝酒最多的人端粒衰老的时间会早10年。尽管他们还发现，中年时即使少量饮酒也可能导致端粒缩短[2026]，但2021年发表的一篇系统综述得出结论，酒精对端粒的任何负面影响似乎仅限于对酒精依赖的重度饮酒者[2027]。

除了不喝酒，欧尼斯研究还要求受试者不吃加工过的肉类。食用培根、火腿、热狗、午餐肉和香肠等食物与癌症发生[2028]和端粒变短有关，然而，未加工的红肉，如牛排，似乎与端粒长度没有类似的联系[2029]。其他涉及野味、禽肉[2030]和鱼肉[2031]等肉类的研究表明，似乎更多的是加工肉类的问题[2032]。

鱼和鱼油中的长链ω-3脂肪酸被认为对端粒有益，因为它们在膳食炎症指数中被评为抗炎[2033]。2010年的一项人群研究表明，在5年的时间里，血液中ω-3脂肪酸的基线水平越高，端粒缩短越少，这引发了一系列随机对照试验的开展[2034]。虽然一项针对精神分裂症患者的临床试验的二次分析发现了端粒酶活性的提高[2035]，但遗憾的是，在对鱼油补充剂进行的随机对照试验中，没有一项能证明它对端粒长度有显著影响[2036,2037,2038,2039]。

最容易引起炎症的食物成分是饱和脂肪酸[2040]。开始健康饮食的时间越早越好。研究人员将1000多名婴儿随机分为低饱和脂肪酸饮食组和对照组，持续到他们20岁。这项引人瞩目的研究发现，对照组的受试者端粒年磨损率是那些吃更健康的食物长大的受试者的两倍。然而，这可能不仅仅是饱和脂肪酸减少的影响。虽然这是研究的主要焦点，但低饱和脂肪酸饮食组的受试者也被鼓励减少盐的摄入，多吃水果、蔬菜和全谷物，这使得研究无法确定其中的决定性因素[2041]。

另有一系列随机对照饮食试验，虽然只持续4周，但具有创新的研究设计。研究人员在老年人的血液中培养脐带细胞，而这些老年人分别接受了一个月的高黄油饮食和高橄榄油饮食。培养在高黄油饮食老年人血液中的细胞，端粒缩短的比例更高[2042]。地中海饮食通常橄榄油含量较高，乳制品含量较低，但这可能是不够的。尽管横断面研究发现，坚持地中海饮食的人，端粒更长，但唯一纵向对照试验却发现，端粒长度相同甚至更短[2043]。

饱和脂肪酸的不利影响可能有助于解释一项对数千名美国人进行的调查中发现的生物衰老加剧与食用高脂牛奶之间的联系。即使只增加1%的牛奶脂肪，例如，从1%的低脂牛奶改为2%的减脂牛奶，也会导致相当于4年多的端粒损耗，这可能是由饱和脂肪酸引发的炎症反应和氧化应激造成的[2044]。

## 促进端粒健康的食物

最抗炎的食物成分是膳食纤维[2045]。对数千名美国成年人进行的同样具有代表性的抽样研究发现，摄入的膳食纤维越多，端粒就越长。由于出现了直线增长，所以研究人员可以进行计算。似乎每1000卡路里热量增加10克膳食纤维就相当于减少4年的端粒老化[2046]。这与食用加工肉类（额外衰老4年）[2047]、每天饮用20盎司汽水（额外衰老4.6年）[2048]、吸烟（额外衰老4.6年）[2049]相关的额外衰老时间相当。

膳食纤维摄入可能只是蔬食摄入的一个标志，因为蔬食是唯一能获得膳食纤维之处[2050]。因此，膳食纤维摄入量和端粒长度之间的明显联系可能与膳食纤维一点关系也没有，这可能与蔬食的其他一些保护性成分有关。比如，有研究表明，饮食摄入[2051]或血液[2052]中类胡萝卜素（如β-胡萝卜素）含量较高的人，端粒更长。同样，这可能也只是蔬食摄入的一个证据。喝咖啡也会导致端粒变长[2053]，而咖啡中既不含膳食纤维，也不含类胡萝卜素。有趣的是，虽然咖啡摄入与端粒变长有关，但咖啡因摄入似乎与端粒变短有关[2054]，这可能是因为现在摄入的大量咖啡因来自汽水和含糖饮料[2055]。

饮用绿茶与老年男性的端粒更长有关[2056]，并显示出对大鼠端粒的保护作用[2057]，但直到2016年一项临床干预试验才对其进行了测试。因为很难制作出一款令人信服的安慰剂茶，所以研究人员使用了绿茶提取物胶囊。在我的视频"绿叶蔬菜、绿茶和坚果对端粒的影响（nutsandtea）"中可以看到，那些被随机分配到绿茶提取物胶囊组（相当于每天喝4杯绿茶）的受试者[2058]，在5个月的时间里，其端粒长度比安慰剂组明显增加[2059]。（目前还不清楚坚果是否有助于保护我们的端粒。）

绿茶本质上是一种浸泡在热水中的绿叶植物。那么，吃绿叶蔬菜怎么样呢？我在视频中介绍了一项饮食干预研究，表明每天吃一又四分之一杯羽衣甘蓝（煮熟的，而不是生的），在短短5天内就能提高端粒酶的活性。这项研究首次证明，端粒酶的活性可以在几天内对食物干预做出反应。然而，并非所有食物都可以，只有那些最健康的食物，如十字花科的深绿叶蔬菜才可以。不过，在停止食用羽衣甘蓝的16天内，端粒酶活性又回到了基础水平[2060]。所以，正如我在"每日十二清单"中所建议的那样，试着在你的日常饮食中加入十字花科蔬菜。

## 保护端粒的补充剂

我不建议服用绿茶提取物补充剂的原因之一是它有肝毒性风险。我们过去认为这样的反应很罕见，概率大约是十万分之一[2061]，但现在有了像明尼苏达绿茶试验（Minnesota Green Tea Trial）这样的大型研究，我意识到概率可能更像是二十分之一[2062]。（相比之下，在所有使用绿茶饮料的试验中，没有一例肝脏问题的报告[2063]。）有没有其他没有风险但可能保护我们的端粒的补充剂呢？

### 维生素D

到目前为止，几乎所有的补充剂研究都没有发现补充剂对我们的端粒有益。没有一项鱼油试验成功地延缓了端粒缩短[2064,2065,2066,2067]，特级初榨橄榄油[2068]、B族维生素[2069]或锌补充剂[2070]也是如此。关于维生素D和端粒的10项研究，只有两项是双盲、随机、安慰剂对照试验[2071]，但它们都显示出了有益作用（每月1次60000国际单位[2072]和每天1次800国际单位[2073]）。更多详情见视频"维生素D补充剂可延长端粒吗（dtelomeres）"。

## 黄芪

黄芪是传统中医中最受欢迎的草药之一[2074]，作为一种"延年益寿"的滋补品被广泛销售了几千年[2075]。黄芪中有一种名为环黄芪醇的化合物（TA-65），在体外试验中，它似乎能够适度提高端粒酶的活性[2076]，但唯一一项表明其临床益处的研究是由一家在网上以每瓶600美元的价格销售该补充剂的公司资助的[2077]。在被联邦贸易委员会指控虚假和欺骗性行为之前，补充剂的销售收入已经超过5000万美元[2078]。有兴趣了解更多信息的人可以查看我的视频"黄芪对延年益寿和对抗癌症有益吗（astragalus）"，我在其中分析了利弊。

## 积雪草

2019年，迄今为止最强大的端粒酶激活剂是在积雪草中被发现的，积雪草也被叫作雷公根。研究发现，它可以使端粒酶活性提高近9倍，是TA-65的4倍[2079]。积雪草作为一种绿叶植物，被广泛用于阿育吠陀药物和传统中药中[2080]，在马来西亚和印度尼西亚，它通常被拌在沙拉中新鲜食用或煮在汤中食用，在印度和泰国，它通常被榨成汁或泡茶饮用。在印度，它主要被认为是一种"健脑食品"[2081]，可以增强小鼠的认知功能[2082]，但对迄今为止的少数人类研究进行的荟萃分析发现，它对人类认知没有显著影响[2083]。如果发现其具有临床效果，可以去网上购买积雪草茶，每杯只需要5美分。

## 温故知新

端粒是已经悄悄进入公众意识的衰老途径之一。尽管科学还存在争议，但增加端粒长度来延缓甚至防止衰老已经成为一种流行的想法[2084]。端粒的延长可以通过激活端粒酶来实现，但是衰老、氧化应激和炎症等破坏端粒的力量与可以帮助端粒重建的生活方式之间存在一场持久战[2085]。

有些人担心，提高端粒酶的活性理论上可能会增加癌症风险[2086]，因为癌细胞会劫持端粒酶来确保自己永生[2087]。然而，在一项针对早期前列腺癌的饮食和生活方式干预的随机对照试验中，欧尼斯医生用来保护端粒的生活方式改变，似乎可以减缓、阻止甚至逆转癌症的进展[2088]。

欧尼斯研究表明，健康的蔬食和生活方式可以提高端粒酶活性和延长端粒，对此，一篇随刊社论提出，这样的研究可能会揭示一些作用机制，这些机制可以被大型制药公司利用，因为"在当今世界，采用健康的生活方式并非总能实现……"[2089]。如果你正在读这本书，希望它会激励你至少朝着更健康的生活迈出一两步，就端粒保护而言，可能包括戒烟[2090]，减少精制谷物[2091]、汽水[2092]、加工肉类[2093]和乳制品[2094]的摄入，同时增加水果[2095]、蔬菜[2096]和其他富含抗氧化物的食物的摄入[2097]。

为了帮助延缓衰老，每天可以考虑：

* 遵循"炎症"和"氧化"两章中的建议
* 坚持以全蔬食为中心的高膳食纤维饮食
* 选择喝茶或咖啡，而不是汽水或牛奶
* 多吃十字花科蔬菜
* 如果你血液中维生素D的水平低于20ng/mL（50nmol/L），那么每天补充800~2000国际单位的维生素D3

# 总　结

在对延缓衰老的这些途径的认识方面所取得的大多数重大进展，发生在过去的20年里，那时我已经从医学院毕业了；因此在写这本书的过程中发现的许多研究也让我大开眼界。了解得越多，就越会发现它们之间的相互联系。这些途径都不是作为独立的实体而存在的，而是错综复杂地交织在了一起：AMPK的增加会下调mTOR的表达，同时上调自噬作用和$NAD^+$的水平，这反过来又会提高sirtuins的活性，然后降低IGF-1水平并反馈给AMPK[2098]。因此，它们有许多共同的触发因素并不奇怪。

以下是一张通过调控11种途径来帮助延缓衰老的干预措施的图表。

**调控11种途径的干预措施**

|  | 运动 | 戒烟 | 热量限制 | 蛋白质限制 | 减少某些动物性食物 | 减少某些加工食品 | 增加某些蔬食 |
|---|---|---|---|---|---|---|---|
| AMPK | √ |  | √ | √ | √ | √ | √ |
| 自噬作用 | √ |  | √ | √ | √ | √ | √ |
| 细胞衰老 | √ | √ | √ | √ |  | √ | √ |
| 表观遗传作用 | √ | √ | √ | √ | √ | √ | √ |
| 糖化 | √ | √ | √ | √ | √ | √ | √ |
| IGF-1 |  |  |  | √ | √ |  |  |
| 炎症 | √ | √ | √ | √ | √ | √ | √ |
| mTOR |  |  | √ | √ | √ | √ |  √ |
| 氧化 | √ |  | √ | √ | √ | √ | √ |
| sirtuins | √ |  | √ | √ | √ | √ | √ |
| 端粒 | √ | √ |  | √ | √ | √ | √ |

值得注意的是，21世纪以来，研究已经发现了6种可以显著延长哺乳动物寿命的单一化合物。尽管许多途径之间存在着复杂的相互作用，但延长寿命的药物或补充剂通常只针对其中一种。例如，二甲双胍可以通过提高

AMPK水平来延长小鼠的寿命，雷帕霉素可以通过抑制mTOR信号传导来延长小鼠的寿命[2099]。当结合在一起时，它们似乎具有协同作用，不仅比单独使用效果更好，甚至可以产生"1+1>2"的效果[2100]。这可能就是健康饮食和生活方式的一个主要优势，因为它们可以协同作用，同时针对多种途径。

# HOW NOT TO AGE

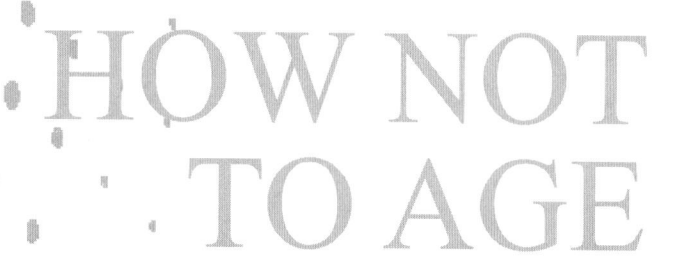

## 第 2 部分

# 最佳抗衰老方案

# 第 1 章

# 饮 食

在世界范围内，缺乏运动每年可能造成超过1000万年的健康寿命损失，但我们所吃的东西造成的损失可能是这一数字的近20倍[2101]。全球疾病负担研究（Global Burden of Disease Study）是迄今为止对人类死亡原因进行的最全面、最系统的研究[2102]。根据这一研究，美国人甚至全球人的头号杀手是不健康的饮食[2103,2104]。不健康的饮食每年使人们的健康寿命缩短数亿年[2105]。这就是我毕生致力于营养学研究的原因。

## 最美好的食物

全球疾病负担研究由比尔&梅琳达·盖茨基金会资助，汇集了来自50个国家300多个机构的近500名研究人员，调查了近10万个数据源[2106]。通过调查，他们确定了美国人的头号杀手是美国饮食，而烟草被挤至第二位。据估计，吸烟每年导致约50万名美国人死亡，而饮食导致的死亡人数要多得多[2107]。

提到衰老、健康寿命和寿命，饮食被认为是最重要的可改变的生活方式因素[2108]。当研究发现"最佳营养""健康的饮食模式""更高的饮食质量"与延长预期寿命、降低各种慢性疾病风险[2109]、提高生活质量[2110]或健康老龄化相关时，他们所说的"健康饮食"到底是什么[2111]？

在4种主要的饮食质量评分系统中，与延长寿命、降低心脏病和癌症死亡率有关的得分较高的饮食[2112]，有4个共同的基本要素：多吃水果、多吃蔬菜、多吃全谷物、多吃坚果和豆类[2113]。它们都建立在富含蔬食的共同饮食核心之上，而富含精制食物和动物性食物、缺乏蔬食的饮食模式，被称为西方饮食或西化饮食，与更高的风险有关[2114]。

在全球疾病负担研究中，导致死亡的五大饮食风险因素中有4个是某些食物摄入不足。多吃蔬菜每年有可能挽救全球150万人的生命。多吃坚果和豆类呢？200万人的生命。更多的水果呢？接近250万人的生命。全谷物摄入不足每年可能导致300万人死亡。要拯救数百万人，可能不在于某种新药或疫苗，而在于吃更多健康的全蔬食[2115]。（注意，加盐的腌制蔬菜和加糖的罐装水果可能弊大于利[2116]。）

## 最糟糕的食物

在做出生死攸关的抉择时，应该反复问自己：吃什么对自己和家人最好？应该如何评估我们的选择？"最佳证据平衡"是我经常使用的一个短语，它是什么意思呢？单独一项研究的结论不如同行评议的科学研究的整体结论重要。

个别研究可能会导致福布斯这样的头条新闻——"研究发现二手烟和癌症没有联系"[2117]。要知道二手烟和癌症之间是否真的没有联系，最好看一看汇总了多项研究的系统综述或荟萃分析。实际上，即使是这些经过整理后的发现，有时也会相互矛盾。例如，一些综述说，吸入二手烟是导致肺癌的原因[2118]，而另一些综述则说，这种影响微不足道，这种言论可能会"助长非理性的恐惧"，而且声称你甚至可以每天吸4～5支烟，而不必担心[2119]（你可以想象一下是谁资助了这一项目）。

为什么关于被动吸烟对健康影响的综述会得出不同的结论呢？你不用感到惊讶，在与烟草业有关的研究人员撰写的综述中，约有90%认为它是无害的，而在由第三方机构独立撰写的综述中，约有90%认为它是有害的。事实上，由行业相关作者撰写的综述得出二手烟无害结论的概率是其他人的88倍[2120]。用美国烟草研究所市场研究顾问的话来说，这些都是企业蓄意抹黑科学的战略的一部分，"开发并广泛宣传……被动吸烟对不吸烟者的健康无害的医学证据"[2121]。

既然如此，我们就不能坚持独立综述吗？要是我们能弄清楚哪些是真正公正的就好了。行业资助的研究人员有各种各样的方法来避免申报利益冲突，所以我们很难追踪资金来源。无论如何，即使不知道是谁资助的，大多数综述仍然认为二手烟有害。所以，就像一项单独的研究结论可能不如一系列研究汇编的结论有用一样，一篇单独综述也可能不如一系列综述的汇编有用。查看针对综述的系统性评论可以更好地了解证据的最佳平衡可能在哪里。对于二手烟，63%的综述认为它对健康有害，37%的综述认为它没有影响，没有综述认为它具有保护作用，所以最好不要吸[2122]。

要是有针对不同食物的综述的系统性评论就好了？确实有！一份关于食物和饮料与主要饮食相关慢性疾病之间关系的荟萃分析和综述的系统性评论最终发表。为了提供最广泛的信息，研究人员首先将食物分为蔬食和动物性食物。绝大多数（94%）对全蔬食的综述发现，它们要么表现出保护作用，要么至少表现出没有作用；而大多数（77%）对动物性食物的综述发现，它们有害健康，或者充其量是没有作用[2123]（请注意，由于百分比的四舍五入，并非所有的总和都等于100%）。

蔬食被分为5类——水果、蔬菜、全谷物、豆类、坚果和种子，每一类都得到了很好的评价，87%~98%被认为是有益的或者至少是中性的。然而，5类动物性食物的差异相当大。正如你在下图中所看到的，如果没有乳制品和鱼类，动物性食物几乎完全（98.7%）是中性或有害的[2124]。

在"饮料"一章中，我将详细讨论乳制品行业资助的影响以及替代效应。例如，喝牛奶的人可能很少喝汽水，而汽水是一种更受谴责的饮料，

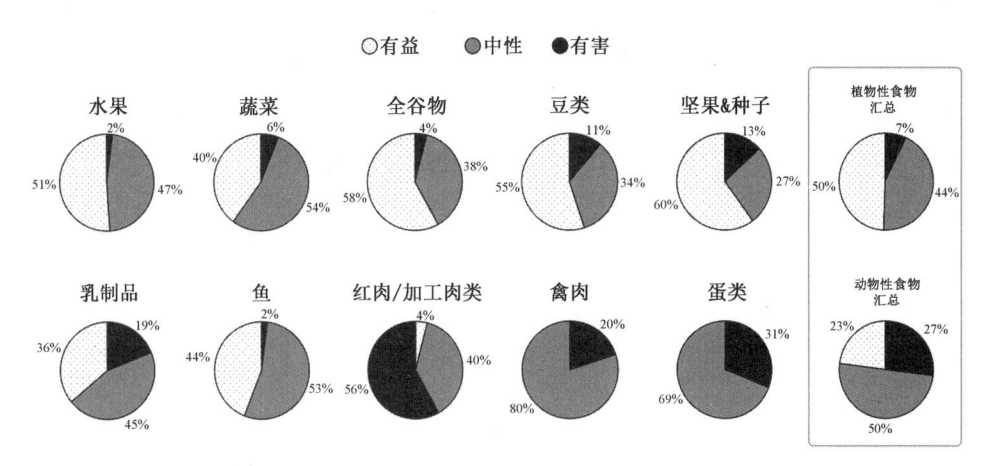

报告对主要饮食相关慢性疾病具有有益、中性或有害作用的荟萃分析和综述的系统性评论的百分比

○有益 ◐中性 ●有害

| 水果 | 蔬菜 | 全谷物 | 豆类 | 坚果&种子 | 植物性食物汇总 |
|---|---|---|---|---|---|
| 2% 有害, 51% 有益, 47% 中性 | 6% 有害, 40% 有益, 54% 中性 | 4% 有害, 58% 有益, 38% 中性 | 11% 有害, 55% 有益, 34% 中性 | 13% 有害, 60% 有益, 27% 中性 | 7% 有害, 50% 有益, 44% 中性 |

| 乳制品 | 鱼 | 红肉/加工肉类 | 禽肉 | 蛋类 | 动物性食物汇总 |
|---|---|---|---|---|---|
| 19% 有害, 36% 有益, 45% 中性 | 2% 有害, 44% 有益, 53% 中性 | 56% 有害, 4% 有益, 40% 中性 | 20% 有害, 80% 中性 | 31% 有害, 69% 中性 | 27% 有害, 23% 有益, 50% 中性 |

所以任何保护作用可能都是相对的，不一定是由喝了什么带来的，而是由不喝什么引起的。这可能也有助于解释食用鱼类的发现。毕竟，典型的选择存在于鸡肉和鱼肉间，而不是在鸡肉和鹰嘴豆间。没有一项研究发现食用禽肉具有任何保护作用。正如在第188页的图表中所看到的那样，汽水行业显示出14%的保护作用，但禽肉和蛋类却得了一个大零蛋，也就是说没有发现它们具有保护作用，这些研究还是在美国养鸡协会（National Chicken Council）和美国蛋业委员会（American Egg Board）提供资助的情况下完成的。就像二手烟一样，有时候，洗白也许是金钱所能买到的最好的东西。

就像乳制品中的钙一样，鱼类中也含有一些有益健康的成分，如长链ω-3脂肪酸EPA（二十碳五烯酸）和DHA（二十二碳六烯酸），但对心脏健康来说不一定有益。在迄今为止关于ω-3脂肪酸对心血管健康影响最广泛的系统性评论中，增加鱼油脂肪的摄入对心血管健康几乎没有影响。事实上，如果有的话，只有那些在亚麻籽和核桃中发现的植物性ω-3脂肪酸才可能具有保护作用[2125]。不过，长链ω-3脂肪酸对脑健康很重要。值得庆幸的是，就像我们有两全其美的非乳制品钙来源一样[2126]，我们也有无污染的藻类EPA和DHA来源[2127]。

最重要的是，当涉及研究人员所考虑的所有饮食相关的疾病，如肥胖、2型糖尿病、心理障碍、骨骼损伤、心血管疾病和癌症时，即使把所有的动物性食物归并到一起，忽略任何行业资助的影响，只是简单地从表面上看现有的证据，也有90%的研究汇编表明全蔬食至少是无害的，而大约80%关于动物性食物的综述显示动物性食物不太友好[2128]。

## 微生命：量化评估疾病风险因素

我们讨论的这些东西到底有多糟糕？肉类摄入与20多种不同疾病的风险增加有关，但增加多少呢[2129]？为了比较不同的慢性疾病风险，研究人员提出了一个"微生命"（microlife）的概念，定义为预期寿命的30分钟。比如，20多岁的人平均还能活57年，这大约是20000天，约50万个小时，或者100万个半小时，一个微生命就是我们可能剩下的100万个半小时中的一个。平均而言，抽两根烟或喝两品脱啤酒会让一个30岁的男性失去一个微生命，如果超重11磅，那么每天失去一个微生命[2130]。知道这在比较风险方面多有用了吧？例如，喝一品脱啤酒与抽一支烟导致的预期寿命缩短一样多。如果你不尊重自己的健康，每天抽两支烟，后果不堪设想，超重11磅的后果同样不可想象。

也可以比较延长生命的行为。例如，每天至少吃5份水果和蔬菜可能会使你的寿命平均增加4年，这大约是每天运动所延长寿命的两倍。然而，即使是20分钟的运动也可能让生命增加1小时（两个微生命）。所以，对于那些说没有时间运动的人来说，运动的投资回报率可能是3∶1，用生命中的20分钟可以换取理论上的60分钟。除此之外，也有一些收益递减的情况，但每天锻炼1小时，仍然可能获得比投入更多的回报[2131]。

那肉呢？吃一个汉堡就意味着失去一个微生命。吃一个汉堡值得付出30分钟的生命吗[2132]？因此，就寿命而言，一个汉堡似乎等于两根香烟。如果你在午饭前后都不抽烟的话，也许可以考虑吃一个豆卷饼。

鸡蛋沙拉三明治也不是一个明智的选择。2021年，由美国国立卫生研究院和美国退休人员协会赞助的NIH-AARP饮食与健康研究（NIH-AARP Diet and Health Study）发表了有史以来最大的关于鸡蛋和死亡率的前瞻性研究的结果。该研究对50多万人进行了平均16年的追踪调查。每天吃半个鸡蛋，全因死亡率就会增加7%[2133]，也就是说，在缩短寿命方面，一个鸡蛋与一个汉堡相当[2134]。

## 加工肉类会致癌

加工肉类更糟糕。想象一下，有两个人在各个方面的表现一模一样，除了一个人每天吃大约50克加工肉类（大约是一大根香肠或热狗，或者几条培根），而另一个人什么加工肉类都不吃。每天吃一份加工肉类，预计夺走两年的寿命[2135]。

或者，你可以把它描述为每日损失。吃一个夹两片熟肉（如熏肠或火腿）的三明治，会让你的预期寿命缩短1小时[2136]。你有没有觉得一天的时间总是不够用？好吧，你可能确实少了1小时，这取决于你午饭吃了什么。

加工肉类，如培根、熟食肉、热狗等，会致癌。2015年，世界上最负盛名的癌症研究机构将加工肉类列为一类致癌物——有明确致癌作用的物质[2137]。一些批评人士质疑将加工肉类与石棉、烟草[2138]和芥子气[2139]归为同一类致癌物质的做法，但是，这一分类与物质是否致癌的证据强度有关，而与其致癌程度无关[2140]。并非所有一类致癌物都具有同样的危险性[2141]。尽管它们都是一类致癌物，但吃熏牛肉三明治比吃钚要更安全。

加工肉类到底有多危险？每天吃50克加工肉类，患结直肠癌的风险就会增加18%，即如果每天午餐都吃一个夹着两片熏肠的三明治，患结直肠癌的风险就会增加18%。黑麦加半磅熏牛肉，可以使风险增加80%以上[2142]。"增加18%的癌症风险"与其他风险行为相比如何？我在2020—2025年美国国会膳食指南科学委员会的证词中说："我们尽量不在孩子身边抽烟，那么为什么要让他们带着熏肉三明治去学校呢？"这听起来像是一个夸张的比喻，但这并不算夸大其词。根据美国公共卫生署署长的说法，与吸烟者生活在一起会使患肺癌的风险增加15%[2143]。因此，每天吸入二手烟会增加患肺癌的风险，其程度几乎与每天吃一份加工肉类所增加的结直肠癌风险相同。

结直肠癌是癌症死亡的第二大原因，仅次于肺癌[2144]。所以，如果不吸烟，结直肠癌可能成为最大的死亡风险。然而，只要从日常饮食中减少一份加工肉类，就可以将这种风险降低近五分之一。

## 最健康的饮食是回归自然

最健康的食物往往来自植物，因此，健康的蔬食与普通大众（尤其是老年人）过早死亡的风险较低有关，也就不足为奇了[2145,2146]。为了实现健康老龄化[2147]、长寿[2148]和延缓衰老相关疾病的进展[2149]，建议饮食以全蔬食为主。例如，这样的饮食可以将患阿尔茨海默病的风险降低一半以上，并可以节省数十亿美元的医疗费用[2150]。每天只要多吃一份水果或蔬菜，就可能使美国每年的医疗支出减少50亿美元[2151]。

蔬食的好处可能源于双重作用：增加保护性饮食因素（如膳食纤维）的同时，减少致病性饮食因素（如饱和脂肪酸）的摄入[2152]。巴尔的摩老龄化纵向研究（Baltimore Longitudinal Study of Aging）对一组平均年龄为60岁的人进行了为期18年的追踪调查。研究发现，多吃水果和蔬菜或少吃饱和脂肪酸，都与心脏病死亡风险降低有关，但只有在增加水果、蔬菜摄入的同时减少饱和脂肪酸的摄入，才能显著降低全因死亡风险[2153]。这种饮食符合人类历史上的自然规律。

在开始碾米、磨刀或制糖之前的数百万年里，人类的整个生理功能被认为是在吃与我们的类人猿"表亲"一样的东西——树叶、茎、嫩芽（也就是蔬菜）、种子、坚果和水果——的背景下进化的[2154]。旧石器时代，也就是大约200万年前，人类开始使用工具，但人类和其他类人猿从中新世就开始进化了[2155]。所以，在人类进化最初90%的时间里，人类主要依靠植物[2156]。人类生来就能从野生的蔬食（尤其是水果[2157]）中获取营养，这些营养源源不断地流经我们的身体系统[2158]，而胆固醇和饱和脂肪酸的摄入量极低[2159]。这也难怪，人类的身体在蔬食中能最健康地成长。也许我们应该回归本源。

## 高钠饮食：人类死亡的头号饮食风险因素

钠的摄入量急剧上升是饮食中最显著的变化之一。在人类存在的大部分时间里，人类只能获得天然食物中存在的少量钠[2160]。今天，由于加工食品，我们接触到的钠比我们身体所能承受的多10倍[2161]，这对健康造成了毁灭性的影响[2162]。

前面我已经提到了全球疾病负担研究中定义的5个最致命的饮食陷阱中的四个——全谷物、水果、坚果和种子、蔬菜摄入不足，但是人类饮食中最致命的缺陷不是吃的什么太少，而是吃的什么太多。过量的钠也许是人类死亡的头号饮食风险因素[2163]。

要深入了解，请参阅我的《救命》一书的"远离高血压"一章。钠会让血压升高的证据很明确，包括一些可以追溯到几十年前的随机双盲试验[2164]。哪怕只是一顿高钠饮食，也能使血压升高。给血压正常的受试者喝一碗美国日常饮食中常见的汤羹，这样一碗汤的含钠量在喝后3小时内会让受试者的血压升高，比那些喝了没有添加任何钠的同样的汤的人要高得多[2165,2166]。所谓"正常"的钠摄入量,可能会导致"正常"的血压,这可能会导致我们因"正常"原因(如心脏病和脑卒中)而死亡。

在美国,大多数45岁及以上的成年人有高血压,其中包括近90%的74岁以上的成年人[2167],而在无盐文化中,如亚马孙亚诺玛米中,人们的血压不会随着年龄的增长而上升,他们是钠摄入量最低的族群,在他们之中没有发现一例高血压病例。他们以平均100/60mmHg的血压迈出人生第一步[2168],并且他们在一生中保持同样的水平[2169]。

一些简单的策略可以帮助改变用盐习惯[2170]。烹饪时不要加盐。刚开始不吃盐的时候,食物尝起来可能有点淡,但短短2~4周后,嘴里的咸味受体会变得更加敏感,食物尝起来也会更有滋味。两周后,你可能会更喜欢少盐食物的味道[2171]。也可以尝试用胡椒、青柠、洋葱、罗勒、大蒜、番茄、百里香、甜椒、芹菜、辣椒粉、柠檬、迷迭香、红椒粉、咖喱和香菜等调味料来代替盐,以寻找新的、更深层次的味道去享受[2172]。著名的《新英格兰医学杂志》中的一篇社论认为"这种个性化的方法可能不切实际",因为75%左右的盐来自加工食品[2173],但是这一观点错误地假设加工食品在某种程度上是注定的。我们可以控制购买的食物,尽管一些高钠食物可能出人意料。

在20~50岁人群的饮食中,钠的最大贡献者是鸡肉[2174]。家禽业经常会往鸡肉里注射盐水,人为地增加它们的重量,之后仍然理直气壮地在鸡身上贴上"100%纯天然"的标签。《消费者报告》发现,超市里卖的一些鸡肉,每份含有高达840毫克的钠。这意味着仅仅一块鸡胸肉所含的钠就超过了一个人一天所需的钠摄入量[2175]。

现已解散的美国盐业协会一直反对减少钠摄入量的公共卫生建议。在美国国会膳食指南科学委员会的证词中,健康饮食可以降低医疗成本的假设受到了挑战。一位加工食品行业的辩护人说:"事实上,如果寿命延长,医疗支出反而会增加。"他们辩称,如果人们因为吃得更健康而活得更长，那么支出只会更高，他们还指出，"如果禁止吸烟，预期寿命的增加将同时增加照顾老人的费用……"[2176]。

### 偶尔刷一刷舌头

随着年龄的增长，味觉可能会衰退。因此，老年人可能会摄入更多的盐[2177]。对付盐敏感性下降的一种创新方法是清除舌头上灰白色的舌苔，因为它们会阻挡你的味孔[2178]。看看我的视频"刮舌头如何影响心脏健康（tonguecleaning）"，刷舌头或刮舌头可以提高年轻人[2179]和老年人[2180]味觉的敏锐度，有效地减少盐的摄入，降低死亡风险[2181]。

## 钾盐替代品怎么样？

高血压被称为"沉默的隐形杀手"，因为它很少引起症状，却是一些主要死亡原因最有力的独立预测因素之一[2182]。美国心脏协会建议每日钠摄入量不超过1500毫克[2183]。想知道有多少美国人超过了这一数量吗？不可思议的99.4%[2184]。绝大多数美国成年人摄入了过多的钠，又摄入了太少的钾，钾是一种可以降低血压的矿物质。（只有不到2%的美国成年人摄入了每日推荐的最低摄入量[2185]。）当把我们现在的摄入量与祖先的相比时，结果更加惊人——祖先从饮食中摄入了大量的钾[2186]，在进化过程中很可能每天摄入超过10000毫克钾[2187]。每日推荐的最低摄入量只有这个数值的一半，但大多数人离这一点仍差得很远。

如果把这两个指南放在一起，那么目前只有不到0.015%的美国人达到钠和钾的摄入标准[2188]。接近99.99%的人没有达到，大约7000名美国人中只有一人达到推荐的最低摄入量。使用钾盐替代品怎么样呢？与其用氯化钠给食物调味，不如撒点氯化钾。氯化钾是一种天然存在的矿物盐，与普通钠盐的制备方法相同[2189]。随机对照试验发现，简单地用氯化钾替换部分钠盐，不仅能显著降低血压[2190]，还能从一开始就预防高血压，最重要的是可以挽救生命。就死亡风险而言，即使只是换成一半的钾盐，似乎也能有效地让人年轻10岁以上[2191]。我在视频"钾盐替代品有效吗（ksalt）"中介绍了这些研究。

这似乎好得令人难以置信。如果效果这么好，味道也一样好，那为什么没有更多的人接受这种替代品呢[2192]？根据美国食品药品监督管理局（FDA）的说法，氯化钾属于"一般认为安全"（generally regarded as safe，GRAS）的物质[2193]。健康人不必担心摄入过多的钾，因为我们的肾脏会通过尿液将多余的钾排出[2194]。然而，患有肾脏疾病、糖尿病（因为糖尿病可导致肾脏损害）、严重心力衰竭或肾上腺功能不全的人，以及那些正在服用妨碍钾排泄的药物的人需要小心谨慎[2195]。老年人在开始使用钾盐替代品之前，应该让医生检查肾功能。有关这方面的更多细节，请看视频"钾盐替代品的副作用（ksaltsafety）"。

对健康人来说，唯一的缺点就是味道。如果你完全不吃钠，直接使用氯化钾，你可能会发现它有一点苦味或金属味[2196]。就我个人而言，要看把它撒在什么食物上。氯化钾在某些食物上很完美，但它也会让一些食物变得无法下咽。当我了解到钠的科学并把盐罐扔掉后，我的味觉在几周内完全改变了，除了香蒜沙司，没有盐的东西都很好吃。出于某种原因，没有盐的香蒜沙司尝起来和以前不一样了。所以，我尝试了钾盐替代品，效果非常好，根本感觉不出有什么不同，我还得到了两全其美的效果。出于热情，我决定重新创作我的童年挚爱——我过去常常在西瓜上撒一点盐，让它更甜，这是美国南部传统的烹饪技巧，但当我用钾盐尝试时，我差点儿呕吐！

## 人如其食：你是你吃出来的

标准美国饮食不仅是美国人的主要杀手，还是美国人残疾的主要原因（部分由于肥胖的流行）[2197]。因此，吃什么是决定寿命的首要因素，也是决定是否会残疾的最主要因素。

如果我们的饮食是导致死亡和残疾的头号原因[2198]，再如果大多数死亡是可以预防的，而且与营养有关[2199]，那么，很明显，营养应该成为医学院的头号学科，对吧？这应该是你的医生每次就诊时都会和你讨论的头等大事，对吧？

遗憾的是，医生在接受教育时严重缺乏营养知识。大多数医学生从来没有被教导过健康的营养对疾病进程的影响，所以他们毕业时并没有获得这个强大的知识宝库[2200]。此外，还有制度上的障碍，例如时间限制和缺乏回报。总的来说，医生不会因为向病人提供如何更好地照顾自己的建议而获得报酬[2201]。当然，制药公司在影响医学教育和实践方面也发挥着作用。医学人文研究院院长在一篇关于大型制药公司对医学教育影响的伦理学期刊论文中总结道："我不确定哪一种是对我们的专业精神更严厉的谴责，是我们被收买的意愿，还是我们辩解和否认让我们看起来好像没有被收买的意愿[2202]。"问问你的医生，他们上次被西蓝花商家款待是什么时候。

这就像20世纪50年代的抽烟问题。即使在那时我们已经有几十年的科学研究将香烟与癌症联系了起来，但它仍在很大程度上被忽视了，部分原因是吸烟被认为很正常[2203]。人均香烟消费量为每年4000支[2204]，这意味着美国人平均每人每天抽半包烟。当时，美国医学会向所有人保证，"适度吸烟"没什么问题[2205]。毕竟大多数医生自己也吸烟[2206]。科学和医疗实践之间也存在同样的脱节：压倒性证据与个人习惯相背离。

人们花了25年的时间[2207]，进行了7000多项研究，才促使美国公共卫生署署长在20世纪60年代发布了第一份反对吸烟的报告，那时候已经有无数人因吸烟而死亡[2208]。你可能会想，在进行了前6000项研究之后，他们可能会给人们一点提示吧，但事实上并没有。大烟草公司（Big Tobacco）曾经是一个强大的产业，今天的酒精、肉类、糖、乳制品、盐、鸡蛋和加工食品行业都在使用与烟草行业相同的伎俩，试图歪曲科学，迷惑公众[2209]。

食品行业是一个价值上万亿美元的产业，成千上万的行业协会花费数亿美元游说我们的立法者。在加工食品行业之后的三大食品游说"集团"分别是糖、肉类和乳制品[2210]。（乳制品是唯一一个预算超过1亿美元的食品"集团"[2211]。）这告诉了我们很多关于美国饮食的情况。谁会从中受益？跟着金钱走。

今天，只有1%～2%的医生吸烟[2212,2213]，但大多数人会继续吃导致疾病流行的食物[2214]。在制度改变之前，必须为自己和家人的健康负责，不能等社会再次赶上科学，因为这是一个生死攸关的问题。

### 命运掌握在自己手中

长寿专家认为，营养可能是"促进健康和预防绝大多数衰老相关慢性疾病最重要的干预措施"[2215]。从20岁开始，从非典型饮食转变为更优化的饮食，预计可以使女性的寿命延长约11年，男性的寿命延长约13年。多吃豆类，然后是全谷物和坚果，少吃肉，然后是汽水等含糖饮料，就能最大限度地延长寿命。亡羊补牢，犹未为晚，60岁开始吃得更健康，可能意味着多活8～9年，即使是从80岁才开始，也能延长寿命[2216]。改变你的健康命运就从你的下一餐开始。

# 第 2 章

# 饮 料

你可能听说过人体70%是水。这对新生儿来说是正确的，但正如亚里士多德所说："老年人缺水和体寒。"老年人体内可能只有50%是水[2217]。由于体液储备减少，口渴感减弱[2218]，肾脏浓缩尿液的能力下降，所以老年人特别容易脱水[2219]，尤其是在服用泻药或利尿剂的情况下[2220]。保持水分最好的方法是什么呢？

## 最健康的饮料是什么？

许多膳食指南教我们应该怎么吃，却没有说过应该怎么喝。由哈佛大学公共卫生学院营养系前主任的沃尔特·威利特（Walter Willett）博士等顶尖健康专家组成的一个饮料指导专家组的任务，是对各种不同的饮料类别的营养风险和益处以及相对健康程度提出建议，并按从最好到最差的6个等级进行排名。

不出所料，汽水排在最后。啤酒和全脂牛奶被列为另外两种应该避免的饮料。他们提到了对牛奶与前列腺癌和侵袭性卵巢癌关系的担忧，因为有充分证据表明，牛奶会影响血液中胰岛素样生长因子1（IGF-1）的水平，我在"IGF-1"一章中提到了这一点。并列第二健康的饮料是茶和咖啡，最好不加甜味剂或奶精。排名第一的饮料是什么呢？水[2221]。

## "每天至少喝八杯水"科学吗？

在《救命》一书的"饮料不仅解渴，还能让你变聪明"一章中，我追溯了"每天至少喝八杯水"这一建议的起源，并打破了这一神话。虽然大量研究将喝水不够与多种疾病联系在一起，但要确定它们之间的因果关系很困难[2222]。我在视频"水和长寿（H$_2$Olongevity）"中回顾了所有关于饮水量和死亡率之间关系的研究。从根本上说，有3项研究显示了多喝水对降低死亡率的好处[2223,2224,2225]，而其他4项没有[2226,2227,2228,2229]，所以二者之间的联系仍然模糊不清。

## 每天到底应该喝多少水？

根据即时血液采样结果，20%～30%的老年人在任何时候都可能脱水[2230]。这些人患心脏病、肺炎和血栓的风险增加，这导致他们在接下来的4年里残疾的风险增加一倍[2231]。你怎么知道自己是否脱水了呢？年轻人可以直接观察尿液的颜色。水合作用的黄金标准（或者更确切地说，是淡金色标准）是稻草色——一种浅黄色。深黄色、黄褐色或褐色的尿液已被证实是一种检测运动员[2232]、孕妇和哺乳期妇女[2233]以及更广泛人群[2234]脱水的方法，但它对老年人似乎不那么有用[2235]。67种不同的脱水评估方法（包括尿色或尿量、口干或感觉口渴）中，没有一种在确定65岁以上人群的水合状态时始终有效。在老年男性和女性中，只有表达疲劳和两餐之间不喝水的组合才预示着即将发生脱水。

根据迄今为止最可靠的证据，世界卫生组织和美国国家医学研究所的权威人士建议女性每天喝8～11杯水，男性每天喝10～15杯水[2237]。这包括所有饮食来源的水，而不仅仅是从饮料中摄取的水。我们吃进去的食物所含的水分和身体自身产生的水分（如身体燃烧脂肪时）可能就有4杯[2238]，因此，经过一番加减，每日建议饮水量是女性4～7杯，男性6～11杯，这是假设在适度的环境温度下进行适度运动的情况下的建议量[2239]。不过，老年人的肾脏容量往往被限制在每小时大约3～4杯，所以在正常情况下，应避免超过这个量[2240]。喝水超过推荐量可能会严重稀释脑中的电解质[2241]。

> **我们应该喝什么样的水？**
>
> 许多人不信任自来水的安全性[2242]，但瓶装水可能并不比直接从水龙头中流出的水更干净[2243]。饮用水安全不仅仅是为了预防水源性疾病。事实上，在与微生物污染物做斗争的过程中，我们往水中引入了一种新的污染物——饮用水氯化产生的消毒副产物。在视频"最好是喝过滤水或瓶装水吗（water）"中，我量化了潜在的膀胱癌风险，并评估了两种冰箱滤水器（Whirlpool和GE）以及三种滤水壶（Brita、PUR和ZeroWater）去除污染物的效力。

## 饮料健康等级排名

除了水，最好的饮料是什么呢？下面是一项详尽研究的图表，包含了数百份对饮食相关慢性疾病具有有益、中性或有害作用的荟萃分析和综述的系统性评论[2244]。

不出所料，像汽水这样的含糖饮料最有害，但有14%的评论报告了含糖饮料的保护作用。这怎么可能呢？大多数研究引用了横断面研究，比如一项研究发现，喝汽水多的八年级女孩比喝得少的同龄女孩更瘦[2245]。不过，这只是某一时刻的快照。你认为哪种可能性更大呢？是因为她们喝的汽水更少导致体重更重，还是因为她们更重所以喝的含糖汽水更少呢？不喝汽水可能是肥胖的结果，而不是原因，但它却被标记为具有保护作用。

报告对主要饮食相关慢性疾病具有有益、中性或有害作用的荟萃分析和综述的系统性评论的百分比

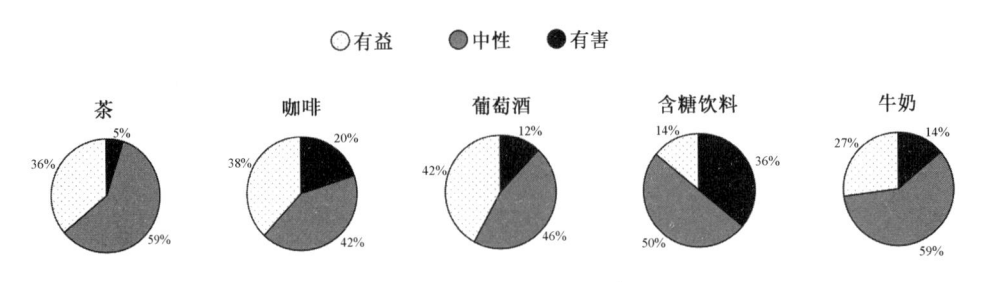

○ 有益　● 中性　● 有害

| 茶 | 咖啡 | 葡萄酒 | 含糖饮料 | 牛奶 |
|---|---|---|---|---|
| 5% 有害<br>36% 有益<br>59% 中性 | 20% 有害<br>38% 有益<br>42% 中性 | 12% 有害<br>42% 有益<br>46% 中性 | 14% 有益<br>36% 有害<br>50% 中性 | 14% 有害<br>27% 有益<br>59% 中性 |

　　研究设计上的缺陷也可以解释有关葡萄酒的研究结果。这一评估发表于2014年，当时我们的理解还没有彻底改变，即所谓的"适度"饮酒对健康有益可能只是海市蜃楼[2246]。（第194页我们讨论了一个将先前饮酒者归类为终生戒酒者的系统性错误[2247]。）然而，有时也会有一些不可解释的关联。例如，一项软饮料研究发现，汽水摄入量的增加与某些类型的食管癌风险降低有关。我想这项研究不会是可口可乐公司资助的吗？是的，就是可口可乐公司资助的[2248]。类似的利益冲突是否也有助于解释"具有保护作用"的牛奶研究？这些是由美国国家乳业委员会资助的吗？事实上，牛奶研究中隐藏的利益冲突甚至比我们从汽水研究中发现的还要多，而且由行业资助的所有关于这类饮料的研究对赞助商经济利益有利的可能性要高出4~8倍[2249]。

　　不过，抛开资金偏见不谈，牛奶消费的保护作用可能有一些合理的理由。毕竟，那些喝更多牛奶的人可能会喝更少的汽水，而汽水是更有害的饮料，所以喝牛奶的人可能会占多数，但这可能不仅仅是相对利益。即使是像烟草这样受到普遍谴责的东西，也并非一无是处。40多项研究一致发现，尼古丁对帕金森病具有保护作用[2250]。即使是二手烟也可能具有保护作用[2251]。当然，你还是会想要避免它。烟草可能会降低患帕金森病的风险，但会增加脑卒中的风险，而后者是一种更致命的脑部疾病，更不用说肺癌和心脏病了。美国公共卫生署署长发布第一份反对吸烟的报告以来，吸烟

已经导致数百万美国人死亡[2252]。

值得庆幸的是，通过食用某些含尼古丁的蔬菜，我们也许能够在没有风险的情况下获得一些好处[2253]［见视频"辣椒和帕金森病（nightshades）"］，乳制品可能也是如此。喝牛奶会增加患前列腺癌的风险[2254]，因此有人建议男性要减少或尽量减少牛奶的摄入量[2255]，但是喝牛奶也会降低患结直肠癌的风险[2256]。这种保护似乎可以归因于钙的作用[2257]，所以我们可以通过食用高钙的蔬食，如绿色蔬菜和豆类来获得两全其美的效果[2258]。

我更详细地探讨过乳制品（见第116页），并介绍了咖啡的好处（见第18页）。然而，根据第188页的图表，每喝一杯咖啡可能会使我们失去喝更健康的饮料的机会，如喝一杯茶的机会。

### 最健康的奶

如今，乳制品行业出现了一系列新的选择，从杏仁奶到燕麦奶[2259]，无所不有[2260]。在众多选择中，豆浆可能是最健康的。请参阅第20页并观看我的视频"豆浆是最健康的非乳制品奶吗（milks）"。值得强调的是，所有植物奶都不含乳糖[2261]。

大多数成年人有乳糖不耐症，这意味着他们消化牛奶会有麻烦。在整个童年时期，世界上大多数人体内分解乳糖的酶的水平开始下降，这有一定道理，因为奶是给婴儿喝的[2262]。为什么我们在断奶后还需要消化它呢？所以，喝牛奶时，大多数人会出现腹胀、腹痛、肠积气、水样便，甚至恶心和呕吐等症状[2263]。

据估计，全球乳糖不耐症的发生率超过67%。在美国，这个比例大约是33%[2264]，而95%的亚裔，60%~80%的非裔美国人和德系犹太人，80%~100%的印第安人，以及50%~80%的西班牙裔，有牛奶消化方面的问题。然而，北欧血统的人更有可能在整个成年期都具备消化牛奶的能力[2265]。因此，每个人都应该喝牛奶似乎是联邦营养政策中种族偏见的一个例子[2266]。警告：并不是所有的美国人都是北欧血统。

由于这些原因，加拿大在其国家膳食指南中不再把乳制品作为一个单独的食物组。经过全面审查，加拿大膳食指南和食物指南进行了更新，并于2019年重新发布。指南强调了食用更多蔬食的重要性[2267]。减少对乳制品的强调，增加对蔬食的关注，在某种程度上是因为加拿大专家不再考虑那些行业资助的研究[2268]。多美好啊！许多主流的医学期刊已经拒绝接受大烟草公司资助的论文[2269]。是时候考虑将这一规定扩展到所有有意歪曲科学、将利益置于公共健康之上的商业实体中了。

## 绿茶和红茶

全球每天要消耗数十亿杯茶[2270]。即使只是纯化的绿茶化合物EGCG（表没食子儿茶素没食子酸酯，据称是绿茶主要的活性成分），也可以延长秀丽隐杆线虫在压力条件下的寿命[2271]，并将大鼠的死亡时间推迟8~12周（延长平均寿命约14%）[2272]。尽管我们仍在等待长期的随机对照临床试验，但一篇对96项观察性研究荟萃分析的总括性综述发现，每天多喝3杯茶，可能会使全因过早死亡风险降低24%[2273]，这相当于将寿命延长了两年[2274]。绿茶和红茶都适用，但绿茶可能更具优势[2275]。［详情见视频"红茶、绿茶和抹茶与长寿和脑功能（greenblack）"，视频中我还回顾了一些关于使用抹茶治疗阿尔茨海默病令人失望的数据。］

> **奶茶怎么样？**
>
> 人们认为，茶对死亡率的明显好处主要来自其对心血管的保护，因为绿茶和红茶都能在被摄入后数小时内显著改善动脉功能[2276]。然而，这可能只有在不喝牛奶的情况下才有效。2007年，我们第一次了解到，在改善动脉功能方面，添加牛奶会"完全削弱茶的作用"[2277]。2018年，我们了解到情况可能更糟。受试者被随机分为3组：第一组喝红茶，第二组喝加奶的红茶，第三组只喝白开水，为期1个月。正如预期的那样，喝红茶的受试者的动脉功能有了显著改善。然而，喝加奶红茶的受试者不仅比喝红茶的受试者表现更差，甚至与喝白开水的受试者相比，动脉功能也有明显受损。所以，牛奶不仅会抵消红茶的有益影响，还会使情况变得更糟糕[2278]。牛奶似乎也可以削弱浆果[2279]、巧克力[2280]和咖啡的益处[2281]。（见第464页。）

## 南非国宝茶路易波士茶

红茶、绿茶和白茶来自同一种常绿植物——茶树，而花草茶则是用药用植物冲泡的。我在"AMPK"一章中提到了洛神花茶，在"糖化"和"炎症"两章中提到了洋甘菊茶。南非国宝茶路易波士茶（Rooibos），也被称为南非红茶或南非红灌木茶，是另一种著名的花草茶，可能具有抗衰老的作用。研究表明，在氧化应激条件下，它可以将秀丽隐杆线虫的寿命延长23%，这被认为是由于它的抗氧化特性[2282]。在15种花草茶的正面较量中，路易波士茶在体外抗氧化能力方面排名第二，仅次于蒲公英[2283]。

我在视频"路易波士茶的风险和益处（red）"中介绍了最佳泡茶技术。理想情况下，路易波士茶最好煮5分钟以上[2284,2285]。在85℃（185℉）

下，冲泡红茶4分钟[2286]，绿茶3分钟[2287]，在98℃（208℉）下冲泡白茶7分钟[2288]。令人惊讶的是，袋装茶比散装茶更好，因为袋装茶叶切得更细，可以更好地释放其中的营养素[2289]。

## 汽水

既然我们已经介绍了一些最好的饮料，那么哪些饮料最糟糕呢？

一罐普通的汽水含有大约9勺糖。鉴于含糖饮料是美国饮食中添加糖的最大单一来源[2290]，摄入含糖饮料与过早死亡有关也就不足为奇了。每天每多喝一罐汽水的含糖量似乎可以使全因死亡率增加8%左右[2291]，这可能与心脏病[2292]和糖尿病[2293]的风险增加有关。

无糖汽水仍然与死亡风险增加有关，不过每天喝两罐只会增加8%的风险，为普通汽水的一半[2294]。现在，那些喝大量人工甜味剂汽水的人也更容易超重或肥胖。也许不是无糖汽水导致了健康问题，而是健康问题导致人们选择了喝无糖饮料，这就是所谓的反向因果关系。然而，即使所有分析都排除了体重因素，死亡风险仍然很高。即使研究不考虑最初几年的随访，以排除那些可能在死亡前因健康问题而改喝无糖汽水的人，情况也是如此。美国妇女健康促进会的一项研究将无糖汽水与脑卒中风险联系在一起，该研究的一篇随刊社论在标题中总结道："人工甜味剂，真正的风险。"[2295]请参阅我的《吃饱瘦身》一书的"并非真的甜蜜"部分，了解人工甜味剂如何扰乱我们的肠道菌群和新陈代谢。

## 酒精

当坐下来研究这一主题时，我惊讶地发现了一篇题为《龙舌兰……可以延长果蝇的寿命》的论文[2296]。我以为喝龙舌兰酒可以延长寿命，想象着成群嗡嗡作响的小果蝇飞来飞去，但是，唉，没有。"龙舌兰"只是一个有创意的果蝇遗传学家给某些果蝇基因起的名字[2297]。所以，龙舌兰酒可能不能让果蝇活得更长，但对我们呢？

酒精使用似乎是全球第七大死亡风险因素，每年导致数百万人死亡[2298]，造成的健康寿命损失是所有非法药物使用总和的3倍[2299]。在所有与酒精有关的死亡中，约有一半可能是由突发原因（如车祸）造成的，另一半则主要与酒精性肝病有关[2300]。在过去20年左右的时间里，美国的酗酒率、每年与酒精相关的急诊就诊人数[2301]，以及与酒精相关的死亡率都增加了大约50%[2302]。

人们一致认为，过度饮酒、孕期饮酒和大量饮酒都对健康有害，那么"适度"饮酒呢？就衰老途径而言，在体外试验中，即使是一到两杯的量[2303]也能降低人脑细胞的$NAD^+$水平和sirtuins活性[2304]。另一方面，酒精在体内可转化为乙酸[2305]，乙酸会激活AMPK[2306]。不幸的是，酒精完全转化为乙酸之前，会形成一种有毒的中间物质乙醛，它是一种已知的致癌物质。这也许就是酒精被认为会增加某些癌症风险的原因[2307]，其中也包括乳腺癌和结直肠癌的风险，即使是对每天只喝一杯酒精饮料的轻度饮酒者而言，情况也是如此[2308]。

是的，酒精可能是一种令人上瘾、使人兴奋的致癌物，可能会导致出生缺陷[2309]，但它对心脏健康有什么影响呢？因为酒精摄入已经被清楚地证明能够提高高密度脂蛋白水平，即所谓的"好胆固醇"的水平，那么它能帮助降低患心脏病的风险吗[2310]？遗憾的是，高密度脂蛋白不再被认为具有保护作用，因为孟德尔随机化研究发现，一生拥有较高高密度脂蛋白水平似乎无助于降低患心脏病的风险[2311]（因遗传而终生拥有较低的低密度脂蛋白胆固醇水平，确实可以降低风险[2312]）。

因此，酒精对高密度脂蛋白的促进作用可能无关紧要。如果你观察动脉粥样硬化的早期迹象，如颈部颈动脉壁增厚，你会发现那些完全不喝酒的人似乎风险最低[2313]。在冠状动脉钙化积分中你也可以看到同样的情况，总的来说，饮酒量越低，风险越低[2314]。酒精也会使血压略微升高，这也可能会增加而不是降低患心脏病的风险[2315]。那么，适度饮酒对人有益的想法是从哪里得来的呢？从著名的J曲线得来[2316]。

## J曲线是怎么回事？

在长期随访的大量人群中，一般来说，饮酒越多，过早死亡的风险就越高。然而，那些风险最低的人，那些活得最长的人，往往并不是那些不喝酒的人，而是那些每周喝几杯的人[2317]。因此，死亡率与饮酒量的关系曲线更像字母"J"，而不是像斜线那样的直对角线。

我在视频"适量饮酒更好吗（jcurve）"中描述了我们在理解方面的进化，简单地说，这似乎是"病弃者效应"的产物，这种效应源于将一些先前饮酒者系统性错误地归类为终生戒酒者[2318]。这也是研究发现戒烟者比继续吸烟的人死亡率更高的原因。这并不是说戒烟会导致健康状况不佳，而是健康状况不佳最终导致了戒烟[2319]。

当研究人员回过头来，对将先前饮酒者归类为终生戒酒者的错误进行控制时，J曲线消失了。换句话说，死亡率与饮酒量的关系变得更加符合线性剂量反应，这意味着饮酒越多，死亡风险越大，即使适量摄入也没有任何保护作用[2320]。

## 孟德尔随机化

将不饮酒者与因健康状况不佳而戒酒的人混为一谈，引发了反向因果关系的问题。在其他一些研究中我们也看到了这一点，比如，有研究发现，那些老看电视的人健康状况更差。到底是看了更多的电视导致了疾病，还是疾病导致看更多的电视呢[2321]？这就是为什么从"证据等级"来看，包含对照组的干预试验比人群的观察性研究往往能提供更好的证据——观察性研究可能受到反向因果关系[2322]和干扰因素的影响。例如，轻度饮酒者更有可能一边喝着葡萄酒，一边吃着沙拉，而不是一边吃着芝士汉堡，所以这可能就是葡萄酒看起来具有保护作用的原因[2323]。适度饮酒往往也与较高的社会经济地位密切相关，社会经济地位本身就预示着长寿[2324]。不过，有时候很难进行随机对照试验。例如，随机让人们每天抽一包烟，持续几十年，这是不切实际的，也是不道德的，所以有时候不得不根据观察性数据来做出公共卫生决策[2325]。不过，我们现在有了一种额外的工具："大自然的临床试验"——孟德尔随机化[2326,2327]。

在随机对照试验不切实可行的情况下，孟德尔随机化可以提供可靠的因果证据[2328]。正如我所提到的，较高的高密度脂蛋白水平不能作为心血管疾病的一个保护因素，部分基于孟德尔随机化研究，那些从出生开始就被"随机分配"终生具有较高高密度脂蛋白水平的人患心脏病的风险并没有降低[2329]。这种随机化不是由研究人员来分配的，而是通过精子和卵子的偶然相遇来实现的。有没有办法研究那些从受孕开始就被"随机分配"不喝那么多酒的人呢？确实有[2330]。

酒精在肝脏中通过两种酶最终被解毒为二氧化碳和水，但这个过程中也会产生乙醛，也就是我之前提到的有毒的中间代谢物，它会引起恶心症状和脸红感觉。所以，如果你出生时携带一种乙醛去除酶的缓慢变体或一种乙醛形成酶的超快变体，那么乙醛就会在体内积累，使饮酒成为你一生中相对不愉快的经历。这样，有些人天生就可能不太爱喝酒。那么，他们患心脏病的风险是否会像最初的J曲线观察性研究所显示的那样增加呢？并没有，他们患心脏病的风险是降低的。因此，即使是轻度或中度饮酒者，也可能从减少饮酒中受益[2331]。

## 最安全的饮酒量是零

即使在控制了干扰因素和反向因果关系之后，一些观察性研究仍然会得出J曲线[2332]，这可能是因为与酒精摄入量减少相关的遗传变异具有独立的保护作用，这可能会削弱孟德尔随机化数据的说服力[2333]。医学文献给我们留下了一场激烈的争论[2334]，一些科学家（尤其是那些获得了行业资助的科学家[2336]）继续推广J曲线[2335]，而其他人则认为任何所谓的好处都是过时的一厢情愿[2337]或者是酒精行业在操作舆论[2338]。美国国立卫生研究院（NIH）得出结论，我们需要的是一项随机对照试验，以一劳永逸地解决这个问题。下面让我们关注一下适度饮酒与心血管健康试验[2339]。

研究人员招募了数千名年龄在50岁及以上具有心血管疾病高风险的志愿者。其中一半人被随机分配在接下来的6年里戒酒，另一半人则被告知每天喝一杯酒。哪一组人更容易患心脏病、脑卒中、糖尿病或者死亡呢[2340]？这里仍有一个问题。NIH的研究人员违反了联邦政策[2341]，向安海斯布希（Anheuser-Busch）和喜力（Heineken）这样的公司公开招标，让它们承担这项研究1亿美元费用中的大部分。首席研究员和NIH官员发誓，行业资助者不会影响研究设计，但我们从《纽约时报》发表的一篇揭露文章中了解到的情况并非如此，该报道部分基于通过《信息自由法》获得的电子邮件[2342]。例如，批评者质疑为什么研究终点不包括癌症和心力衰竭，这是已知的与酒精相关的危害[2343]。经过内部调查，该试验被迅速取消，用时任NIH主任的话来说，"越过了太多底线，以至于人们感到震惊"[2344]。之后适度饮酒和心血管健康试验没有了下文。

即使能找到公正的资助者，随机让人们喝酒也可能违反伦理道德[2345]。在最初的试验构想出来后不久，全球疾病负担研究发表了关于饮酒总体影响最全面的评估[2346]，总结了近700个数据来源的证据[2347]。这也得到了世界卫生组织[2348]和世界心脏联合会[2349]的认可，结论很明确："最安全的饮酒量是零。"[2350]

## 葡萄酒

葡萄酒也一样吗？一项对老年人长达20年的研究发现，当考虑到社会人口学差异等变量时，适量饮用葡萄酒对死亡率的好处似乎消失了[2351]。我在视频"白藜芦醇让你长寿吗（resveratrol）"中介绍了"法国悖论"。葡萄酒中的葡萄多酚在单独测试时具有抗氧化特性[2352]，但酒精是一种促氧化剂，在摄入后数小时内会提高氧化损伤标志物的水平[2353]。那么，当你喝葡萄酒将它们一起摄入时，哪个会胜出呢？短期来看，红葡萄酒的抗氧化能力足以抵消麦当劳的培根芝士汉堡的低密度脂蛋白氧化[2354]，但是在数周的时间内，无论白葡萄酒还是红葡萄酒，都不会降低氧化损伤标志物水平，除非去除酒精[2355]。即使在脱醇后的葡萄酒中加入糖，使其所含热量与普通红葡萄酒相似，一个月的红葡萄酒摄入导致的氧化损伤也要比不含酒精的红葡萄酒多得多[2356]。在血压方面也有类似的结果：不含酒精的红葡萄酒能降低血压，但普通红葡萄酒不能[2357]。那么，脱醇的葡萄酒能两全其美吗？

如果你一边吃奶酪和饼干，一边喝红葡萄酒，6小时后，你血液中的甘油三酯会比你一边吃奶酪和饼干一边喝水时多5倍。我们知道这是酒精的问题，因为同样的酒，在去掉酒精后，不会导致同样多的脂肪溢出到血液中[2358]。红葡萄酒和白葡萄酒也会引起炎症，在饮用后的6小时内，IL-6的水平分别上升56%（红葡萄酒）和62%（白葡萄酒），明显高于含糖饮料导致的上升量（11%）[2359]。尽管葡萄酒对动脉功能的影响喜忧参半[2360,2361,2362,2363]，但脂肪炎症反应可以解释迄今为止规模最大的此类研究的结果，即脱醇葡萄酒可以改善动脉功能，而普通红葡萄酒则会使情况变得更糟[2364]。

# 果汁

★译者注：康科德（Concord）是一种葡萄品种，韦尔奇（Welch's）是美国葡萄汁的一个主要品牌，该品牌的葡萄汁是由康科德葡萄制成的。

只喝葡萄汁怎么样呢？与糖水[2365]和白葡萄汁[2366]相比，喝康科德*紫葡萄汁的大鼠的认知能力有所提高，那人呢？我的视频"葡萄对脑健康的益处（grapejuice）"对现有数据进行了分析。最重要的是，尽管韦尔奇资助的研究人员试图对其进行粉饰，但证据并不令人信服[2367]。

我强烈推荐整个水果，而不是果汁，因为水果的摄入与长寿有关，而果汁的摄入则没有[2368]。我在视频"有能促进脑健康和预防痴呆的果汁吗（juicybrain）"中介绍的Kame项目研究，激励我更深入地挖掘。这是一项队列研究，研究发现，每周喝3次或3次以上果汁或蔬菜汁的人患阿尔茨海默病的可能性明显低于每周喝不到1次的人[2369]。也许用于制作商业果汁的高压提取方法可以从果肉、果皮或种子中提取出更多保护脑的多酚[2370]，但正如我在视频中所记录的那样，评估短期认知效果的干预性研究在很大程度上令人失望。

在视频"果汁与心脏代谢健康（juicyartery）"中，我回顾了有关果汁和心脏代谢健康的研究。记住这几点：如果要喝果汁，混浊的苹果汁比清澈的更好[2371]，血橙汁比普通橙汁更好[2372]，用餐时喝比两餐之间喝更好[2373]。因为石榴汁的数据令人失望，所以我制作了一个视频"石榴汁的风险和益处（pomjuice）"。无盐番茄汁可能是最健康的。番茄汁可以降低低密度脂蛋白胆固醇水平[2374]，改善动脉功能[2375]，这有助于解释为什么较高的番茄制品摄入量与过早死亡风险显著降低有关，即使在控制了其他饮食和生活方式因素之后也是如此[2376]。

果汁的含糖量与软饮料相似，但果汁与汽水不同的是，果汁与寿命缩短无关[2377]。据推测，这是因为水果中含有多酚[2378]，多酚是水果中天然存在的化合物，人们认为它是吃水果好处多多的原因。果汁可能比汽水好，但要想长寿，它不如整个水果好。食用完整的水果与过早死亡的风险显著降低有关，每天只吃一份水果就可以使风险降低11%[2379]。

# 第 3 章

# 百岁老人吃什么？

要研究最年长的老人的生活习惯，首先要确定他们的实际年龄。长期以来，对百岁老人年龄的肆意夸大一直困扰着科学界[2380]。《吉尼斯世界纪录大全》的一位编辑说："没有任何一个话题比人类寿命的极限更容易被虚荣、欺骗、谎言和蓄意欺诈所掩盖。"[2381]这是一个和时间一样古老的故事，至少可以追溯到圣经时代，据说族长玛士撒拉活到了969岁[2382]。

对长寿人群研究可信度的最著名打击之一是1973年《国家地理》杂志的一则封面故事。它描述了苏联高加索地区、巴基斯坦罕萨河谷和厄瓜多尔维尔卡邦巴村百岁老人的惊人比例，令读者着迷。然而，仔细一看，不仅"百岁老人"中没有一个真正活到100岁，"九十岁老人"中也没有一个活到90岁。这种年龄的夸大，一是为了社会地位，二是为了促进当地旅游业的发展，其实这些所谓"百岁老人"的平均年龄只有84岁[2382]。这位医生兼作家最终承认了这一谎言[2384]，但在此之前，整个领域早已蒙上了阴影[2385]。

尽管开场充满坎坷，但十多项针对真正的百岁老人的主要研究正在进行，可以让我们对他们的超长寿命进行深入了解[2386]。

## "蓝色地带"的饮食指南

经过仔细审查，几乎所有关于所谓长寿人口的说法都被系统性地证明是虚报的或没有记录在案的，所以我们只剩下5个经过验证的"蓝色地带"[2387]，这是长寿热点区域，以人口统计学家在全球死亡率"热图"中所使用的颜色来命名[2388]。这5个被普遍接受的"蓝色地带"是哥斯达黎加的尼科亚半岛、意大利的撒丁岛、希腊的伊卡里亚岛、日本的冲绳和美国加利福尼亚州的洛马琳达[2389]。这些地区是百岁老人高度集中的地区（高达美国平均水平的10倍），也是其他虽年事已高，但身体健康，仍积极参与社区活动的老人高度集中的地区[2390,2391]。

他们有许多共同的生活方式，包括吸烟率低、每天适度的体育活动和社交活动，在饮食营养方面，他们都以全蔬食为中心[2392]。"蓝色地带"的创始人丹·比特纳（Dan Buettner）和一组研究人员从世界上最长寿的人的150多项饮食调查结果中提炼出了一套饮食指南。"蓝色地带"饮食指南的基础是"确保食物95%～100%是植物性的"。蔬菜被重点推荐，尤其是绿叶蔬菜，还有水果、全谷物和豆类。这份清单以"远离肉类"结束，并指出"蓝色地带"的百岁老人每月只吃5次大约2盎司或更少的肉[2393]。传统上，"蓝色地带"的人的食物至少90%是植物性的[2394]，而洛马琳达的素食主义者根本不吃肉[2395]，他们可能是世界上预期寿命最高的人。

### "蓝色地带"饮食指南

想要追随那些最长寿、最健康的人的脚步，可以考虑遵循官方的"蓝色地带"饮食指南[2396]。

1. "95%～100%为植物性食物"
2. "吃天然的食物"（减少加工食品的摄入）
3. "满足每日豆类摄入量"（1～2份黄豆、鹰嘴豆、小扁豆或豌豆）
4. "多喝水"
5. "以坚果为零食"
6. "少吃鱼"

> 7."不吃鸡蛋"
> 8."大幅减少糖的摄入"
> 9."减少乳制品的摄入"
> 10."远离肉类"

## 豆类：最不起眼的长寿食物之一

强调最低限度加工的蔬食与一个多世纪以来对长寿者的研究的结果是一致的[2397]，包括对现代百岁老人的研究[2398,2399,2400,2401]。在所有植物中，豆类通常是百岁老人以及每个"蓝色地带"的人的饮食基础[2402,2403]。

一篇名为《豆类：不同种族老人生存最重要的饮食预测指标》的论文，详细介绍了一项对澳大利亚、希腊、日本和瑞典的5个队列进行的研究。在被调查的食物因素中，唯一被发现与长寿具有显著关联的是豆类的摄入，瑞典人吃棕豆和豌豆，日本人吃大豆，希腊人吃小扁豆、鹰嘴豆和白豆。研究人员发现，每天每增加20克豆类，死亡风险就会降低8%[2404]，这大约是两汤匙的量[2405]。这与全球疾病负担研究的数据一致，这些研究发现，在所有考虑的食物中，多吃豆类有望最大限度地延长寿命[2406]。

十多年来，美国联邦政府一直致力于鼓励美国人利用餐盘的视觉指导，通过"我的餐盘"运动，建立健康的饮食习惯。蔬菜和全谷物应该占据大部分，水果和蛋白质应该占据剩余的空间。豆类被给予特殊待遇，横跨蛋白质类和蔬菜类[2407]。

豆类富含蛋白质、锌和铁，这与肉类等其他蛋白质来源一致，但它们同时天然低钠和低饱和脂肪酸，而且没有胆固醇。它们还富含蔬菜王国的营养物质，如膳食纤维、钾和叶酸，这使豆类成为每一美元营养密度最高的产品之一[2048]。

研究人员发现，在哥斯达黎加，每天吃豆类的人患心脏病的风险比不吃豆类的人低38%，这是在控制了饱和脂肪酸和胆固醇等因素之后得出的结果，所以这显然不仅仅是因为吃了豆类而不是牛肉[2409]。一项可追溯到60年前的随机对照试验已经证明[2410]，心血管风险因素，如胆固醇水平、血压和炎症标志物水平，可以通过简单地多吃豆类来降低，通常是每天1杯，持续4～8周[2411]。一项研究发现，每天吃两份黄豆、鹰嘴豆、小扁豆和豌豆，可以显著降低胆固醇水平，以至于许多50岁以上的受试者的胆固醇水平都跌出了通常会开具降胆固醇的他汀类药物的范围[2412]。数十项随机对照试验发现，大豆可以降低胆固醇水平[2413]和血压[2414]，但60多项随机对照试验的汇总发现，其他豆类也可以降低胆固醇水平[2415]，同时有益于血糖和降低胰岛素水平[2416]。尽管有这些压倒性的证据，但调查显示，大多数美国消费者并不知道这些好处[2417]。他们不了解豆类。

在一些研究中，豆类取代了肉类，使得人们无法梳理出那是增加豆类产生的影响，还是减少肉类产生的影响[2418,2419]。然而，即使是将黄豆、鹰嘴豆或小扁豆与其他健康食物（如全谷物）进行对比的干预性研究，也显示出它们在胆固醇、血压和减肥方面的好处[2420]。一项特别有启发意义的研究将鹰嘴豆添加到饮食中5个月，结果显示，平均总胆固醇从西方世界的典型水平（约206mg/dL）下降到约160mg/dL[2421]，接近低于150mg/dL的目标水平[2422]。有趣的是，这项研究是在印度北部进行的，受试者的平均胆固醇水平实际上是123mg/dL。只有在他们的饮食中加入饱和脂肪酸后，才能将他们的胆固醇水平提高到典型的美国水平，以测试鹰嘴豆的效果。所以，从一开始就吃得更健康会更好，为什么不吃更健康的鹰嘴豆泥——一种含有大量豆类的低饱和脂肪酸饮食呢？

## 用豆类逆转动脉疾病

然而，豆类是不能互换的。在小扁豆、黄豆、大豆和鹰嘴豆中发现的植物化学物质的维恩图只有7%的重叠，所以我们应该力求多样化[2423]。享受它们的方式多种多样，所以这比以往任何时候都更容易。你吃过用豆类做的意大利面吗？与普通意大利面相比，用鹰嘴豆粉代替意大利面中40%的小麦粉，在摄入后数小时内就能显著改善动脉功能[2424]。

我们吃豆类所获得的改善是否足以逆转动脉疾病呢？研究人员对豆类和外周动脉疾病进行了研究，外周动脉疾病由动脉粥样硬化斑块的积累引起，导致流向腿部的血液减少。这种疾病的诊断和监测方法是利用踝肱指数（ankle-brachial index）——下肢血压与上肢血压的比值。如果该指数低于0.9，则表明流向下半身的血液有阻塞。研究人员让26名患有外周动脉疾病的人每天吃半份黄豆、豌豆、鹰嘴豆和小扁豆，持续1周，并在接下来的7周内每天吃1份。仅仅吃了两个月的豆类，其中4名受试者的踝肱指数就跃升到了正常范围。研究人员得出结论："富含豆类的饮食可以显著改善动脉功能。"[2425]虽然这项研究没有对照组，但外周动脉疾病患者通常会变得更糟，而不是更好。

如果你知道我个人的故事，你可能还记得我的奶奶患有这种疾病。这也是她被困在轮椅上等待死亡的原因之一——直到她的生命被循证营养学所挽救。这就是激励我为每个家庭奉献一生的原因，就像内森·普里特金（Nathan Pritikin）为我的家庭所做的那样。

## 用豆类减缓我们的心跳

化学和物理学中有一些常数，也就是一些被认为是普遍不变的物理量。然而，人们认为生物学太复杂、太混乱，无法遵从简单的自然法则。

1997年，一位来自洛斯阿拉莫斯的理论高能物理学家与两位生物学家一起描述了似乎适用于生物领域的普适标度定律[2426]。例如，无论仓鼠还是鲸鱼，一生中心跳的次数是非常相似的。小鼠的寿命通常不到两年，心率大约是每分钟500~600次，每秒钟最多可达10次。相比之下，加拉帕戈斯象龟的心率仅为小鼠的百分之一，但它们的寿命却比小鼠长100倍[2427]。

哺乳动物一生中心跳的次数非常惊人地一致，以至于一组研究人员开始提出一个具有启发性的问题：降低平均心率能延长人类寿命吗？想了解更多，请看我的视频"脉搏与长寿（pulse）"，似乎确实是更快的心率可能会导致更快的死亡速度[2428]。我们应该把平均静息心率控制在每分钟不超过65次，也就是大约每秒心跳1次[2429]。静息心率每分钟增加10次，过早死亡的风险就会增加10%~20%[2430]。没有明显心脏病迹象，脉搏每分钟跳动90次的男性，与那些脉搏处于每分钟少于60次的明显安全区内的男性相比，心脏性猝死的风险要高5倍[2431]。每分钟90次左右的静息心率会增加患心脏病的风险，其程度与吸烟相近[2432]。值得庆幸的是，正如我在后续视频"降低心率（heartrate）"中探索的那样，可以用豆类来降低我们的心率。

糖尿病患者被随机分配每天吃一杯豆子、鹰嘴豆或小扁豆，持续3个月，不仅血糖控制有了显著改善，而且平均静息心率每分钟下降了3次[2433]，效果相当于为期12周的有氧运动，包括骑自行车、爬楼梯和跑步[2434]。

在人群研究中，豆类所有短期好处似乎都可以帮助降低患心脏病、高血压、肥胖[2435]的风险，最重要的是降低过早死亡的风险[2436]。每天食用1份豆类、鹰嘴豆或小扁豆可能会使全因死亡率降低10%[2437]。事实上，即使只是控制肉类摄入也可以降低风险，所以这不仅仅是一种替代效应[2438]。

## 豆子吃多了爱放屁吗？

可悲的是，每25个美国人中只有一人接近每天摄入一份豆类[2439]。为什么没有更多的人叫嚷着吃豆子呢？对有些人来说，主要是害怕胃肠胀气[2440]。豆类又被戏称为"音乐果"，就是因为其很高的"造屁"功能，但这会不会是夸大其词呢？一项随机对照交叉研究对此进行了验证，研究人员得出结论："人们对吃豆类会导致过度胃肠胀气的担忧可能被夸大了[2441]。"

受试者被随机分配吃花豆、黑眼豆或白豆。在第一周，35%的人报告胃肠胀气增加，但到第三周，这一比例下降到15%，到第五周下降到5%，到第八周只有3%[2442]。事实证明，很多关于豆类的坏名声，可能来自20世纪60年代的短期研究，这些研究没有考虑到我们身体的适应能力[2443]。

长远来看，大多数食用高膳食纤维食物的人似乎并没有明显增加胃肠胀气问题[2444]。《哈佛健康通信》写道：虽然刚在饮食中加入更多豆类和高膳食纤维食物时，我们会有"一点点额外的胃肠胀气，但这可能表明我们的饮食方式是正确的[2445]。"豆类中不易消化的糖会进入我们的结肠，甚至可能起到益生元的作用，为肠道有益菌提供营养，使结肠更健康[2446]。

其中一些观点可能只是固有思维。人们对豆子会导致胀气的固有观念如此根深蒂固，以至于仅仅是预期吃豆子后会胀气就足以影响人们对放屁的感知[2447]。研究表明，当吃一种标签上注明含有可能导致肠道不适成分的产品时，它会导致更多的肠道不适，无论它是否真的含有这种成分[2448]。换句话说，仅仅相信所吃的东西会让我们放更多的屁，就会让我们觉得自己放了更多的屁。不要让这种错误的观念阻止你吃得更健康。

## 拉美裔悖论

豆类的好处可能有助于解释所谓的拉美裔悖论（Hispanic Paradox）。尽管社会经济模式通常会导致更糟糕的健康结果，比如教育和医疗保健方面的差距以及更高的贫困率[2449]，但拉美裔美国人往往比美国其他种族的人寿命更长[2450]。在前15种死亡原因中，拉美裔美国人在9种原因上的风险都较低，尤其是心脏病和癌症的风险较低，因此拉美裔美国人过早死亡的风险要低24%[2451]。更多关于这个话题的内容，请看我的视频"拉美裔悖论（hispanic）"。

在一项对墨西哥裔美国人的调查中，研究人员发现，与其他群体相比，墨西哥裔美国人不仅吃更多的豆类，而且吃更多的水果和蔬菜[2452]，包括番茄和玉米[2453]。（这些健康的饮食模式也延伸到了中美洲。除了米饭和豆类，玉米饼是哥斯达黎加"蓝色地带"人们最常吃的食物[2454]。）他们也吃更多的辣椒[2455]。辣椒能让人长寿吗？

## 辣椒能让人长寿吗？

辣椒中的辛辣成分可以延长果蝇的寿命[2456]，那对我们呢？具体可以看看我的两个视频["最抗炎的香料（spicy）"和"辣椒如何延长寿命（peppers）"]，但从根本上说，4项关于辛辣食物和死亡率的研究均发现，多吃辛辣食物的人的全因死亡风险都显著降低[2457,2458,2459,2460]。我在《吃饱瘦身》一书的"脂肪助燃剂"一章中专门写了一节关于辣椒的内容，详细介绍了辣椒是如何抵消伴随减肥而来的新陈代谢减缓并加速脂肪燃烧的[2461]，在控制身体质量指数（BMI）之后，食用辣椒的明显长寿益处仍然存在[2462]。

市场上至少有6种不加盐的辣椒酱。即使是塔巴斯科辣椒酱，其钠含量也很低，不过只有原味的是这样的（衍生口味的含盐量高达5倍）。你也可以直接加入辣椒粉。想要增加辣味时，不同的场合有不同的辣椒粉可用，包括阿斗波辣椒粉、墨西哥烟椒和泰国鸟眼辣椒粉。

# 第 4 章

# 地中海饮食

5个"蓝色地带"中的2个——伊卡里亚岛和撒丁岛——位于地中海，它们是地中海饮食的发源地。关于地中海饮食，"预防心脏病学之父"[2463]耶利米·斯坦勒（Jeremiah Stamler）曾写道："不加批判的赞美性报道是常见的说法[2464]。"它真的像宣传的那样不负众望吗？

## 地中海饮食依从性越高，过早死亡风险越低

地中海沿岸有十几个国家。地中海饮食指的是半个多世纪前希腊克里特岛上的居民的饮食。第二次世界大战后，希腊政府请洛克菲勒基金会来评估战后的状况[2465]。该地区心脏病发病率低，营养学家安塞尔·凯斯（Ancel Keys）对此有着深刻印象。美国士兵的预制包装每日口粮——"K"口粮，就是以他的名字命名的。他发起过著名的"七国研究"（Seven Countries Study），这是对世界上7个地区的男性的饮食和心血管疾病进行的纵向研究。由凯斯领导的研究团队发现，克里特岛男性的致命性心脏病发生率仅为美国的二十分之一，而且癌症发病率和总体死亡率都最低[2466]。他们吃什么呢？他们的饮食中90%以上是蔬食，这也许可以解释为什么冠心病在那里如此罕见[2467]。只有少部分富裕居民的饮食与普通大众不同，他们每天都吃肉，而不是一两个星期才吃一次[2468]。

地中海饮食的主要特点是以蔬食为基础[2469]，肉类和乳制品的占比很

低——凯斯教授认为肉类和乳制品是"饮食中的大坏蛋",因为它们的饱和脂肪酸含量很高。不幸的是,现在即使在地中海地区,也很少有人真正吃传统的地中海饮食了。在克里特岛,冠心病的发病率在几十年内飙升了一个数量级,这归咎于肉类和奶酪的摄入增加,而蔬食的摄入减少[2470]。

因此,尽管很多人在谈论地中海饮食,但实际实践者寥寥无几[2471]。提到意大利食物,人们通常会想到比萨或意大利面。凯斯教授写道,虽然"意大利餐馆吹嘘其健康的地中海饮食,但其所提供的食物是对地中海饮食的歪曲[2472]"。如果没有人真的这么吃,你该怎么研究它呢?

研究人员想出了各种各样的评分系统来评估地中海饮食的依从性,看看吃地中海饮食的人是否更健康。你吃的蔬食越多,你的得分就越高,每天只要吃一份肉或奶制品就会被扣分。因此,总体而言,得分相对较高的人患心脏病、癌症以及总体死亡的风险较低也就不足为奇了[2473]。毫无疑问,与标准的美国饮食相比,地中海饮食具有保护作用,但任何富含全蔬食和低动物性脂肪的饮食都有望保护我们免受许多伤害[2474]。

根据几十项前瞻性队列研究,地中海饮食依从性越高的人,过早死亡的风险就越低[2475]。地中海饮食依从性最低的人和依从性最高的人的平均死亡年龄可能相差两岁[2476]。坚持地中海饮食也与更健康的老龄化[2477]和更低的衰弱风险有关[2478]。哪些饮食特别具有保护作用呢?

对地中海饮食中最具保护作用成分的研究的荟萃分析发现,其好处似乎来自更多的水果和蔬菜摄入以及更少的肉类摄入。相比之下,地中海饮食中唯一提倡的动物性食物鱼类,似乎并不重要[2479]。

近年来,一些博客作者、商业书籍作者或记者为了追求轰动效应或经济利益而对凯斯教授进行批评[2480],但科学记录清楚地表明,这些谩骂声"要么是调查无能,要么是处于科学欺诈边缘的明显不诚实"[2481]。凯斯教授是一位完美的科学家,在百岁生日时他被问及是否认为他的饮食有助于他的长寿时,他回答说:"很有可能,但没有证据。"

斯坦勒博士在他百岁生日的时候也谈到了地中海饮食[2483]。即使过了100岁，这位老人仍然致力于自己的开创性研究[2484]。他于2022年1月26日去世，享年102岁[2485]。

## 橄榄油

在地中海地区，橄榄油通常用于拌蔬菜、沙拉、黄豆和其他豆类，因此食用橄榄油可以成为更传统、更健康饮食的标志[2486]。为了更好地梳理橄榄油本身的影响，研究非地中海国家的橄榄油消费会更有指导意义。哈佛大学的研究人员接过这一重任，在护士健康研究（Nurses' Health Study）和卫生专业人员随访研究（Health Professionals Follow-Up Study）中挖掘了近10万名男性和女性数十年的数据。他们发现，每天用1茶匙左右的橄榄油代替1茶匙左右的黄油、蛋黄酱、人造黄油或乳制品脂肪，有望将患心脏病的风险降低5%~7%。因此，橄榄油比黄油更好，但橄榄油和其他植物油之间没有显著差异[2487]。

倡导低脂饮食的人经常引用的一项研究表明，除了饱和脂肪酸，单不饱和脂肪酸和多不饱和脂肪酸也与冠状动脉中新出现的动脉粥样硬化病变有关[2488]。我在视频"地中海饮食和动脉粥样硬化（mediterranean）"中讨论了他们推理中的关键错误。事实上，就低密度脂蛋白胆固醇水平[2489]或动脉功能[2490]而言，橄榄油比黄油更好，但是橄榄油[2491]，甚至是特级初榨橄榄油，仍然会严重损害我们的动脉功能[2492]，甚至在某种程度上类似于快餐和芝士蛋糕[2493]。

棕榈油、大豆油[2494]和葵花籽油[2495]也会阻碍动脉正常放松和扩张的能力，而吃了坚果[2496]或牛油果[2497]等绿灯食物来源的脂肪后，这些就不会发生。（在《救命》一书中，我将绿灯食物定义为没有添加任何有害成分，也没有去除任何有益成分的天然蔬食。）全蔬食甚至可以缓解油的不良影响。例如，用特级初榨橄榄油搭配沙拉，被证明可以抵消这种油对动脉的损害作用。遗憾的是，由于典型的盐浸过程，橄榄油的天然食物来源橄榄中的钠含量太高，不适合经常食用。仅仅12颗大橄榄就能提供每日推荐钠摄入量的近一半[2498]。

如何才能知道主要的植物脂肪来源（如橄榄油或坚果），在已诊断出的疾病中是有益的还是有害的呢？理想情况是应该对数千名受试者进行一项为期多年的随机研究，让三分之一的人多吃坚果，三分之一的人多吃橄榄油，而剩下三分之一的人什么都不做，然后看看谁更健康。这正是研究人员接下来所做的事。

## 预防性地中海饮食干预试验

在预防性地中海饮食干预试验（PREDIMED）中，7447名心脏病高风险者被随机分为3组[2499]。欲知具体细节，请观看我的视频"预防性地中海饮食干预试验（predimed）"。从根本上说，虽然这并不是研究人员的初衷，但最终受试者在大约4年的时间里被随机分为3组：（1）从每天食用约3汤匙半初榨橄榄油转变为4汤匙全初榨橄榄油；（2）从每天食用约半盎司坚果到每天1盎司坚果；（3）继续不规律的饮食[2500]。研究结果发表在《新英格兰医学杂志》上[2501]。

> **PREDIMED 没有被撤回吗？**
>
> PREDIMED是有史以来最具影响力的随机饮食研究之一[2502]，然而，2018年，由于进行研究的11个地点中有2个地点的随机化程序不规范，所以原始论文被撤回[2503]。家庭成员被邀请参加，并被分配到相同的饮食。避免给同一家庭的人分配不同的饮食有一定道理，但随机对照

> 试验的重点是随机分配饮食。好在这只适用于大约6%的受试者。当数据被纠正、重新分析后发表时，原始的结果和结论保持不变[2504,2505]。

随着时间的推移，PREDIMED受试者动脉中的斑块数量发生了什么变化呢？在基本不改变饮食的对照组中，受试者颈动脉增厚和斑块明显恶化，橄榄油组没有明显变化，但在添加坚果组中，受试者颈动脉增厚明显逆转，斑块进展被抑制。研究人员得出结论，与橄榄油相比，坚果可能不仅是一种更好的脂肪来源，还可能延缓动脉粥样硬化的进展，动脉粥样硬化是未来心血管事件（如脑卒中）的前兆[2506]。事实似乎确实如此。那些改用特级初榨橄榄油的人脑卒中的次数减少了约三分之一，而那些在日常饮食中添加更多坚果的人脑卒中的风险降低了近一半，10年脑卒中的风险从大约6%降至3%[2507]。如果坚果在普通人群中也能起到同样的作用，那就意味着仅在美国，每年就有可能预防超过8.5万次脑卒中[2508]。想象一下，只要在日常饮食中加入大约5颗杏仁、核桃和榛子，就可以每小时避免大约10次脑卒中。

由于各个试验小组的肉类和奶制品摄入量没有显著差异，饱和脂肪酸或胆固醇摄入量也没有显著差异，所以受试者的血液胆固醇水平和随后的心脏病发作次数没有显著差异也就不足为奇了[2509]。在研究进行的5年左右的时间里，橄榄油组有37例心脏病发作，坚果组有31例，基本不改变饮食的对照组有38例。同样，3组中死于心脏病发作、脑卒中或其他原因的人数也没有显著差异。然而，那些食用橄榄油的人以及吃坚果的人脑卒中的次数明显较低。

无论PREDIMED的受试者属于哪一组，每天食用大量坚果的人过早死亡的总体风险都明显较低[2510]。那些摄入更多橄榄油或特级初榨橄榄油（分别被我认为是脂肪的红灯食物和黄灯食物来源）的人，没有得到任何生存益处[2511]。这与安塞尔·凯斯对橄榄油的看法一致。这位所谓的"地中海饮食之父"认为，它的好处更多是一种替代猪油和黄油等动物脂肪的手段[2512]。

## 要选就选特级初榨橄榄油

PREDIMED对橄榄油的最基本事实是，如果吃，就选特级初榨橄榄油。特级初榨橄榄油是通过简单地将油从橄榄中挤出来而生产的，而纯橄榄油、普通橄榄油和轻质橄榄油是进一步提炼而成的，这会导致原始橄榄植物中的营养素的更大损失。那些随机将精制橄榄油换成特级初榨橄榄油的人不仅脑卒中次数更少，整体认知能力更好[2513]，房颤[2514]、外周动脉疾病[2515]、糖尿病[2516]、糖尿病性视力丧失[2517]、轻度认知障碍[2518]和乳腺癌[2519]的发病率也明显较低。这可能是因为特级初榨橄榄油似乎不会像普通（精炼）橄榄油那样引起炎症标志物的激增[2520]，而且能更好地减少氧化应激[2521]——可能归因于从中提取了更多的抗炎和抗氧化活性化合物[2522]。精炼橄榄油在脱臭过程中还会形成潜在的有毒化学污染物，如3-MCPD（3-氯-1,2-丙二醇）[2523]。

普通橄榄油的3-MCPD含量是特级初榨橄榄油的25倍[2524]。事实上，这就是你区分不同加工等级的橄榄油的方法。如果一瓶标着"特级初榨橄榄油"的油含有大量的3-MCPD，那么它一定被用精炼橄榄油稀释过。易掺假、难检测、经济利益驱使以及控制措施缺乏，都导致特级初榨橄榄油易受欺诈影响[2525]。这个问题有多普遍呢？

在美国加利福尼亚购买的88瓶标有"特级初榨橄榄油"的橄榄油中，只有33瓶是真的[2526]。如果你坚持购买最畅销的进口品牌，如乐家（Colavita）、星牌（Star）、贝多力（Bertolli）、翡丽百瑞（Filippo Berio）和庞贝（Pompeian），结果会有什么不同吗？没什么不同。高达73%的特级初榨橄榄油抽样不合格。只有大约四分之一的商品看起来完全是真品，甚至没有一个最畅销品牌的抽检合格率超过50%[2527]。所以，想改用特级初榨橄榄油可能并非易事。

## 著名的里昂心脏病膳食研究

总的来说，我们对地中海饮食的理解受到现有科学研究的数量和质量的限制。具有讽刺意味的是，关于地中海饮食对心血管健康的研究的荟萃分析或系统综述可能比原始的研究还要多[2528]，而且大多数这样的综述被发现是错误的，它们使用了不适当的统计方法来分析研究结果[2529]。

不同的研究使用了多达34种不同的地中海饮食评分系统，但仍无济于事[2530]。例如，一些人因为吃土豆而被加分，或者因为吃鸡蛋而被扣分，而另一些人则两者都没有[2531]。大多数人认为橄榄油和坚果是地中海饮食的特征成分，这导致人们指责这项研究在某种程度上是既得利益巨头的阴谋；实际上绝大多数地中海饮食的研究由政府资助，而非私人资助[2532]。这并不能阻止有问题的文章被发表。以"印度-地中海试验"为例，由于研究人员"伪造或篡改数据"，该试验至少在很大程度上被认为存在"严重缺陷"[2533,2534]。当被要求出示原始研究记录时，研究人员的回答是记录"被白蚁蛀蚀了"[2535]。

法国里昂心脏病膳食研究（Lyon Diet Heart Study）是一项可靠的地中海饮食试验[2536]。大约600名曾经有过心脏病发作经历的人被随机分为两组。除了医生指导，对照组没有得到任何饮食建议，而试验组则被要求多吃地中海饮食，辅以基于菜籽油的膳食补充剂，这将为他们提供基于植物的ω-3脂肪酸[2537]（如果他们生活在20世纪50年代的希腊岛屿上，他们通常会从核桃等食物中获得ω-3脂肪酸）。菜籽油也比橄榄油更能降低低密度脂蛋白胆固醇水平[2538]，而且与橄榄油不同，菜籽油已被证明不会严重损害动脉功能[2539]。

地中海饮食组的人最后确实把一些饮食建议记在了心上。他们吃更多的面包和水果，少吃黄油、奶油、加工肉类和普通肉类。除此之外，在葡萄酒、橄榄油或鱼类摄入方面并没有明显变化。因此，他们减少了饱和脂肪酸和胆固醇的摄入量，增加了植物性 ω-3脂肪酸的摄入量，但在其他方面没有任何重大变化[2540]。即便如此，在大约4年后，对照组中有44人再次心脏病发作，其中一些是致命的，但在改变饮食习惯的这一组中，只有14人心脏病再次发作[2541]。地中海饮食组中的人每年心脏病发作的概率从4%下降到1%。

愤世嫉俗的人可能会说，虽然死亡和疾病减少了，但地中海饮食仍然会引发他们的心脏病，以至于其中14人吃这种饮食后再次遭受了心脏病发作。心脏病发作率显著下降，我们希望理想情况下有一种饮食可以阻止甚至逆转心脏病。

克利夫兰诊所的考德威尔·埃塞斯廷（Caldwell Esselstyn）医生及其同事建议198名患有严重心血管疾病的人改吃全蔬食[2542]。其中，177人听从了这一建议并坚持了下来，21人半途而废。半途而废的那21人怎么样了呢？在接下来的4年里，超过一半的人遭受了致命的心脏病发作或需要进行血管成形术或心脏移植。相比之下，那些遵循全蔬食饮食结构的177名受试者中，只有一名因心血管疾病恶化而发生重大事件（0.6%），相对于半途而废组的62%，风险下降了99%。

埃塞斯廷医生的研究不是随机试验，因此不能直接与里昂心脏病膳食研究进行比较。前者也包括一些意志坚定的患者。并不是每个人都愿意大幅改变自己的饮食习惯，即使这真的可能是生死攸关的问题。在这种情况下，与其什么都不做，不如多吃地中海饮食，这样可以将随后心脏病发作风险降低约三分之二。如果埃塞斯廷的研究结果能在随机对照试验中重复，那意味着能降低99%的风险，但即使是降低70%的风险，每年也能挽救无数人的生命。哈佛大学心血管流行病学项目主任写道："尽管结果似乎好得令人难以置信,但考虑到各国冠状动脉发病率的20倍或更大差异,这种饮食改变的结果是完全合理的[2543]。"

# 第 5 章

# 冲绳饮食

《美国居民膳食指南》建议我们选择高营养低热量的饮食或零食，以降低患慢性疾病的风险[2544]。根据这一指南，蔬菜是地球上最健康的食物，也是营养最丰富的食物，它们为我们提供了最物有所值的营养。如果人们像传统的冲绳人那样，选择以蔬菜为主的饮食，会发生什么呢？他们最终会成为世界上寿命最长的人[2545]。（是的，一项验证研究确认了冲绳百岁老人的真实比例[2546]。）

冲绳人的传统饮食包括蒸红薯、煮或蒸绿叶蔬菜和其他蔬菜，以及大豆（主要是豆腐和味噌汤）[2547]。有一种普遍的误解，认为他们的传统饮食中包括大量的鱼类或其他肉类[2548]，但如果你看看他们的实际饮食摄入量，就会发现，情况似乎并非如此。1945年，美国占领了冲绳岛，并一直统治到1972年，所以美国国家档案馆中有冲绳人吃什么的数据[2549]。

冲绳人的传统饮食是由什么组成的呢？他们的饮食中只有1%的鱼、不到1%的其他肉类、不到1%的乳制品和鸡蛋，超过96%是蔬食，几乎没有加工食品[2550]。

超过90%的蔬食是高度抗炎和高度抗氧化的[2551]。当对冲绳百岁老人体内的氧化脂肪水平进行测量时，令人信服的证据表明，尽管抗氧化酶活性相似，但自由基损伤很少[2552,2553]。这种差异可能缘于他们从以蔬菜为主的饮食中获得的额外抗氧化物。冲绳的平均心脏病死亡人数比美国少85%～89%，结肠癌死亡人数比美国少50%～67%倍，前列腺癌死亡人数比美国少87.5%，死于乳腺癌的风险比美国低81.8%[2554]。

他们的传统菜肴不仅是全蔬食饮食，以蔬菜为主，还有特别的食物——紫薯和红薯[2555]。

## 红薯可能是地球上最健康的食物之一

17世纪以来，红薯一直是传统的冲绳饮食的主要组成部分，占其每日热量摄入的69%[2556]。这可能是冲绳人长寿的秘诀之一。中国进行的一项研究对14000名男性和女性进行了平均14年的追踪调查，研究发现，吃红薯的人过早死亡的概率明显较低（降低了18%），即使在控制了一系列饮食、生活方式和社会经济因素之后也是如此[2557]。这并不奇怪。美国公共利益科学中心称红薯为地球上最健康的食物之一[2558]，可能有一天甚至会不局限于地球，因为NASA将红薯选作太空食物[2559]。

红薯也是一种物有所值的营养食物。一项对几十种蔬菜的研究发现，一些最健康的食物，如深绿叶蔬菜，可能也是最便宜的，其中每美元营养价值最高的食物是红薯[2560]。紫薯可能是精英中的精英。

花青素是一类天然的紫色、红色和蓝色色素，存在于浆果、葡萄、李子、紫甘蓝和红洋葱等植物中。红米、黑米和紫小麦中的花青素已经在酵母、线虫[2561,2562]、果蝇[2563]和小鼠[2564]等模式生物中被证明具有抗衰老或延年益寿的特性。在所有被测试的植物色素的比对中，紫薯中的紫色色素在抗氧化活性方面完胜葡萄皮、接骨木莓（elderberry）、紫甘蓝和紫玉米中的色素[2565]。

即使是普通的红薯也被证明对大鼠具有急性和慢性抗炎作用[2566]，紫薯的色素在逆转、修复炎症[2567]或氧化损伤[2568]造成的小鼠脑损伤方面能力更强。从抗衰老的角度来看，在体外细胞培养中，紫薯的色素化合物还可以减少炎症，增强自噬作用，延缓人类血管细胞的衰老[2569]，同时可以通过提高小鼠体内NAD⁺的水平来激活sirtuins活性[2570]。

激活自噬作用被认为是紫薯提取物使果蝇寿命延长15%的基础，与此同时，与衰老相关的肠漏也减少了。研究人员给果蝇喂食蓝色食用色素，这种色素会使年轻果蝇的消化道被染色，但它会从年老果蝇的肠道中渗出，使果蝇的整个身体变成蓝色。这被称为"蓝精灵实验"，不是开玩笑的哦。紫薯提取物组的"蓝精灵果蝇"数量明显减少[2571]。

这些益处在临床研究中得到证实了吗？紫薯花青素已被证明具有益生元作用，可以促进肠道有益菌双歧杆菌和乳酸杆菌的增殖，并提高保护性短链脂肪酸的水平[2572]。这可能有助于解释我从唯一能找到的一项双盲安慰剂对照研究中发现的抗炎作用。研究人员随机让男性肝炎患者每天喝一杯紫薯蔬果昔，与喝外观和味道相似的安慰剂饮料的男性相比，8周内，他们的肝功能能得到显著改善[2573]。

## 多吃大豆好处多

在传统的冲绳饮食中，蛋白质的主要来源是大豆。冲绳是世界上大豆摄入量最高的地区之一，冲绳人平均每天吃3盎司大豆制品，如前所述，主要是豆腐和味噌[2574]。这是否也会影响他们的寿命呢？结果是否验证了中国的一句民间谚语——"青菜豆腐保平安"[2575]？

20多年来，大豆预防心脏病的能力是屈指可数的被"FDA批准的"食品标签健康声明之一。随机对照试验表明，食用大豆可促使心血管风险因素小幅下降，如血压[2576]和胆固醇水平[2577]。大豆作为一个价值数十亿美元的产业，有很多钱资助证明大豆益处的研究。然而，大豆真的是最好的豆类吗？其他豆类也有同样的功效吗？事实证明，包括小扁豆、利马豆、白豆和花豆在内的其他豆类，可以有效地降低有害的低密度脂蛋白胆固醇水平约8mg/dL[2578]，而大豆只降低5mg/dL[2579]。不过，如果你把这些研究分开看，天然大豆制品，如豆浆，似乎确实领先，可使低密度脂蛋白胆固醇水平平均下降11个点，而高度加工的大豆提取物平均降低3个点[2580]。

这似乎意味着患心脏病和脑卒中的风险降低[2581]，以及因癌症和心血管疾病死亡的风险降低。然而，全因死亡率的显著降低仅在高质量的研究中才明显，例如至少有10000名受试者的研究。大豆异黄酮是大豆中的天然植物雌激素；与最低摄入量相比，最高的大豆异黄酮摄入量与较低的过早死亡风险相关。研究人员总结道："我们的研究结果可能支持目前关于增加大豆摄入量以延长寿命的建议[2582]。"

### 需要担心味噌里的盐分吗？

制作味噌的过程需要添加大量的盐分，所以我一直对菜单上的味噌汤避之不及，直到后来认真研究后才发现，情况并非如此。详情请阅读我在《救命》一书中的"豆类，蛋白质的最佳来源"一章。事实证明，味噌中的盐分不仅不会像腌渍泡菜中的盐分那样提高胃癌风险[2583]，更不会增加高血压的风险[2584]。如果你已经患有高血压，情况会怎样呢？

患有1期或2期高血压（收缩压在130～159mmHg，舒张压在85～99mmHg）的男性和女性被随机分为两组，一组每天吃两碗味噌汤，这一项就超过了每日钠推荐摄入量，另一组连续两个月吃不添加盐分的大豆。令人惊讶的是，味噌组的夜间血压低于大豆对照组的。其机制尚不清楚[2585]。考虑到味噌组的体重略有下降，味噌可能通过增加肾脏的钠排泄而具有利尿作用，这已在大鼠身上得到证实[2586,2587]。无论如何，味噌已是我厨房和烹饪书里的常客。

## 海藻是个好东西

海藻是冲绳饮食的另一个重要组成部分[2588]。日本每周吃5次或更多海藻的人的全因死亡率明显低于吃不到3次的人[2589]。除了是微量元素的极好来源,海藻还含有多种独特的成分,包括橄榄褐色的类胡萝卜素岩藻黄素(fucoxanthin)[2590]和一种叫作紫菜多糖(porphyran)的膳食纤维,它们在模式生物中具有延年益寿的作用[2591]。

海藻有助于长寿的一种方式是降低高血压。在儿童和成人中,食用海藻与更好的血压控制有关[2592,2593],研究人员决定对其进行测试,他们发现每天吃6克(而不是4克)干裙带菜,持续1个月后,血压明显降低。全蔬食饮食干预的一个好处是,你有时可能会获得意料之外的作用。在这项研究中,一名患有胃炎的受试者的胃炎得到了缓解,另一名受试者的慢性头痛消失了[2594]。我在"保护免疫系统"一章中提到过,海藻沙拉也可以增强免疫功能。

### 最健康的碘来源有哪些?

牛奶优于植物奶的一个优点是碘[2595],碘是维持甲状腺功能至关重要的物质。美国的牛奶提供了每日碘需求量的四分之一到一半,但讽刺的是,牛奶本身几乎不含碘。乳制品中残留的碘似乎主要是由于含碘的奶头消毒剂被涂抹在奶牛的奶头上进而渗入牛奶中[2596]造成的。

有关最健康的碘来源的比较,请参阅我的视频"碘最健康的天然来源(iodine)"。总之,我推荐生长在海里的深绿叶食用藻类。差不多两张制作寿司用的海苔,就能达到每日碘推荐摄入量[2597]。我通常把它们当零食吃。一茶匙海藻,如紫红藻(dulse)、相良布海藻(arame),或一汤匙海藻沙拉,也可以满足一天的碘需求。市售的紫红藻通常是一种颜色漂亮的紫色薄片状物质,可以把它撒在食物上;而

> 相良布海藻是我最喜欢加到汤里的食材之一。因为碘广泛地储存在甲状腺中，所以它可以被安全地间歇性摄入，这意味着我们不必每天都吃它[2598]。有关安全来源的更多信息，请参阅我在《救命》一书的附录部分。

## 麦角硫因："长寿维生素"

另一个可能有助于冲绳人健康衰老的因素是蘑菇的摄入[2599]。被喂食1%的平菇的果蝇表现出生存优势[2600]，可能是因为平菇是麦角硫因最集中的来源之一[2601]。

为了描述那些不是生命必需但可能对长期健康至关重要的营养素[2602]，著名的生物化学家布鲁斯·艾姆斯（Bruce Ames）创造了"长寿维生素"这一术语，并确定麦角硫因是一个可能的候选者[2603]。在数千人的血液中检测到的100多种化合物中，与最低发病率和死亡率最密切相关的一种就是麦角硫因[2604]，它被认为是一种有效的线粒体内抗氧化剂[2605]。我在视频"长寿维生素麦角硫因的膳食来源（ergo）"中介绍了其作用和获得的最佳方法。

简而言之，蘑菇和天贝（一种真菌发酵的大豆制品）是麦角硫因唯一的浓缩膳食来源[2606]。其中，牛肝菌居首，它的麦角硫因含量是平菇和香菇的3倍，而平菇和香菇的麦角硫因含量又是典型的口蘑、褐菇或大褐菇的3倍[2607]。麦角硫因可以帮助解释为什么食用蘑菇与全因死亡风险较低有关[2608]。

60岁以后，脑血液中的麦角硫因水平似乎会下降，这种下降与认知能力下降[2609]和身体虚弱[2610]有关，而与蘑菇摄入量的减少无关[2611]。也许麦角硫因转运蛋白在血脑屏障上的功能会随着年龄的增长而下降，所以随着年龄的增长，多吃蘑菇可能更加有益。

> **吃蘑菇时要注意**
>
> 羊肚菌[2612]、香菇[2613]以及口蘑、褐菇、大褐菇等蘑菇，应煮熟后再食用。平菇可以安全地生吃[2614]。要了解原因和其他更多信息，请看视频"生吃蘑菇的安全性（caveats）"。

## 灵芝：长生不老蘑菇

蘑菇可以药用吗？在500亿美元的补充剂市场中，蘑菇类产品占据了相当大的份额。正如《真菌生物学》杂志的一位资深编辑所述："这一利润丰厚的行业为某些企业提供了强大的动力，让它们去测试客户的轻信程度，而一些未经证实的言论已经开始定义药用蘑菇行业。"这让人想起了一些专利"药"的骗术，就像"邦克博士驰名埃及精油"[2615]。

现在，说蘑菇有什么强大的特性，也就不足为奇了。毕竟，很多药物是从真菌中开发出来的，比如青霉素，还有降胆固醇的他汀类药物洛伐他汀和强效免疫抑制剂环孢菌素[2616]。你还不相信一个不起眼的小蘑菇会有药理作用吗？别忘了，从它们中还能提炼出一些最强大的毒素[2617]。有些看上去就毒性很强，如风靡全球的经典游戏《超级马里奥兄弟》中的毒蝇伞\*；有的表面看起来人畜无害[2618]，实际上被命名为"毁灭天使"，因为只要1茶匙就能使人奄奄一息甚至死亡[2619]。

★译者注：毒蝇伞就是马里奥兄弟吃了可以变大的那个蘑菇。

我将在"保护免疫系统"一章中详细讨论蘑菇的免疫增强特性。最受欢迎的一种药用蘑菇是灵芝（日本称之为"reishi"），它也被誉为"长生不老蘑菇"[2620]，是一种生长在腐烂的木头上的白腐真菌[2621]。从烹饪意义上讲，它是不可食用的，因为它像软木塞一样，有苦味；但在一些亚洲国家，它传统上被视为一种长寿的草药[2622]。它值得被如此推崇吗？是的，它对小线虫很有效，可以显著延长秀丽隐杆线虫的寿命[2623]。当将它注射到小鼠腹部时，它表现出抗衰老特性[2624]。遗憾的是，在过去的几十年里，灵芝治疗各种疾病的人体临床试验几乎都失败了[2625]。最有希望的领域可能是癌症。详细信息可以查看我的视频"药用蘑菇和癌症存活率（reishi）"。

当然，要想有效，灵芝补充剂至少需要实际含有灵芝吧。根据1994年的《膳食补充剂健康与教育法》，膳食补充剂制造商，而不是FDA，对其销售的产品的安全性和完整性负责[2626]。然而，在测试的19种灵芝补充剂中，没有一种真正含有灵芝[2627]。

## 大蒜有助于动脉健康

我已经介绍了红薯、大豆、海藻和蘑菇，而那些为冲绳传统饮食增添魅力的调味料——大蒜、姜和姜黄呢？

在古希腊，医学艺术被分为3个领域：饮食治疗、药物治疗和手术治疗。希波克拉底曾写道，大蒜就是这样一种药用食物，它被用来治疗一种虚构病症——"子宫异位"[2628]。

在13年的时间里，研究人员从中国23个省份招募了大约9500名80多岁的老人、9500名90多岁的老人和8500名百岁老人，研究大蒜对最年长的老年人的影响。与那些很少吃大蒜的人相比，那些每周至少吃5次大蒜的人的死亡率要低10%左右，这意味着他们可以多活1年左右[2629]。研究人员怀疑大蒜对心血管疾病的减少可能起到了一定作用。那些每天吃至少1瓣大蒜的人似乎确实比那些吃得少的人有更好的动脉功能[2630]，但要确定它们之间的因果关系，还需要进一步研究。

在视频"大蒜粉治疗心脏病的益处（garlic）"中，我介绍了一系列引人注目的干预试验，结果表明，与安慰剂相比，四分之一茶匙的大蒜粉可以显著改善动脉功能[2631]，减缓动脉粥样硬化的进展[2632]。大蒜还能显著降低胆固醇水平[2633]和血压[2634]。如果普通大蒜粉可以做到这一点，那么那些标新立异的Kyolic陈化大蒜提取物补充剂的表现怎么样呢？它们要贵30倍，但似乎根本不起作用[2635]。

正如我在《吃饱瘦身》一书中所探讨的那样，与安慰剂相比，四分之一茶匙的大蒜粉也能使超重的男性和女性在15周内减掉近6磅的身体脂肪[2636]。在本书"保护免疫系统"一章中，我还将讨论它的免疫增强作用。一篇系统综述得出结论：植物性药物可以产生有益的效果，几乎没有副作用，而且"比其他药物更划算"[2637]。我也这么认为，每天只要1~2便士。

### 大蒜是"吸血鬼"的克星？

目前还没有数据表明大蒜对吸血蝙蝠的功效，但吃大蒜可以预防其他一些吸血生物叮咬。请查看我的视频"吃大蒜可减少蚊虫叮咬吗（repellent）"。从根本上说，吃大蒜已经被证明对蚊子叮咬没用[2638]，但它可以成功地减少蜱虫叮咬[2639]（尽管不如菊酯那么有效[2640]）。

## 姜

几千年来，姜在中国和印度一直被用来治疗疾病[2641]。印度人称姜为"maha-aushadhi"，意思是"良药"。当然，考虑到印度和中国的医学体系中也都有过汞处方[2642]，所以我们对"传统用途"的借鉴是有限度的，这就是为什么要讲科学。

目前已经发表了100多项关于姜的随机对照试验[2643]。姜最广为人知的用途是缓解恶心和呕吐。40年前，在一项一对一的测试中，志愿者被蒙住眼睛，坐在倾斜的旋转椅上不停地旋转[2644,2645]，姜首次击败茶苯海明（dramamine），这是一种预防和缓解晕动病的药物。现在，姜被认为是一种无毒的广谱止吐剂，对晕车引起的恶心、怀孕期间的恶心、化疗和放疗后的恶心以及手术后的恶心都具有良好的效果[2646]。即使只是吸入生姜香水也被证明是有帮助的[2647]。

随机、双盲、安慰剂对照试验也发现，姜可以有效地治疗骨关节炎[2648]、经前综合征[2649]和痛经[2650]，有效地预防和治疗偏头痛[2651,2652]，有效地降低胆固醇水平、甘油三酯水平[2653]、血糖[2654]、血压[2655]、体重[2656]以及氧化应激水平[2657]和炎症水平[2658]。任何超市都能找到的那种姜粉就可以，每天只需几美分。当姜干燥后，新鲜姜的主要刺激性成分6-姜酚（6-gingerol）会转化为6-姜烯酚（6-shogaol，来源于日语中"姜"的发音）[2659]，后者可能更有效[2660]。

冲绳人有吃艳山姜（shell ginger）的传统，它也是姜科的一种，但与普通姜不同[2661]。艳山姜叶提取物已被证明可以延长秀丽隐杆线虫的寿命，但谁吃姜叶呢[2662]？严格来说，我们不吃姜的根，而是吃姜的地下茎[2663]。幸运的是，在普通姜粉中发现的脱水产物6-姜烯酚可以进一步延长秀丽隐杆线虫的平均寿命至125%[2664]。

寿命延长可能是由于DNA保护。如果随机抽取一个人的组织样本，会发现大约7%的细胞可能显示出DNA损伤的迹象，即DNA链断裂。如果我们接着用自由基攻击这些细胞，就会造成更大的伤害，使这个数字达到11%。然而，如果一个人连续一周每天吃一茶匙半姜粉，氧化应激引起的DNA损伤便会下降约25%，降至大约8%，这与那些吃同样剂量的迷迭香的人情况相似。研究人员还测试了孜然、辣椒粉、鼠尾草和姜黄，前三种在这一方面似乎没有帮助，但姜黄是最好的[2665]。

## 姜黄

姜黄是冲绳传统菜肴的另一种常见成分，已被证明可以延长模式生物的寿命，包括酵母[2666]、无脊椎动物和哺乳动物的寿命。姜黄化合物可促使秀丽隐杆线虫的平均寿命增加39%[2667]，果蝇的平均寿命增加20%[2668]，小鼠的平均寿命增加12%[2669,2670]，它还显示对老年大鼠脑有抗衰老作用[2671]。

在DNA损伤实验中，人们在一周内吃不同剂量的烹饪香料，然后让他们的细胞受到自由基的攻击。姜黄是其中的佼佼者。每天只要吃少许姜黄，就可以使DNA损伤率降低55%。这不是什么专有的姜黄提取物；每天摄入大约八分之一茶匙任何超市都能买到的普通姜黄一样有用。这也不是将姜黄直接加入体外培养的细胞中。实验只是比较了那些每周随机摄入适量香料的受试者的细胞发生的情况，仅仅计算了DNA损伤率[2672]。

在没有自由基攻击的情况下，计算人们在食用香料一周之前和之后细胞中DNA断裂的数量，结果发现姜或迷迭香没有明显的内在保护作用。然而，姜黄似乎可以减少约40%的DNA损伤[2673]。这可能是因为姜黄可以提高我们自身抗氧化酶的活性。过氧化氢酶是我们体内最活跃的抗氧化酶之一，每秒能解毒数百万个自由基。如果我们连续一个月每天摄入相当于四分之三茶匙的姜黄，血液中过氧化氢酶的活性便可能提高50%以上[2674]。在放疗前5天，每天服用半茶匙姜黄粉和黑胡椒粉，比例为50∶1，与对照组相比，氧化损伤减少了约50%[2675]。

关于姜黄的临床效果和质疑，无论有根据的还是没有根据的，请查看我的视频"姜黄粉的作用（turmericskeptic）"。我的"每日十二清单"推荐每天食用四分之一茶匙姜黄。

### 推荐一款冲绳特色的长寿蔬果昔

我一直在尝试一种美味的亮紫色蔬果昔的配方,它尝起来就像南瓜派,红薯使它的口感特别丝滑。我即将出版的《长寿食谱》(*The How Not to Age Cookbook*)一书中还有很多食谱。现在请准备以下食材:

半个煮熟再冷却的紫薯

四分之一英寸长的姜黄根

四分之三茶匙抹茶

1杯无糖豆浆

1茶匙半亚麻籽粉

1茶匙半小麦胚芽

四分之一杯冷冻蔓越莓

半杯冷冻草莓

3个去核椰枣

四分之一茶匙南瓜派香料

少许小豆蔻

用流水擦洗一个紫薯,然后用叉子戳几下。用高温微波炉加热,直到它变软到可用叉子刺穿。冷却以后,把它切成两半,都冷冻起来。(本食谱只需要用一半,下次再想吃这款蔬果昔时用另一半。)将所有材料放入搅拌器中,搅拌至丝滑。

小贴士:为了保存我的姜黄根,我把它切成四分之一英寸长的小块,然后冷冻。此外,在对亚精胺(见第24页)有所了解后,我一直在消减我的亚麻籽粉用量,用小麦胚芽代替,二者1:1混合好,每次只舀1汤匙混合物。此外,请注意,这款蔬果昔中使用的抹茶(2克)所含的咖啡因比一杯浓缩咖啡还多,所以不需要再喝咖啡。

## 冲绳人的长寿秘密：多吃菜，少吃肉

根据现有的随访时间最长的研究，包括一项来自牛津素食研究[2676]的"异常苗条队列"研究，最长寿命的理想身体质量指数（BMI）似乎是20~22[2677]。传统上，冲绳人的BMI稳定在21，正好处于中间。尽管有一种不让自己吃得太饱的文化规范，但他们平均每天只摄入大约1800卡路里热量的事实可能更多地源自他们所吃食物的质量而不是数量[2678]。实际上冲绳人吃了非常多的食物，但由于全蔬食的热量相对偏低，所以他们是在有效地实施11%的热量限制[2679]。

尽管坚持蔬食饮食可能胜过热量限制，但这种温和的、长期的热量限制，也可能更加有助于长寿。还有一个比冲绳人更长寿的人群，他们并非98%不吃肉，而是100%不吃肉[2680]。

美国加利福尼亚州洛马琳达的素食主义者"可能是任何正式描述的人群中预期寿命最高的"[2681]。这些素食男性和女性分别活到83岁和86岁左右，这与冲绳的女性相当，但比冲绳的男性更长寿[2682]。那些坚持运动和不吸烟等健康生活习惯的素食主义者，平均寿命是87岁和89岁，这比一般人多10~14岁[2683]。

# 第 6 章

# 红色地带、白色地带和蓝色地带

遗憾的是，冲绳的长寿已成为过去。冲绳现在有十多家肯德基餐厅[2684]，第二次世界大战以来，冲绳人的饱和脂肪酸摄入量增加了两倍。他们从每天基本不摄入胆固醇到每天吃几个巨无霸[2685]。他们的钠摄入量也增加了两倍，他们现在和美国人一样缺钾，钾的摄入量还不到每日推荐摄入量的一半。仅仅两代人的时间，冲绳人就从日本最瘦的人变成了日本最胖的人[2686]。因此，公共卫生专家重新燃起了让冲绳人吃传统冲绳饮食的兴趣。

其他"蓝色地带"几乎都是如此，比如在地中海地区，长寿已成为历史[2687]。现在，只有一个"蓝色地带"幸存下来并蓬勃发展，那就是美国加利福尼亚州的洛马琳达。使它与众不同的另一个方面是，它的位置并不突出。所有其他"蓝色地带"在地理上都与各自的大陆隔绝，大多是岛屿，这使得这些地区的人们可以维持其独特的饮食和生活方式[2688]。

其他"蓝色地带"的饮食也受到经济的限制，实际上，这些地方的人们"被迫"吃得更健康。例如，普通冲绳人不吃太多肉、糖、盐、食用油和精白米饭，因为他们根本买不起[2689]。冲绳是日本最贫穷的地区[2690]。第二次世界大战后，随着进口的白米和面包开始排挤更健康的食品，冲绳人对红薯的依赖从占饮食的大部分下降到仅占不到5%[2691]。相比之下，美国是世界上最富有的国家之一，人均GDP每年超过65000美元[2692]，但美国的预期寿命却排在第45位[2693]。洛马琳达是美国唯一一个活跃的"蓝色地带"，在预期寿命方面似乎超过了其他所有地区[2694]。那么我们可以从那里学到些什么？那里的人是如何在现代社会保持健康的饮食习惯的呢？

洛马琳达素食主义者的健康哲学建立在《圣经》的概念之上，即人的身体应该被视为一座圣殿[2695]，因此他们提倡素食已经超过140年了。这些人的独特之处在于，他们中的大多数人有着不吃肉或少吃肉的饮食习惯[2696]。例如，在基督复临健康研究-2中，研究人员对近10万名北美信徒进行了10多年追踪调查，其中大约50%是素食主义者或纯素食主义者，剩余的人平均每周只吃3次肉[2697]。

## 有信仰的生活

宗教信仰会发挥作用吗？一项针对1000名美国成年人的民意调查显示，79%的受访者认为精神信仰可以帮助人们从疾病中康复[2698]。这种说法有道理吗？针对该主题70多项研究的荟萃分析发现，在健康人群中，宗教信仰或精神信仰与死亡率降低有关，但在疾病人群中却不是这样的。此外，该分析还发现了发表偏倚的证据，这意味着一些不颂扬精神信仰的研究可能被悄悄搁置了[2699]。

虽然这种关联性很强，但也存在着一些重要的干扰因素。例如，主流（非福音派）新教徒和犹太人在美国主要宗教团体中死亡率最低，但他们也可能不成比例地集中于白人、富裕阶层和高学历人群中，每一个因素本身都与长寿有关[2700]。这里可能还有反向因果关系的影响。在这些研究中，衡量信仰的一个常见标准是参加宗教仪式，可以想象，生病可能会阻止你参加宗教仪式[2701]。

宗教参与也与较长的端粒有关[2702]；但出乎意料的是，最长的端粒是在最不信教的人身上发现的，例如那些从不祈祷或学习《圣经》等圣书的人。不过，在那些至少有点宗教信仰的人中，更多的精神参与与更长的端粒长度有关[2703]。

宗教信仰当然可以通过生活方式的选择与健康结果直接相关，例如选择不吸烟或不过量饮酒——这往往是有宗教信仰的人的特征，或者如洛马琳达素食主义者（基督复临安息日会信徒）那样选择更健康的饮食[2704]。更严格地遵守行为准则的偏好能否使有宗教信仰的人更好地坚持健康的生活方式呢[2705]？许多基督复临论者的蔬食饮食结构和生活方式小贴士已经在全面健康改善计划（Complete Health Improvement Program，CHIP）中付诸实施，这是医学文献中发表过的最完善的一种社区生活方式干预手段了[2706]。（在《吃饱瘦身》一书"最佳瘦身饮食"部分有关于这方面的内容。）宗教信仰对该项目响应性的影响在7000名受试者中是无效的。

尽管基督复临安息日会信徒占美国人口的比例不到1%，但大约五分之一的CHIP项目受试者是该会的信徒。与非信徒相比，他们的表现如何呢？无论是否为信徒，心血管危险因素都大幅降低，而且一些非信徒的下降幅度更大。研究人员得出结论：基督复临安息日会"并没有垄断健康……"[2707]。

### 长寿与生育力，两者不可兼得？

洛马琳达的素食主义者可能是最长寿的，但这是有代价的吗？洛马琳达生育诊所的精液分析对他们的精子质量提出了质疑。素食主义者的精子数量虽然仍处在正常范围内[2708]，但质量要低25%左右[2709]。接受测试的少数纯素食主义者的精子浓度也较低，尽管不是很明显，但这是通过射精量增加30%来弥补的。然而，纯素食主义者的活动精子明显较少，这是生育能力下降的标志。研究人员认为，这可能与食用大豆有关，因为它们可能会对激素产生影响。洛马琳达的素食主义者平均每天吃半份植物肉，其中许多含有大豆。然而，当对大豆植物雌激素进行测试后发现，连续几个月每天食用相当于近20份大豆的食物，对精子参数并没有不利影响[2710]。

这项研究中只有5名纯素食主义者，所以精子质量的发现可能只是侥幸，但如果得到证实，它可能反映出近一个世纪前首次提出的生育能力和寿命之间的进化平衡[2711]。使用一种精密调整的激光，可以在秀丽隐杆线虫的发育过程中选择性地破坏单个细胞[2712]，终止产生精子和卵子的细胞可以显著延长寿命[2713]。同样的现象也在果蝇身上得到了证实，这可能会将身体的重点从繁殖转移到生存[2714]。

生育能力与寿命的平衡可能是给宠物做绝育手术以延长其寿命的原因之一。根据一项对数百万只猫狗的研究[2715]，绝育的公狗和母狗比正常狗的寿命长20%左右，绝育的母猫寿命会延长40%左右，绝育的公猫寿命会延长60%[2716]。

那些做过绝育手术的男人呢？其寿命似乎比未做绝育手术的男人长25%[2717]。在美国，直到20世纪50年代[2718]，成千上万名被认为是"弱智"的人被政府强制绝育，支持这一做法的不是别人，正是美国联邦最高法院大法官奥利弗·温德尔·霍姆斯（Oliver Wendell Holmes）。在巴克诉贝尔案中，8票赞成，1票反对，多数支持优生学做法，霍姆斯写道："维持强制接种疫苗的原则足够广泛，足以涵盖切断输卵管[2719]。"然而，强制绝育这种令人发指的做法确实催生了一项自然试验：一家精神病院发现，在同一家医院里，做过绝育手术的人比未做的人平均多活14年[2720]。

一个涵盖了3个世纪以来16个国家近20万名男女的家谱数据库发现，那些孩子少的人似乎活得更久[2721]。例如，研究发现，百岁老人生的孩子更少，其生育年龄也更晚[2722]。这并不是说少生孩子会让人活得更久，而是说延长人类寿命的体质因素可能是以降低生殖潜力为代价的，这是拮抗多效性理论的另一个例子（见第111页和154页）。例如，在模式生物中，延长寿命的选择可以使动物寿命更长，但生育能力降低[2723]。当考虑到食物短缺的背景时，这是有道理的。

在经济不景气的时候，为了确保长期生存，推迟繁殖是合理的[2724]。

热量限制可以延长动物的寿命,但也会导致它们产生的后代的数量减少。在人类身上也可以看到类似的模式。在美国明尼苏达饥饿研究中,受试者在热量摄入减少一半后,性欲迅速下降[2725]。还记得营养感知衰老途径——AMPK、IGF-1和mTOR吗?一边是组织加速和繁殖,另一边是组织保持和再生,两者之间可能会上演拉锯战[2726]。幸好可以通过饮食将它们调整到更理想的平衡状态。

女孩来月经越晚,她们的寿命就越长。每晚一年,其死于心脏病[2727]、癌症[2728]和脑卒中的风险就会显著降低,那些15岁才开始来月经的人,总体死亡率最低[2729]。较早的乳房发育(10岁之前,而不是12岁或13岁)与晚年患乳腺癌的风险高出23%有关[2730],而女孩月经初潮每早来一年,其患膀胱癌、乳腺癌、结肠癌、肝癌、肺癌、皮肤癌和子宫癌的风险就会明显更高一点[2731]。

一个世纪以前,女性第一次来月经的平均年龄接近17岁[2732],而现在平均年龄不到12岁[2733]。同样,在过去的半个世纪里,世界各地的女性乳房开始发育的年龄平均每10年下降3个月,在美国已降到只有9岁或10岁,因此有必要改变教科书对"早熟"的定义[2734]。然而,这是我们可以控制的。

更高水平的IGF-1与更早的性成熟有关[2735],所以摄入更多动物蛋白的孩子青春期明显提前不足为奇,但摄入植物蛋白没有这样的影响[2736]。对16项关于饮食和发育关系的研究进行的荟萃分析发现,儿童时期每天多摄入1克动物蛋白,月经初潮似乎就会提前两个月[2737]。例如,每周吃12份以上肉类的7岁女孩,在未来5年左右的时间里月经来潮的概率比每周吃不到4份的女孩高75%[2738],红肉和禽肉都会如此[2739]。然而,IGF-1和其他衰老途径可能并不能完全解释这些发现,因为肉类中积累的持久性污染物,如DDT(滴滴涕)[2740],也与性早熟有关[2741]。

# 第 7 章

# 蔬食

人们认为，洛马琳达素食主义者异常长寿的主要原因是他们的饮食结构[2742]。坚持素食的信徒不仅比那些吃肉相对较少的非素食信徒更长寿，而且所有癌症的发病率更低，高血压和糖尿病的发生也明显减少[2743]。总的来说，对针对蔬食和慢性疾病的主要观察性研究进行的荟萃分析和系统综述发现，素食对患心脏病、死于心脏病以及癌症的总体发病率具有显著的保护作用，纯素饮食可以使癌症风险降低近30%[2744]。

那些决定停止吃素而开始吃肉的人怎样呢？基督复临健康研究发现，与那些坚持素食的人相比，开始吃肉的人体重增加的风险增加了230%，患糖尿病的风险增加了170%，脑卒中或心脏病发作的风险增加了150%[2745]。而且，如果他们继续吃肉，他们的寿命似乎会缩短3.6年。长期素食主义者也有类似的生存优势。那些坚持17年或更长时间不吃肉的人的预期寿命估计为86.5岁，而那些坚持素食不到17年的人的预期寿命估计为82.9岁[2746]。那些吃任何肉类（包括禽肉和鱼类）的人患痴呆的可能性是长期素食主义者的3倍[2747]。

没有身心健康的保障，大多数人不愿活得更长[2748]。除了延年益寿，坚持素食的信徒活得也更健康，他们服用更少的药物，做更少的X射线检查、更少的外科手术，拥有更少的住院过夜，足以证明这一点。素食主义者也拥有高的生活质量，因为他们很少患慢性疾病[2749]。一项针对1.5万名美国素食主义者的研究发现，在控制了吸烟等非饮食因素后，患冠状动脉疾病、脑卒中、高血压、糖尿病、憩室病、过敏的概率明显更低，总体上疾病风险显著降低。研究人员还指出，非素食主义者更有可能因静脉曲张和痔疮等各种疾病而接受手术，甚至更多的是子宫切除术，以及服用大量不同的药物。那些吃肉的人服用阿司匹林、安眠药、镇静剂、抗酸剂、止痛药、降压药、泻药和注射胰岛素的概率大约是其他人的两倍。

这一切都意味着更少的医疗费用。与同样不吸烟、不喝酒的非素食主义者相比，素食主义者的住院、门诊和总医疗费用都显著降低，其中抑郁症相关的医疗费用下降了近50%[2750]。蔬食干预研究的依从性如此好的其中一个原因是受试者不仅症状明显好转，感觉也好多了。那些随机分配到蔬食组的人报告说，与分配到传统饮食组的人相比，他们的生活质量明显更好，情绪得分也明显更高，这可能会鼓励他们长期坚持这种饮食模式[2751]。

成功的经验会进一步促成更多的成功。在改变饮食后的几天或几周后，患者可能会体验到蔬食的明显好处，不仅是血糖水平和体重等指标的改善，还强化了他们新的饮食习惯带来的积极影响，并提供了继续下去的动力[2752]。事实上，蔬食的效果有时好得有点过头。有的研究要求受试者时而开始时而停止蔬食营养，而受试者有时会觉得吃得更健康，以至于违反研究协议，拒绝回到原来的饮食[2753]。

你认为哪一种更有效？是让患者在饮食上做出大的改变还是小的改变？饮食研究表明，更大的饮食改变会带来更大的健康变化，这让研究人员得出结论："用'大变化产生大结果'来取代'凡事适可而止'的普遍建议可能会有所帮助[2754]。"不过，它不需要孤注一掷。

## 要长寿，少吃肉

在美国，死亡的头号危险因素是美国饮食。每年大约有50万名美国人仅仅因为他们的饮食而死亡，其中大多数死于心血管疾病[2755]。与之形成鲜明对比的是，蔬食一开始就与患心血管疾病的较低风险有关，也与更低的死于心血管疾病的风险有关；事实上，全因死亡风险都较低。通过减少动物性食物的摄入，逐步增加蔬食的摄入，可能会使我们更长寿、更健康[2756]，而且这并不需要花很多钱[2757]。

历史上最大的饮食与健康队列研究NIH-AARP研究发现，用植物蛋白代替每日从动物蛋白中摄取热量的3%，男性和女性的总死亡率都会降低10%[2758]。肉类摄入本身与死于心脏病、癌症的风险和过早死亡的风险更高有关[2759]。一篇题为《减少肉类摄入对世界健康有多重好处》的社论，发表在美国医学协会杂志《内科学文献》上，它呼吁"大幅减少肉类总摄入量"[2760]。

在所有的动物蛋白来源中，鸡蛋被发现是最糟糕的。用植物蛋白代替每日从鸡蛋蛋白（主要存在于蛋清中）中摄取热量的3%，男性和女性的死亡率降低了20%以上。因此，鸡蛋似乎比红肉更糟糕。研究人员得出结论，这一发现为"选择蛋白质来源以调整饮食结构，可促进健康和长寿"提供了证据[2761]。

动物蛋白和植物蛋白的摄入对衰老有什么影响呢？健康老龄化被定义为"发展和维持使老年人健康的功能能力的过程"。基于功能损伤、自我报告的健康和活力、心理健康、疾病以及医疗服务的使用情况，较高的植物蛋白摄入量与较少的损伤积累相关[2762]。

用植物蛋白代替从动物蛋白摄取的热量的1%，可以显著减少损伤的积累。你可能会认为动物蛋白和动物脂肪在相同的食物中是相互联系的，所以这种交换的好处可能只是饱和脂肪酸的影响。然而，即使考虑到脂肪，动物蛋白和植物蛋白也似乎存在一些差异[2763]。目前尚不清楚，对健康的有益影响是由于减少了动物性食物的有害影响，还是由于增加了蔬食的有益影响，也许两者都有[2764]。

## 多吃蔬食

由于地中海饮食的好处似乎主要是由于增加了蔬食[2765]，PREDIMED研究人员创造了他们所谓的provegetarian评分系统，以测试一个人的饮食中蔬食与动物性食物比例的影响。他们知道纯素食主义者寿命更长，但认为"多吃蔬食，少吃动物性食物"的建议可能更容易被人们接受。简单地朝着更多蔬食的方向转变，真的能让人活得更久吗？详细信息可查看我的视频"弹性素食主义者更长寿吗（flexitarian）"。确实，这意味着过早死亡的风险降低40%，"增加蔬食的摄入，补偿性地减少动物性食物的摄入，这一简单的建议就可以为你带来生存优势[2766]。"

虽然有一些既得利益者在努力维持现状，如加工食品行业和制药行业，但有一个行业实际上会从保持人们的健康中受益，那就是保险业。大约10年前，美国最大的管理式医疗实体凯撒医疗在其官方医学杂志上发表了更新的营养指南，提醒其近1.5万名医生，健康饮食可能"通过蔬食更容易实现"。更新内容如下：

> 很多时候，医生忽视了良好营养的潜在好处，迅速开药，而不是给患者一个通过健康饮食和积极生活来纠正疾病的机会……医生应该考虑向所有患者推荐蔬食，尤其是那些患有高血压、糖尿病、心血管疾病或肥胖的人[2767]。

换句话说，医生应该给他们的患者一些机会，让他们先自己纠正疾病。凯撒医疗的更新营养指南给出的建议的主要缺点是，蔬食可能效果有点太好了。如果一个人在服用药物的同时采用这种饮食，那他们的血糖或血压可能会降得很低，以至于他们可能需要医生调整药物或完全停药。具有讽刺意味的是，这种饮食的"副作用"可能是不用再吃药了。

与许多文章一样，这篇文章也以一个熟悉的方式结尾："需要进一步的研究……"然而，在这种情况下，他们呼吁的不是更多关于疗效的研究，而是"需要进一步的研究以找到使蔬食成为新常态的方法……"[2768]。

在凯撒医疗的更新营养指南中，蔬食饮食结构被定义为完全不含动物性食物的饮食结构，但它明确指出："如果你发现你不能100%地吃蔬食，那也没关系。多吃蔬食，少吃动物性食物、加工食品和糖，也能改善你的健康[2769]！"

### 素食饮食与地中海饮食的正面交锋

地中海饮食以蔬食为基础，但并不完全是植物[2770]，因此，在经典的地中海饮食评分系统中，素食主义者的饮食被评为高依从性的概率是其他人的3倍，而纯素食主义者的概率则超过30倍[2771]。毕竟，传统的地中海饮食本身可以被认为是一种"近乎素食的饮食"[2772]。当这两种饮食方式正面交锋时，会发生什么呢？

研究人员将超重的人随机分配到低热量的地中海饮食计划和低热量的素食饮食计划中。在同样的强制热量限制下，两组人减掉了相同的体重，但素食组在低密度脂蛋白胆固醇水平显著下降方面略胜一筹[2773]。如果没有特定的热量或分量限制呢？这是另一项研究采取的策略，那些被随机分配到地中海饮食组的肥胖受试者，在4个月的时间里体重没有减轻，而那些被建议严格坚持蔬食的人体重减轻了13磅[2774]。

## 素加工食品仍然是垃圾食品

蔬食只是纯素饮食的另一种说法吗？并不是。虽然它经常与纯素饮食或素食混淆，但它们对健康的影响非常不同。纯素饮食不含任何动物来源的成分；素食不含肉类，但可以包括乳制品和蛋类。两者都可能出于宗教或意识形态的原因而排斥动物性食物，但两者都不一定专注于选择健康的食物。蔬食却被定义为尽量减少肉类、乳制品、蛋类和加工食品的摄入，同时最大限度地摄入全蔬食，如蔬菜、水果、全谷物、豆类（黄豆、豌豆、鹰嘴豆和小扁豆）、蘑菇、坚果和种子、香草和香料，这些基本上都是从地里长出来的天然食物[2775]。

如今，"垃圾食品"变成人们的主要食物[2776]。为了最大限度地提高利润，某些食品企业会故意设计一些我们愿意购买的纯素垃圾食品[2777]。在比较不同饮食模式的人对拉面、薯片和饼干等超加工垃圾食品的消费时发现，素食主义者和纯素食主义者吃得最多[2778]。奥利奥（Oreos）是纯素的，还有纯素的Doritos（多力多滋薯片，百事旗下零食品牌）、Pop-Tarts（家乐氏旗下饼干品牌）和Krispy Kreme（美国大型甜甜圈连锁品牌），这类纯素食品并不意味着健康。

从健康的角度看，这可能有助于解释为什么美国的纯素食主义者往往比英国的纯素食主义者做得更好[2779]。美国纯素食主义者选择蔬食的首要原因是健康[2780]，所以他们倾向于吃更多天然的蔬食（膳食纤维和维生素C的高摄入量证明了这一点[2781]，这只有在全蔬食中才能找到）。然而，在大西洋的另一边，选择素食的首要原因是道德方面的考量[2782]，所以英国的素食主义者也许更有可能改吃纯素的松脆饼[2783]。同时，美国素食主义者比英国素食主义者吃更少的精制谷物和甜食[2784]。

为了区分健康和不健康的纯素饮食，康奈尔大学营养生物化学名誉教授T.柯林·坎贝尔（T. Colin Campbell）博士提出了"全蔬食饮食"的概念[2785]。如果你看看印度，你会发现印度人饮食中全蔬食的含量在减少，同时肥胖和非传染性慢性疾病的风险在增加。人们从糙米转向了加工程度更高的白米，用其他精制碳水化合物、包装零食和快餐取代了印度传统的蔬菜、小扁豆、水果、坚果、全谷物和种子等食物。这可能有助于解释为什么即使在一个有大量素食主义者的国家，疾病发病率也在上升[2786]。

坎贝尔教授的医生儿子和儿媳尝试让一群素食主义者和纯素食主义者吃

全蔬食饮食，为期8周。受试者平均减轻了10磅的体重，低密度脂蛋白胆固醇水平降低了16个点[2787]。换句话讲，素食主义者从全蔬食饮食中受益。

## 为你的饮食健康程度打个分

在医学文献中，当讨论"抗衰老饮食"时，讨论的不仅仅是吃更多的全蔬食和更少的肉类，还包括减少食用垃圾食品，比如一种"富含水果、蔬菜、豆类和全谷物，但减少动物性食物以及伴随的饱和脂肪酸、盐、糖和精制碳水化合物的饮食组合"[2788]。这种组合"包括全谷物、豆类、水果和蔬菜的食物，而饱和脂肪酸和反式脂肪酸的摄入量较低"[2789]，以及"尽量减少肉类、盐、添加糖和高度加工食品的食用，同时强调富含植物化学物质的抗衰老食物"[2790]。

如果人们只是专注于减少动物性食物的摄入，他们最终可能会增加高度加工的垃圾食品的摄入，如可乐和奇迹面包（Wonder Bread，美国著名的白面包品牌）[2791]。必须强调的是，不能简单地认为不吃动物性食品就一定是健康的[2792]。鉴于并非所有蔬食都是一样的这一事实，人们创造了"健康"蔬食质量指数，就像provegetarian评分系统一样，给健康的蔬食加分，但给动物性食物和加工食品扣分[2793]。

通过这些更复杂的基于植物的评分系统，我们了解到，简单地为任何蔬食（无论垃圾食品还是非垃圾食品）加分，并为任何动物性食物（肉类、乳制品或蛋类）扣分，可以得到一个与过早死亡风险显著降低有关的分数[2794,2795,2796,2797]。然而，仅仅用高度加工的垃圾食品代替动物性食物对你的身体没有任何好处。植物性垃圾食物与中度[2798]甚至更高的死亡风险有关[2799]。哈佛大学一项对75000名健康专业人士进行的10多年的评估发现，随着时间的推移，那些在减少所有动物性食物和增加任何蔬食（特别是健康的蔬食）方面做出最大改进的人，死亡风险明显较低；而那些将动物性食物控制在最低限度，选择垃圾食品（如汽水和甜食）的人，总体死亡风险增加[2800]。

这些研究表明，我们不应该把所有的蔬食混为一谈。芸豆不同于果冻豆。然而，所有动物性食物仍被同等对待，所以研究人员也试图制作一个基于动物性食物的质量指数。他们将加工肉类、红肉和蛋类归为"不健康的动物性食物"，但将鱼类、其他海鲜、乳制品和禽肉归为"健康的动物性食物"。他们发现，蔬食的质量越高，全因死亡率越低，但没有发现动物性食物的质量与全因死亡率之间的独立联系，这意味着它们在癌症死亡率、心脏病死亡率和全因死亡率方面似乎都差不多[2801]。

### 最简单的膳食质量指数

一般来说，促进健康的食物和导致疾病的食物之间的分界线可能是少吃蔬食而不是动物性食物与多吃全蔬食而不是其他食物之间的分界线。这可以用膳食质量指数（dietary quality index）来概括，它反映了从营养丰富、未经加工的蔬食中获得的热量的百分比，其范围从0到100。所以，如果食物中一半的热量来自未加工的蔬食，可得50分。严格的全蔬食饮食，即不包括精制谷物、土豆、酒精以及不添加糖和油的纯素饮食，可得满分100分[2802]。遗憾的是，大多数美国人的得分不超过10分[2803]。

标准的美国饮食只能获得11分。根据美国农业部（USDA）的估计，美国人57%的热量来自加工过的蔬食，32%来自动物性食物，只有11%来自全谷物、水果、豆类、坚果和蔬菜[2804]。简单说，如果按1至10分打分，那么美国人的饮食得分只有1分左右。

为什么要关心这个问题呢？因为得分高的人似乎会随着时间的推移而减掉更多的脂肪，腹部肥胖[2805]、高血压[2806]、高血糖[2807]、代谢综合征[2808]、高胆固醇、高甘油三酯[2809]以及抑郁、焦虑和心理痛苦的风险也更低[2810]。得分高，患乳腺良性疾病（如纤维囊性肿块）的概率也会降低70%[2811]。那么，恶性疾病呢？

研究人员将100名乳腺癌女性患者的饮食与175名健康女性的饮食进行比较，得出结论，蔬食质量指数得分（与标准美国饮食相比，只吃两倍的蔬食）更高的人，患乳腺癌的概率可能降低90%以上[2812]。

## 最便宜的长寿方法

也许在所有的营养建议中，争议最小的是多吃水果和蔬菜，也就是说多吃蔬食。毕竟，"蔬菜"（vegetable）一词基本上包括植物中除水果以外的所有部分。如果我们多吃水果和蔬菜，我们能多活多久呢？与每天吃5份水果和蔬菜的人相比，每天只吃两份的人可能少活7个月，每天只吃1份的人可能少活1年半。如果每天只吃半份，那么可能会少活两年。如果每天不吃任何水果和蔬菜，就可能会少活3年[2813]。所以，对于那些吃得非常不健康的人来说，每天只吃1份水果，如1个苹果，可能意味着19个月的生死之差。每天吃1份蔬菜沙拉可能意味着你可以在这个星球上多活几年。

相比之下，据估计，水果和蔬菜上的农药残留所造成的潜在终生危害可能只会使普通人的寿命缩短几分钟[2814]。因此，尽管人们选择有机农产品而不是传统农产品的原因有很多，但对农药残留的担忧不应阻止我们吃尽可能多的水果和蔬菜。

水果和蔬菜的剂量–反应长寿研究，主要针对的是五六十岁的人[2815]。到70多岁才做出改变是不是太晚了？显然不是。血液中植物营养素类胡萝卜素含量最高的70多岁妇女，比类胡萝卜素含量最低的妇女多活5年的可能性高1倍，仅仅通过多吃水果和蔬菜，多活5年的可能性就可能增加

1倍[2816]。在中国台湾的一项研究中，每天在水果或蔬菜上花费50美分，似乎可以让受试者的死亡率下降10%左右[2817]。这是相当划算的。想象一下，如果有一种药物可以将死亡风险降低10%，而且没有副作用，你认为制药公司会收多少钱？一定超过50美分。

### 吃食物链最底层的食物

在现代社会，吃食物链最底层的食物给了吃蔬食的人另一个优势：更少地接触生物积累的工业污染物[2818]。我在视频"最好的饮食排毒（eatlow）"中探讨了污染物在衰老和疾病中的作用，比如多氯联苯（PCBs）、二噁英及DDT等长期禁用的杀虫剂。对素食主义者母乳中污染物的研究可以追溯到40多年前，研究发现素食主义者母乳中某些污染物的平均水平仅为全国平均水平的1%～2%。

事实上，在研究人员所调查的7种污染物中，有6种的得分范围没有重叠：素食主义者的最高值低于一般人群的最低值[2819]。较低的污染物水平可能有助于解释为什么那些坚持吃蔬食的人不太可能患上所有形式的癌症[2820]。

美国农业部仅根据二噁英污染水平便确定，食用肉类的美国儿童摄入的二噁英可能超过每日安全限量[2821]。令人惊讶的是，正如我在视频"有机肉类更少致癌吗（organicmeat）"中所探讨的那样，有机肉类和传统肉类在被污染物污染方面的差异很小[2822]，即使只吃美国人平均肉类摄入量的一半[2823]，也可能超过可容忍的最大限度，无论是否有机[2824]。

那么，人们应该做些什么来减少接触呢？首先可以吃高膳食纤维的食物，因为膳食纤维可以与一些污染物结合，并有可能将它们排出体外[2825]。其次多做运动，因为经常运动的人血液中持久性污染物的含量较低[2826]，这可能是由于出汗[2827]、解毒酶增加[2828]，或者通过胆汁的清

> 除增加[2829]。另外，还可以在处理肉类时去除脂肪，并在烹饪后进一步去除并彻底沥干油脂[2830]。考虑到目前的污染水平，最近的一篇综述得出结论："肉类摄入……应该大幅降低，越快越好[2831]。"

## 素食主义者的唯一致命弱点

世界上最大的营养专家协会营养与饮食学会在关于蔬食的最新立场文件中明确表示：蔬食不仅"适用于生命周期的所有阶段"，而且可能"在预防和治疗某些疾病方面提供健康益处"。（我很荣幸地向大家报告，该学会向读者推荐NutritionFacts.org网站作为一个值得信赖的资源[2832]。）正如洛马琳达大学公共卫生学院的名誉院长曾经在一次国际营养会议上所说的那样："人们对素食的态度经历了从嘲笑和质疑到傲慢地容忍，再到逐渐接受（有时是勉强接受），最后到赞誉[2833]。"

对不同流行饮食的质量进行比较后，欧尼斯的蔬食计划得分最高，阿特金斯的低碳水化合物饮食计划得分最低[2834]。研究人员发现，一个人吃的蔬食越多，饮食健康程度通常越高[2835]。尽管素食主义者会避开所有种类的食物，但讽刺的是，他们往往会获得更多的营养。一项研究发现，那些吃更多蔬食的人几乎能获得更多的营养——更多的膳食纤维，更多的维生素A、C和E，更多的B族维生素（如维生素B2、叶酸），以及更多的矿物质（如钙、镁和铁）[2836]。不用惊讶，《美国饮食协会杂志》的主编回应道："还有什么比素食更营养丰富呢[2837]？"

如今，营养缺乏症最广为人知的病例是那些坚持极端饮食的人，比如一位因坏血病导致肌肉撕裂而住院的美国军人。据报道，他只吃去皮的鸡肉和糖果棒[2838]。具有讽刺意味的是，最健康的饮食模式之一——全蔬食可能是最具威胁的不完整饮食，因为它缺乏维生素B12。

维生素B12不是由植物产生的，也不是由动物产生的，而是由覆盖地球的、无处不在的微生物产生的[2839]。动物肠道中的细菌产生的维生素B12可以通过组织扩散，为人类提供维生素B12来源。不幸的是，我们结肠中产生的维生素B12太靠近末端而无法被吸收[2840]。过去的人们大概是通过喝山间溪流或井水来获得维生素B12的[2841]，可到了今天，尽管人们不常得霍乱，但人们仍然对水进行加氯消毒以杀死水中的细菌，因此水中不再含有大量的维生素B12。

生活在发展中国家贫民窟的素食主义者似乎很少有维生素B12缺乏的问题[2842]，但饮食越卫生，得到的维生素B12可能就越少[2843]。我们的类人猿同胞，如大猩猩，通过吃自己的粪便来获得所需的维生素B12[2844]。我倒更喜欢补充剂。

在现代这个经过杀菌处理的世界里，维生素B12只能在补充剂、动物性食物和维生素B12强化食品中找到。纯素食主义者和素食主义者每天应该服用含有至少50微克氰钴胺素（维生素B12最稳定的形式[2845]）的补充剂，或者每周至少服用一次2000微克的补充剂[2846]，所有年龄在50～65岁的人都应该补充，不管他们的饮食是什么（因为随着年龄的增长，我们从食物中吸收维生素B12的能力会减弱）[2847]。

65岁以后，每天单次服用50微克甚至100微克氰钴胺素可能是不够的[2848]。研究人员开始为这个年龄段寻找足够的剂量，似乎大多数人每天需要650～1030微克，所以我建议65岁以上的人每天服用1000微克氰钴胺素，最好是咀嚼、舌下含服或服用液体补充剂[2849]。当维生素B12与唾液混合时，人体对它的吸收会加快，因为我们的唾液腺会分泌一种维生素B12结合蛋白，帮助维生素B12安全地通过消化道[2850]。相比直接吞下，咀嚼维生素B12片可以使我们体内的维生素B12水平上升10倍[2851]。

维生素B12缺乏是一个严重的问题，可能引起广泛的血液、肠道和神经系统紊乱[2852]。随着食物链对清洁的需求不断增加，确保定期、可靠的维生素B12来源就显得尤为重要，而补充剂可能是最简单、最安全、最便宜的方法[2853]。

> ### 维生素K2怎么样？
>
> 想要深入了解维生素K2，请查看我的视频"维生素K2的益处（vitamink）"。简而言之，它对骨骼、心脏和脑的所谓好处都没被证实（考虑到一些重大试验被发现存在伪造数据的问题）[2854]。即使有证据，我们也可以从绿叶蔬菜中含有的维生素K1中获得我们所需的所有维生素K，而不需要某些动物性食物和发酵食品中存在的维生素K2[2855]。我们的肠道菌群可以利用绿叶蔬菜中的维生素K1产生维生素K2，然后吸收到系统中。只能由哺乳动物产生的那种类型的维生素K2呢？我们就是哺乳动物！所以即使我们的肠道菌群有问题，我们自己的细胞也能像其他动物一样利用维生素K1合成维生素K2[2856]。
>
> 在所有与全因死亡率相关的饮食成分中，摄入绿叶蔬菜和蔬菜沙拉可以最大限度地延长我们的生命，这一点已得到最好的证据的支持[2857]。因此，血液中维生素K1水平较低与过早死亡有关也就不足为奇，维生素K1缺乏是蔬菜摄入不足的标志[2858]。所以，多~吃~蔬~菜~。

# 第8章

# 生活方式

13世纪，著名学者罗杰·培根（Roger Bacon）推荐良好的饮食、适当的休息、运动、有节制的生活方式、良好的卫生习惯，以及呼吸新鲜空气[2859]。他是对的！

"Diet"（饮食）一词源于古希腊语"diaita"，意为"生活方式"（way of living），而不仅仅是饮食需求[2860]。早在1903年，托马斯·爱迪生（Thomas Edison）就曾预言："未来的医生不开药，而是鼓励病人关注自己的身体、饮食以及疾病的原因和预防[2861]。"101年后，美国生活方式医学院诞生了，我是它的创始成员之一[2862]。

作为医生，我们在必要的时候仍然会开药，但我们明白，生活方式、行为往往是生病的根本原因，因此，我们特别强调放进嘴里的东西。食物和香烟是导致残疾和死亡的主要原因[2863]。更广泛地说，最近的一次研究峰会将生活方式医学描述为"以全蔬食、定期体育锻炼、恢复性睡眠、压力管理、避免危险物质以及积极的情绪/社交活动，作为治疗和逆转慢性疾病的主要治疗方式"[2864]。

根据74项涉及数百万名受试者的长达10多年的研究，那些生活方式最健康的人的死亡风险不到那些不健康的人的一半[2865]。我们都听说过那些叼着雪茄、喝着杜松子酒的百岁老人的故事，这些故事抓住了公众的想象力，但是关于生活方式和长寿的真相却很平淡无奇[2866]。只要抓住4个简单的健康生活方式因素，就能对预防一些致命疾病产生巨大影响：不吸烟、不肥胖、每天锻炼30分钟和吃得更健康，也就是少吃肉，多吃水果、蔬菜和全谷物。

仅这4个因素似乎就占了患慢性疾病风险的78%。如果从头开始，设法做到这4点，就可能减少90%以上患糖尿病的风险，80%以上患心脏病的风险，一半脑卒中的风险，以及三分之一以上患癌症的风险[2867]。对于某些癌症，比如第二大癌症杀手结肠癌，高达71%的病例似乎可以通过简单的饮食和生活方式改变来预防[2868]。想想这一数字意味着什么。就目前的情况来看，每年有100万美国人第一次心脏病发作或脑卒中，100万人患糖尿病，100万人被诊断患有癌症[2869]。是时候停止责怪基因，把注意力集中在那些我们能直接控制的80%左右的风险上了[2870]。

这对死亡率意味着什么呢？一系列类似的健康行为预示着总死亡率会有4倍差异，据估计，那些更好地照顾自己的人死亡速度明显减慢，以至于他们好像年轻了14岁[2871]。想象一下，让时光倒流14年，不是靠药物或时光机，而是靠更健康的饮食和生活方式。

如果你已经决定走药物路线，并且正在用药物治疗高血压和高胆固醇等危险因素，那该怎么办呢？坚持健康的生活方式对于使用和不使用预防性药物的人有着相同的优势[2872]。更重要的是，时光倒流永远不会太晚。人到中年，做一些最基本的事情，例如，每天至少吃5份水果和蔬菜，每天步行大约20分钟，保持健康的体重和不吸烟，即使短期内坚持也能显著降低死亡率，在接下来的4年里，死亡风险会降低40%。研究人员得出结论："做出必要的改变来坚持健康的生活方式非常值得，中年（45岁到64岁）采取行动为时不晚[2873]。"

健康的生活方式也可以将慢性疾病的出现推迟10年左右[2874]。大多数不吸烟，没有糖尿病、肥胖、高血压或久坐不动的72岁老人能活到90岁，但在那些受到这些危险因素困扰的人中，这种可能性下降到不到5%[2875]。即使年过75岁，不吸烟、每天至少步行半小时、每天至少吃3份水果和蔬菜等好习惯,也可能将死亡和卧床不起推迟大约18个月[2876]。

> ### 久坐的危害堪比吸烟?
>
> 一项媒体分析发现,数百篇新闻文章声称,每天久坐不动相当于吸烟。这显然不是事实。21世纪,吸烟预计导致10亿人死亡[2877]。吸烟导致的死亡风险是久坐的10倍或更多[2878]:重度吸烟者每年每1000人中有20人死亡,而最严重的久坐不动者每年每1000人中不到2人死亡。即使是每天只吸几根烟的轻度吸烟者也与更高的死亡风险有关[2879]。重要的是,即使在65岁戒烟,也能延长我们的寿命[2880]。
>
> 吸烟人数的急剧下降是我们在公共卫生方面取得的重大胜利之一。成年人吸烟的比例从1965年的42%[2881]下降到今天的14%[2882]。现在,每年因吸烟而死亡的美国人只有50万人左右,而我们的饮食却使成千上万人丧生[2883]。为了在饮食领域取得胜利,蔬食被评价为"营养上相当于戒烟"[2884]。

# 第 9 章

# 运 动

当人们退休后,他们似乎并没有改善饮食,不过确实会变得更加活跃[2885]。对许多人来说,离开工作岗位可以让他们有更多的时间进行体育运动、园艺或招待朋友和家人。身体活动对长寿有什么作用呢?在对抗衰老特征方面(见第2页),有氧运动可以诱导自噬作用,降低炎症,减少DNA损伤和促进DNA修复[2886];但在体重得到控制后,运动实际上可能不会影响衰老的速度[2887]。然而,有大量证据表明,随着年龄的增长,运动在维持高级功能方面发挥着重要作用[2888]。一项针对中老年人的随访时间长达20年的队列研究的荟萃分析发现,与久坐不动的人相比,运动的成年人更有可能健康地变老[2889];但在60岁及以上的人中,只有不到3%的人能达到推荐的身体活动量[2990]。

## 运动是良药

人群研究发现,有规律的有氧运动与至少35种不同疾病的风险降低之间存在关联[2891],但是从因果关系的角度来看,干预试验证明了什么呢?对老年人进行的随机对照试验表明,体育运动可以改善肌肉质量、力量、平衡能力[2892]和活动能力[2893],还可以降低跌倒[2894]和潜在骨折的风险,同时有助于最大限度地减少骨质流失[2895,2896]。运动也被证明可以改善认知[2897]、提高情绪[2898]、成功治疗抑郁症,疗效似乎与抗抑郁药物舍曲林相当[2899]，运动还能改善男性勃起功能[2900]，总体上提高生活质量[2901]。支持体育活动有益整体健康的证据是压倒性的[2902]，更多关于运动抗衰老的内容，请查看我的视频"运动的抗衰老益处（perks）"。

> **开始新的运动计划之前，请先咨询医生**
>
> 如果你是45岁以上的男性或55岁以上的女性，患有糖尿病，或有胸痛、头晕、呼吸短促等症状，我建议在开始新的运动计划之前咨询一下你的健康专家[2903]。

## 缺乏运动是最大的公共健康问题吗？

接受可口可乐公司资助的研究人员称，缺乏运动是"21世纪最大的公共健康问题"[2904,2905]。其实不然。运动重要，但在美国，就导致死亡和残疾的危险因素而言，缺乏运动分别排在第10位和第11位[2906]。从全球来看，缺乏运动导致的健康寿命损失甚至排不进前20名[2907]。正如我所讨论的，不良的饮食习惯是目前为止最大的杀手，其次是吸烟[2908]。

运动被描述为"对增加人类平均寿命和最长寿命显示出显著功效的唯一干预手段……"[2909]。请查看视频"每天应该走多少步（lifelongexercise）"了解更多信息。不过，无论缺乏运动是与6%[2910]，还是9%[2911]，甚至15%的过早死亡有关[2912]，这些都来自观察性研究。我很惊讶医学文献中出现了如此多的争论，争论的焦点是运动对长寿的明显益处是否真实。你可以想象其中的干扰因素和潜在的反向因果关系。我在视频"健身与长寿（fitnesslongevity）"中分析了一些重要的研究。

例如，研究人员比较了业余体育运动和职业体育运动对长寿的影响。

如果运动和长寿之间确实存在因果关系,那么运动的环境就不应该那么重要[2913]。正如你可能猜到的那样,体力劳动与较短而不是较长的寿命有关,这再次表明了社会经济等干扰因素的重要性[2914]。

## 运动会影响我们的寿命吗?

运动与长寿之间的联系是否有可能归因于遗传因素而不是运动本身?这一问题是通过比较两个品系的大鼠的实验提出来的,一个品系的大鼠具有较高的内在运动能力,而另一个品系的大鼠具有较低的内在运动能力。即使不运动,高身体素质的大鼠也比低身体素质的大鼠寿命更长。然而,出乎意料的是,当给大鼠提供跑步轮后,高身体素质和低身体素质的大鼠的寿命都下降了。自发运动缩短了它们的寿命[2915]。

通过对双胞胎的研究,我们可以证明人类也有运动的遗传倾向。当同卵双胞胎离开家开始各自的生活时,他们的运动习惯与异卵双胞胎相比更有可能"一致",也就是说,如果双胞胎的DNA完全相同,而不是像一般的兄弟姐妹那样只有50%相同,那么其中一个热爱运动的话,另一个更有可能同样热爱运动。通过观察运动习惯不同的同卵双胞胎的罕见案例,可以判断是运动的遗传倾向还是实际运动导致了长寿。拥有同样的DNA,高强度的体育运动会产生差异吗?显然不会。无论是否剧烈运动,同卵双胞胎的死亡率都一样[2916]。

那么,运动到底能不能让你长寿呢?一项批判性分析得出的结论是:"运动对健康的好处毋庸置疑,但它与长寿之间的因果关系尚未得到证实。"更多细节请查看视频"运动与长寿的随机对照试验(exerciselongevity)"。

## 运动过犹不及

几个世纪前,希波克拉底就说过:"在自然中一切事物过犹不及。"运动有可能过度吗[2917]?详情请查看视频"运动过犹不及(toomuch)"。从根本上说,与任何强效药物一样,运动可能也有一个安全的"剂量"范围[2918]。限制长期的剧烈运动可能是明智的,每天不超过1小时,每周不超过5小时,每周休息一两天[2919]。对于跑步者来说,要发挥长寿益处,建议上限是每周30英里[2920]。然而,只有大约一半的美国成年人达到了建议的最低运动量[2921],因此,公共健康倡导者倾向于关注"哪怕一点点就好"[2922],而不是担心2%~3%的美国人可能运动过度[2923]。

## 不合理饮食会抵消运动的积极影响

支持我们身体健康的最佳饮食是什么?当我得知耐力运动员与久坐不动的人相比有更严重的动脉粥样硬化时,我很震惊[2924]。请查看视频"为什么运动员要吃蔬食(athletes)"详细了解这一研究。这并不是因为耐力运动员在运动中给心脏带来了过度的压力,而是因为饮食[2925]。耐力运动员每天可以摄入5000、6000,甚至7000卡路里的热量,所以他们可能摄入了两倍的饱和脂肪酸和胆固醇,难怪他们的心脏会受到重创。

当研究人员让人们采取旧石器时代的饮食,同时坚持高强度的健身计划时,你认为会发生什么呢?通常情况下,如果通过任何方式减掉了足够的体重——无论运动、胃缝合手术,还是患上肺结核——那么不管吃什么,都可以暂时降低胆固醇水平。然而,经过10周的高强度运动和旧石器时代饮食减肥后,受试者的低密度脂蛋白胆固醇水平反而上升了。低密度脂蛋白胆固醇和高密度脂蛋白胆固醇的平衡变化不足以抵消这种风险[2926]。而且那些一开始最健康的人却经历了最糟糕的增长。研究开始时低密度脂蛋白胆固醇处于最佳水平的受试者患心脏病的风险增加了20%[2927]。运动本应让事情变得更好，而不是更糟。

另一方面，那些采用蔬食饮食结构和以步行为主的适度运动方案的人，可以在3周内将低密度脂蛋白胆固醇水平降低20%[2928]，而旧石器时代饮食似乎会"抵消运动的积极影响"[2929]。这就是为什么所有运动员都应该多吃蔬食。

## 素食和运动才是最佳拍档

运动员对蔬食越来越感兴趣[2930]，这在一定程度上要归功于《素食者联盟》等纪录片。（我很荣幸能在那部影片中扮演一个科学顾问的小角色。）人们不仅希望获得长期的健康益处，而且希望提高身体表现并加速恢复[2931]。蔬食营养的扩张动脉、抗氧化和抗炎特性当然可以改善血液流动，减少氧化应激和炎症，事实上，坚持蔬食的运动员被发现具有优越的心肺健康[2932]和耐力优势[2933]，这可能是由于他们优越的心脏功能[2934]。[请查看视频"提高最大摄氧量（fitness）"了解更多信息。]然而，从公共健康的角度来看，更重要的问题是，饮食对非运动员的健身计划有什么影响呢？

2型糖尿病患者被随机分为素食加运动组和传统的热量控制饮食加运动组。在整个研究期间，研究人员为受试者提供所有膳食，以提高依从性，同时为受试者制定个性化的运动计划，并监督其运动。尽管每组的运动量相同，但素食加运动组的最大摄氧量（一种衡量有氧能力的指标）提高了12%，最大运动能力提高了21%，这两个方面都明显好于传统的热量控制饮食加运动组，后者在这两个方面都没有显著提高。换句话说，在进行了相同的有氧运动后，更多的蔬食可以更有效地改善身体素质，特别是在有氧能力和能量输出方面[2935]。

素食组也经历了抑郁减少[2936]，以及生活质量和情绪的极大改善[2937]。这与随机交叉试验的结果是一致的。后者表明，暗中增加饱和脂肪酸摄入量可以可逆地诱导脑功能、炎症、情绪和基础代谢率的消极变化，甚至可能削弱运动动机[2938,2939]。与低饱和脂肪饮食相比，高饱和脂肪饮食的受试者的运动量减少了12%~15%[2940]。

与传统的热量控制饮食组相比，素食组在体重、血糖控制、胆固醇、胰岛素敏感性和氧化应激方面也有更好的效果。两组饮食保证相同的卡路里，但仅仅不吃肉就能多减掉6磅体重，腰围也会减少更多（腰围明显更细），浅表脂肪减少；最重要的是，内脏脂肪显著减少，内脏脂肪是最具代谢危险的深层腹部脂肪[2941]，这样就更有效地改善了身体素质。

# 第 10 章

# 体重控制

在过去的40年里，老年人的肥胖率增加了两倍[2942]。43%的60岁以上美国人不仅超重，而且肥胖[2943]。这不能仅仅归因于新陈代谢变慢。静止代谢率（维持呼吸、血液循环等基本生理功能时燃烧热量的速度）在20岁到60岁之间稳定，之后每年只有小幅下降[2944]。所以不要责怪你的新陈代谢。正如我在《吃饱瘦身》一书中详细介绍的那样，要怪就怪自己的饮食。

肥胖还与细胞加速衰老有关，这可以通过端粒缩短或表观遗传年龄提前来衡量[2945]，这可能是由于身体脂肪过多引起的氧化应激[2946]和全身炎症[2947]。肥胖也与身体功能的下降（如行动能力变限）及认知功能的下降有关[2948]。对数百名不同年龄的人进行的磁共振扫描发现，超重和肥胖个体的大脑白质萎缩与其大脑衰老10岁相对应[2949]。对19项涉及50多万人长达42年的追踪研究的荟萃分析发现，中年肥胖与患痴呆的风险增加33%有关[2950]，50岁时，身体质量指数在20的基础上每增加1个点，阿尔茨海默病的发病时间似乎就会提前大约7个月[2951]。那么肥胖和死亡率的关系呢？

## 内脏脂肪最可怕

部分由于肥胖的流行，现在我们正养育的美国人可能是第一代寿命比他们的父母还要短的人[2952]。现在的年轻一代出生时体重就更重，随着步入成年，这种寿命下降的趋势预计会加速[2953]。有人预测，在未来的几十年里，美国人的预期寿命会减少2~5年，甚至更多。从这个角度来看，治愈所有形式的癌症只会使美国人的平均寿命增加3.5年[2954]。换句话说，扭转肥胖流行趋势换取的生命可能比治愈癌症能够挽救的生命更多。

中年时期，即使体重适度增加大约10~20磅，也会大大降低以后健康生存的概率[2955]。一项对600多名百岁老人的研究发现，研究对象中只有不到2%的女性肥胖，且没有一个男性肥胖[2956]。40岁以后，肥胖可能会使预期寿命缩短6~7年[2957]。

随着年龄的增长，身体上的脂肪也会重新分配，从皮肤下表面的松弛脂肪（皮下脂肪）到包裹在内脏周围并在腹部隆起的深层脂肪（内脏脂肪），尤其是女性[2958]。25~65岁，女性会失去大约13磅的骨骼和肌肉，而内脏脂肪的储存会增加4倍。（男性的内脏脂肪储存量通常只增加两倍[2959]。）所以，即使体重秤没有显示体重增加，女性也可能增加了最糟糕的内脏脂肪。在相同的全身脂肪或身体质量指数下，腰围越大，寿命越短[2960]。

内脏脂肪是致命脂肪。相比之下，皮下脂肪相对温和。《新英格兰医学杂志》发表了一项对15名肥胖女性的研究，评估吸走约20磅皮下脂肪前后的情况。吸走皮下脂肪后，她们的体脂总量减少了近20%[2961]。血糖、炎症、血压、胆固醇和甘油三酯的显著改善通常只需要减掉5%~10%的脂肪[2962]，但在大规模吸脂手术后，这些好处并没有实现[2963]。可见皮下脂肪并不是问题所在，内脏脂肪才是造成肥胖代谢损伤的罪魁祸首。好在最危险的脂肪是最容易减掉的。人体似乎会优先去除有害的内脏脂肪[2964]。生活方式干预对老年人似乎有与年轻人相似的减肥效果[2965]。

内脏脂肪会导致寿命缩短这一点已经在大鼠身上得到了证实。手术切除内脏脂肪可使平均寿命和最长寿命显著延长[2966]。那人类呢？那些接受减肥手术的人确实比没有接受手术的体重匹配的对照组活得更长[2967][详细信息可查看视频"减肥手术后体重减轻的可持续性如何（barariric）"]，但目前还没有任何随机试验来证实这一点，只有一些随机减肥试验使用过饮食和生活方式干预。

## 并非所有的脂肪都一样

对15项将男性和女性随机分配到减肥方案中长达12年的研究的荟萃分析发现，减肥不仅能减少炎症、残疾，降低血压、血糖，还能延长寿命，使过早死亡的风险降低约15%[2968]。那么，最好的减肥饮食是什么呢？

随机对照试验表明，在不限制热量摄入或强制运动的情况下，与其他饮食相比，在6个月和12个月的时间内，全蔬食是医学文献中报道的减肥效果最好的饮食类型[2969]。其中一个原因可能是脂肪摄入量较少。与被随机分配到高脂生酮饮食组的人相比，被随机分配到低脂蔬食组的人每天摄入的热量自然减少了约600卡路里，这带来了身体脂肪的显著减少和瘦体重\*的保持。生酮饮食者的结果与之相反，身体脂肪没有显著减少，但瘦体重却减少了，因为他们的身体似乎在"蚕食"自己体内的蛋白质（尽管他们吃了更多的蛋白质）[2970]。

然而，并非所有脂肪都一样。

在《吃饱瘦身》一书中，我打破了"热量都是一样的"这一神话。一种来源的热量并不总是像其他来源的热量那样让人发胖。例如，在保持总热量和脂肪摄入量不变的情况下，如果用坚果、牛油果和橄榄油代替肉类和黄油，就可以在短短一个月内减掉近6磅的脂肪[2971]。与相同数量的其他脂肪相比，饱和脂肪酸可导致两倍的内脏脂肪积累[2972]。为什么会这样呢？饱和脂肪酸更容易使人发胖的一个原因是它们更容易被立即储存起来，而不是被身体燃烧掉。例如，油酸是坚果、牛油果和橄榄中主要的单不饱和脂肪酸，它被身体迅速燃烧的可能性比棕榈酸高20%[2973]。棕榈酸主要来自肉类和乳制品，是美国饮食中主要的饱和脂肪酸[2974]。事实上，把棕榈

★译者注：瘦体重（lean body mass）是体内非脂肪组织的重量，即身体总重量减去脂肪重量后的重量。

酸滴在培养皿中的肌肉细胞上，可以直接抑制脂肪的利用[2975]。

关于健康饮食对减肥如此有效的其他原因，请查阅我的《吃饱瘦身》一书。

### 激活棕色脂肪组织对抗肥胖

婴儿从母亲温暖的子宫里出来的那一刻，便直接进入了室温环境中。为了保持体温，人类在大约1.5亿年前发展出了一种适应机制——一种叫作棕色脂肪组织（brown adipose tissue，简称BAT）的独特器官，使我们这些恒温哺乳动物能够维持高体温[2976]。在寒冷环境下，棕色脂肪组织会通过消耗脂肪来产生热量。腹部的白色脂肪组织储存脂肪保温，但胸部的棕色脂肪组织燃烧脂肪产热。棕色脂肪组织的激活不仅是减缓衰老相关的代谢率下降的潜在手段，还可能在长寿中发挥作用[2977]。

长寿动物的棕色脂肪组织活性似乎更高，而寿命较短的动物的棕色脂肪组织活性有所降低[2978]，一种能延长小鼠寿命的基因被发现可以提高棕色脂肪组织的活性[2979]。在动物之间进行手术切除和移植棕色脂肪的实验，证实了棕色脂肪组织在健康衰老中的作用，至少在小鼠身上是这样的[2980]。如果对人类也如此，就可能有助于解释为什么女性比男性更长寿——因为女性一生中有更多的棕色脂肪组织沉积[2981]。棕色脂肪组织激活会增强禁食和长寿激素FGF21的分泌（见"蛋白质限制"一章），但遗憾的是，棕色脂肪组织的活性会随着年龄的增长而下降[2982]。在40岁以下的人群中，寒冷刺激的棕色脂肪组织活性可高达100%，但在老年人中会降低到10%[2983]。

不过不必担心。正如我在《吃饱瘦身》中所描述的，有一些饮食成分可以促进棕色脂肪组织的激活。例如，辣椒化合物可以做到这一点，而且已经被测试到了64岁的人群[2984]。每天的用量相当于一个完整的生哈拉佩纽辣椒（jalapeño pepper）或半茶匙红辣椒粉[2985]。为了减少辣

> 味，可以将哈拉佩纽辣椒切碎或切成薄片，或者将红辣椒混合到汤羹或全蔬菜"V8"蔬果昔中。姜粉也可以促进减肥（可能是通过激活棕色脂肪组织实现的[2986]），每天1茶匙即可[2987]，可以把它搅拌到热水里做成姜茶。

## 长寿的理想体重是多少？

我们似乎已经习惯了肥胖的致命威胁。如果回顾半个世纪前的医学文献，你会发现，那时候肥胖还不是司空见惯的事，对其的描述要残酷得多："肥胖总是悲剧性的，它的危害很可怕[2988]。"然而，并不仅仅是肥胖。在每年因体脂过多而死亡的400万人中，近40%的人只是超重，而不是肥胖[2989]。

所谓的"肥胖悖论"认为超重的人寿命更长，这是真的吗？全球BMI死亡率合作组织利用来自世界各地数十个国家的数百项研究中1000多万人的数据打破了这一"神话"[2990]［更多细节请查看视频"肥胖悖论（paradox）"］。那么最佳BMI是多少呢？

美国[2991]和世界各地进行的大规模研究发现，BMI为20～25与最长的寿命有关[2992]。将随访时间最长的研究放在一起分析时发现，理想的BMI范围可以进一步缩小到20～22[2993]，对于身高5英尺6英寸的人来说，大约是124～136磅[2994]。可以利用以下这张男女通用的图表来根据身高判断最佳体重。

## 基于身高的理想体重

| 身高 | 理想体重 | 身高 | 理想体重 |
| --- | --- | --- | --- |
| 145 厘米 | 41.7 ~ 46.3 千克 | 170 厘米 | 58.1 ~ 63.5 千克 |
| 147 厘米 | 43.5 ~ 47.6 千克 | 173 厘米 | 59.9 ~ 65.8 千克 |
| 150 厘米 | 44.9 ~ 49.4 千克 | 175 厘米 | 61.2 ~ 67.6 千克 |
| 152 厘米 | 46.3 ~ 51.3 千克 | 178 厘米 | 63.0 ~ 69.4 千克 |
| 155 厘米 | 48.1 ~ 52.6 千克 | 180 厘米 | 64.9 ~ 71.7 千克 |
| 157 厘米 | 49.4 ~ 54.4 千克 | 183 厘米 | 66.7 ~ 73.5 千克 |
| 160 厘米 | 51.3 ~ 56.2 千克 | 185 厘米 | 68.9 ~ 75.7 千克 |
| 163 厘米 | 53.1 ~ 58.1 千克 | 188 厘米 | 70.8 ~ 77.6 千克 |
| 165 厘米 | 54.4 ~ 59.9 千克 | 191 厘米 | 72.6 ~ 79.8 千克 |
| 168 厘米 | 56.2 ~ 61.7 千克 | 193 厘米 | 74.4 ~ 82.1 千克 |

# 第 11 章

# 睡 眠

我在想，把这部分称为"照我说的去做，而不是照我做的去做"（Do as I Say, Not as I Do）是否更准确？（我发现，当处于无意识状态时，工作效率就会降低！）今天凌晨，我想着必须起床写"睡眠"这一章！这正是我正在做的事情。

很多人说，睡觉就是在浪费生命[2995]。其实睡眠不足与多种急性和慢性疾病有关，并可能导致死亡和疾病的风险增加[2996]。强迫一个人一周每晚只睡6个小时，会改变700多个基因的表达[2997]。最可怕的影响可能是血管内皮功能障碍[2998]。血管内皮是覆盖在血管内表面的一层薄薄的细胞，负责让动脉适当地放松和扩张[2999]。然而，随机让被试者在一周左右的时间里每晚只睡5个小时而不是7个小时，会导致动脉功能严重受损[3000]。损害有多大呢？

睡眠不足可不是闹着玩的。一周每晚5小时的睡眠所造成的损害程度与吸烟、糖尿病或冠状动脉疾病等的相似。然而，超过四分之一的人每晚的睡眠时间不超过6小时[3001]。每晚充足的、舒适的睡眠被认为是无可争议的"健康基石"[3002]。然而，睡眠和死亡率之间是否具有因果关系仍然存在争议。

> **不同光照对寿命的影响**
>
> 我在查阅关于光照疗法治疗失眠的潜力的研究时,偶然发现了一些非常奇怪的结果,例如一篇发表在《实验老年学》杂志上题为《绿光延长果蝇寿命》的论文。论文的作者发现,在绿光下饲养果蝇,可以使其寿命"显著"延长24%[3003]。相反,如果将其暴露在蓝光下,其寿命就会大大缩短,即使在没有眼睛的突变体中也是如此。也就是说,即使果蝇无法察觉光线的颜色,它们的寿命也会因光线颜色的不同而发生显著变化。这是怎么回事?
>
> 研究人员发现,当果蝇被喂食抗生素时,绿光的延年益寿效果大大降低,这表明它们的肠道菌群可能以某种方式参与其中[3004]。
>
> 在人类中,皮肤暴露在紫外线下会改变肠道菌群,但这被认为是维生素D的作用[3005]。果蝇可能以某种方式被绿光滋养,这是有道理的,因为绿色是它们所处的自然环境中的主要颜色[3006]。我在一个视频中介绍了"森林浴"对人类的有益影响,不过这似乎是由于树木散发出的芳香化合物[3007],如蒎烯,而不是树木的颜色。
>
> 为了避免你忍不住想要订购一些绿色灯泡,请注意,在大鼠身上,绿光(而不是红光或蓝光)可引起葡萄糖耐受不良,进而导致血糖升高[3008]。

## 最佳的睡眠时间是多长?

已经有很多关于睡眠时间和死亡率的前瞻性研究。最一致的发现是两者之间根本没有联系。第二个最常见的发现是过早死亡与睡眠时间过长(每晚睡眠时间超过9小时)之间存在联系。四分之一的研究结果支持U形效应,也就是睡眠不足(通常少于6或7小时)或睡眠过多(超过9小时)的人比睡眠最佳时长(7~8小时)的人死亡率更高。不到5%的研究发现,只有睡眠不足的人才有更高的死亡风险[3009]。考虑到这些结果，2020年的一项荟萃分析得出结论，对老年男性和女性来说，唯一与高风险相关的是每晚睡眠时间为8小时或以上的人，这并不奇怪[3010]。

每晚7小时的睡眠听起来似乎不够，但这可能是人类的天性。科学家研究了3个前工业化社会——它们横跨两大洲，彼此隔离，并发现了惊人的一致性。尽管没有电灯或电子设备，但这些社会中的人通常会熬到日落3个小时后入睡，然后在黎明前起床，在"床上"待的大约7.5个小时中获得了6.5个小时的稳定睡眠[3011]。即使显示睡眠不足和睡眠过多都有风险的研究，也更倾向于认为，睡眠时间越长，风险越高[3012]。

睡眠过多可能有害的机制仍然令人难以理解，因此一些人认为，每晚睡8小时或更长时间与死亡和疾病的风险增加之间的因果关系不可理解[3013]。会不会是反向因果关系呢？比如，生病导致更多的卧床时间，而不是相反；也许是干扰因素造成的，如就业状况[3014]。谁更容易睡懒觉呢？那些没有工作的人。睡眠时间长的人（每晚至少睡9小时）更容易久坐、肥胖、抑郁、患糖尿病和一系列其他疾病，这些因素可能会干扰死亡率和睡懒觉之间的联系[3015]。研究已将社会经济地位和健康状况考虑在内，但很难控制所有因素[3016]。最重要的是，对于65岁及以上的老年人，美国国家睡眠基金会建议每晚睡7~8小时[3017]，这与身体衰弱[3018]和衰老相关的肌肉损失风险最低有关[3019]。

## 如何睡好？

睡眠呼吸暂停是肥胖干扰睡眠的常见后果，那些患有睡眠呼吸暂停综合征的人，可以在减肥期间使用CPAP呼吸机来治疗潜在原因[3020]。然而，如果你没有这一问题，但仍然难以入睡或睡不安稳，该怎么办呢？在视频"如何睡好（sleeprules）"中，我提到了睡眠调节和睡眠健康的

> 4条规则，包括认知行为治疗[3021]，调节运动、咖啡因、尼古丁和酒精的量和时间，以及保障最佳的就寝时间和保障良好的睡眠环境。

## 安眠药：没有回报，只有风险

有一种普遍的误解认为，老年人需要的睡眠更少[3022]。现实情况是，随着年龄的增长，睡眠可能越来越难获得。失眠症状会随着年龄的增长而增加，在65岁及以上的老年人中发生率接近50%，3年内缓解率高达50%[3023]。幸亏失眠症状似乎与死亡风险无关，大多数被诊断患有失眠症的人在用客观方法测量睡眠时，其每晚的睡眠时间可能超过6小时[3024]。根据对双胞胎的研究，失眠的遗传率为40%，这意味着基因只占失眠风险的不到一半[3025]。做些什么来调节可以控制的一多半呢？

安眠药毫无希望。安必恩（Ambien）是一类常用的处方安眠药[3026]。一年只服用一半或以上剂量的人过早死亡的风险是不服用者的3倍多[3027]。多达10%的成年人在服用这些药物[3028]，如果这些药物真的会杀人，那就意味着它们每年可能导致六位数的死亡人数[3029]。不出所料，安必恩的制造商质疑这一研究[3030]，而这并不是唯一的研究，它是24项发现安眠药与过早死亡之间存在显著关联的研究之一[3031]。针对"报告常用药物的死亡风险高得惊人"的批判[3032]，斯克里普斯诊所睡眠中心的首席研究员回答道："不能隐瞒风险，即使可能会吓得病人不敢服用安眠药。病人有权知道。"[3033]

我们也有权利知道它们可能根本不起作用。最权威的荟萃分析得出结论，安必恩和安必恩类药物不会显著增加总睡眠时间[3034]。怎么可能呢？我的病人经常告诉我，它们让他们的睡眠质量大大提高。事实证明，人们只是认为自己睡得更好。尽管他们报告称安眠药让他们多睡了半小时，但客观测量结果显示他们根本没有得到更多的睡眠[3035]。服用安眠药后会有睡得更好的主观感觉，这似乎是药物失忆特性的结果，也就是说安眠药可以抹去你睡得有多糟的记忆[3036]。美国睡眠医学学会建议不要将这些药物作为慢性失眠的治疗方法[3037]。

### 泡个热水澡，睡个安稳觉

正如我在《吃饱瘦身》一书中提到的那样，深夜进食不仅会加剧体重增加，还会妨碍我们入睡。正常情况下，在就寝前后，我们的核心体温会下降[3038]，这似乎是我们该睡觉的信号之一，但深夜进食可能会干扰休眠。洗个热水澡不是会适得其反吗？不会。当走出浴室后，皮肤温度会迅速下降，促进夜间体温自然下降，这实际上会改善睡眠[3039]。泡个热水脚，也可以帮助你快15分钟入睡[3040]。

足浴被称为"安全、简单、非药物改善睡眠质量的方法"[3041]。一项荟萃分析发现，睡前1~2个小时享受10分钟的温水淋浴、足浴或全身浴可以帮助人们更快入睡，且睡得更香[3042]。

连接我们手掌及脚底的动脉和静脉的特殊血管会被温水扩张，加强热量从身体核心到手脚的辐射，从而更有效地将热量散发出去，使核心温度降低，促进睡眠[3043]。老年人对温度的反应迟钝——或许有助于解释一些衰老相关的睡眠困难——可能使得增加手脚循环的措施变得更加重要[3044]。

有没有什么办法既能安眠又不用湿脚呢？脚边放个热水瓶就可以[3045]。穿暖和的袜子可以吗？在一项研究中，年轻男性在睡前1小时穿上袜子，从主观上看并不能提高睡眠质量。然而，从客观上看，他们比不穿袜子的人多睡了半个小时左右，这要归功于他们入睡得更快，整个晚上醒来的次数更少[3046]。

## 褪黑激素与长寿的关系

有专家推荐褪黑激素作为治疗老年人失眠的一线药物,褪黑激素是一种由位于脑中心部位的"第三只眼"松果体分泌的激素[3047]。世界睡眠协会不同意这种说法,因为它的作用很小[3048]。主观上,人们报告说服用褪黑激素后睡眠质量更好了[3049],但客观来说,一项荟萃分析发现,褪黑激素只能帮助人们提前4分钟入睡并将总睡眠时间延长13分钟左右[3050]。虽然它们也有天然的饮食来源[见视频"如何用富含褪黑激素的食物治疗时差(melatoninfoods)"],但人们也发现了一些令人担忧的污染物[3051][见视频"褪黑激素补充剂安全吗(melatoninsupplements)"]。我更感兴趣的是它所谓的抗衰老功效,但是,正如我在视频"褪黑激素的睡眠和抗衰老特性(melatoninaging)"中所记录的那样,数据杂乱无章[3052]。例如,在大鼠中,褪黑激素显著提高了大鼠的存活率,但阻断褪黑激素的药物也有同样的效果[3053]。

### 香草助眠?

缬草根是最常被研究的用于睡眠的香草之一[3054]。然而,大多数研究,包括所有最新的、方法学上最可靠的研究,都没有发现它的明显好处[3055]。随机对照试验发现,柠檬马鞭草至少在主观上可以帮助失眠患者[3056],但是洋甘菊不能[3057]。然而,根据5项试验的荟萃分析,洋甘菊可能会改善非失眠者的主观睡眠质量[3058]。

## 晚上最好少吃肉

在饮食方面,低膳食纤维的摄入及高饱和脂肪酸和糖的摄入,与较轻的、缺乏恢复力的睡眠有关[3059]。肉类摄入与总睡眠时间短有关[3060]。这可能是失眠被报道为低碳水化合物的生酮饮食副作用的原因之一[3061]。即使在控制了肥胖干扰因素之后，更多的肉类摄入似乎也会使打鼾的概率增加一倍，老年人每天摄入一份肉与睡眠质量下降和睡眠时间减少的概率增加60%有关。红肉和禽肉都有影响[3062]，客观睡眠测量结果显示，与鸡肉、猪肉和牛肉相比，鱼肉并没有显著差异[3063]。

研究人员认为，肉类中的甲硫氨酸等氨基酸与色氨酸在被输送到脑的过程中会相互竞争，而色氨酸是褪黑激素和"快乐激素"5-羟色胺的前体[3064,3065]。这可能是随机让人们少吃鱼、禽肉和红肉会在两周内改善他们的情绪的原因[3066]。另一方面，植物蛋白的甲硫氨酸含量相对较低，所以，一项对数千人进行的以蔬食为基础的基督复临安息日会全面健康改善计划（CHIP）的研究报告称，4周内，失眠和睡不安稳的报告下降了50%以上，情绪不安、恐惧或抑郁情绪也有显著改善[3067,3068]。

### 多吃生菜，有助于睡眠？

有什么蔬菜可以帮助睡眠吗？莴苣是一种传统上用于治疗失眠的植物[3069]。这种听起来很奇特的蔬菜是什么？其实就是生菜[3070]。有证据表明，生菜提取物从罗马帝国时期就被用于镇静和催眠。生菜中含有一种叫作莴苣苦素的催眠物质，这就是让生菜尝起来有点苦的原因。罗马生菜对小鼠和大鼠的睡眠都有促进作用[3071]，与其他生菜相比，罗马生菜中的莴苣苦素含量更高[3072]，但对人类来说怎么样呢？我在视频"失眠的天然膳食解决方法（lettuce）"中介绍了所有研究。结论是，在一项双盲试验中，四分之一茶匙的生菜籽粉能够改善睡眠质量[3073]。

# 第 12 章

# 压力管理

世界上规模最大、最全面的百岁老人研究的负责人表示[3074],拥有最佳健康行为(不吸烟、不喝酒、经常运动、坚持素食主义和有效地管理压力)者的平均预期寿命应能达到80岁。他及其同事写道:"为什么一个人只活到六七十岁而不是八十多岁,这在很大程度上与健康习惯的选择有关[3075]。"我已经讨论过饮食和运动了。压力管理有多重要呢?

美国心理协会进行了一项全国性调查,发现大多数美国人有中等到高水平的压力[3076]。尽管在过去的几十年里,焦虑症的患病率并无太大的变化,但总体心理压力水平似乎正在恶化[3077]。这对预期寿命有什么影响呢?

当有压力时,大多数人不仅吃得更多[3078],而且倾向于吃高热量、高脂肪和高糖的食物[3079]。例如,当受试者被随机分配到可破解或不可破解的字谜时,压力更大的人选择不太健康的零食,如巧克力豆,而不是葡萄[3080]。它被称为安慰食物是有原因的。暴饮暴食可能是某种东西正在吞噬我们的信号。

类似的研究表明,急性压力也会诱发吸烟的欲望[3081],增加酒精摄入量[3082],并导致再次使用非法药物[3083]。当研究表明生活中的压力事件,如子女或配偶的死亡,与寿命缩短有关时[3084],真正的罪魁祸首是什么呢?难道只是这些伴随的不健康行为吗?

一旦你控制了诱因,压力和死亡率之间的重要联系就消失了[3085]。

### 健康饮食可减轻压力的影响

关于压力对生活方式的从属作用，最令人心痛的例证是由于战时物资匮乏而建立的自然试验。还有什么能比生活在纳粹占领区更有压力呢？心脏病发作率肯定飙升，对吧？不，对被纳粹占领的挪威[3086]、芬兰以及被纳粹封锁的瑞典的研究表明，这一比率直线下降，降至之前的四分之一左右[3087]。请查看视频"战时剥夺自然试验证明饮食胜过压力（worldwars）"，肉类、蛋类和黄油定量供应[3088]，食物短缺导致饮食以菜园农产品为主[3089]，那么会发生什么呢？《美国医学会杂志》的一篇社论提到纳粹对挪威的占领时指出："如果饮食中动物脂肪含量较低，那么压力几乎没有什么影响[3090]。"

# 第13章

# 社交关系

社会交往是"蓝色地带"的一个属性，因其在维持寿命方面的潜在作用而被细致地研究[3091]。例如，已婚人士的死亡率似乎低于单身人士的[3092]。失去配偶或伴侣似乎会增加丧偶者的死亡风险。然而，"心碎而死"[3093]的部分原因可能是丧亲之痛导致的吸烟和饮酒增加[3094]。更高的死亡率不仅困扰着那些因死亡而丧偶的人，也困扰着那些因离异而失去配偶的人。从未结过婚的人似乎避开了更高的风险。大多数研究没有记录性别差异，但少数有记录的研究显示，单身男性比单身女性过早死亡的风险更高[3095]。

婚姻优势可能是选择偏差或干扰因素的结果。例如，更健康的人更有可能结婚或维持婚姻，已婚人士往往拥有更高的社会经济地位和更好的健康行为。然而，在试图控制了这些因素后，研究依然发现了婚姻的益处[3096]。

无论单身与否，社交隔离（社会脱节的客观衡量标准[3097]）和主观的孤独感[3098]都会增加过早死亡的风险。然而，当控制了干扰因素（如吸烟或饮酒）后，影响就减弱了[3099,3100]。当然，这里仍可能存在"先有鸡还是先有蛋"的反向因果关系，也就是说，可能不是社交隔离导致了健康受损，而是健康状况不佳导致了社交孤立[3101]。

## 人与宠物：谁在拯救谁？

与宠物的社交关系算不算呢？超过三分之二的美国家庭，包括我的家庭养宠物[3102]。著名的《科学》杂志上一篇题为《催产素-注视的正反馈循环和人狗关系的共同进化》的令人振奋的论文指出，抚摸或注视犬类伴侣的眼睛会促使人类和狗的脑中释放催产素，这是一种将哺乳的母亲和婴儿联系在一起的"爱的荷尔蒙"[3103]。

当阅读关于动物伴侣可能提高心脏病发作后的存活率的潜在机制时，我偶然读到了一篇关于抚摸狗或马时"深刻的"心血管反应的文章。"这种反应通常表现为心率和血压的显著降低。"我完全能感受到这一点。不过，接下来的一句话让我大吃一惊："遗憾的是，我们不知道爱抚者的生理反应[3104]。"原来研究人员谈论的是动物的心率和血压。

令我惊讶的是，正如一篇综述所说，关于动物伴侣对人类健康影响的研究产生了"相互矛盾的结果大杂烩"[3105]。相关细节，请查看我的视频"宠物与长寿（pets）"。观察性研究充满了潜在的干扰因素[3106]和反向因果关系[3107]，而一项实际对动物伴侣关系进行测试的干预性研究涉及"宠物昆虫"[3108]。不过，听听1925年发表在医学杂志上的一篇文章的建议也无妨："散步的最佳处方是一条狗、一根拐杖和一个朋友。"[3109]

# HOW NOT TO AGE

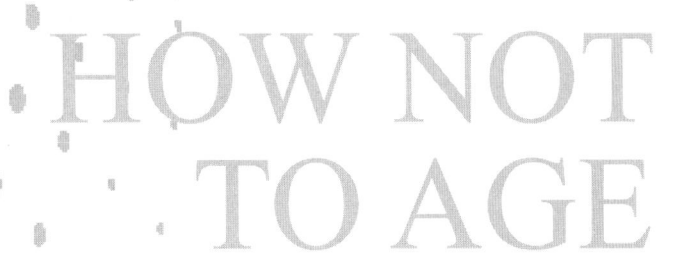

第 3 部分

# 保护我们的身体功能

# 第1章

# 保护骨骼

骨质疏松的字面意思是多孔的骨骼,其特征是骨形成减少,骨质流失过多,或两者兼而有之,从而导致骨脆性增加[3110]。骨质疏松每年造成数百万人骨折[3111]。据估计,目前全世界有2亿名骨质疏松患者[3112]。

骨密度是骨质疏松性骨折可靠且一致的预测指标[3113]。虽然诊断骨质疏松的骨密度临界值没有明确标准[3114],但按照目前的定义,60岁女性中有10%患有此病,70岁女性中有20%,80岁女性中有40%,90岁女性中有60%～70%。骨质疏松通常被认为主要影响女性,但三分之一的髋部骨折发生在男性身上[3115]。例如,对于50岁的白人女性和男性来说,骨质疏松性骨折的终生风险分别为40%和13%[3116]。

好消息是骨质疏松不一定会发生。根据世界上最大的双胞胎登记处的研究,低于30%的骨质疏松性骨折风险是遗传的。研究人员得出结论:"老年人预防骨折的努力应该集中在生活习惯上[3117]。"这与世界各地髋部骨折率的巨大差异是一致的,髋部骨折的发生率在不同国家之间相差10倍,甚至100倍,因此,过度的骨质流失并不是衰老的必然结果[3118]。

美国预防服务工作组(USPSTF)是一个负责制定循证临床预防指南的独立科学小组,他们建议65岁以上的所有女性进行骨质疏松筛查(如利用双能X射线吸收法进行骨密度扫描),甚至建议高风险的绝经后女性更早进行骨质疏松筛查,如吸烟、过度饮酒、体重过轻或父母有髋部骨折史的女性[3119]。如果确诊了该怎么办呢?更重要的是,应该怎么做才能永远不被确诊呢？在探讨治疗骨质疏松的药物之前，首先看看可能导致这种疾病的药物。

## 酸阻滞剂可能对骨骼有害

抵制胃酸分泌的"质子泵抑制剂"（PPI），如奥美拉唑、兰索拉唑、埃索美拉唑、泮托拉唑和雷贝拉唑，是世界上最受欢迎的药物之一，每年带来数十亿美元的利润[3120]，但这是有代价的。正如我在视频"抑酸药物可能导致骨质疏松（PPI）"中所记录的，总共涉及200多万人的数十项研究表明，在所有剂量水平的长期和短期服用者中，髋部骨折的发生率都较高[3121]。这类药物也与其他可能的不良反应风险增加有关，如肺炎[3122,3123]、肠道感染、肾衰竭[3124,3125]、胃癌[3126]、心血管疾病[3127]和过早死亡[3128]。更重要的是，一旦服用就很难停止。也正如我在视频中记录的那样，更具讽刺意味的是，大多数服用这些药物的人原本就不应该服用[3130]。

若想不使用药物的情况下治疗胃酸反流，建议减肥[3131]、戒烟[3132]、避免高脂肪食物[3133]、躺下前的2~3小时不要进食[3134]、增加膳食纤维的摄入[3135]，以及总体上更多地采用蔬食[3136]。

### 吸烟增加骨折风险

几十年来，人们已经认识到吸烟对骨骼健康的重大影响，髋部骨折的终生风险增加约一半[3137]。吸烟似乎也会影响骨愈合[3138]，以至于外科医生问他们是否应该区别对待吸烟者，因为伤口和骨愈合并发症的发生率非常高[3139]。不吸烟，抽大麻会怎么样呢[3140]？我在视频"大麻对体重和骨密度的影响（joints）"中提到，大量使用大麻似乎确实是骨骼脆弱的独立预测因素[3141]。

## 骨质疏松药物的效果如何？

针对有髋部或脊柱骨折史的绝经后女性、50岁及以上的男性、髋部或脊柱"T值"≤−2.5或接近临界值者，以及10年内估计有20%或更高的骨质疏松性骨折风险者，特别是估计有3%或更高的髋部骨折风险者，推荐使用骨质疏松药物治疗[3142]。

"T值"是衡量骨密度的标准，通常是与30岁白人女性的平均值相比较而得出的。随着年龄的增长，骨质会逐渐流失，即使骨密度与年龄完全相符，也有可能被贴上骨质疏松的标签。仅凭借骨密度当前正常并不能说明一定为最佳。这就是美国骨质疏松基金会制定药物治疗指南的原因之一。另一个原因可能是它从制药公司那里获得了大量资金，这些制药公司从骨质疏松药物中赚取了数十亿美元的利润[3143]。科学是怎么说的？我在视频"药物治疗骨质疏松效果如何（drugefficacy）"中核算了一下数据，总体来说，调查显示，如果了解真相，大多数人不会选择服用这些骨质疏松药物[3144]，但这取决于你自己。

## 骨质疏松药物的安全性如何？

大多数被开具这些药物的人在一年内就停药了，不仅仅是因为缺乏疗效[3145]。颌骨坏死和非典型股骨骨折是两种罕见但很严重的副作用。被曝光后，这些药物的使用量下降了50%以上[3146]。《纽约时报》的一篇文章提到了这种下降："有报道称，这些药物会导致颌骨坏死、大腿骨断成两截，这让许多骨质疏松患者感到非常震惊[3147]。"在视频"骨质疏松药物的副作用（drugsafety）"中，我介绍了这些情况发生的可能性，以及可以采取哪些措施来降低发生的风险。

## 钙补充剂的安全性和有效性如何？

有没有什么补充剂可以帮助降低患骨质疏松的风险呢？在"保护肌肉"一章中，我将讨论肌氨酸如何有益于老年人的肌肉健康，它可能会降低跌倒的风险，但在进行试验时结果却不如预期[3148]。绝大多数研究表明肌氨酸对骨骼健康没有好处[3149]。那么补充钙和维生素D呢？

在短短十几年的时间里，专家小组从建议广泛补充钙以预防骨质疏松[3150]转变为告诉患者"不要补充"[3151]，这一建议至今对大多数人仍然有效[3152]。我在视频"钙补充剂安全吗（calciumsafety）"中详细介绍了在此期间出现的问题。简而言之，钙补充剂似乎会增加心脏病发作和脑卒中的风险[3153]，导致血液中不合乎自然规律的大量、快速和持续的钙水平[3154]，增加异常凝血的风险[3155]。

心脏病发作或脑卒中是毁灭性的，髋部骨折也是如此。补钙对预防髋部骨折有效吗？总的来说，钙的摄入量似乎与髋部骨折的风险没有任何关系[3156]。如果有的话，随机对照试验表明，与安慰剂相比，补钙使髋部骨折风险增加64%。我在视频"钙补充剂有效吗（calciumeffectiveness）"中探讨了人们是如何想到补钙可能有助于骨骼健康的。从根本上说，有证据表明，大多数人不需要担心膳食中钙的摄入量[3157]，因为身体有能力在摄入量较低的时候吸收更多的钙且排出更少的钙[3158]。不过，也不能流失太多，一旦减少到每天几百毫克，就会导致更严重的骨质流失[3159]。

## 预防跌倒的最佳维生素 D 剂量

过多的维生素D也可能有害。在我的视频中，我查阅了一些研究。这些研究表明，与安慰剂相比，定期大剂量服用维生素D，比如，每年一次50万国际单位的剂量，会增加跌倒的风险[3160]；每月一次10万国际单位[3161]或6

万国际单位的剂量，也会使跌倒风险有所增加[3162]。一项为期一年的随机、双盲、安慰剂对照试验对7种不同剂量的维生素D进行了研究。结果发现，与随机服用低剂量（每天400或800国际单位）或高剂量（每天4000或4800国际单位）的老年女性相比，随机服用中等剂量（每天1600、2400或3200国际单位）的老年女性跌倒的可能性要小得多[3163]。此外，连续3年每天服用4000或10000国际单位的维生素D会降低骨密度[3164]，尤其是对于女性而言[3165]，所以不要过量服用。

## 牛奶真的对身体有好处吗？

哪些食物对骨骼有益呢？我想到了牛奶，但这似乎只是一个空洞的营销策略。目前还没有任何随机对照试验[3166]，但大多数关于牛奶消费和髋部骨折人群研究的荟萃分析显示，牛奶没有全面的保护作用[3167]。事实上，哈佛大学营养系前主任沃尔特·威利特（Walter Willett）博士甚至认为，在牛奶消费量最大的国家，牛奶甚至可能是导致髋部骨折高发的原因[3168]。正是这个谜团激发了一个瑞典研究小组的灵感，他们对10万名男性和女性进行了长达20年的追踪研究[3169]。他们发现，牛奶的摄入似乎会增加骨骼和髋部骨折的概率，并缩短人们的寿命[3170]。

我在视频"牛奶对骨骼有益吗（milkbones）"中探讨过，罪魁祸首似乎是半乳糖——牛奶中乳糖的一个分解产物。半乳糖通常被科学家用于诱导实验动物的过早衰老。在一项这样的研究中，在给予半乳糖后，"寿命缩短的动物表现出神经退行性病变、智力障碍和认知功能障碍……免疫反应减弱、生殖能力下降"[3171]。也不太多，只相当于人类一天喝一到两杯牛奶的量[3172]。然而，人类不是实验动物。例如，我们在近一个世纪前就知道，给大鼠喂食大量乳糖或半乳糖，会导致它们患上白内障[3173]。然而，对于乳制品是否对人体有同样的作用，流行病学数据存在分歧[3174]。

当时，最大规模的关于牛奶摄入和死亡率的研究显示过这种副作用。哈佛大学的研究人员介入其中，他们将3个队列研究组成了一项两倍规模的研究，以判断瑞典的发现是否只是一个侥幸。在对20多万名男性和女性进行了长达30年的追踪调查后，他们于2019年证实了这个坏消息。摄入更多乳制品的人寿命明显缩短[3175]。每天多喝半份普通牛奶，死于心血管疾病的风险就会增加9%，死于癌症的风险会增加11%，全因死亡风险会增加11%。更多信息请查看视频"为什么喝牛奶的人平均寿命更短（milkupdate）"。

一些极具影响力的倡导组织，如美国国家骨质疏松基金会和总部位于欧洲的国际骨质疏松基金会，继续推广乳制品、药物和钙补充剂。也许其客观性受到了商业赞助商的影响，你猜对了，这些赞助商包括销售乳制品、药物和补充剂的公司[3176]。我们担心其中的利益冲突很合理。我们发现，英文医学文献中关于乳制品和骨质疏松的最新论述大多是由与乳制品行业有关联的人撰写的[3177]。将乳制品纳入联邦营养建议的一个主要理由是其所谓的骨骼健康益处，而这并没有得到现有科学证据的支持[3178]。

如果饮食指南的起草没有商业影响，那会怎样呢？正如我所提到的，加拿大最近决定在制定新的饮食指南时不考虑行业报告，而坚持科学依据。主要的变化包括强调蔬食的摄入，同时去除乳制品[3179]。

## 酸碱平衡和骨骼

在20世纪的大部分时间里，营养学领域有一个流行理论，从本质上讲，摄入肉类等酸性食物会使我们面临"将骨头尿到厕所里"的风险[3180]。正如我在视频"碱性食物、动物蛋白和钙流失（acidbone）"中所描述的那样，我们已经了解到，人们在吃了一顿富含蛋白质的饮食后，尿液中流失的额外的钙大部分来自钙吸收的增加，而不是骨骼[3181]。所以，如果身体没有利用骨骼来缓冲饮食中产生的酸，那么它是如何中和这些酸的呢？正如我在第491页"碱性饮食可以防止肌肉损失吗？"中所探讨的那样，答案可能在我们的肌肉中。（肾脏可以利用肌肉分解产物谷氨酰胺所产生的碱基来缓冲酸[3182]。）

然而，在足够高的酸负荷下，骨骼也可能受到影响。可悲的是，骨折是采取生酮饮食的顽固性癫痫儿童常见的副作用[3183]。即使是几周的生酮饮食，也可能对骨骼重塑标志物产生负面影响[3184]。生酮饮食似乎会导致稳定速率的脊柱骨质流失[3185]，这是因为酮类本身是酸性的[3186]，可能导致轻度代谢性酸中毒[3187]。这也可能是因为饱和脂肪酸的缘故。在体外细胞培养中，主要的饱和脂肪酸棕榈酸对成骨细胞具有毒性[3188]。总的来说，饱和脂肪酸的摄入与髋部骨折风险的增加显著相关[3189]。

随着年龄的增长，血液的pH值下降（酸性更强），部分原因是随着年龄的增长，肾脏排泄酸的能力下降。体外研究表明，pH值的下降可能导致破骨细胞被激活，而成骨细胞被抑制[3191]。这也许可以解释为什么当研究人员从人们的饮食中去除碱性食物（水果和蔬菜）后，骨形成标志物（骨骼特异性碱性磷酸酶）的水平会显著下降，而骨吸收标志物（交联羧基末端肽）的水平会飙升，反之亦然。当他们在受试者的日常饮食中添加水果和蔬菜后，结果完全相反[3192]。

对于65岁以上的人来说，摄入的酸性食物和碱性食物的比值越大，髋部骨折的风险就越大[3193]。（要了解哪些是酸性食物，哪些是碱性食物，请参阅第492页的图表。）为了证明因果关系，研究人员进行了一项为期两年的随机、双盲、安慰剂对照试验。在试验中，每天多吃3份水果和蔬菜或相当于6份水果和蔬菜的碱性化合物柠檬酸钾，对骨代谢和骨密度没有影响，但每天吃相当于9份水果和蔬菜的柠檬酸钾却能成功地增加骨体积和骨密度[3194,3195,3196]。这表明，用足够的水果和蔬菜来缓冲非典型西方饮食中的酸负荷可能有助于防止骨质流失。

## 用西梅保持骨密度

炎症和氧化应激也可能在骨质疏松中发挥作用。促炎食物的摄入[3197]和血液中炎症标志物（如C反应蛋白）水平的升高，都与骨质疏松性骨折有关[3198]，而患有骨质疏松的绝经后女性往往有更明显的氧化损伤迹象，血液中的抗氧化物也更少[3199]。这就是多吃水果和蔬菜会降低骨折风险的另外两个原因[3200]。维生素C是第三个原因。摄入富含维生素C的食物可以降低骨质流失、骨质疏松和髋部骨折的风险[3201]，每天摄入50毫克维生素C——这大约是一个橙子的维生素C含量，髋部骨折的风险会降低5%[3202]。还有什么其他特别好的水果和蔬菜吗？

在给大鼠喂了50多种不同的食物后，研究人员发现，最能保护它们骨骼的水果是西梅，而最好的蔬菜是洋葱[3203]。那人类呢？我在视频"西梅治疗骨质疏松（prunes）"中查阅了现有的证据，最重要的结论是，每天吃5～6颗西梅可能有助于保持骨密度[3204]。

## 洋葱让你流下眼泪，却留下了骨质

洋葱怎么样呢？我在视频"洋葱和番茄治疗骨质疏松（onionstomatoes）"中查阅了临床前和临床数据，从根本上说，洋葱可以改善人们骨质流失的一个标志物的水平[3205]，但这项研究没有持续足够长的时间来观察这是否可以转化为切实的骨骼益处。然而，另一种蔬菜的临床试验证明了这一点。

## 多吃水果蔬菜，预防骨质疏松

在视频"洋葱和番茄治疗骨质疏松（onionstomatoes）"中，我还查阅了所有关于番茄汁[3206]和番茄酱[3207]的研究以及斯卡布罗集市饮食

(Scarborough Fair Diet)——包括西梅、洋葱、番茄以及被认为可以保护骨骼的香草西芹、鼠尾草、迷迭香和百里香,这些都来自著名流行音乐组合西蒙和加芬克尔的经典名曲《斯卡布罗集市》[3208]。最重要的结论是,我们也许可以专注于多吃各种各样的水果和蔬菜。

## 适量喝茶,拒绝饮酒

饮料怎么样呢?一项关于酒精对骨质疏松影响的荟萃分析发现,与不喝酒的人相比,每天喝一到两杯酒的人患骨质疏松的风险增加了34%[3209]。每天喝两杯以上的人,患病风险会上升到63%,髋部骨折的风险似乎也会增加[3210]。这可能是由于酒精对骨骼健康的负面影响,也可能是由于酒后协调能力受损所导致的跌倒风险的增加[3211]。

含糖汽水对骨骼产生负面影响的方式与钠相同[3212]:通过增加尿液中的钙流失[3213]。不过,咖啡因似乎不是主因,虽然每天喝3杯或3杯以上的咖啡会使髋部骨折的风险增加1倍,但习惯喝茶会大大降低风险[3124]。一项随机试验发现,绿茶可以改善绝经后女性的骨转换标志物水平[3215],同时绿茶多酚也可以使大鼠的实际骨量有所增加[3216],这让人们对茶与骨量之间的因果关系产生了期待。明尼苏达绿茶试验是关于绿茶提取物对绝经后女性影响的大规模临床试验,但这一研究并没有发现绿茶对骨密度有明显的益处[3217]。

## 坚果与骨骼

在加拿大多伦多大学营养科学系大卫·詹金斯(David Jenkins)博士的实验室里,研究人员将人类破骨细胞暴露在食用少量杏仁之前和食用4小时后所采集的血液中。更多信息请查看视频"杏仁治疗骨质疏松

(bonenuts)"。从根本上说，杏仁可能有助于防止骨质流失，但不能增强骨骼[3218]，而西梅的作用正好相反，所以西梅和杏仁混合坚果可能很合适。

## 雌激素 VS. 植物雌激素，谁更胜一筹？

当美国妇女健康促进会的研究发现，接受激素替代疗法的更年期女性"患乳腺癌、心血管疾病和受总体伤害的概率更高"时，人们呼吁采用更安全的替代疗法[3219]。美国妇女健康促进会发现，补充雌激素确实具有积极作用，比如，减少更年期症状、改善骨骼健康、降低髋部骨折的风险，但也伴随着许多负面影响，包括增加心脏、脑和肺部血栓以及患乳腺癌的风险[3220]。

理想情况下，为了两全其美，需要一种选择性雌激素受体调节剂，可以在骨骼等组织中发挥促雌激素的作用，同时在乳腺等其他组织中发挥抗雌激素的作用[3221]。制药公司正在尝试制造这些药物，大豆中的植物雌激素，如染料木素，在结构上与雌激素相似，似乎是一种天然的选择性雌激素受体调节剂。看起来像雌激素的东西如何起到抗雌激素的作用呢？

我在视频"谁不应该吃大豆（phytoestrogens）"中解释了大豆是如何做到两全其美的，因为体内有两种不同类型的雌激素受体，既能增强骨骼，又不会增加血栓[3222]和癌症的风险[3223]。2020年，一项对60多项针对绝经后妇女进行的大豆植物雌激素随机对照试验的荟萃分析发现，与对照组相比，大豆组的成员髋部、脊柱和手腕的骨密度显著提高[3224]。在一对一的正面较量中，大豆植物雌激素的效果甚至可以与激素替代疗法相媲美[3225]。例如，在一项为期两年的研究中，豆浆与黄体酮软膏、安慰剂进行了比较。安慰剂对照组的成员脊柱骨密度明显下降，而黄体酮软膏组成员的骨密度下降得明显少，每天喝两杯豆浆的那组人的骨密度反而有所升高[3226]。

与米浆或牛奶相比，豆浆似乎还有许多其他好处，例如，可以降低患乳腺癌[3227]和前列腺癌[3228]的风险，改善肠道健康[3229]，减少炎症[3230]

和自由基DNA损伤[3231];还可以改善胰岛素抵抗[3232],帮助脑卒中康复,提高步行速度、运动耐力、握力和肌肉功能[3233],以及降低血压(比牛奶的效果更好)[3234]。豆浆甚至可以在仅仅21天里将低密度脂蛋白胆固醇水平降低25%[3235]。从营养上讲,豆浆被认为是人类饮食中替代牛奶的最佳选择[3236]。

我们关心骨量是想防止骨折。乳制品也可以提高骨密度[3237],但并不能降低髋部骨折的风险[3238]。然而,大豆食品一直与女性骨折风险降低20%~50%显著相关[3239],可以从每天只吃一份大豆开始,相当于5~7克大豆蛋白或20~30毫克植物雌激素[3240],这大约相当于一杯豆浆或者更好的是一份全大豆食品,如天贝、毛豆或即食的黄豆本身[3241]。目前没有关于大豆补充剂对骨折影响的数据,但无论如何,最好坚持食用天然食物,而不是服用药片或冲剂,特别是因为在对相同标签的商业大豆异黄酮补充剂进行测试后发现异黄酮含量存在"巨大差异"[3242]。

## 豆类中的抗营养素怎么样?

所谓的抗营养素是一类据称会减少营养物质吸收的植物化合物。但是最近,"抗营养素"的整体概念受到了质疑,其中一些抗营养素可能是有益的[3243]。更多细节请查看视频"豆浆是最健康的非乳制品奶吗(milks)"。

### 蔬食与骨骼健康

研究表明,蔬食摄入的增加与骨密度的提高有关[3244],而更多动物来源的营养模式与更高的骨折风险相关,预料之中,食用蔬食的人患骨质疏松的概率会降低。然而,数据好坏参半[3245]。在视频"素食主义者骨密度更低和骨质疏松风险更高吗(vegbone)"中,我回顾了过去半个世纪的有效证据。

与肉食者相比，素食主义者和纯素食主义者的骨密度往往更低[3246]，但是一旦考虑到体型，大部分差异就消失了。因此，与其说是因为素食主义者和纯素食主义者的饮食结构有什么不同，不如说是因为他们通常要苗条得多[3247]。

髋部骨折的风险会随着体重的增加而降低。例如，近一半体重过轻的女性患有骨质疏松，但肥胖女性的比例不到1%，这完全说得通[3248]。肥胖会使你的骨骼更强壮，以负担额外的体重。这就是为什么负重运动很重要；它会不断地给你的骨骼施加压力。素食主义者尤其是纯素食主义者的肥胖率很低，这也难怪他们的平均骨密度会更低。这是否意味着骨折风险增加呢？

我在视频"维生素D可能解释素食主义者的高骨折风险（vegfractures）"中回顾了所有的骨折数据，简单来说，答案是肯定的[3249]，不仅因为素食主义者通常更苗条[3250]，还因为他们对维生素D和钙的摄入可能不足[3251]。我建议那些日照不足的人每天补充2000国际单位的维生素D[3252]，每天通过那些富含钙的蔬食至少摄入600毫克钙[3253]，最好是低草酸的深绿叶蔬菜，包括除菠菜、牛皮菜和甜菜叶（这些都是非常健康的食物，只是缺乏钙）以外的所有绿叶蔬菜。

## 早运动，常运动

说到骨骼健康，就是"用进废退"，即要么使用它，要么失去它。这就是宇航员离开地球后每个月都会损失1%的骨量的原因[3254]。他们的身体是有考虑的，如果只是漂浮着，没有任何重量，那么为什么要浪费所有的能量来制造一个强壮的骨架呢？体育运动被认为是"广泛可及、低成本、高度可变的骨骼健康因素"[3255]。然而，有些运动可能比其他运动更有效，更多信息请查看视频"提高骨密度最好的运动类型和频率（weightbearing）"。

> **小心那些损害骨骼健康的运动**
>
> 像瑜伽这样的低强度活动通常不被认为是增骨运动[3256]，尽管有些误导性的研究声称并非如此[3257]。[更多信息请查看视频"瑜伽有益骨骼健康吗（yogabones）"。]事实上，瑜伽甚至可能导致椎体压缩性骨折。更安全的体式包括轻微的脊柱伸展和腿部拉伸，如勇士式；要避免的体式包括脊柱极度弯曲或伸展（如前屈式或骆驼式）、颈部拉伸（如犁式），以及腰背部/臀部拉伸（如单腿鸽王式），这些体式*即使对于骨密度正常或接近正常的人也容易导致骨折[3258]。
>
> 根据一篇涉及9000多名瑜伽练习者的系统综述，瑜伽相关损伤的风险要低于跑步等高强度活动[3259,3260]，除了可能导致膝盖半月板损伤，这可能与莲花坐等瑜伽体式有关[3261]。比克拉姆瑜伽（高温瑜伽）也有风险[3262]。请查看视频"瑜伽的风险（yogarisk）"，了解更多安全建议。

★译者注：勇士式、前屈式、骆驼式、犁式、单腿鸽王式、莲花坐都是瑜伽体式。

## 预防骨质疏松性骨折最重要的一件事

骨密度筛查是一项价值十亿美元的产业[3263]，所以它成为骨质疏松诊断及治疗的重点就不奇怪了。然而，在65岁及以上的女性中，只有15%的低创伤性骨折（从不超过站立高度的地方跌落）是由骨质疏松引起的[3264]。在60岁到80岁之间，男性和女性髋部骨折的风险增加了13倍，而衰老相关的骨密度下降只导致风险增加两倍[3265]。因此，85%的衰老相关髋部骨折风险与测出的骨密度无关。

如果不摔倒，即使是脆性的髋部也不会骨折。骨折（包括椎体骨折）

的主要原因是跌倒[3266]。男性和女性髋部骨折率的差异似乎主要不是因为男性的骨骼更强壮，而是因为女性更容易摔倒[3267]。医生通过简单地询问"你的平衡能力受损了吗？"就可以预测大约40%的髋部骨折[3268]，这比骨质疏松的骨扫描诊断所能预测的还要多[3269]。即使是脆性的骨质疏松性骨骼也足够强壮，可以维持正常的生活活动，而不会受到跌倒带来的过度负荷，或者像脊柱那样，依靠背部用力而不是膝盖弯曲来举起东西[3270]。

跌倒在骨折风险中的首要地位可以帮助解释许多明显的骨质疏松悖论。尽管约70%的骨量是由基因决定的[3271]，但髋部骨折的遗传性似乎可以忽略不计[3272]，因为摔倒的倾向很少是遗传的[3273]。这也解释了为什么双能X射线扫描对骨折预测价值较低。在仅仅基于年龄、性别、身高、体重、助行器使用情况和吸烟状况的髋关节风险评分中加入骨密度指标，对提高预测能力几乎没有帮助[3274]。发表在《内科学杂志》上的一篇题为《骨质疏松的真相和谎言》的社论认为，把重点放在预防跌倒上比药物干预更安全、更有效[3275]。

虽然只有大约5%的跌倒会导致骨折，但跌倒在老年人中很常见[3276]。部分原因是衰老相关的肌无力和失去平衡[3277]，在65岁及以上的人中，每年有超过三分之一的人会跌倒[3278]。髋部骨折后，只有不到50%的受伤者能够恢复到骨折前的行走能力和独立性[3279]。我们能做些什么来防止跌倒呢？运动[3280]。根据数十项随机对照试验，运动是与降低跌倒率最密切相关的单一干预措施[3281]。

## 如何预防跌倒？

根据81项试验的结果，与对照组相比，那些被随机分配到运动组的人跌倒次数减少了23%，最终跌倒的人数减少了15%。追踪1000名75岁左右的人1年，结果发现，其中480名没有运动的人总共跌倒850次，那么增加运动预计会减少72人195次跌倒。打太极似乎可以减少19%的跌倒，平衡和功能运动（如蹲站）可以减少24%的跌倒，而多重运动（典型的平衡和功能运动加上力量训练）可以减少34%的跌倒[3282]。

减少跌倒意味着减少骨折。最近的一项荟萃分析发现，运动干预——大多采用抗阻运动（加强下肢肌肉力量）和平衡训练相结合的方式——可以使骨折率降低近一半[3283]。一项为期1年的试验将力量训练与专注于平衡和敏捷性的踏步和跳跃有氧运动结合起来[3284]，在研究结束后的5年里，骨折的发生率降低了74%[3285]。5年间，运动组中超过70%的女性没有跌倒过一次，而对照组中有超过一半的女性曾跌倒过。

臀部护具是缝在特殊的内衣中的塑料护具或泡沫垫，可以缓冲臀部侧向摔倒造成的损伤，这种护具通常接受度和依从性太差，主要原因是不舒服，尤其是在床上时[3286]。研究还没有发现它们可以降低那些居家的人的髋部骨折率，但在养老院和护理机构进行的试验确实显示风险有所降低，具体来说，因佩戴护具，发生髋部骨折的人数每1000人中减少了11人[3287]。

我们也可以采用一些常识性措施。涉及患者教育等干预措施的质量改进试验表明，这些措施使跌倒率降低了10%[3288]。例如，我们可以把东西放在触手可及的地方，这样我们就不需要使用踏脚凳；可以在浴缸和淋浴间使用防滑垫[3289]，在浴室里增加扶手，保持地板整洁，移除小地毯或使用双面胶带以防止它们滑动，确保所有楼梯都有扶手和足够的照明[3290]。此外，我们也可以避免在恶劣天气下散步，对于遛狗的人来说，可以考虑选择较小的品种或确保适当的训练，以防止它们扑倒人[3291]。

除此之外，在过去的30年里，预防骨折的主要方法可能没有太大变化，因为那篇题为《预防骨质疏松和髋部骨折的策略》的经典论文[3292]告诫我们："戒烟，积极运动和好好吃饭。"[3293]

# 第 2 章

# 保护肠道和膀胱功能

古埃及的医学知识被大大低估了，这些医学知识甚至包括医学附属专业。例如，法老们有专门的医生作为"皇家排便卫士"，这些卫士负责给法老定期检查肛门并清理大便，这个头衔从象形文字翻译过来有"肛门守护人"的意思。

今天，排便的重要性仍处于首位。一些人呼吁将排便习惯与心率、血压和呼吸频率一起视作身体功能的重要标志[3296]。正如我在视频"每天应排便几次（bms）"中所表述的那样，最佳的排便频率可能是一天2～3次。然而，便秘诊断的最重要标准不是排便频率[3298]，而是最普遍的症状：排便用力程度[3298]。理想情况下，排便应该是毫不费力的。

## 便秘

便秘是美国最常见的胃肠道疾病[3299]，每年有数百万次预约就诊[3300]和80万次急诊[3301]。老年人患此病的风险更高，这可能是由老年人膳食纤维和水的摄入减少以及身体活动的减少导致的[3302]。在65岁及以上的人群中，便秘的比例高达30%，在85岁以上的人群中比例高达50%[3303]，而在老年护理机构中，便秘患者的比例高达67%[3304]。除了排便费力和排便次数少，便秘的症状还包括排便时腹部不适和疼痛、腹胀、恶心和直肠出血[3305]。虽然大多是良性的，但任何便血都应该去寻求医疗专业人员的检查。其他危险情况包括3个月内体重意外减轻10%以上、有炎症性肠病或结直肠癌的家族史、出现黄疸、50岁以后开始出现一些新症状，以及里急后重，也就是即使肠子里什么都没有，也老有排便感且无法排空的感觉。

## 便秘最好的治疗方法是预防便秘

一篇关于便秘对人们生活影响的系统综述发现，便秘导致的生活质量下降与患有骨关节炎、类风湿性关节炎、慢性过敏和糖尿病等疾病的人的生活质量下降相当[3306]。尽管日常生活笼罩着阴影，但调查显示，许多患有慢性便秘的美国成年人从未与医疗保健服务人员讨论过他们的症状。问题是双向的，因为医疗保障服务人员也很少对肠道功能给予足够的重视[3307]，因此专家一致认为这是医学界的"严重疏忽"[3308]。

即使那些认为自己没有便秘的人也很可能被临床诊断为便秘[3309]。例如，美国俄亥俄州的一项研究发现，那些所谓的健康受试者有四分之一报告说排便不完全，几乎一半的人表示排便费力[3310]，事实上，在过去的一年里，有超过一半的人在所用的卫生纸上发现过血迹。

试图排出小而硬的粪便时的费力感肯定会引起不适，除了疼痛，大便硬还可能导致各种健康问题。例如，超过五分之一的美国人患有食管裂孔疝[3311]，这是胃的一部分向上突出并穿过食管裂孔移动到膈肌之上从而进入胸腔的情况。食管裂孔疝在以蔬食为主的人群中并不常见，发病率接近千分之一[3312]。为什么会有如此大的差异呢？坚持吃蔬食的人通常会比较顺利地排出大而软的粪便。如果你经常排便费力，随着时间的推移，排便压力的增加实际上会将部分胃向上推出腹部，从而使胃酸反流到喉咙，导致胃灼热等症状[3313]。连续多周的排便费力也会导致其他问题，包括痔疮、静脉曲张[3314]，以及肛裂和其他疼痛状况[3315]。

你捏过压力球吗？如果捏过，你就会知道当用手紧紧抓住它时，会有像气球一样的气泡鼓出来。同样，排便时的压力可能会导致结肠壁向外突出形成小的腔室，这种情况被称为憩室病（diverticulosis）。腹部压力的增加也会阻碍肛门周围静脉的血液流动，形成痔疮，甚至推动血液回流到腿部，导致静脉曲张[3316]。不过，富含膳食纤维的饮食可以双向缓解这种压力。那些吃全蔬食的人往往排便顺畅[3317]，这使得"压力疾病"（如憩室炎、痔疮、静脉曲张和食管裂孔疝）的发病率降至4%[3318]。

［再啰唆一句，别说我没警告过你，有一次我在洗澡时发现了一个……呃……"臀部"肿块。怎么会得痔疮呢？我甚至给自己的一只豚鼠取了"膳食纤维人"丹尼斯·伯基特（Denis Burkitt）的名字。又检查了几秒钟后，我意识到我希望自己只是得了痔疮。那个肿块有腿。这就是我如何发现一个巨大而又臃肿的肛门蜱虫的故事。］

长时间用力排便还会导致心律失常，以及流向心脏和脑的血液减少，这可能导致排便相关的昏厥，甚至在某些情况下可能导致死亡[3319]。仅仅15秒的用力就能使流向脑的血流量暂时减少21%[3320]，流向心脏的血流量减少近50%，从而为所谓的"便盆死亡"综合征提供一种机制[3321]。如果你认为坐着的时候需要非常用力，那么试着在平躺的时候排便。仰卧时向下使劲几秒钟就能使我们的血压升高到170/110mmHg，这可能有助于解释医院里病人在使用便盆时突然和意外死亡的高发生率[3322]。

如果治疗不当，便秘也会导致粪便嵌塞，这可能需要紧急住院治疗[3323]。面临这种"半进半出"危机的老年人[3324]可能需要手动辅助排便，这一过程可能会很痛苦，而且可能有害[3325]。最好的治疗方法是预防便秘。

> **最佳排便姿势**
>
> 体位对排便有什么影响？虽然在亚洲和非洲的一些地区，蹲着仍然是传统的姿势，但西方人已经习惯坐在马桶上排便了。然而，当你坐直的时候，你的肛直角（anorectal angle）不够直。直肠末端的扭结有助于防止我们大便失禁。坐便时身体呈近90度的转弯，这违背了人体的绝妙设计[3326]。坐便就像不松手刹开车一样[3327]。请查看视频"最佳排便姿势（positioning）"了解更多相关研究，从根本上说，可以通过蹲坐或倾斜来控制肛直角，从而更容易地排出那些不自然的硬便，但为什么不直接治疗病因，吃足够的富含膳食纤维的全蔬食，让大便变得又大又软，从而使其可以毫不费力地以任何角度排出呢[3328]？

## 通便药的效果差强人意

治疗便秘的迫切需求体现在医疗设备上，从绑在你腹部的自动腹部按摩装置[3329]，到你吞下的从内到外嗡嗡作响的振动胶囊[3330]。更严重的是，慢性便秘的结肠切除术正在增加[3331]。每4例结肠切除术中就有1例可能发生并发症，每250例手术中就有1例可能死亡[3332]。然而，最常见的治疗方法是非处方药，如泻药，每年的销售额超过10亿美元[3333]。

尽管对各种便秘治疗进行了100多次随机临床试验[3334]，但我们仍然缺乏高质量的证据来证明泻药对老年人的安全性和有效性[3335]。例如大便软化剂多库酯钠（商品名Colace），尽管它是最常见的非处方药之一，但它似乎并不能有效缓解便秘[3336]。刺激性泻药，如番泻叶或比沙可啶（乐可舒），只被批准短期使用（少于4周），但不幸的是，长期使用数月甚至数年的情况很普遍[3337]。长期服用刺激性泻药的患者的组织活检显示，支配结肠的神经可能"严重受损"[3338]。

最安全[3339]、最有效[3340]的非处方泻药可能是聚乙二醇，商品名为MiraLAX或Glycolax，不要将其与乙二醇或防冻剂混淆，后者如果被摄入可能会致命[3341]。

目前可用于治疗便秘的大多数药物，在指导下使用通常是安全的，但有效性仍有待改进[3342]。一项对1000多名患有慢性便秘的男性和女性的调查发现，大多数服用非处方药物的人对药物治疗便秘（62%）或便秘相关的腹部症状（78%）的效果不太满意或根本不满意[3343]。一定有更好的方法。

## 治疗便秘最好的方法是摄入足够的膳食纤维

有很多生活方式方面的方法可以帮助治疗便秘，比如，早餐时喝热饮可以帮助启动胃结肠反射[3344]，但医生们最常宣扬的"三件套"是膳食纤维、水和运动[3345]。在考虑了膳食纤维摄入等其他因素后，人群研究似乎并没有显示便秘和体育运动之间有明确的联系，除非亲自测试，否则无法确定[3346]。

不运动似乎确实误事。当活跃的老年人突然久坐不动，将每天的步数从13000步减少到4000步时，他们的结肠转运时间在两周内几乎翻了一番[3347]。（食物从口腔到肛门所需的时间可以用"蓝色便便"食用色素试验来测量，或者只吃一些甜菜[3348]。）相反，即使只是轻微的体育运动也能减轻腹胀的症状，那么便秘呢？

到目前为止，已经有9项关于成年人便秘和运动的随机对照试验。即使是适度的有氧运动，比如每天步行20分钟，也被证明能够改善轻度便秘症状[3349]，但还没有对严重便秘进行过试验[3350]。那水呢？

我在视频中回顾了所有关于增加水的摄入和便秘的关系的干预性研究，包括使用泻盐（硫酸镁）和通过磷酸钠灌肠剂（商品名Fleet）引入矿物质的风险和益处。我的结论是，治疗便秘最好的方法可能是通过摄入足够的膳食纤维来治疗原因，这被认为是便秘的一线治疗方法[3351]。

### 便秘：膳食纤维缺乏症

便秘被认为是一种营养缺乏症，这种营养物质就是膳食纤维[3352]。只有不到3%的美国人达到了每日最低膳食纤维摄入量，这意味着美国人没有吃足够的全蔬食[3353]。难怪那些严格坚持全蔬食饮食的人每天排便的可能性会高出3倍[3354]。如果一半的美国成年人每天多摄入3克膳食纤维，大约相当于四分之一杯豆类或一碗燕麦，仅便秘这一项就有可能节省数十亿美元的医疗费用。根据一项估计，在人口规模上，每天增加1克膳食纤维将导致便秘发生率降低约2%[3355]。很难制造出一种磨碎小麦安慰剂，但你可以用膳食纤维补充剂进行随机、双盲、安慰剂对照试验来证明因果关系。

### 膳食纤维补充剂

到目前为止，最常用的治疗便秘的方法是服用膳食纤维补充剂[3356]，它被美国、欧洲乃至全球指南推荐为一线治疗方法[3357]。可溶性不可发酵膳食纤维，如洋车前子壳（也被称为卵叶车前子，商品名"美达施"），被吹捧为最合适的选择[3358]。洋车前子壳会将水分困在肠道内，增加粪便的含水量和体积，从而缓解排便困难，但正因如此，服用洋车前子壳时要摄入足够的水[3359]。否则，洋车前子壳本身可引起自身肠梗阻[3360]。请查看视频"膳食纤维补充剂治疗便秘的安全性和疗效（fibersupplements）"，了解更多关于膳食纤维补充剂的功效和潜在辅助益处的信息。

### 获得膳食纤维最好的方式是食物

获取膳食纤维的最好方式不是通过补充剂，而是通过农产品，其中重要的是杂豆类和全谷物。除了有助于规律排便，高膳食纤维摄入还可以降低心脏病[3361,3362]、癌症[3363]、肥胖[3364]、糖尿病[3365]、抑郁症[3366]和过早死亡的风险[3367]。每天每摄入7克膳食纤维，患心脏病的风险就会降低9%[3368]。那么，每天77克会降低99%的风险吗？这大约是乌干达人过去摄入膳食纤维的量[3369]，这个国家几乎不存在冠心病[3370]。

在乌干达，吃传统蔬食的人很少患心脏病，难怪发表的论文会取这样的标题——"一个非洲冠心病病例"[3371]。在东非行医26年后，医生们终于记录下了第一个冠心病病例。（患者是一名法官，他的饮食"部分西化"，即肉类、乳制品和鸡蛋等无膳食纤维的食物取代了传统饮食中的一部分蔬食。）当然，由于整个非洲大陆的饮食习惯已经西化，心血管疾病现在也成了杀死那里大多数人的非传染性疾病，从几乎不存在变成了一种流行病[3372]。

典型的西方疾病在撒哈拉以南非洲的农村地区非常罕见，这促使人们提出了膳食纤维假说（dietary fiber hypothesis）。该假说认为，以全蔬食为中心的饮食之所以具有预防慢性疾病的作用，是因为其膳食纤维含量高[3373]。不出所料，数十亿美元的膳食纤维补充剂市场随之兴起[3374]。然而，有一个问题，它们不起作用[3375]。

膳食纤维补充剂可能对便秘有帮助，但它们似乎对其他慢性疾病没有任何好处。事实上，将疾病和死亡风险降低与高膳食纤维摄入联系起来的研究仅限于食物中的膳食纤维，而不是膳食纤维补充剂中的膳食纤维[3376]。这可能是因为膳食纤维是健康的全蔬食摄入的标志，也可能是因为它扮演了"走私者"的角色[3377]。

膳食纤维的主要作用可能是包裹营养物质，将它们输送给肠道菌群。膳食纤维是构筑植物细胞壁的"砖块"，而这些细胞壁充当着难以消化的物理屏障。当吃结构完整的蔬食时，一些营养仍然被保留下来。你可以尽情咀嚼，但最终还是会得到一些被膳食纤维完全包围的营养物质，为肠道菌群提供营养。肠道菌群不仅可以吃膳食纤维，还可以吃它所包裹的所有营养。然而，像洋车前子壳这样的膳食纤维补充剂不能给我们的肠道菌群带来任何赠品，甚至本身也不能被发酵，所以会导致我们错过高膳食纤维饮食给肠道菌群带来的所有辅助益处[3378]。

### 亚麻籽和黑麦

亚麻籽粉是一种极好的天然食物膳食纤维来源[3379]。在12周的时间里，便秘的糖尿病患者被随机分成两组，一组每天吃含有约1汤匙亚麻籽粉的曲奇饼干，另一组每天吃不含亚麻籽粉的安慰剂曲奇饼干。亚麻籽不仅改善了便秘症状，如排便疼痛、费力和大便硬，而且与安慰剂相比，食用亚麻籽使得体重减轻了8磅，空腹血糖降低了25个点，糖化血红蛋白降低了惊人的1.8%，低密度脂蛋白胆固醇水平降低了17个点[3380]。亚麻籽和洋车前子壳（在曲奇饼干中添加10克洋车前子壳）进行了一对一的较量。亚麻籽依然大获全胜，在缓解便秘、减肥、降低血糖和胆固醇水平方面均打败了洋车前子壳[3381]（亚麻籽的价格仅为普通洋车前子壳的五分之一左右。）。亚麻籽也与泻药乳果糖进行了正面较量，亚麻籽一举击败对手，将排便频率从每周两次增加到每周7次，而乳果糖则是增加到每周6次[3382]。

每片含有5克膳食纤维的高纤维黑麦面包也加入了测试，受试者每天随机分到8片。与每片只有1克膳食纤维的白面包相比，富含膳食纤维的黑麦面包"明显缓解了便秘"，提高了排便频率、舒适度、粪便柔软度。然而，黑麦面包组成员的胃肠胀气和腹胀加剧，尤其是在第一周，但是之后随着肠道菌群的适应以及产气菌和利用气体的细菌之间平衡的建立，这些症状减轻了[3383]。(顺便说一句，"老屁"（old farts）这个词不仅是贬义的，而且用词不当。一项对16000名美国人进行的调查发现，老年人往往比年轻人更少放屁[3384]。)

## 西梅和杧果

几十年前,《老年护理》杂志上发表了一篇题为《消除便秘的特殊配方》的论文,其中记录了每天服用一盎司特定配方的功效。配方是由两杯苹果酱、两杯未经加工的麦麸、一杯100%西梅汁制成的,然后它被用小药杯分发给了养老院的老人[3385]。这种治疗方案的费用可能只有洋车前子壳的一半(每年77美元,而洋车前子壳为147美元)[3386]。关于西梅的科学研究的结果有多好呢?

我在视频"西梅治疗便秘(prune)"中回顾了相关证据。从根本上说,就排便频率和黏稠度而言,在一对一的较量中,每天10个西梅击败了洋车前子壳,西梅组的排便频率从每周两次增加到每周4次,而洋车前子壳组的则是增加到每周3次[3387]。(相比之下,那些吃蔬食的人平均每周排便11次[3388]。)值得注意的是,他们的研究是由美国加利福尼亚州干梅委员会资助的,研究人员提出,西梅应该"被视为慢性便秘的一线治疗方法"[3389]。

无花果失败了[3390],但杧果委员会资助的一项研究发现,新鲜杧果也能打败洋车前子壳。患有慢性便秘的男性和女性被随机分为两组,一组每天吃一个杧果,另一组每天以洋车前子壳的形式摄入等量的膳食纤维(大约一茶匙)。一个月后,杧果不仅在缓解便秘方面效果更好,而且具有显著的抗炎作用,使血液中的IL-6水平降低了20%以上[3391]。根据对小鼠肠道菌群的研究,这被认为是由于杧果果肉的益生元效应[3392],这一点于2020年在人类身上也得到了证实——每天一个杧果,持续8周,能够显著增加我们肠道中有益的乳酸杆菌的丰度[3393]。

## 结直肠癌

结直肠癌每天夺去5万多美国人的生命，是最常被诊断出的癌症之一。每个人一生中大约有5%的概率会患上这种疾病[3394]。好在如果发现得足够早，它也是最容易治疗的癌症之一，常规筛查使医生能够在癌细胞转移之前发现并清除它。仅在美国，就有100多万名结直肠癌幸存者，对于那些在癌症扩散到结肠以外之前被诊断出来的人来说，5年生存率约为90%[3395]。然而，在早期阶段，结直肠癌很少引起症状。如果一直到后期才被发现，治疗效果就很有限，治疗也更困难。在《救命》一书中，我建议从50岁开始进行结直肠癌筛查[3396]，现在也许应该提前到45岁。

2018年，美国癌症协会是第一个建议普通人群从45岁而不是50岁开始筛查结直肠癌的组织[3397]。然而，美国内科医师学会重申了从50岁开始的观点。预防服务工作组——我之前提到的美国最负盛名的指导组织，就其中的利弊进行了辩论，考虑到最近40多岁人群中晚期肿瘤的增加[3398]，美国预防服务工作组在2021年同意，结直肠癌筛查的起始年龄应该提前到45岁[3399]。

"早发性"结直肠癌，通常被定义为50岁之前确诊的结直肠癌，仍然只占病例的10%左右，但是自20世纪90年代中期起，这一数字增加了50%[3400]。目前45岁人群的发病率与20世纪90年代50岁人群的发病率相当，所以最初建议从50岁开始筛查[3401]。这一增长的部分原因是肥胖的日益流行[3402]，儿童抗生素滥用的增加也可能在其中发挥了作用[3403]。美国黑人男性尤其危险[3404]，演员查德维克·博斯曼（Chadwick Boseman）43岁时死于结直肠癌就说明了这一点。与白人相比，美国黑人死于结直肠癌的风险高出了40%[3405]，然而，在接受调查时，多数人会错误地认为自己患这种疾病的风险较低[3406]。美国医师学会建议美国黑人从40岁开始进行筛查[3407]。

## 关于结肠镜检查，你需要了解的事

根据美国预防服务工作组的指导，有6种可接受的结肠癌筛查策略。从45岁开始，每个人都应该进行以下筛查程序之一：每10年做一次结肠镜检查；每年做粪便潜血检查；每1～3年进行粪DNA标志物测试（例如，Cologuard公司的检测）；使用CT扫描进行"虚拟"结肠镜检查；每5年或每10年做一次乙状结肠镜检查；每年做一次DNA标志物测试[3408]。

为什么几乎所有的美国医生都推荐结肠镜检查[3409]，而世界上其他地方大多将非侵入性粪便测试作为首选的筛查方法呢[3410]？也许是因为在世界其他地方执业的大多数医生不会从结肠镜检查中获利[3411]。正如一位美国肠胃科医生所说："结肠镜检查……是会下金蛋的鹅[3412]。"请参阅我在《救命》一书中对结肠镜检查风险与益处的广泛分析，以帮助您做出决定。筛查真的要做[3413]。

## 结直肠癌预防更重要

具有讽刺意味的是，筛查的一个缺点是所谓的"健康证明效应"（health certificate effect），即那些通过筛查的人认为自己被证明是健康的，导致其采取健康生活方式的积极性降低[3414]。事实上，随机接受结直肠癌筛查的人最终减少了水果和蔬菜的摄入[3415]，这破坏了筛查的积极效果[3416]。方案可能是将生活方式咨询作为筛查访问的一部分[3417]。

虽然定期筛查结直肠癌当然是明智的，但从一开始预防癌症更好。据估计，通过结肠镜检查和乙状结肠镜检查可以预防的结直肠癌病例比例约为30%[3418]，但多达70%的病例可以通过简单的饮食和生活方式改变来预防，如减少肉类的摄入[3419]。为了找出最重要的生活方式因素，研究人员调查了结肠癌发病率最低的地区。

结肠癌仍然是美国第二大癌症杀手，但非洲农村地区的发病率仅为美国的十分之一。移民研究表明，全球发病率的差异与基因无关，因为移民只需要一代人的时间就能呈现出与他们新祖国相似的结肠癌发病率。饮食的变化成为最可能的原因，但是，当从一种文化转移到另一种文化时，还会有各种各样的其他变化，从吸烟率到接触不同化学物质、感染和服用抗生素等，都会有所不同[3420]。因此，不知道这是不是饮食的问题，除非你把它付诸实践。

请查看我的视频"预防结肠癌的最佳饮食（switchdiets）"，了解美国黑人换成传统的、高膳食纤维的非洲饮食，而非洲原住民换成标准美国饮食后，他们的结肠里会发生什么[3421]。简而言之，正如首席研究员所说："改变你的饮食，可以改变你患癌症的风险[3422]！"

根据对300多万人的研究，蔬食与消化道肿瘤的发病率显著降低有关，其中也包括结直肠癌[3423]。考虑到全蔬食对癌症风险"惊人的积极影响"，一位评论员总结道："虽然期望普通民众的生活方式发生迅速而深刻的改变不现实，但对于那些愿意采取必要措施优化健康寿命的人来说，有合理有效的建议是令人欣慰的[3424]。"

## 尿失禁

我们已经介绍了保护肠道功能的细节。那我们的膀胱呢？尿失禁是指尿液经尿道不自主地漏出的症状[3425]。尿失禁有两种类型：一种是急迫性尿失禁，指的是有强烈的尿意后，尿液不受控制地经尿道漏出；另一种是压力性尿失禁，指的是打喷嚏等行为引发的尿液意外漏出[3426]。女性受影响的比例是男性的2~3倍，年龄越大，影响越大[3427]。女性尿道括约肌中的随意肌纤维数量会随着它们的成熟而减少[3428]。这与衰老的肾脏浓缩尿液能力的下降和膀胱容量的下降合并，从而导致膀胱变得更容易失控，更不可能完全排空。所有这些都可能由于膀胱充盈感觉的延迟而变得复杂[3429]。

在美国接受调查的人中，约有三分之一的人认为大小便失禁是衰老不可避免的一部分，随着年龄的增长，大小便失禁确实变得越来越普遍[3430]。40%的70岁以上女性可能会受到影响[3431]，超过80岁，这一比例可能会上升到55%[3432]。无论哪个年龄段，尿失禁都会导致较差的生活质量。我们可以做些什么来预防和治疗它呢？

## 尿失禁的饮食注意事项

女性比男性更容易受影响的原因之一是分娩史。与剖宫产相比，阴道分娩可以使未来尿失禁的发生率增加3倍[3434]，这是由分娩过程中肌肉和神经的拉伸导致的[3435]。这在晚育的女性身上表现得尤其明显[3436]。

肥胖女性患严重尿失禁的概率是正常体重女性的3倍[3437]。这可能是由于腹内压增加对膀胱造成了压迫[3438]。除了观察性研究数据，干预性研究表明，即使是适度的减肥也可能有帮助[3439]。例如，饮食和运动减少失禁计划将数百名超重和肥胖妇女随机分配到减肥组和对照组，对照组只接受一般健康教育。减肥组的人比对照组的人平均多减了14磅，而且尿失禁的次数明显减少。6个月后，减肥组61%的女性尿失禁的频率降低了一半以上，而对照组只有34%[3440]。

无论有没有尿失禁，膀胱过度活动都被定义为尿急，常伴有尿频。超过三分之一的女性在她们一生中经历过膀胱过度活动，随着年龄的增长，患病率会越来越高[3441]。然而，一项随机、双盲、安慰剂对照试验表明，只需0.5克蔓越莓干粉就能起到缓解作用。用于控制症状的松弛膀胱肌肉的药物（如托特罗定），是一个价值数十亿美元的产业[3442]，但它可能每个月只平均减少排尿16次，大约每隔1天少尿1次[3443]。然而，不到四分之一茶匙的蔓越莓干粉的效果几乎是它的4倍，每天几乎减少了两次去洗手间的次数。而且，还没有药物的副作用，包括口干、便秘、镇静、认知功能受损、心跳加快、尿潴留和视觉障碍，这些副作用导致近三分之二使用者停止服用药物[3444]。

在大众媒体中，病人通常被建议减少"膀胱刺激物"的摄入，比如，减少辛辣、咸和酸的食物的摄入。似乎没有任何公开的证据支持这一建议，但安全、简单的饮食调整的美妙之处在于，尝试一下并看看你是否感觉更好没有什么害处[3445]。在一项对5000多名女性进行的纵向研究中，只有两种饮食成分被发现与压力性尿失禁有显著关联，那就是饱和脂肪酸和胆固醇[3446]，但它们可能只是不健康饮食或生活方式的代表。植物雌激素摄入（如大豆或亚麻籽）与泌尿系统症状之间似乎没有任何联系[3447]。少喝点咖啡怎么样呢？

美国[3448]和欧洲[3449]的指南都建议减少咖啡因的摄入量，这有道理。咖啡因是一种温和的利尿剂，尤其是2~3杯以上的咖啡中的剂量，但日常消费者可能已经习惯了这种效果[3450]。然而，令人惊讶的是，一项观察性研究的荟萃分析并没有发现尿失禁与咖啡摄入或咖啡因之间的任何联系[3451]。4项减少咖啡因的干预性研究中有两项发现可以减少尿频，另外两项没有发现明显的效果，但7项测量尿失禁发作的研究中只有两项发现了显著的益处。再说一次，试一试又有什么坏处呢？

一般来说，限制饮水可能会适得其反，因为更浓的尿液可能会刺激膀胱内膜，反而加重尿频和尿急的症状[3452]。然而，我建议尽量少喝无糖饮料*。一项一对一比较研究发现，无糖可乐比普通可乐更能增加尿频和尿急风险。研究人员将其归咎于人工甜味剂，因为对大鼠膀胱进行的体外研究显示肌肉收缩有所增加[3453]。

★译者注：这里的无糖饮料指通常用于减肥或控制体重，使用人工甜味剂代替糖来减少热量摄入的饮料。

### 盆底肌锻炼

抑制膀胱肌肉收缩的药物可以用来治疗急迫性尿失禁[3454]，平均治愈率接近50%，但它们也有我上面描述的一系列常见副作用[3455]。这可能有助于解释为什么只有14%~35%的人一年后还在服用这些药物[3456]。目前还没有FDA批准的治疗压力性尿失禁的药物[3457]，但手术干预的治愈率超过

80%[3458]。

令人惊讶的是，有相当多的证据表明，全身性（口服）雌激素治疗可能会加重尿失禁[3459]。例如，美国妇女健康促进会的研究发现，接受雌激素治疗的女性在第一年发生压力性尿失禁的可能性，大约是安慰剂组女性的两倍[3460]。然而，局部（阴道）应用雌激素似乎确实有帮助，每天减少1~2次[3461]。不管怎样，尿失禁的一线治疗方法是非药物和非手术治疗[3462]。在一对一正面交锋中，盆底肌锻炼，或者叫作凯格尔运动（Kegel exercises），比局部应用雌激素效果好5倍。

1948年，阿诺德·H.凯格尔（Arnold H.Kegel）医生发表了一篇论文，描述了一种成功治疗尿失禁的方法——涉及锻炼从前耻骨向下和向周围延伸到后尾骨的肌肉"吊床"[3463]。要找到正确的肌肉，可以尝试在尿到一半的时候突然憋尿，这种尿流中断的感觉就来自盆底肌的收缩。梅奥诊所建议，可以想象自己坐在一个玻璃球上，然后试图用阴道肌肉把它夹起来[3464]。持续收紧10秒，然后放松10秒，建议每天30~100次，坚持至少1个月，就可以看到效果[3465]。为了增强坚持下去的动力，告诉你一个强健骨盆肌肉的令人快乐的副作用，那就是增强性高潮和性满足感[3466]。

骨盆肌肉一旦成形，就可以克制尿急或打喷嚏前的尿尿需求[3467]。对于急迫性尿失禁，还可以与膀胱训练相结合，采用"定时排尿"的方法，醒着的时候每小时小便1次，每周延长间隔时间半小时，直到两次上厕所之间能够间隔2.5~3小时[3468]。对31项研究的荟萃分析涉及来自14个国家的1800多名尿失禁女性，结果发现，那些随机接受盆底肌锻炼（凯格尔运动）的女性平均治愈的可能性高出5倍（压力性尿失禁女性的可能性高出8倍）[3469]。

> **瑜伽练习与尿失禁**
>
> 体育锻炼可以降低尿失禁的风险，但是唯一非专门针对骨盆底锻炼的干预性研究是瑜伽试验[3470]。请查看视频"瑜伽治疗抑郁、焦虑和尿失禁的试验（yogatrials）"了解更多信息，但从根本上说，与严格的时间和注意力对照组（参与非特异性肌肉拉伸和强化练习）相比，那些被随机分配到真正的瑜伽组的病人在压力性尿失禁方面显著受益，但在急迫性尿失禁方面没有[3471]。

## 前列腺肥大

老年男性的泌尿系统症状通常是由前列腺肥大引起的，这种情况被称为良性前列腺增生（benign prostatic hyperplasia，BPH，简称前列腺增生）。在美国，有数百万名男性患有前列腺增生[3472]，50多岁的男性中有一半患有前列腺增生，80多岁的男性中达到80%[3473]，前列腺增生成为影响西方男性的最常见疾病之一[3474]。男性的前列腺包围着膀胱的出口，如果长得太大，就会阻碍正常的尿流。这种阻碍会导致尿流无力，膀胱排空不足，从而需要频繁去厕所。更麻烦的是，滞留在膀胱中的尿液可能成为感染的温床。

### 前列腺增生的药物和手术治疗

不幸的是，随着腺体持续变大，问题只会越来越严重。数以百万计的美国男性接受过前列腺增生手术治疗，在药物和补充剂上花费了数十亿美元[3475]。目前的药物治疗，如非那雄胺（Proscar，商品名为保列治），在临床上是有效的，但其疗效受到不良反应和低依从率的影响[3476]。副作用包括性功能障碍、高分级前列腺癌和抑郁症。难怪男人不想服用[3477]。一份针对100多万名美国男性的研究报告称，一年的依从率仅为29%[3478]。

与非那雄胺相关的性功能障碍包括阳痿、性欲减退、射精障碍和男子女性型乳房（男性乳房增大）[3479]。2021年，多亏路透社的法律诉讼，生产非那雄胺的默克制药公司的内部文件被公开。事实证明，默克公司早在2009年就知道它的药物似乎会导致持续性勃起功能障碍（即使是在停药后），但其"风险管理及安全小组"决定隐瞒这些信息[3480]。

这让我们想到了治疗前列腺增生的"金标准"——手术[3481]。手术过程包括一系列不同的管道清理式技术，光看这些技术的首字母缩写，可能会感觉它们很无害，比如TUMT、TUNA和TURP。其中的T就代表经尿道（transurethral），通过一种叫作前列腺切除器的仪器进入阴茎内部并向上。TUMT是经尿道微波热疗（transurethral microwave thermotherapy），医生会将一种天线状的工具插入尿道中，以微波灼烧过多的前列腺组织[3482]。TUNA指的是经尿道针刺消融术（transurethral needle ablation），医生使用一对加热过的针头，一次灼烧一排前列腺组织。这些就是所谓的微创技术[3483]。TURP是经尿道前列腺切除术（transurethral resection of the prostate），是前列腺增生的"金标准"手术，外科医生经尿道插入电切镜，切除增生的前列腺组织，其副作用是"术后不适"[3484]。

一定有更好的办法。

## 前列腺增生并非不可避免

大多数医生因为前列腺增生太普遍而认为其是衰老的必然结果，事实并非总是如此。例如，北京的一所医学院报告说，在20世纪20—30年代的中国，15年的时间里总共只有大约80个前列腺增生病例，它并没有影响80%的男性患者。在中国和日本，前列腺增生和前列腺癌历年来都很罕见，主要归因于这两个国家传统的蔬食习惯[3485]。提斯曼人（Tsimane）是玻利维亚亚马孙雨林中自给自足的农民，他们的饮食以芭蕉等淀粉类主食为主[3486]。最近对提斯曼男性的研究发现，他们中几乎没有晚期前列腺增生病例，因此前列腺增生并不是不可避免的[3487]。

人群研究表明，少吃动物蛋白，多吃水果和蔬菜，可能具有保护作用[3488]。与每周吃肉少于一次者相比，每天都吃肉的人患前列腺增生的概率超过两倍[3489]。在一项更细致的研究中，研究人员发现，禽肉和蛋类以及精制谷物似乎是最糟糕的，但他们没有发现红肉或乳制品与前列腺增生的关联[3490]。在所有蔬食中，洋葱和大蒜能显著降低前列腺增生的风险[3491]。一般来说，煮熟的蔬菜可能比生的更好，豆类（黄豆、豌豆、扁豆和鹰嘴豆）也与较低的风险有关[3492]。男性每天所喝的一杯豆浆中的异黄酮也会降低患病风险[3493,3494]。组织化植物蛋白（Textured Vegetable Protein，TVP）是一种常用于素辣椒酱和意大利面酱的大豆成分。虽然我更喜欢少加工的大豆食品，但我还是推荐这种TVP，而不是泌尿科使用的TVP，即经尿道前列腺汽化术（transurethral Vaporization of the Prostate）[3495]。

## 用蔬食养护前列腺

在《救命》一书中，我详细介绍了欧尼斯及其同事进行的一系列试验，并研究了坚持吃蔬食前后的人体血液对培养皿中生长的前列腺癌细胞的影响。遵循美国标准饮食的男性的血液使前列腺癌细胞的生长速度减慢了9%。坚持吃蔬食一年之后，他们的血液可以抑制70%的癌细胞生长，抗癌能力提高了约8倍[3496]。（类似的研究发现，坚持吃蔬食的女性似乎在短短两周内显著增强了对乳腺癌的防御能力[3497]。）如果在正常的前列腺细胞上进行同样的实验，会怎样呢？

在短短两周内，坚持吃蔬食的男性的血液获得了抑制正常前列腺细胞异常增生的能力。更重要的是，这种影响似乎并不会随着时间的推移而消散。长期坚持吃蔬食的人的血液在长达28年的时间里能维持同样的有益效果。因此，只要我们继续坚持健康饮食，前列腺细胞的生长速度就会持续下降并保持在低水平[3498]。有些植物可能对前列腺特别有益。

> ### 治疗前列腺增生的那些补充剂
>
> 锯棕榈果（saw palmetto berry）"毫无疑问"是治疗前列腺增生最常用的草药补充剂[3499]，但似乎没什么作用[3500]。一种可能有助于预防[3501]和治疗[3502]前列腺增生的补充剂是维生素D。关于两者的更多信息，请查看视频"锯棕榈果治疗前列腺增生和一种真正有效的补充剂（saw）"。

## 前列腺增生，试试亚麻籽和南瓜子

亚麻籽可以用来治疗前列腺增生。每天摄入3汤匙的亚麻籽，所获得的缓解效果与服用坦洛新（Flomax）或非那雄胺等常用处方药相当[3503]，而且没有副作用。南瓜子也很有用[3504]，详细信息请查看视频"前列腺增生的天然饮食治疗（seeds）"，欧洲药品管理局（EMA）得出结论，南瓜子可以用于"在医生排除更严重的疾病后，缓解前列腺肥大相关的下尿路症状[3505]。"

> ### 夜尿频繁咋回事？
>
> 前列腺增生最严重的症状之一是夜尿症，病人经常不得不在半夜起床小便[3506]。直觉可能会告诉我们睡前尽量少喝水，但值得注意的是，液体摄入和夜尿症之间没有明确的联系[3507]。一项涉及大约150名男性的研究确实发现夜尿频率与夜间饮水量以及睡前4小时内的饮水量之间存在关联[3508]，但另一项针对1000多名老年人的研究发现，睡前饮水量与

> 必须反复起床小便之间没有关系[3509]。我很惊讶地得知，限制饮水量从来没有得到适当的测试。在一项研究中，一组平均每晚小便4次的老年男性被告知，将每天的饮水量从7杯减少到5杯左右，可以将每晚上厕所的次数减少到3次[3510]，但这项研究和其他类似的研究[3511,3512]未能纳入对照组，无法真正确定因果关系。
>
> 让人们限制盐摄入量就更难了。一篇题为《水和盐哪个更重要？》的关于夜尿症的综述提到[3513]，盐的摄入量与夜尿频率有关[3514]，这可能是由口渴引起的液体摄入量增加导致的。因此，有人建议减少盐的摄入量以控制夜尿症的严重程度，但由于依从性很差，很难研究限制盐摄入的作用[3515]。通过比较那些成功减少盐摄入量的人与那些没有减少盐摄入量的人夜尿频率的变化发现，每天减少半茶匙的盐摄入量，似乎可以减少40%~60%的夜尿频率[3516,3517]。
>
> 晚上摄入蛋白质也可能导致夜尿频繁。尿浓度的主要决定因素不是钠，而是尿素，这是蛋白质排泄的分解产物。研究发现，富含蛋白质的晚餐与夜间尿量过多有关，这导致了一个尚未经过验证的结论，即"晚上减少蛋白质的摄入可能是夜尿症的一种有效的生活方式干预措施……"[3518]

## 对抗前列腺增生，蔓越莓是个好东西

还有哪些食物有帮助呢？蔓越莓常被美洲原住民用来治疗泌尿系统疾病[3519]。蔓越莓可以成功地将啮齿动物的前列腺缩小多达33%[3520]，但第一次人体试验——"蔓越莓干对男性下尿路症状的有效性"，直到2010年才发表。这里的蔓越莓干不是那种高糖多油的产品（如优鲜沛Craisins蔓越莓干），而是纯蔓越莓粉。研究发现，每天服用约四分之三茶匙蔓越莓粉，可显著改善前列腺增生症状、生活质量和所有排尿参数[3521]。

少于四分之一茶匙甚至八分之一茶匙呢？这两种剂量在减轻前列腺增生症状方面的表现都优于安慰剂[3522]。研究人员使用了一种品牌的补充剂，但它其实就是纯蔓越莓粉，你不如批量购买，这样便宜得多，然后把它加入蔬果昔或撒在燕麦片上。八分之一茶匙每天的花费不到一美分。

一项初步研究还得出结论，蔓越莓可能会预防患有前列腺增生的老年男性的复发性尿路感染，但研究缺乏安慰剂组，也没有随机分配，这使得研究结果充其量只能起到提示作用[3523]。

## 大蒜和番茄

再来点味道更好的浆果怎么样？韦尔奇资助的研究人员测试了康科德紫葡萄汁对前列腺增生的影响，结果没有显示出任何益处[3524]。如果蔓越莓是最有效的水果，那么最有效的蔬菜是什么呢？我在视频"番茄酱或大蒜粉与前列腺增生（garlictomatoes）"中回顾了浓缩番茄酱[3525]和大蒜提取物[3526]治疗前列腺增生的试验。遗憾的是，它们都是前后对比的研究，没有对照组，所以所谓的好处也只有提示作用。

# 第 3 章

# 保护血液循环

17世纪的一位著名医生曾说过:"男人的动脉有多老,人就有多老。"[3527]女性也是如此,尽管似乎很少有人意识到这一点。一项针对美国女性的全国性调查发现,大多数女性认为她们最大的个人健康风险是癌症。只有13%的人正确意识到心血管疾病是女性的主要杀手,当然它也是男性[3528]甚至百岁老人[3529]的主要杀手。可悲的是,2009—2019年,美国心脏协会的调查显示,认识到心脏病是其主要死亡原因的女性的比例出现了"令人担忧的下降"[3530]。

《衰老医学》杂志最近的一篇社论盛赞"血管是生命的蜡烛"[3531],并大胆断言"所有疾病都源于血管"。甚至有一种衰老的微循环理论认为,随着年龄的增长,某些组织(如脑的某些区域)的血管密度会下降50%,废物的清除、氧气和营养物质的输送受到损害,可能会导致器官退化[3532]。可以说,给我们带来血液的东西也带给了我们生命。

## 如何增加血管内皮祖细胞的数量,改善其功能?

怎样才能保持年轻的心脏呢?血管的自我修复能力依赖血管内皮祖细胞(endothelial progenitor cells, EPCs),这些细胞来自骨髓中的干细胞,用于修补血管内皮上的任何漏洞,血管内皮是血管的最内层,保持血液流动顺畅[3533]。请查看视频"如何增加血管内皮祖细胞数量,改善其功能（epc）"，了解血管内皮祖细胞的力量[3534]以及我们能做些什么来增加它们的数量，改善它们的功能，比如避免吸二手烟[3535]、定期进行有氧运动[3536]，这些被认为是帮助预防和治疗动脉老化的"一线"策略[3537]。那饮食呢？

一项随机对照试验表明，减少饱和脂肪酸（主要是黄油）的摄入可以显著增加血管内皮祖细胞的数量[3538]，这与一项针对狒狒的研究的结果是一致的，后者表明，即使几周的高胆固醇、高脂饮食也会导致血管内皮细胞急剧过早衰老[3539]。那些被证明可以增加循环血管内皮祖细胞的食物包括浆果[3540]、洋葱[3541]和绿茶[3542]，完全以蔬食为中心的饮食不仅能增加血管内皮祖细胞的数量，还能改善内皮功能，同时降低低密度脂蛋白胆固醇水平[3543]。

## "正常"胆固醇水平也可能是致命的

科学共识小组几十年前已经确定，降低低密度脂蛋白胆固醇水平可以降低心脏病发作的风险[3544]。证据一致"明确地"表明，低密度脂蛋白胆固醇是导致我们的"头号杀手"心脏病的原因。这个证据库包括数百项研究，涉及数百万人[3545]。《美国心脏病学杂志》主编威廉·克利福德·罗伯茨（William Clifford Roberts）打趣道："笨蛋，这是胆固醇的问题。"[3546]他的简历长达100多页，他在同行评议的医学文献中发表了大约1700篇论文[3547]。是的，动脉粥样硬化至少有10个传统的风险因素，但正如罗伯茨医生所指出的那样，只有一个因素是疾病进展所必需的，那就是胆固醇水平升高[3548]。所有其他因素，如吸烟、高血压、糖尿病、缺乏运动和肥胖，只会加重高胆固醇水平造成的损害[3549]。

血液检查结果出来时医生说你的胆固醇水平"正常"。然而，在一个死于心脏病是常态的社会里，拥有"正常"的胆固醇水平并不是一件让人安心的事情。由于心脏病是男性和女性的"头号杀手",所以我们希望的绝对不只是胆固醇水平"正常"。我们想要的最佳水平不是检验标准的"最佳"水平,而是人类健康的最佳水平。

正常的低密度脂蛋白胆固醇水平也可能与动脉粥样硬化斑块的形成有关[3550],即使是那些按照当前标准具有所谓的最佳风险系数的人:血压在120/80mmHg以下,血糖正常,总胆固醇水平低于200mg/dL[3551]。如果你带着这样的数据去看医生,你会得到一个大大的赞。然而,如果这些拥有健康体检数据的人去接受超声波和CT扫描,那么38%的人会被检测出明显的动脉粥样硬化斑块。所以这些数字并非最理想的数字。

当低密度脂蛋白胆固醇水平不再引起疾病时,我们才应该把它定义为最佳水平[3552]。(这是什么概念?)我们要怎么弄清楚呢?

对1000多名40多岁的男性和女性进行扫描时发现,大多数低密度脂蛋白胆固醇水平低于130mg/dL的"正常"人有明显的动脉粥样硬化。只有低密度脂蛋白胆固醇水平降至50或60mg/dL的人才没有被发现动脉粥样硬化斑块[3553],这恰好是大多数人在饮食转变为今天这个样子之前的水平[3554]。因此,今天的平均值被认为"正常"是基于一个病态的社会的[3555]。真正正常的胆固醇水平大约是30~70mg/dL(或0.8~1.8mmol/L)[3556]。

尽管按照现代美国标准,这个范围内的低密度脂蛋白胆固醇水平似乎太低了,但对于遵循我们的古老祖先经过数百万年基因进化所适应的生活方式和饮食习惯的人来说[3357],这恰恰是正常的范围,比如全蔬食饮食[3558]。由于我们身体最佳的低密度脂蛋白胆固醇水平不到目前被认为的"正常"水平的一半[3559],所以动脉粥样硬化性心脏病如此流行不足为怪。

为什么医学界倾向于接受风险因素的微小变化[3560],而我们的目标本不应该只是降低风险,而应该首先防止斑块的形成[3561]?那样的话应该降到多低呢[3562]?

一位著名的血管生物化学教授指出:"根据探索深度降低低密度脂蛋白

胆固醇水平的益处和风险的试验的最新证据，关于'应该降到多低？'这一问题的答案可以说是'尽可能地低'[3563]。"然而，如何实现这一目标很重要。低水平可能确实更好，但如果用药物来降低低密度脂蛋白胆固醇水平，则需要平衡药物副作用的风险[3564]。

不让每个人都服用他汀类药物是有原因的。如果每个人的胆固醇水平都降低，那确实好，但药物本身也有风险[3565]。因此，医生的目标是尽可能使用最高剂量的他汀类药物，以在不增加药物可能导致的肌肉损伤风险的情况下，最大限度地降低低密度脂蛋白胆固醇水平[3566]。他汀类药物也会增加患2型糖尿病的风险[3567]。然而，通过健康的生活方式改变来降低胆固醇水平，得到的只有好处[3568]，包括显著降低患糖尿病的风险[3569]。仅仅通过调整饮食就能将低密度脂蛋白胆固醇水平降到足够低吗？

如果问国内一些顶尖的胆固醇专家降低的目标是多少，你可能会听到低密度脂蛋白胆固醇水平低于70mg/dL[3570]。仅仅减少肉类、乳制品及垃圾食品中的饱和脂肪酸和反式脂肪酸，以及主要存在于鸡蛋中的膳食胆固醇的摄入，不太可能让大多数人实现目标[3571]。然而，全蔬食可以实现这么低的水平[3572]。难怪全蔬食饮食是唯一被证明可以逆转冠心病进展的饮食模式[3573]。

## "正常"血压也可能致命

血压也存在类似的"正常"可能致命的模式。在美国，导致死亡的主要风险因素是饮食，烟草排在第二位，而第三大杀手便是高血压[3574]。血压如此致命是因为它会增加死于许多不同疾病的风险，从心脏病、脑卒中到心力衰竭和肾衰竭[3575]。

请查看我的视频"新血压指南意味着什么（bloodpressure）"，了解高血压指南的演变，但基本上，随着血压从110/70mmHg左右开始逐渐升高，死于脑卒中或心脏病的风险呈指数增长[3576]。然而，利用药物强行降低血压可能会产生不可接受的后果。例如，如果给高风险人群服用足够大剂量的药物，使他们的血压降至120mmHg左右，那么每年可能预防10万多人死亡和4.6万例心力衰竭，但这也可能导致4.3万例电解质异常和8.8万例急性肾损伤[3577]。因此，指导委员会面临两难局面。

一方面，降低血压对你的心脏、肾脏和脑都有好处，另一方面，在一定程度上，药物的副作用可能会超过好处[3578]。理想情况是希望病人的血压尽可能低[3579]，我们可能只想在"治疗效果可能小于升高的血压的破坏性"的时候才使用药物。问题是，大多数死于心脏病、心力衰竭和脑卒中的人可能处于危险的边缘，还没有达到需要药物治疗的程度[3580]。

如果有一种方法可以在不用药物的情况下降低血压，从而达到两全其美的效果就好了。还真有！有氧运动、减肥、戒烟、增加膳食纤维摄入、减少酒精摄入、多吃蔬食、减少盐的摄入。其优点不仅仅是没有副作用。像蔬食这样的生活方式干预实际上比药物更有效，因为它正在治疗潜在的原因，实际上可以产生有益的"副作用"[3581]。

## 低密度脂蛋白胆固醇水平越低，持续时间越长越好

在标准的美国饮食下，动脉粥样硬化可能始于青少年时期[3582]。研究人员收集了大约3000组来自15~34岁意外身亡、被谋杀身亡和自杀身亡的受害者的冠状动脉和主动脉，他们在青少年受害者的动脉中发现了脂纹（fatty streaks），这是动脉壁上形成的早期脂肪沉积，在人20多岁的时候会变成动脉粥样硬化斑块，到30多岁的时候会更加糟糕，然后开始杀死他们[3583]。有多少青少年受害者是这样的呢？所有，100%的青少年受害者的动脉里有脂纹。这处于疾病的第一阶段，从20多岁开始，55%~65%的人的脂

纹会发展成动脉粥样硬化斑块。这真让人毛骨悚然。换句话说,无论知道与否,大多数人可能有心脏病。研究人员这样总结:"动脉粥样硬化始于青少年时期[3584]。"

如果有糖尿病,你会等到失明才开始治疗吗[3585]?对于心脏病,不能等到出现症状才行动,因为最初的征兆也很可能成为最后的症状。对于大多数死于心脏病的美国人来说,第一个症状被称为"心源性猝死"[3586]。

一分预防胜过十分治疗,因为死亡是无法治愈的。

如何预防动脉粥样硬化性心脏病?通过饱和脂肪酸和胆固醇含量足够低的饮食来降低低密度脂蛋白胆固醇水平,也就是说,限制肉类、垃圾食品、乳制品和鸡蛋的摄入[3587]。《美国心脏协会杂志》上的一篇综述问道:"这样一个激进的提议完全不切实际吗[3588]?"这需要"全力以赴",但审稿人援引大幅降低吸烟率和肺癌死亡率的成功公共卫生胜利,认为一切皆有可能。

有什么证据表明终生抑制低密度脂蛋白胆固醇水平可以预防心脏病?大约每50个美国黑人中就有一个在出生时会携带一种叫作PCSK9的突变基因,很幸运的是,这个突变基因可以使他们一生中的胆固醇水平平均降低40%[3589]。这使他们患冠状动脉疾病的风险大大降低——尽管存在其他危险因素,但风险下降了88%[3590]。大多数携带这种突变的人早已存在高血压、超重、吸烟或糖尿病等问题,但这一切都表明,即使在存在多种其他风险因素的情况下,终生降低低密度脂蛋白胆固醇水平也能显著降低患冠心病的风险。

没有这种突变的人低密度脂蛋白胆固醇水平平均为138mg/dL,携带这种突变的幸运儿则平均为100mg/dL,而心脏病发作或猝死等心脏事件的发生率下降近90%。通过药物或饮食就可以很容易地达到比这更低的低密度脂蛋白胆固醇水平[3591]。不过等等,为什么携带幸运突变基因所致的低密度脂蛋白胆固醇水平降低40mg/dL能使冠心病发病率降低近90%,而服用他汀类药物降低40mg/dL却只能使冠心病发病率降低约20%呢？最可能的答案是持续时间[3592]。动脉暴露于血液中较高低密度脂蛋白胆固醇水平的时间越长，越多的胆固醇就会在动脉壁内积聚并使其发炎[3593]。

正如烟草暴露是以累计吸烟量（pack-years）来衡量的，吸烟的量随着时间的推移会成倍增加，《美国心脏病学会杂志》的一篇社论引入了"胆固醇累计暴露量"（cholesterol-years）的概念，充分考虑动脉已经暴露在胆固醇中的程度[3594]。这就解释了为什么提斯曼人（我在第308页提到的玻利维亚农民）几乎没有冠状动脉疾病，他们的低密度脂蛋白胆固醇水平平均只有90mg/dL。80岁的提斯曼人似乎拥有一个50多岁的美国人的"血管年龄"[3595]。当谈到降低低密度脂蛋白胆固醇水平时，我们所指的不仅是降低到什么程度，还包含持续多长时间，水平越低、持续时间越长越好[3596]。

如果在生命晚期接受药物治疗，你可能必须将低密度脂蛋白胆固醇水平控制在70mg/dL以下，以阻止动脉粥样硬化的进展[3597]。然而，如果从生命早期开始，你可能只需要将低密度脂蛋白胆固醇水平降至100mg/dL左右，这与各国的数据一致，即低密度脂蛋白胆固醇水平在100mg/dL左右时，心脏病风险会降到最低点[3598]。这就是为什么选择健康的生活方式可以降低90%左右患心脏病的风险，而服用药物只能降低20%~30%[3599]。不过，那90%需要你在一生中都保持那么低的低密度脂蛋白胆固醇水平。

如果在晚年使用药物来试图阻止疾病的进展，你必须将你的低密度脂蛋白胆固醇水平控制在70mg/dL以下，但为了用药物来改变一辈子的不良食物选择，你可能必须将其降低到55mg/dL左右。如果心脏病很严重，已经有过一次心脏病发作，而你又不想死于另一次心脏病发作，理想情况下，你可能需要把低密度脂蛋白胆固醇降低到30mg/dL左右[3600]。达到这个水平，不仅可以防止任何新的动脉粥样硬化斑块[3601]，而且可以帮助稳定已有的斑块，这样就不太可能发生血管爆裂致死的情况[3602]。

## 他汀类药物效果如何？

如果一个药片就能搞定的话，为什么要减少任何美味的食物呢？我在视频"他汀类药物的风险和益处（statins）"中深入讨论了他汀类药物的疗效。绝对风险只降低1%，所以每100人服用像立普妥（Lipitor）这样的药物几年，只有一人避免了心脏病发作[3603]。然而，如果要每天服用降胆固醇药物，大多数人说他们希望绝对风险至少降低96%。所以，如果病人知道真相，知道这些药物实际上几乎没有作用，那么几乎没有人会同意服用。一项关于病人期望的题为"预防性药物是否足够预防？"的研究得出结论："最好的情况是缺乏讨论和病患教育，最坏的情况是人们对这些药物的益处产生一定程度的误解[3604]。"

这听起来非常像家长式作风，但数十万人的生命危在旦夕。很简单，如果告诉病人真相，很多人可能就会死。超过3000万名美国人在服用他汀类药物[3605]。虽然这些药物只能拯救1%的人，但如果所有人都停止服用，那么这可能意味着数十万人会失去生命。正如一篇题为《预防药悖论》的论文总结的那样："具有讽刺意味的是，告知病人有关他汀类药物的信息，反而会增加它们原本旨在预防的后果[3606]。"

### 他汀类药物适合你吗？

如果有心脏病或脑卒中病史，建议服用他汀类药物。这不容置疑。如果没有任何已知的心血管疾病，那么决定应该基于计算自己的风险，如果你知道自己的胆固醇和血压数据，你就可以很容易地对自己的风险做个评估[3607]。可以参考美国心脏病学会心血管疾病风险评估工具[3608]、弗雷明汉风险评分工具[3609]或雷诺兹风险评分工具[3610]。

我更喜欢美国心脏病学会的评估工具，因为它不仅给出了未来10年

> 的风险，还给出了终生风险。根据目前的指导方针，如果10年风险低于5%，那么你应该坚持饮食、运动和戒烟，以进一步降低这一风险值。如果10年风险达到20%或更高，建议在改变生活方式的基础上服用他汀类药物。风险在5%~7.5%，倾向于建议坚持生活方式干预，除非有增加风险的因素；风险在7.6%~20%，倾向于建议增加药物。医生在帮助你做决定时应该考虑的风险增加因素包括心脏病或脑卒中家族史，非常高的低密度脂蛋白胆固醇水平（≥160mg/dL），代谢综合征，慢性肾炎，以及持续高的甘油三酯水平（≥175mg/dL）、C反应蛋白水平（≥2.0mg/dL）或脂蛋白a水平（≥50mg/dL，见第326页）[3611]。
>
> 如果你仍然不确定是否应该服用他汀类药物，美国心脏协会的指导方针建议做一个冠状动脉钙评分[3612]，但是美国预防服务工作组明确表示，目前的证据不足以得出测试弊大于利的结论（即使风险暴露相对较低）[3613]。

## 他汀类药物的安全性如何？

研究表明，多达75%的人停止服用他汀类药物[3614]。当被问及原因时，大多数病人表示肌肉疼痛是其停服药物的主要原因[3615]。高达72%的他汀类药物副作用是与药物相关的肌肉症状[3616]。服用辅酶Q10补充剂来治疗他汀类药物相关的肌肉症状，理论上似乎是个好主意[3617]，但在试验中并没有显示出实际帮助[3618]。正常情况下，这些症状会在停药后消失，但有时会持续一年或更长时间[3619]。肌肉相关的副作用也可能是巧合或身心作用，与药物无关。许多临床试验表明，这种副作用很罕见，但也有可能是这些由制药公司资助的试验低估了副作用[3620]。

然而，即使在大型制药公司资助的试验中，也只有一小部分症状是由他汀类药物引起的，研究人员也发现，服用他汀类药物的病人患2型糖尿病的可能性明显高于随机服用安慰剂的病人[3621]。为什么呢？原因还不能完全确定,但他汀类药物可能有双重打击作用,既会损害胰腺的胰岛素分泌,又会增加胰岛素抵抗,从而降低胰岛素的有效性[3622]。不幸的是,即使停止使用他汀类药物,这种高风险仍会持续数年[3623]。

### 红曲米补充剂怎么样?

不推荐使用红曲米补充剂[3624],即使它含有一种产他汀类物质的霉菌,因为霉菌的活性成分被发现存在"巨大"差异(例如,洛伐他汀水平差异达百倍)。此外,三分之一的零售红曲米补充剂被一种叫作橘霉素的潜在的会损害肾脏的真菌毒素所污染[3625]。2021年的一项最新分析发现,在97%的抽检补充剂中,橘霉素都超过了安全水平,甚至包括那些标有"不含橘霉素"的补充剂,这构成了"严重的健康问题"[3626]。

鉴于他汀类药物在减少心血管事件(我们的"头号杀手")方面的益处,糖尿病风险的任何增加都将被心血管方面的益处所抵消,糖尿病通常是我们的第七大死亡原因[3627,3628]。他汀类药物的服用者预计每1000人中每年会有2人患糖尿病,但在此期间,6.5例心血管事件将被预防,如心脏病发作或脑卒中[3629]。当然,这么思考是不对的[3630]。不必在心脏病和糖尿病之间做出选择,可以通过同样的饮食和生活方式的改变来治疗这两种疾病。这种饮食不仅能阻止心脏病的发展,还能逆转它[3631],同样的饮食和生活方式改变也能逆转2型糖尿病进入缓解期[3632]。健康的蔬食可以预防多达99.4%的严重心脏病患者再次经历严重的心脏病发作[3633]。

### PCSK9 抑制剂怎么样?

从大型降胆固醇水平试验图表中推断出的数据表明,如果从未患过心脏病的人的低密度脂蛋白胆固醇水平能控制到60mg/dL以下,而防止心脏病再次发作的人的低密度脂蛋白胆固醇水平能控制到30mg/dL左右，那么心脏病发作等心血管事件的发生率将接近于零[3634]。那么低的胆固醇水平安全吗？直到PCSK9抑制剂被发明出来才知道[3635]。

PCSK9是一个可以使一部分人终生拥有较低的低密度脂蛋白胆固醇水平的基因[3636]。制药公司受到该基因自然突变的启发，开始从药理学上靶向该基因[3637]。请查看视频"PCSK9的安全性和有效性（PCSK9）"了解更多信息，但从根本上说，借助PCSK9抑制剂，低密度脂蛋白胆固醇水平可以低于40mg/dL，有些人甚至可以低于15mg/dL[3638]。随着低密度脂蛋白胆固醇水平越来越低，心脏病发作的风险呈直线下降，即使低于10mg/dL，也没有明显的安全问题，比如，身体利用胆固醇合成肾上腺激素、卵巢激素或睾丸激素的能力不受损[3639]。

欣慰的是，那些具有PCSK9极端突变的人，即便一生中低密度脂蛋白胆固醇水平低于20mg/dL，仍然能保持健康并拥有健康的孩子[3640]。还有一种类型的基因突变会让人一生的低密度脂蛋白胆固醇水平保持在30mg/dL左右，而这些人的预期寿命非常长[3641]。影响胆固醇的突变实际上是导致所谓长寿综合征的原因，但这并不一定意味着这些药物是安全的[3642]。最重要的是，应该尽可能地降低低密度脂蛋白胆固醇的水平，但是，任何时候引入一种新的药物，都需要更长时间的随访数据[3643]。到目前为止，一切都很顺利，但还只有几年的时间。例如，他汀类药物被批准10年后，我们才知道它会增加患糖尿病的风险，而在此期间，数百万人已经接触过这类药物[3644]。另外值得一提的是，PCSK9抑制剂每年的花费约为1.4万美元[3645]。

## 心脏支架骗局

除了个人习惯和偏见，生活方式经常被忽视的另一个原因可能是许多心脏病专家对所有高端小玩意和新手术的格外关注[3646]。有些人可能会觉得自己被训练成技能高超的战斗机飞行员，随时准备携带高科技武器投入战斗，但后来却被要求执行一项无聊的预防性外交任务。除了失去治疗潜在病因的机会，某些常见的心脏病学实践已被证明弊大于利。这并不是在找心脏病专家的茬，只是目前的许多医疗实践确实有潜在的危害而没有益处[3647]。医生们自己估计，大约五分之一的医疗护理是不必要的[3648]。

我的关于支架和血管成形术的七集系列视频从"心脏支架手术有用吗（stents）"开始。结论是：在心脏病发作期间，放置支架可以挽救生命，但成千上万的此类手术用于治疗稳定型心绞痛，这意味着它们是在非紧急情况下被使用的[3649]。人们认为它们可以缓解症状[3650]，但与包括生活方式干预和服用他汀类药物在内的"医学治疗"相比，它们实际上并不能延长寿命或降低未来心脏病发作的风险[3651]。正如《哈佛心脏通信》所说："支架是用来止痛的，而不是用来保护的[3652]。"后来一项著名的双盲、随机、对照试验发现[3653]，支架甚至可能无助于缓解疼痛。

等等！一项涉及手术的双盲、随机、对照试验？在药物试验中，给受试者一个安慰剂糖丸，他们就不会知道自己是在积极治疗组还是在对照组，但如果有人给你开一刀，你会注意不到吗？如果你做了假手术（sham surgery）你就不会了[3653]。是的，安慰剂手术确实存在。在这项研究中，研究人员切开每个受试者的腹部，将导管穿入，然后放置或不放置支架。那些接受假手术的人和那些接受真正手术的人经历了同样的疼痛缓解[3655]。

如果心脏病发作是由动脉阻塞引起的，那么为什么物理打开动脉没有帮助呢？因为大多数心脏病发作是由于血管狭窄阻塞了不到70%的动脉，所以"杀手"斑块往往不会在血管造影中显示出来[3656]。在破裂之前，这些斑块通常不会限制血液流动，因此血管造影和压力测试可能看不到问题所在[3657]。因此，最危险的病变可能不适合进行血管成形术和安装支架，这些对改变潜在的疾病过程本身没有任何作用。

## 通过饮食从根本上解决问题

为了大幅降低低密度脂蛋白胆固醇的水平，我们需要大幅减少3种导致低密度脂蛋白胆固醇水平升高的成分的摄入：反式脂肪酸、饱和脂肪酸和膳食胆固醇[3658]。反式脂肪酸（主要存在于部分氢化油中）曾是加工食品中的常见成分，目前已被美国禁止使用，世界上其他几十个国家也限制了其的使用[3659]。如今，在接受调查的四分之三的国家中，大多数反式脂肪酸来自肉类和乳制品[3660]。导致胆固醇水平升高的饱和脂肪酸主要存在于动物性食物和垃圾食品中。在美国，乳制品（包括比萨）是饱和脂肪酸最主要的摄入来源，其次是鸡肉，然后是点心、猪肉和汉堡[3661]。膳食胆固醇只存在于动物性食物中[3662]，而鸡蛋绝对是头号来源。鸡肉是第二大来源，之后是牛肉、奶制品和猪肉[3663]。因此，心脏病学主要科学学会对心血管疾病预防的核心饮食建议"强调食用蔬食而不是动物性食物的摄入"，一点也不奇怪[3664]。

涉及5万多人的随机对照试验表明，减少饱和脂肪酸的摄入量可以减少心血管疾病的发生，饱和脂肪酸摄入量减得越多，胆固醇水平降得就越多。"金标准"科克伦系统综述数据库总结道："低风险人群应该继续减少饮食中饱和脂肪酸的摄入。"[3665][阿奇·科克伦（Archie Cochrane）是循证医学的先驱，一家以高质量的系统综述而闻名的非营利组织以他的名字命名。]美国心脏协会对"黄油无害论"的行业营销做法感到厌烦，于是发布了一份总统咨询报告[3666]，"澄清为什么科学研究压倒性地支持限制饮食中的饱和脂肪酸"[3667]。

对饱和脂肪酸的禁令也延伸到了热带油，包括椰子油、棕榈油和棕榈仁油中[3668]，这些油经常被用来制作垃圾食品，但动物来源的饱和脂肪酸似乎更糟。动物蛋白和植物蛋白与心血管健康（APPROACH）试验将人们随机分配到饱和脂肪酸含量高和低的两个饮食组中，两组中的人又被随机分配到蛋白质来自红肉、白肉或非肉类（豆类、谷物和坚果）的饮食组中。研究人员调整了不同的饮食，使所有受试者的饱和脂肪酸摄入量相同，两个肉类组用乳脂调整，而非肉类组用热带油调整。他们发现了什么呢？在相同的饱和脂肪酸摄入量下，红肉和白肉使低密度脂蛋白胆固醇水平升高的程度都高于植物蛋白来源[3669]。红肉和白肉似乎同样有害，即使在没有纠正饱和脂肪酸水平的随机对照试验中也是如此。用鸡肉或鱼肉代替牛肉并不能显著降低低密度脂蛋白胆固醇水平[3670]。

长期以来，人们一直认为膳食胆固醇是动脉粥样硬化的一个重要因素[3671]。2020年的一项对50多个随机对照试验的荟萃分析发现，鸡蛋摄入会显著提高低密度脂蛋白胆固醇的水平[3672]。甚至由蛋类行业资助的研究也表明，鸡蛋会增加我们血液中的胆固醇[3673]。这似乎意味着那些吃更多鸡蛋的人的冠状动脉钙化积分明显更高，这是动脉粥样硬化斑块积累的标志[3674]，最重要的是，心脏病发作和死亡的风险明显更高。根据6项美国前瞻性队列研究，每天每多吃半个鸡蛋，患心血管疾病和全因死亡风险就会显著增加，该研究对数万人进行了长达30年的追踪调查[3675]。即使考虑到其他生活方式，包括整体饮食质量，这种更高的死亡风险仍然存在。换句话说，这似乎并不仅仅是因为那些吃更多鸡蛋的人也吃更多培根[3676]。

尽管受到蛋类行业的压力[3677]，《2015–2020年美国居民膳食指南》还是明确告诉人们，按照美国医学研究所的建议，"应尽可能少摄入膳食胆固醇"[3678]。这一建议在《2020–2025年美国居民膳食指南》中得到了重申："美国国家科学院建议反式脂肪酸和膳食胆固醇的摄入量尽可能低。"[3679]理由是任何超过零的摄入量都会增加血液中低密度脂蛋白胆固醇的浓度，从而增加我们患心脏病的风险[3680]。

正如脑卒中预防和动脉粥样硬化研究中心主任J. 大卫·斯宾塞（J. David Spence）所指出的那样，"因虚假广告而被定罪之后"——因为他们暗示鸡蛋是安全的——"蛋类行业已经花费数亿美元试图说服公众、医生和政策制定者，使他们相信膳食胆固醇是无害的"。实际上，有心血管疾病风险的人应该避免经常食用鸡蛋，斯宾塞医生写道，这"基本上包括所有希望活过中年的北美人"[3681]。

### 脂蛋白 a 与动脉粥样硬化

脂蛋白a，也称为Lp(a)，是心血管疾病的一个未被充分认识的独立危险因素。它会导致冠状动脉疾病、心脏病、脑卒中、外周动脉疾病、钙化性主动脉瓣疾病和心力衰竭。即使没有高胆固醇的人也会出现这种情况[3682]，因为Lp(a)就是胆固醇。它本质上是一种与另一种蛋白质相连的低密度脂蛋白胆固醇分子[3683]，与单独的低密度脂蛋白一样，将胆固醇转移到动脉内壁，导致动脉粥样硬化斑块的炎症[3684]。有关Lp(a)的更多信息以及我们可以做些什么，请查看视频"治疗高脂蛋白a（lpa）"和"如何通过饮食降低脂蛋白a（lpadiet）"。简而言之，Lp(a)的血液浓度主要是由基因决定的[3685]，但一些饮食调整会有所帮助。

多年来我们一直知道，肉类和乳制品中的反式脂肪酸与从垃圾食品的部分氢化油中发现的工业产生的反式脂肪酸一样有害，都会提高低密度脂蛋白胆固醇水平[3686]。然而，当涉及Lp(a)时，肉类和乳制品中的反式脂肪酸似乎更糟糕[3687]。仅仅不吃肉并遵循蛋奶素食似乎是不够的[3688]。有些特定的植物可能会有所帮助，包括亚麻籽粉[3689]和余甘子粉[3690]。当受试者吃富含水果和蔬菜的全蔬食饮食4周后，Lp(a)水平下降了16%。在这28天里，他们的平均体重减轻了15磅[3691]，但体重减轻似乎并没有改善脂蛋白a水平，所以研究人员认为这一定是食物的原因[3692]。除了减轻体重，4周的全蔬食饮食也可以显著改善血压，即使人们减少了降压药的使用[3693]。同时，低密度脂蛋白胆固醇水平会下降25个点，C反应蛋白水平下降30%，其他炎症标志物也会显著减少，从而产生"全身性心脏保护作用"[3694]。

## 素食主义者的脑卒中风险

健康的蔬食与全因死亡率较低有关[3695]，在平均8年的时间里，全因死亡风险都降低了近34%[3696]。如果持续到成年，将意味着多出4年多的寿命[3697]。一项荟萃分析纳入了12项前瞻性研究，共涉及超过50万人长达25年的追踪研究，结果同样发现，多吃蔬食的人患心脏病的风险和总体死亡率明显较低[3698]。这并不奇怪，一篇系统综述得出结论，以植物为基础的生活方式"有可能稳定甚至逆转冠状动脉疾病[3699]"。

那些吃蔬食的人往往更苗条，低密度脂蛋白胆固醇水平、甘油三酯水平、血糖和血压都更低[3700]，颈部超声测量的颈动脉壁增厚[3701]和斑块积聚[3702]也更少。风险因素的变化可能会很快发生，一[3703]到三周[3704]的自助（想吃多少就吃多少）蔬食"启动"计划的结果可以证明这一点。例如，非营利性的罗切斯特生活方式医学研究所创建了一个为期15天的家庭计划，名为"Jumpstart"。在最初的几百名全蔬食饮食的受试者中，肥胖患者在不控制食量或计算卡路里的情况下平均减掉了7磅体重；糖尿病患者的空腹血糖下降了28个点；低密度脂蛋白胆固醇水平超过100mg/dL的人，其低密度脂蛋白胆固醇水平下降了33个点[3705]，这一效果与一些他汀类药物相当[3706]；高血压患者的收缩压下降了17个点[3707]，比药物效果还要好。所有这些都是在两周内实现的[3708]。

如果将素食主义者和肉食者的动脉功能进行比较，你会发现，素食主义者的动脉正常扩张和血流的能力要好4倍，而且坚持时间越长，效果越好。动脉功能的健康程度与不吃肉的持续时间相关。他们的动脉功能并没有随着年龄的增长而恶化，相反，他们吃得越健康，动脉功能就越好[3709]。

追溯到35年前的研究表明，那些吃蔬食的人的血液"流变学"，即流动性[3710]也有所改善，这可能对他们的心血管有保护作用[3711]。随后的干预性研究将这些横断面研究发现付诸实践，结果表明，转变为蔬食可以在三[3712]到六[3713]周内改善血液"流变学"。素食主义者的血液是否流动得太顺畅了呢？一项对数千名英国素食主义者的研究发现，他们患出血性脑卒中的风险更高[3714]，但我依据这项研究制作的关于素食主义者和脑卒中风险的12集系列视频［从"素食主义者脑卒中风险更高吗（vegstroke）"开始］可能是徒劳无功的，因为正如我在视频"素食主义者脑卒中风险更新（strokeupdate）"中所指出的那样，随后的6项研究[3715,3716,3717]发现，如果有什么区别的话，那就是多吃蔬食的人患脑卒中的风险更低[3718]。

## 低碳水化合物饮食是减寿的饮食

虽然那些吃蔬食的人患心血管疾病的风险更低，寿命更长[3719]，但那些吃低碳水化合物饮食的人患心血管疾病的概率明显更高，寿命更短，总体死亡风险增加了22%[3720]。因此，正如最近的一篇综述所述，低碳水化合物的生酮饮食的副作用可能不仅包括"慢性疲劳、恶心、头痛、脱发、对酒精的耐受性降低、体能下降、心悸、腿抽筋、口干、口臭、痛风或便秘"[3721]，还包括过早死亡[3722]。

研究发现，低碳水化合物饮食也会使心脏病恶化[3723]，并损害动脉功能[3724]。吃一顿富含饱和脂肪酸的饮食，即使来自椰子油这样的植物性来源，在短短3个小时内，也会对动脉功能造成严重损害[3725]。在生酮饮食中，动脉功能会恶化[3726]，即使在减重十几磅之后也是如此，这似乎是低碳水化合物饮食的普遍情况[3727]。

坚持低碳水化合物饮食的人死于癌症的风险也明显更高[3728]。这可能是因为较高的动物蛋白摄入导致了较高的IGF-1水平[3729]（见"IGF-1"一章），也有可能是因为更大的工业毒素暴露。90%的持久性污染物来自动物性食物[3730]，因此，毫无疑问，那些饮食中碳水化合物含量较低、蛋白质含量较高的人体内循环的污染物水平也较高，包括汞、铅、多氯联苯118和153、DDE（来自滴滴涕）、反式-九氯（一种被禁用的农药氯丹的成分）和六氯苯（一种被禁用的杀真菌剂）。地中海饮食也与多氯联苯（118、126、153和209）、反式-九氯和汞的水平升高有关，可能是由于对鱼类摄入的关注[3731]。

## 鱼油的故事

美国心脏协会建议心脏病高危人群向他们的医生咨询ω-3鱼油补充剂[3732]，这在一定程度上促使鱼油胶囊发展成一个价值数十亿美元的产业[3733]。然而，对现有证据进行的最广泛的系统性评估发现，增加鱼油（EPA和DHA）的摄入量"对死亡和心血管事件几乎没有影响"[3734]。在小鼠身上进行的长寿实验也没有发现它对衰老或寿命有好处[3735]。是从哪里得知鱼中的ω-3脂肪酸和鱼油补充剂对人体有益的呢？我在视频"鱼油对心脏好吗（fishoil）"中回顾了整个故事，讨论了污染物和酸败的问题以及已经发表的5项大规模新试验，它们随机地让数万名受试者服用不同配方的鱼油和安慰剂[3736,3737,3738,3739,3740]。也许某些鱼油配方最终会被证明是有益的[3741]，但目前的荟萃分析明确表明，"非处方鱼油补充剂对心血管没有好处"[3742]。

## 用植物蛋白代替肉类

那吃鱼怎么样呢？在人群研究中，很难将鱼类摄入的影响与鱼类消费者的属性分开。吃鱼的人往往不吸烟，运动更多[3743]，社会经济地位更高，吃更少的加工食品，吃更多的有机食物，吃更少的高脂肪乳制品和肉类，吃更多的蔬菜，吃更少的甜食[3744]。当研究人员梳理出其中的一些其他因素后，大多数关于鱼类摄入的研究显示吃鱼与心血管死亡率没有关联[3745]。

然而，营养研究中需要解决的一个关键问题是"代替的是什么？"[3746]。例如，鸡蛋健康吗？和香肠相比呢？是的。和燕麦粥相比呢？不是[3747]。在饮食中加入海鲜可能会取代那些更不健康的食物[3748]。令人惊讶的是，随机对照试验表明，在低密度脂蛋白胆固醇方面，鱼甚至比红肉更糟糕[3749]。所以，鱼可能比牛肉差，但仍然比培根好。

哈佛大学的研究人员发现，当谈到蛋白质来源和过早死亡的风险时，加工肉类的表现最差，其次是鸡蛋，而植物来源的最好[3750]。从本质上讲，他们发现吃金枪鱼沙拉比鸡蛋沙拉或培根生菜番茄三明治更好，但豆卷饼是最好的。当谈到全因死亡率时，植物蛋白击败了所有类型的动物蛋白，包括红肉、鸡肉、鱼、乳制品或鸡蛋中的蛋白质。把红肉换成白肉，如禽肉和鱼，预计不会显著降低死亡率[3751]，但把鸡肉换成鹰嘴豆就可以。仅用植物蛋白来代替任何动物蛋白来源的热量的3%，就能显著降低全因过早死亡风险[3752]。

### 蔬食让心脏病流行"消失"

由于心脏病是我们的头号杀手，所以它是我们寿命的主要决定因素。著名的弗雷明汉心脏研究是世界上持续时间最长的流行病学研究，比尔·卡斯特利（Bill Castelli）为这一研究的长期负责人。有人曾经问他，如果他无所不能，他会做些什么来扭转冠状动脉疾病的流行。他是如何回答的呢？"让公众吃T. 柯林·坎贝尔（T. Colin Campbell）博士描述的饮食[3753]。"换句话说，他告诉美国公共电视网（PBS），如果美国人吃足够多的蔬食，那么心脏病流行将会"消失"[3754]。

# 第 4 章

# 保护头发

在小学阶段的每一张班级照片里，我的头上似乎都有一团乱糟糟的头发。不管我妈妈怎么打理我的头发，它总是有点任性。（可以毫不费力地展示出被风吹过的样子。）之后便是我的金属摇滚乐发型阶段，那时我的头发垂到背部中间，可以随着音乐的节奏摆动。可悲的是，与我家族的许多男人一样，它开始变得稀疏，然后消失了。为什么有些人会掉头发而有些人不会？为什么有些人的头发比其他人更早变白？如何保护我们的头发呢？

## 头发变白是衰老最明显的标志之一

头发变白是衰老最明显的标志之一[3755]。还有一个我从未听过的专业术语：白发病（canities）[3756]。显然，白发并不是真正的白发，而是头发呈现构成角蛋白的淡黄色，就像北极熊的毛一样，在光线反射的情况下才看起来是白色的[3757]。

## 头发为什么会变白？

我在视频"头发为什么会变白（gray）"中详细介绍了流行的"头发变白的自由基理论"[3758]。该理论认为，随着年龄的增长，我们的抗氧化能力会下降，所以在色素产生过程中自然产生的自由基会导致色素细胞死亡，毛囊无法再产生黑色素，进而使头发变白[3759,3760,3761]。

## 头发变白的可逆原因

衰老相关的"色素潜能衰竭"[3762]被认为主要是遗传的[3763]，高达90%的病例有头发过早变白的家族史[3764]。然而，如果头发变白的速度是由氧化损伤引起的，那么抗氧化物和毛囊以外的系统性氧化应激可能发挥什么作用呢？那些头发过早变白的人似乎确实有更高的循环氧化损伤标志物水平和更低的血液抗氧化物水平[3765]。吸烟者头发过早变白的概率更高[3766]，这也支持了一种可能性，即外部自由基可能会加速老化毛囊的氧化[3767]。肥胖的人往往更早白发，这与氧化应激的概念是一致的；但饮酒者不会[3768]。饮酒显然会引起氧化应激[3769]，但与过早白发没有显著关联[3770]。

那些试图通过坚持吃蔬食来最大限度地摄入抗氧化物的人，必须应对我在第247页提到的致命弱点——不积极补充维生素B12或维生素B12强化食物的人可能面临的维生素B12缺乏症的风险[3771]。维生素B12缺乏症是少数可通过某种未知机制逆转头发变白的原因之一[3772]。值得庆幸的是，在补充维生素B12之后，头发可以重新着色[3773]。另一个可逆原因是甲状腺功能减退，可以通过甲状腺激素替代疗法治疗[3774]。

除了氧化应激，常规的应激会怎样呢？在视频"过早白发的可逆原因（hairstress）"中，我介绍了"战斗或逃避"（fight or flight）反应是否会使头发变白，过早白发是否是加速衰老和随后的衰老相关疾病风险的标志。

### 染发会致癌吗？

由于没有办法逆转头发变白，所以西方国家高达60%的男性和女性选择使用染发剂，通常是为了掩盖白发[3775]。请查看视频"染发会致癌

> 吗（dye）"，了解整个故事，但从根本上说，作为对1979年FDA规定的癌症警告标签的回应，染发剂行业开始重新配方，以消除其中最致癌的成分[3776]。这导致了一些癌症的发病率下降[3777,3778,3779]，但另一些的发病率却没有变化[3780]，一些科学家因此得出结论："应该尽可能减少染发剂的使用。"[3781]

# 脱发

每个人的头上大约有10万根头发[3782]，通常每天会脱落100根，因为旧的头发会被新的头发所取代[3783]。然而，至少有50%的女性到50岁时会受到头发稀疏的影响，而40%的男性到35岁时便会受到影响[3784]，终生发生率高达80%[3785]。衰老相关的脱发在激素或妇科文献中被称为雄激素性脱发，在皮肤病学中被称为男性型脱发或女性型脱发[3786]。不管怎样，它的特点是慢性、进行性脱发，主要发生在头皮中部[3787]。

## 脱发与雄激素之间的因果关系

"雄激素性"（androgenic）一词暗示了男性型脱发的原因。雄激素的英文"androgens"源于希腊语"andro-"，意思是"男人"，雄激素，如睾酮，对头皮上的毛囊具有抑制作用[3788]。这很讽刺，因为同样的激素却是身体其他部位毛发生长的主要驱动力[3789]，如脸部和腋窝部位[3790]。（睫毛上的毛囊似乎不受任何影响[3791]。）一些关于男性激素作用的知识至少可以追溯到古希腊的希波克拉底，他指出，"被阉之人不会……变成秃顶"[3792]，情况似乎确实是这样的。阉割可以阻止男性脱发的进程，尽管不能逆转脱发[3793]。当耶鲁大学的一位病理学家注意到一个秃顶男性的孪生兄弟被阉割后有一头浓密的头发时，睾酮的作用就被确定了。作为一项试验，他给被阉割的兄弟注射了睾酮，后来他也秃顶了[3794]。

[如果认为这样做在道德上有问题，那么想想这家伙当初为什么会被阉割。阉割被推荐给"意志薄弱"的人，以"减少其异常行为"[3795]，如自慰[3796]。尽管在19世纪，切除"弱智儿童"的睾丸和卵巢的最初理由部分是控制"确认的自慰者"[3797]，但到了20世纪，理由转向了优生学[3798]。由于美国的优生学法律（世界上第一个[3799]），智力残疾者在不知情或未经其同意的情况下被进行常规性绝育手术，这种做法在1927年得到美国最高法院的支持[3800]。20世纪30年代，一位坚定的支持者抱怨说："德国人在我们的比赛中打败了我们。"[3801]]

秃顶是否具有某种进化上的优势呢？虽然秃顶男性的头皮可能更多地直接暴露在阳光下，但他们"阳光维生素"维生素D的水平似乎并不高[3802]。那么，血液中循环的睾酮水平较高，是否会使他们更具男性魅力呢[3803]？相反，研究人员发现，秃顶男性的性吸引力可能会降低，终生性伴侣也更少[3804]。睾酮水平升高会增加患前列腺疾病的风险[3805]。虽然遗传上倾向于终生睾酮水平较高的男性往往骨密度较高，体脂较少，但除了脱发，他们也更容易患前列腺癌和高血压[3806]。

与高血压的相关性也许可以解释为什么秃顶男性的脑在磁共振成像上更有可能有微脑卒中（白质高信号）的痕迹[3807]。关于这一问题的大多数研究发现，秃顶是心血管疾病的一个风险因素。研究人员建议，在临床环境中，医生应将秃顶的迹象作为一种可见的标志，以识别心脏病风险增加的男性，并将其作为预防干预目标[3808]。对于女性来说，脱发与代谢综合征的风险增加9倍有关，包括腰部脂肪过多，血糖、血压和甘油三酯水平升高等一系列风险因素[3809]。

## 可逆性脱发

雄激素在女性脱发中所起的作用尚不确定[3810]，因为只有少数女性型脱发患者血液中的雄激素水平升高[3811]。女性通常会头发稀疏，主要是在头顶和前部，而不会秃顶[3812]，而且也不像男性那样可以选择剃光头[3813]。女性脱发的原因多种多样。

一个上了年纪的男人脱发可能只会被认为是男性型脱发，而女性脱发则需要进行临床调查[3814]。例如，多达三分之一的甲状腺功能减退症患者表现为弥漫性脱发，甲状腺功能减退症是一种表现为甲状腺功能低下的疾病，女性的发病率是男性的7倍[3815,3816]。这通常是不可逆的，即使是进行甲状腺激素替代治疗也不可逆转，因此，早期诊断非常重要。口服避孕药、节食减肥和生育也会导致一种常见的脱发，称为休止期脱发[3817]。

与人身上和宠物身上的大多数毛囊处于休止期不同，人头皮上大约90%的毛囊处于"生长期"[3818]。对于男性和女性来说，压力事件，如手术和疾病，都可能导致头发周期的大规模重置，使毛囊进入休止期，这种情况只会持续2~3个月，然后周期就会重新开始[3819]。（COVID-19也是一个主要原因[3820]。）这种重置意味着，在创伤事件发生几个月后，头发会开始成片地脱落，因为新生的头发会同时挤出原有的头发，而不是随着时间的推移交错挤出。人们往往不会把这与其诱因事件联系起来，而是担心自己可能会秃顶，但是这种休止期脱发通常是自限性的。在接下来的几个月里，随着新头发开始长出来，脱发问题会得到解决，但可能需要一年或更长时间才能得到完全的再生[3821]。

怎么知道自己属于哪一种脱发呢？通常可以通过所谓的拉扯测试将男性型脱发和女性型脱发与休止期脱发区分开来[3822]。在至少24小时不洗头后，用拇指、食指和中指夹住大约50根头发，慢慢地、轻轻地将它们从头皮上拔下来[3823]。通常情况下，大部分头发处于活跃的生长阶段，所以只有不到10%的头发会脱落。如果比这更多，并且在头皮末端有一个白色小球（被称为休止期"杵状毛"），那么你可能正在经历休止期脱发[3824]。

## 脱发可改变的风险因素

秃顶的男性不仅睾酮水平更高，头皮上的睾酮受体水平也更高[3825]，这似乎主要是由基因决定的[3826]。同卵双胞胎的一致率约为80%或90%，这意味着，如果双胞胎中的一个秃顶，十有八九，另一个也会秃顶[3827]。然而，为什么有10%~20%的人有相同的基因，却有不同的脱发情况呢？从他们身上能得到什么启示？

不，脱发不是由洗头发或梳头发太多导致的[3838]。在同卵双胞胎姐妹中，压力较大、婚姻次数较多、子女较多的通常更容易脱发[3829]。在同卵双胞胎的兄弟[3830]或姐妹[3831]中，戴帽子似乎都具有保护作用，但运动和咖啡因摄入的结果却是相互矛盾的。运动和咖啡因与女性同卵双胞胎脱发关联较少，但与男性同卵双胞胎脱发关联较大。也许这是因为干预试验表明，有氧运动可以提高男性的睾酮水平[3832]。有趣的是，含咖啡因的咖啡可以提高男性的睾酮水平，却会降低女性的睾酮水平[3833]。

吸烟方面的数据是一致的。对同卵双胞胎兄弟[3834]和姐妹[3835]的研究发现，吸烟是导致发际线后退的一个常见因素，这一因素在普通人群的研究中也得到了证实[3836]。这被认为是由于香烟中的基因毒性化合物可能会破坏毛囊中的DNA并导致微血管血液供应中毒[3837]。与脱发有关的有毒物质还包括汞[3838]，它似乎在生长的头皮毛发中浓缩了250倍[3839]。因治疗梅毒导致的汞中毒可能是莎士比亚开始脱发的原因[3840]。谢天谢地，医生们不再给病人注射汞了。如今，正如美国疾病控制和预防中心所指出的那样，汞"主要通过饮食中的海鲜进入人体"[3841]。

围绝经期女性经常因激素相关的脱发而寻求治疗，但也有案例报告说，摄入大量鱼类、相应的血液汞含量高的女性，可以通过不吃鱼的饮食来逆转脱发。例如，在不吃金枪鱼的两个月内，女性血液中的汞含量可以下降三分之一，头发不仅可以重新长出来，而且可以在7个月内完全恢复。更年期、内分泌失调和妇女健康中心的医学主任建议，面对脱发，医生应该考虑进行汞毒性筛查，因为"指导患者减少鱼类摄入……可以缓解重金属引起的脱发症状"[3842]。（不过，不可否认，回想20世纪80年代的摇滚乐队，重金属有时可能意味着头发过多。）

## 药物治疗脱发

从历史上看，推荐的脱发治疗方法包括在头上撒老鼠屎和驴鞭灰[3843]。据报道，恺撒大帝尝试过一种用磨碎的老鼠、马牙和熊油做成的混合物[3844]。今天的治疗方法可能不那么奇特，但显然也不那么绝望，据报道，美国每年用于治疗脱发的费用超过30亿美元[3845]。目前，FDA批准的治疗脱发的药物只有米诺地尔（商品名Rogaine）和非那雄胺[3846]。我在视频"促进头发生长的药物（hairdrugs）"中介绍了这两种药物的疗效和安全性。

## 植发手术

也可以选择植发手术，但是，历史上这种头发修复手术的名声可不那么好[3847]。这种疗法起源于20世纪50年代，是从头发生长旺盛的地方（如后脑勺）取一小块头皮，然后将其移植到头顶和前部的脱发区域[3848]。当时的技术使这一区域与天然头皮毛发的外观明显不同，所以，有相当多的患者承受过巨大的心理负担[3849]。

现在，有一种叫作"隐痕植发技术"（follicular unit transplanting）的植发手术，即通过手术切取一条带有毛囊的头皮条，然后在显微镜下将头皮条分离成单个毛囊单位，再将这些毛囊单位移植到脱发区域[3850]。移植的毛囊保留了原来的雄激素抗性。对于完全秃顶的男性，可以从其胸部、腹部、腿部、肩部或胡须处移植毛发[3851]。大多数移植的毛囊能存活（约85%），而且患者满意率很高[3852]。然而，要达到理想的美容效果需要多次手术，而且每次手术都有高达5%的并发症发生率[3853]，其中包括切除部位坏死、瘢痕组织增生和感染，不过严重并发症比较少见[3854]。

## 脱发的富血小板血浆治疗和激光治疗

那么非药物和非手术干预呢？自体富血小板血浆疗法（autologous platelet-rich plasma therapy）已经被尝试过了，在这个过程中，经过分离得到的浓缩血小板的血浆被反复注射到头皮，其功效可能与现有的药物治疗相似[3855]，但到目前为止，证据仍不足以广泛推荐它，美国和欧洲尚未批准其用于头发修复目的[3856]。也不建议往头皮上注射肉毒杆菌。人们原本认为放松头皮肌肉可以促进血液流动从而防止脱发[3857]，但初步试验导致一些尝试者出现脱发[3858]。激光如何？

FDA于2007年批准了首个低能量激光生发治疗（low-level laser therapy，LLLT）设备用于治疗典型脱发[3859]，现在有诊所宣传可用激光治疗各种疾病，从网球肘（tennis elbow）[3860]到"阴囊回春"（scrotal rejuvenation）[3861]。正如视频"低能量激光生发治疗有用吗（lasers）"中所介绍的，至少有10项关于激光治疗脱发的随机对照试验[3862]，尽管从统计学上看，在头发密度和厚度方面都有显著改善，但没有明显意义的临床改善[3863]。如果你想试试，我在视频中提供了安全提示和建议，告诉你如何在目前市场上几十种FDA批准的设备中做出选择[3864]。

## 治疗脱发的补充剂

营养缺乏会导致脱发吗？减肥手术后脱发是最常被报道的营养缺乏症状，但手术通常涉及解剖结构的重组，这会造成吸收不良[3865]。一般来说，几乎没有证据表明补充维生素和矿物质对人体有益，除非他们确实缺乏[3866]。维生素C、锌、铁和生物素就是如此，弊大于利。请查看视频"治疗脱发的补充剂（hairsupplements）"了解这些研究的细节。目前还没有一项临床试验证明生物素对任何类型的脱发有效[3867]，除非是由生蛋清的摄入引起的缺乏症[3868]，而且生物素补充剂可能会对许多不同的血液测试造成严重干扰[3869]。

由于监管问题，补充剂制造商添加过预期剂量200倍的硒，最终硒的毒性导致了脱发[3870]。摄入过多的维生素A[3871]或维生素E也会发生同样的情况，然而网络上最畅销的护发产品同时含有维生素A和维生素E，而第二受欢迎的产品含有维生素A、维生素E和硒[3872]。

现在市场上所有的生发补充剂呢？一篇发表在皮肤病学相关杂志上的综述回顾了现有的证据并得出结论，至少到目前为止，任何号称增加毛发生长的补充剂都应该被认为是荒谬的[3873]。讽刺的是，这些补充剂实际上可能比目前的药物更贵，每年超过1000美元，而不是每年100～300美元[3874]。用食物从内到外治疗脱发效果怎么样呢？

## 帮助改善脱发的食物

人群研究发现，典型的脱发与不良的睡眠习惯以及肉类和垃圾食品的摄入有关[3875]，而保护性作用则与食用生鲜蔬菜和新鲜香草[3876]以及经常喝豆浆有关。每周喝大豆饮品可以使中度至重度脱发的概率降低62%[3877]，因此，植物中含有的某些化合物可能具有保护作用[3878]。

有很多人吹嘘不同的饮食方案和其他替代疗法可以"治愈"脱发[3879]，但一篇评论性综述显示，大部分证据是在剃光毛发的啮齿动物身上获得的[3880]。即使在人类身上进行了临床研究，由于没有安慰剂对照，也无法得知是否与之有关[3881]。我的视频"改善脱发的食物（hairfoods）"中记录了一个引人注目的案例——一个完全秃顶的人接受粪菌移植后重新长出了满头头发，同时详细介绍了一项随机、双盲、安慰剂对照试验中显示的可以改善脱发的所有食物。这包括每天吃半个哈瓦那辣椒或1茶匙中等辣度的红辣椒中所含有的辣椒化合物[3882,3883,3884]，每天吃四分之三杯天贝、熟大豆或半杯大豆"坚果"中所含有的大豆异黄酮[3885,3886]，以及每天吃大约4颗南瓜子中所含有的南瓜子油[3887]。遗憾的是，他们使用的补充剂不是直接的南瓜子油，而是由蔬菜粉和其他成分组成的一种混合物，这项研究正是由该产品的市场营销公司资助的[3888]。不过,吃点南瓜子没什么坏处。也可以在天贝上裹上一层辣椒。

**局部香草治疗脱发**

如果南瓜子油有这么强的抗雄激素作用,那直接在头皮上涂抹怎么样呢?它对小鼠有效[3889],但对人类呢?在脱发女性的头皮上,南瓜子油(每天1次,在头皮上涂抹约四分之一茶匙)与米诺地尔(5%,每天1次)进行了为期3个月的一对一挑战。两种治疗方法都有效,但米诺地尔效果更好[3890],费用大约是南瓜子油的5倍。

一项类似的实验将0.2%的咖啡因溶液(浓度大约是咖啡的5倍)与5%的米诺地尔进行了比较,研究人员发现它们对秃顶男性同样有效[3891]。然而,与南瓜子油试验一样,没有安慰剂组来确保受试者的症状不会因为季节影响而自行改善[3892],例如,秋天比春天更容易脱发[3893]。

将咖啡因滴在培养皿中生长的人类毛囊上,可以促进毛发生长[3894],当最终将咖啡因与安慰剂进行比较时,它在男性型脱发[3895]和女性型脱发[3896]中都胜出。在对男性的研究中,85%的男性在使用含有咖啡因的洗发水6个月后感到满意,而安慰剂组只有36%的男性满意[3897]。表没食子儿茶素没食子酸酯(EGCG)是绿茶的主要成分之一,它也可以在体外促进人类头发的生长[3898],可能是通过抑制5α-还原酶实现的[3899],它也可能帮助秃顶小鼠[3900],但是目前没有找到任何关于绿茶促进头发生长的人类临床试验。

吡硫翁锌(1%)洗发水,通常用于去除头皮屑,被使用26周后在增加秃顶男性头发密度方面优于安慰剂,但不足以让使用者注意到任何差异,而且效果不到米诺地尔的一半[3901]。

那么自古以来使用的局部香草疗法呢?

生姜提供了一个很好的警示故事。生姜在亚洲有着悠久的传统,用来阻止脱发和促进头发生长。在网上商城快速搜索"生姜洗发水",会弹出近千个条目。然而，中国自然科学基金会的研究人员最终对其进行测试时惊讶地发现，生姜实际上抑制了人类头发的生长。基于这一研究结果，他们建议用生姜来去除多余的体毛[3902]。

何首乌（Polygonum multiflorum）是荞麦科的一种开花植物，是一种被广泛用于养发的植物[3903]。就像绿茶一样，它在体外研究[3904]和啮齿动物研究[3905]中表现良好，但缺乏人体临床试验。然而，迷迭香已经被测试过了。

## 迷迭香油

在视频"治疗脱发的咖啡因洗发水和迷迭香油（rosemaryoil）"中，我详细介绍了一系列成功治疗斑秃的试验，包括使用精油混合物[3906]或局部应用洋葱汁[3907]或大蒜汁[3908]。对于衰老相关的脱发，将四分之一茶匙你最喜欢的乳液与迷迭香精油按每盎司10滴的比例混合在一起，每天涂抹头皮两次，对秃顶的男性来说，效果和米诺地尔一样好[3909]。那么多迷迭香油一周的费用大约为1便士。

# 第5章

# 保护听力

关于我们能做些什么来保护我们的嗅觉，请查看我的视频"如何保护嗅觉（smell）"——主要是不吸烟[3910]。尽管嗅觉受损可能会产生严重的后果，比如感知不到煤气泄漏[3911]或在食物中添加更多的盐[3912]，但大多数受影响的人似乎没有意识到他们的嗅觉受损，即使被直接问到也是如此[3913]。相反，听力损失被认为是全球残疾的一个主要原因[3914]，是影响老年人的主要慢性疾病之一[3915]。然而，正如美国国家医学院的一份报告所指出的那样，长期以来，听力损失一直"被置于医疗保健的边缘"[3916]。

## 助听器帮助改善衰老相关的听力损失

衰老相关的听力损失，也被称为老年性耳聋［其英文"presbycusis"来自希腊语"presbys"（意思是"老"）和"akousis"（意思是"听力"）］。在美国，大约四分之一的60多岁的人，超过一半的70岁以上的人，以及80%的80岁以上的人有这种情况[3917]。超过95%的百岁老人也被发现有严重的听力损失[3918]。由于沟通障碍，这可能导致社会孤立、孤独[3920]和抑郁[3921]。由于机动车事故也随之增加，所以它甚至可能威胁到个人的生命[3922]。

助听器有帮助，但似乎没有得到充分利用，只有不到六分之一听力受损的老年人使用助听器[3923]。主要障碍包括舒适度、外观和成本。半个多世纪以来，英国等国家一直免费向公民提供助听器[3924]，但在美国，助听器的价格高得令人望而却步，达到2000～7000美元，而且通常不在医疗保险范围内[3925]。好在2017年，美国国会通过了《非处方助听器法案》，该法案给了美国食品药品监督管理局3年的时间，允许通过传统零售店而不是医生办公室或专卖店销售，以增加竞争并降低成本[3926]。由于COVID-19，美国食品药品监督管理局错过了法定截止日期可以理解，但佩戴口罩和保持身体距离的要求使得听力受损者更加难以与人沟通，因此对价格实惠的选择的需求从未像现在这样强烈[3927]。迫于总统行政命令的压力，非处方助听器最终于2022年10月17日在美国上架[3928]。

　　它们的效果如何呢？与"听力康复"（一种应对策略的组合，如唇读，它对听力损失的老年人没有效果）不同[3929]，助听器已被证明能够有效提高轻度至中度听力损失的成年人理解他人和参与日常活动的能力[3930]。助听器被认为是寻求听力障碍帮助的第一线临床管理工具[3931]。

　　人们过去对助听器的一些抱怨，比如来自声学反馈的杂音，在现代设备中已经被数字化减少或消除了。其他由耳道堵塞引起的问题，比如自己的声音变化或听到自己咀嚼的声音，则更难纠正[3932]。人们认为通过扩音矫正听力问题就像用眼镜矫正视力问题一样简单，但仅仅因为声音更大并不一定意味着声音更清晰[3933]。效果不佳是有些人有助听器但不戴的主要原因之一[3934]。不过，除了缓解症状，还有什么好处可以改变成本效益呢？

## 助听器可以预防认知能力下降吗？

　　如果你访问主要助听器品牌的网站，你会看到营销声明暗示它们的产品可以预防认知能力下降[3935]。我在视频"助听器能帮助预防痴呆（thinkingaids）"中讨论了这方面的科学研究，遗憾的是，正如世界卫生组织最近的一篇综述所总结的那样，"没有足够的证据表明使用助听器可以降低认知能力下降和患痴呆的风险[3936]"。助听器可能对脑没有帮助，但可以显著缓解听力困难的症状。如何从一开始就治疗听力损失的原因呢？

## 如何逆转耳垢诱导的听力损失？

耳垢堆积是听力损失最常见、最可逆的原因之一。耳垢是正常现象，如果它没有引起症状，就不要管它。直到它堵塞了至少80%的耳道，它才会开始干扰听力。具有讽刺意味的是，助听器是导致耳垢过多的一个危险因素，就像你放进耳朵里的任何东西一样，比如耳机，因为它会刺激耳垢腺[3937]。更讽刺的是，多达三分之二的人用来清洁耳朵的棉签也可能如此[3938]。你可能认为擦拭耳垢会让事情变得更好，但实际上却会让事情变得更糟[3939]。事实上，仅仅去除保护性耳垢就会导致你的耳道干燥、发痒、疼痛，甚至导致"棉签耳痛"（Q-tip otalgia），这是《美国医学会杂志》上创造的一个新术语，指的是棉签擦拭耳道后引起的耳痛综合征[3940]。你根本不需要清洁耳道，因为耳垢会自己排出。

耳朵是自动清洁的。耳道内壁从鼓膜向外生长，所以分泌的耳垢和任何被困的污垢最终都会被带出来。不过，这种自我清洁机制可能会在二十分之一的年轻人和三分之一的老年人中失效，并可能导致过度或受影响的耳垢堆积，尽管受影响的人可能根本没有意识到这一点[3941]。在接受调查的双耳被耳垢完全堵住的人中，70%认为自己的听力很好，但当他们的耳朵被清理干净后，他们突然觉得听得更清楚了。清除受影响的耳垢也可以改善耳朵刺激、压力和充盈的症状[3942]，但最好的方法是什么呢？

使用棉签是禁忌。将任何东西塞进耳道最终都会使情况变得更糟，因为耳垢会深入耳道或损伤耳道，导致一小部分使用者出现擦伤[3943]、感染[3944]甚至鼓膜穿孔[3945]。甚至还有一个由棉签引起脑脓肿和致命性脑膜炎的病例报告[3946]。棉签的包装已经提醒用户不要将棉签插入耳道，但也许警告标签应该更清晰，一位临床医疗官员写道："不要靠近耳孔或者完全避开耳朵。"

耳垢去除滴耳液怎么样呢？市场上大约有12种不同的配方，似乎没有一种比其他任何一种更好，即使与盐水或普通自来水相比也是如此。但是，5天的治疗确实使大约五分之一（22%）的人清除了耳垢，相比之下，只有5%的人在这段时间内自行清除了耳垢[3947]。至少滴耳液可以在冲洗球冲洗前软化耳垢[3948]。

耳垢冲洗是指用低压温水冲洗耳垢。它在70%~90%的情况下是有效的，如果无效，临床医生有很好的设备可以在直接观察下手动去除耳垢[3939]。冲洗也可以在家里尝试。在家里使用冲洗球清除堵塞物的成功率约为50%[3950]，一旦掌握了这一做法，需要在诊疗室冲洗的可能性就会大大降低[3951]。冲洗导致的严重并发症的发生率只有大约千分之一[3952]。

不应该使用外耳道口喷射冲洗。有一些科学论文的标题是"外耳道口喷射冲洗造成的灾难性耳部损伤"。即使在三分之一的功率下，水流也可能刺穿耳膜。那些坚持违反这一重要禁令的人，至少应该选择最低的设置，使用有多个孔的喷头，并确保水流只对着耳道壁，而不是直接回到鼓膜[3953]，但我仍然郑重警告不要这样做。

### 耳烛*怎么样？

耳烛（ear candles）被宣传为一种低成本、有效的去除耳垢的方法[3954]，但正如我在视频"耳烛有益吗（candling）"中所记录的那样，一系列试验发现，它不仅没有任何好处，还会使事情变得更糟[3955]，甚至会导致严重的伤害[3956]。

★译者注：耳烛是一种古老的疗愈艺术，也被称为外耳郭温热法，把一根空心的蜡烛插到人的耳朵上并点燃，通过热气上升形成的真空负压吸出耳朵里面的耳垢和内耳中的有害物质。

## 听力损失并非不可避免

耳垢是一回事,但该如何预防衰老相关的听力损失呢?据说这是衰老过程的自然组成部分[3957],这一看法与对高血压等病理状况的看法是一样的。绝大多数人最终会患上高血压,就像绝大多数人最终会失去听力一样,所以这一定是年龄增长的必然结果,对吧?

人们发现,生活在非洲[3958]、亚洲[3959]和亚马孙地区[3960]的农村人口的饮食和生活都更健康,而且随着年龄的增长,他们的血压没有出现不可阻挡的上升。因此,高血压似乎是一种生活方式的选择,而不是衰老的影响,听力损失可能也是如此。

生活在苏丹丛林中的马巴安(Mabaan)部落的人一直到老都保持着正常的听力[3961]。另一项针对复活节岛上原住民的研究发现,暴露在现代环境中似乎削弱了他们的听力优势[3962]。现代社会的什么因素会让听力随着年龄的增长而逐渐丧失呢?

衰老相关的听力损失是内耳中听觉毛细胞过早死亡的结果,它们负责将声音的振动转化为电信号并传递给脑[3963]。它们一旦失去就不会再长出来,所以预防至关重要[3964]。是什么杀死了听觉毛细胞呢?一项针对2000多对双胞胎的研究发现,衰老相关的听力障碍的遗传率只有25%,大部分风险是由非遗传因素造成的[3965]。

危险因素包括吸烟、耳毒性(听力损害)药物和反复暴露在噪声中[3966]。生命早期接触噪声似乎会使内耳更容易衰老[3967]。动物研究表明,持续暴露在超过60分贝的低水平噪声中也可能有害[3968]。这还没有在人类身上得到证实,但如果睡觉时使用白噪声发生器,确保它在50分贝以下是无妨的[3969]。氨基糖苷类抗生素,如链霉素、阿米卡星、新霉素和卡那霉素,是对听觉毛细胞毒性风险最高的药物[3970],但袢利尿剂(如呋塞米)和非甾体消炎药(如阿司匹林、布洛芬和萘普生)也与进行性听力损失有关[3971]。

然而，马巴安部落的老年人保持听力的关键可能是他们的饮食。

> **手机辐射有害吗？**
>
> 你的内耳可能是最频繁和最直接暴露于手机辐射的器官。这会对听力产生不良影响吗？与不使用手机的人相比，长期使用手机的人确实有可检测到的听力损失，但不足以引起注意。这种损失在两只耳朵中都能检测到，更符合辐射效应，而不仅仅是单耳持续的大噪声效应[3972]。我在视频"手机和蓝牙对神经功能的影响（phones）"中探讨了所有相关的研究，简而言之，研究人员发现使用手机30分钟没有影响，但60分钟确实会立即影响特定频率下的听力阈值水平[3973]。人们发现蓝牙更安全，大概是因为它的工作强度仅为手机的千分之一吧[3974]。

## 食物可以减缓听力损失？

研究人员认为，马巴安部落的饮食可能是那里的人没有衰老相关听力损失的原因，这似乎也是他们很少有冠状动脉疾病的原因[3975]。在工业化世界里，那些比其他任何东西更能杀死我们的东西，他们似乎都接触不到[3976]。他们的血压在一生中都很完美，在他们70多岁的时候大约是110/70mmHg，而我们早在平均40多岁的时候就开始患上高血压[3977]。这并不奇怪。马巴安部落的饮食以全谷物（高粱）为中心，"几乎不含动物蛋白"。因此，研究人员认为，动脉粥样硬化阻塞内耳中的小血管可能是世界上大多数地区衰老相关的听力损失的潜在原因[3978]。

事实上，更健康的饮食与更低的听力损失风险有关，在他们使用的所有3种饮食质量评分系统中，避免吃肉与降低风险的关系最为密切[3979]。马巴安部落的人也不吃含糖的垃圾食品，这也是他们几乎没有蛀牙的原因[3980]。高血糖指数的精制碳水化合物饮食也与衰老相关的听力损失的发生有关[3981]，血糖的升高也可以解释为什么糖尿病患者和前驱糖尿病患者的风险会更高[3982]。作为谷物，高粱的血糖指数特别低，因为它抗性淀粉含量很高[3983]，与全麦相比，它的血糖反应也要低25%[3984]。

血液循环受损也可以解释噪声损害内耳的原因，因为巨大的噪声会引起伴行血管收缩[3985]。这也可能有助于弄清肥胖和听力损失之间的联系。超重可能只是不健康饮食的一种表现，但肥胖的促炎状态本身会导致血管功能障碍[3986]。系统性炎症似乎与衰老相关的听力损失直接相关，氧化应激也是如此[3987]。

详细信息请查看视频"延缓衰老相关听力损失的补充剂（earfoods）"，从根本上说，蓝莓实际上可以逆转大鼠的听力缺陷[3988]，在其食物[3989]或饮水[3990]中添加抗氧化物似乎有助于预防大鼠衰老相关的听力损失，但抗氧化物补充剂不能改善人类的听力[3991]。对人类的听力有所帮助的是叶酸补充剂[3992]，其中最健康的来源是深绿叶蔬菜和豆类。（例如，一杯煮熟的小扁豆含每日所需叶酸的90%[3993]，一杯毛豆含每日所需叶酸的120%[3994]。）

## 减缓听力损失要避免哪些食物？

2021年，一篇题为《营养在衰老相关听力损失的发生和预防中的作用》的综述筛选了数千篇论文，最后得出结论："富含饱和脂肪酸和胆固醇的饮食对听力有有害影响，可以通过减少它们的摄入来预防听力损失[3995]。"马巴安部落的情况非常有说服力，但人们究竟是基于什么得出这个结论的？确实，你可以在实验动物身上证明这一点，通过随机给大鼠添加饱和脂肪酸[3996]或者给毛丝鼠添加膳食胆固醇，科学家可以证明，导致动脉粥样硬化的饮食会加剧内耳损伤和听力损失，但这并不一定意味着在人类身上也是如此[3997]。

有令人信服的流行病学数据。例如，一项对数千对双胞胎的研究发现，高胆固醇饮食与听力障碍之间存在显著联系[3998]。澳大利亚蓝山听力研究（Blue Mountains Hearing Study）招募了数千名老年男性和女性，研究发现，膳食胆固醇是与衰老相关的听力损失最相关的营养成分。与每天只吃一个鸡蛋的人相比，每天吃两个鸡蛋的人经历听力损失的概率要高出34%。服用他汀类药物的人，尤其是服用高剂量他汀类药物的人，听力损失的风险似乎比服用低剂量他汀类药物的人更低，这与血管原因导致的听力损失是相符的。研究人员认为，高胆固醇饮食引起的内耳小动脉的动脉粥样硬化性炎症变化可以解释这一发现，但是，为何不通过直接观察动脉来验证这一结论是否正确呢[3999]？

研究发现，血管造影确定的心脏冠状动脉疾病的范围和严重程度与听力损失密切相关[4000]。动脉粥样硬化是一种影响全身动脉的系统性疾病，因此与内耳中的动脉也有关联。颈动脉中发现的动脉粥样硬化斑块的数量也有同样的联系，斑块越大，听力越差[4001]，在接下来的5年中进一步听力损伤的风险也越大[4002]。离耳朵越来越近了，那些直接供应内耳的动脉呢？早期尸检数据[4003]和直接成像研究[4004]表明，听力损失程度与内耳动脉的动脉粥样硬化性狭窄之间存在直接关联。

现在我们只需要一个干预试验来证明这一点。是的，高胆固醇[4005]和高饱和脂肪酸[4006]的饮食已经被证明会杀死实验动物的耳蜗听觉毛细胞，导致内耳损伤和听力损失，但这并不是说你可以把几百个人类受试者关起来几年，强迫他们吃不同数量的饱和脂肪酸，然后看看他们的听力会发生什么。不过，芬兰精神病院研究（Finnish Mental Hospital Study）的确这样做了。1958年，赫尔辛基附近两家精神病院中的一家改变了菜单，以减少病人对饱和脂肪酸的摄入[4007]。几年后，两家医院互换了菜单。这是同类研究中最早的干预试验之一，它表明可以通过减少饱和脂肪酸的摄入来降低心脏病的死亡风险。那么听力呢？趋势完全一致[4008]。随着心脏病的恶化，患者听力也越来越差[4009]。在医院改变菜单之后，相反的情况发生了，而且不止一点点。最终低饱和脂肪酸饮食医院中50多岁病人的听力明显好于另一家医院中年轻10岁的病人[4010]。研究人员表示："听力学研究让我们得出结论，饮食是预防听力损失的一个重要因素[4011]。"

# 抗衰老八妙方

作者：格雷格医生 | NutritionFacts.org

翻译：张祖逸　廖入谊

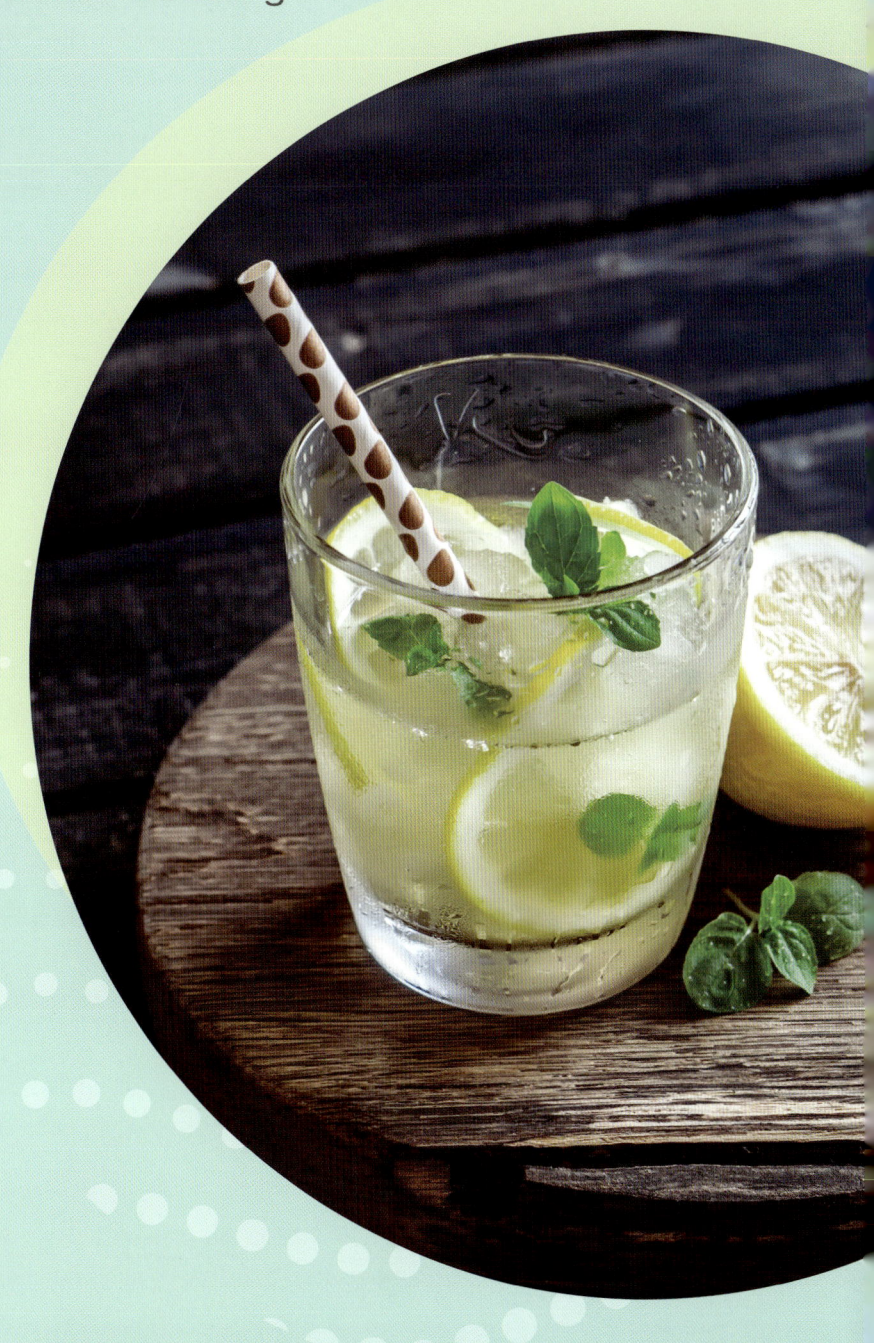

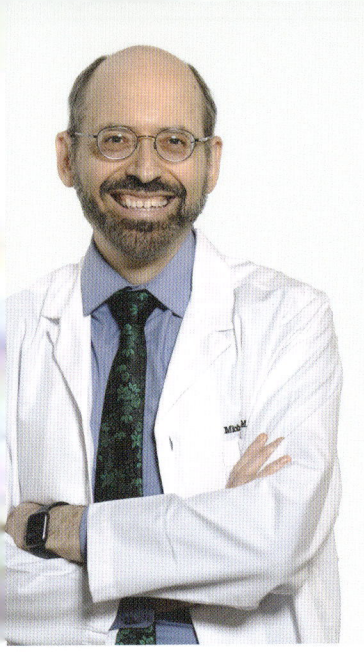

"抗衰老八妙方"是《长寿》的最后一部分内容，与我之前的著作《救命》提到的"每日十二清单"相辅相成。这八个妙方强调了特定的可以减缓衰老、延长寿命的食物和行为，具体如右侧所示：

1. 坚果
2. 绿叶蔬菜
3. 浆果
4. 益生元和后生元
5. 热量限制
6. 蛋白质限制
7. 外源性毒物兴奋效应和microRNA调控
8. NAD⁺

医学文献对抗衰老领域有这样一种观点："（抗衰老领域是）陷阱、诈骗和暴富计谋的温床。"[1]与这个领域相关的大众文本也存在"大量错误信息"[2]。市场营销人员经常抛出抗衰老的秘方，欺骗容易上当的老年人[3]，从抗皱霜到已故电视布道者帕特•罗伯逊推出的"帕氏抗衰老蛋白质煎饼"，形式多种多样。衰老也许不利于身体健康，但从商业角度来看，肯定利于赚钱[4]。

有一项业内研究表明，65岁及以上的美国人当中有60%在寻求抗衰老干预措施[5]。然而，生物医学衰老研究院的院长称这些干预措施几乎都没有科学依据[6]，尽管听上去像回事。

对于外行人来说，即使是受过良好教育，在寻求长寿的基本且实用的建议时，也逃不开一大堆说不清道不明的药品。即使是一个广泛阅读同行评审医学文献的医生，也很难剥去一层层华而不实的外衣，找到下面赤裸裸的真相。不过幸运的是，我找到了真相，就不劳烦大家亲自动手了。

全球疾病负担研究是人类史上最大规模的系统性风险因素分析研究[7]，结果表明，不良饮食习惯是美国[8]乃至全世界人民的头号死因[9]。那么最健康的食物有哪些呢？基于对全世界最健康、最长寿的人群展开的150余项饮食方面的调查，"蓝色地区"（Blue Zones）饮食指南的首要建议是："饮食当中的植物性食物占比达到95%～100%"[10]。除此之外，还有什么可以让我们更长寿、活得更年轻呢？

**最佳抗衰老方案的基础就是健康的饮食。这是好事，因为你能掌控这一点。**

# 坚果 / NUTS

　　一项在营养学顶级期刊上发表的综述称几乎没有食物获得过像坚果一样的"正名"[11]。食用坚果可以降低死于脑卒中、心脏病、呼吸系统疾病、感染、糖尿病甚至癌症的风险，而这些疾病占据了人类十大死因的一半以上[12]，所以食用坚果自然也能降低各种人群早亡的风险。一项针对84～107岁老年人的研究表明，每天吃坚果可以延长寿命，和经常吃甜甜圈缩短寿命的效果差不多[13]。《美国心脏病学会杂志》发表的一篇评论标题非常言简意赅——"吃坚果，活更久"[14]。坚果是为数不多的可以独立增加寿命的食物之一[15]。

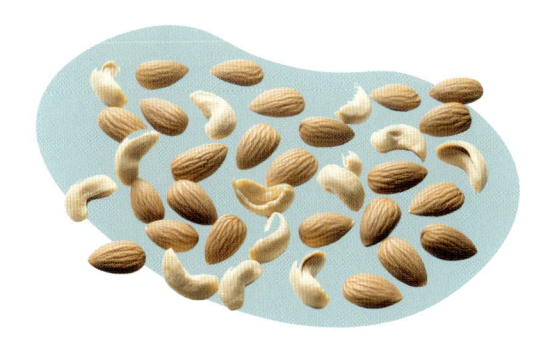

　　荟萃分析表明，每天多吃一份蔬菜、水果、全谷物和豆类，早亡风险就能分别降低4%、6%、8%和10%。坚果呢？每天吃半份坚果就能使风险降低15%。同等重量条件下，坚果降低早亡相关风险的效果无出其右[16]。

　　坚果摄入不足或许可以解释全世界每年数以百万计的早亡病例[17]。这是长期追踪约50万人的饮食习惯和死亡情况后得出的结论[18]。那么，这个结论对个人有什么意义？相比于基本上不吃坚果，每周至少吃两次坚果可以使死亡风险减半[19]。也就是说，每周两把坚果和慢跑四小时拥有相同的延年益寿效果[20]。反过来说，不吃坚果可能导致早亡的风险翻倍。

　　核桃可能是最健康的坚果。它不仅含有最高的抗氧化剂[21]和Ω-3脂肪酸[22]水平，同时也是唯一一种已知可以显著改善动脉功能的坚果[23]，体外抑制癌细胞生长的能力也最好[24]。每周摄入三份以上核桃的人死于癌症的风险会减半。有一篇对现有证据的综述得出了这样的结论："含核桃的植物基饮食益处多多，这可能是公众最需要知道的信息。"[25]我建议每天吃一把核桃。

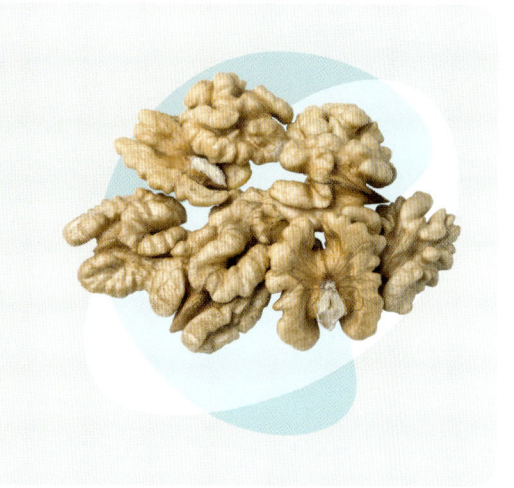

# 绿叶蔬菜 / GREENS

就延年益寿而言，坚果似乎优于蔬菜，但只是优于广义的蔬菜。绿叶蔬菜降低早亡风险的效果与坚果相当[26]，此外绿叶蔬菜还能降低心脏病、脑卒中以及多种癌症的发生风险，甚至有助于预防年龄增长带来的视力丧失[27]。绿叶蔬菜也能增强免疫力、减缓代谢。空气污染是全世界范围内排名前列的死因，而绿叶蔬菜可以保护我们不受空气污染的伤害。

绿叶蔬菜和甜菜中天然存在的硝酸盐可以提高线粒体的能量转化效率。线粒体是人体细胞的能量工厂，而线粒体能量转化效率提高代表每一次呼吸可以得到的能量更多，进而可以改善我们的运动表现[28]。不论药物、补充剂、类固醇，还是其他干预措施，效果都不如蔬菜里的硝酸盐来得好[29]。

总的来说，绿叶蔬菜提供的硝酸盐占我们硝酸盐摄入量的80%[30]。多吃绿叶蔬菜，是不是就代表着身体的运转效率大大提高，把热量转化为能量的效率更高，进而减慢代谢速度？的确是的。古时候物质不太丰富，人体甚至可能进化出了靠吃蔬菜来保存体力的能力。不论怎样，减慢代谢速度对延年益寿可能有益[31]，并且也能解释为何吃蔬菜较多的人往往比吃蔬菜较少的人活得更久[32]。

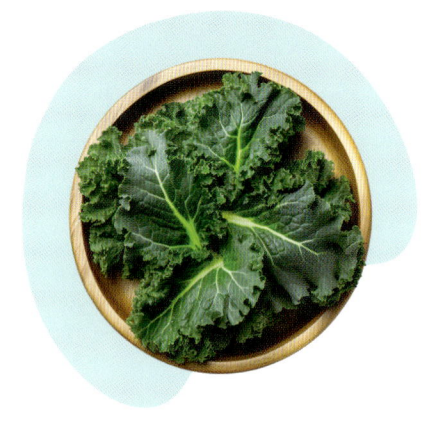

有研究认为绿叶蔬菜是延年益寿的一大秘诀[33]。每天吃绿叶蔬菜可能是延年益寿最有效的方法之一。一项题为《健康生活方式和可预防的死亡》的研究指出了六种使60~80岁男女在12年内死亡风险减半的生活方式因素。除了非饮食因素（如不吸烟和每天行走1小时以上），研究者只使用了唯一一项饮食质量指标，那就是"几乎每天""吃绿叶蔬菜"[34]。

哈佛大学的研究团队分析了多种食物类别，发现绿叶蔬菜对重大慢性疾病的预防效果最好[35]；每天多吃一份绿叶蔬菜，可以使心脏病突发[36]和脑卒中[37]的风险下降多达20%。

### 重要警告

如果您正在服用华法林抗凝剂（又名苄丙酮香豆素），请务必在增加绿叶蔬菜摄入量前先与医生商讨。这种药物的作用机制是抑制循环利用维生素K的酶，而维生素K与人体凝血相关。绿叶蔬菜富含维生素K，而大量摄入维生素K可能使华法林的药效减弱[38]。倒不是说不能吃绿叶蔬菜，只是医生会需要根据您日常的绿叶蔬菜摄入量来调整华法林的用量。

# 浆果 / BERRIES

全世界各个国家和地区的饮食指南当中，最常出现的关键词并不难理解：多吃蔬菜、水果[39]。不过，不同的蔬菜和水果之间也有所差异。科学研究很少把浆果从大的"水果"分类中单独提出来[40]，但把三个考察吃浆果和总体寿命的前瞻性研究综合起来看，浆果摄入量更多的人的寿命明显长于摄入量少的人[41]。

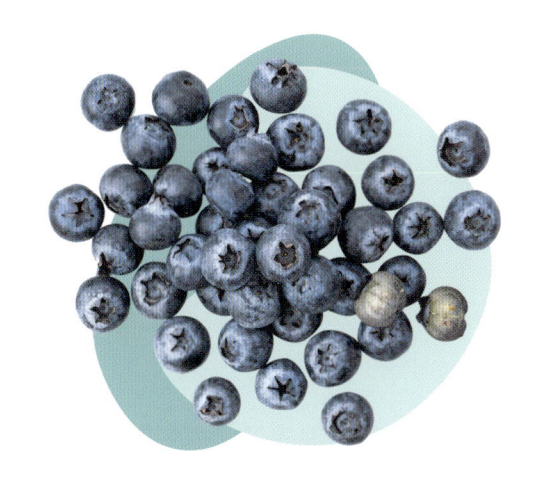

浆果和绿叶蔬菜降低全因死亡风险的程度接近[42]。进化赋予了浆果明亮且鲜艳的颜色，它们以此来吸引以水果为食的动物助其传播种子。这些多彩的颜色背后都有相应的分子特征，而这些分子特征可以部分解释浆果的抗氧化能力[43]。

花青素的英文"anthocyanin"来自希腊语"anthos"（花）和"kyanos"（蓝色的）[44]。这类物质赋予浆果红色、蓝色、紫色等色彩，但它们的名字（例如蓝莓里的矮牵牛素和蔓越莓里的芍药素）依然暗示了这些色素源于花卉[45]。花青素可以穿透血脑屏障；浆果之所以对认知方面有益，是因为花青素可以改善脑灌注、记忆力、执行功能、处理速度、专注力和整体认知表现[46]。花青素还对视力有益；浆果有助于改善黄斑变性、青光眼和白内障，其中的花青素能显著改善眼疲劳的主客观表现[47]，并提高对光线[48]和黑暗[49]环境的适应能力。

浆果也有全身性抗炎功效，同时可以直接抑制肠道炎症[50]。此外，研究发现花青素可以部分通过改善胰岛素敏感性[52]来改善短期和长期的血糖控制[51]；所以提高浆果摄入量可以降低2型糖尿病的发病风险，这一点也就不足为奇了[53]。

浆果也可以快速改善动脉功能[54]，这进一步佐证了增加花青素摄入量可以显著降低心血管疾病死亡[55]以及全因死亡[56]的风险。

# 益生元和后生元 / PREBIOTICS AND POSTBIOTICS

人体的结肠可能是世界上生物密度最大的生态系统[57]。许多人会认为大便的主要成分是未消化的食物，但实际上细菌占了75%[58]，数以万亿计[59]。结肠里的细菌可以增强免疫系统、合成维生素、改善消化、平衡体内激素。我们为细菌提供家园、给予细菌养分；反过来细菌也会保护它们的家，也就是我们的身体。

益生元（如膳食纤维和抗性淀粉）是乳杆菌和双歧杆菌等益生菌的养料，这些益生菌可以合成有益的后生元（如丁酸盐和乙酸盐）。益生菌摄入膳食纤维等益生元后，会合成短链脂肪酸（SCFA），然后SCFA会经结肠进入血液，进入体循环，最终甚至抵达脑[60]。这些源于膳食纤维的SCFA对人体影响深远，在控制炎症、提高免疫功能、保证心理健康等许多方面都能发挥作用[62]。

> 我们摄入的食物决定了我们的肠道菌群[63]。
> 在改变饮食数天至数周内，
> 肠道菌群就会发生相应的变化。
> 肠道菌群和人体的关系非常紧密，
> 可以影响人体的大部分生理功能[64]。

从成年步入老年以后，肠道菌群也会发生明显变化[65]。老年人并没有"典型"的肠道菌群[66]，但肠道菌群的功能会从发酵纤维向发酵蛋白质变化[67]。随着年龄不断增长，健康的肠道菌群对维持身体健康而言最重要的作用，在于预防全身炎症[68]。炎性衰老是效果很强的一类风险因素，而且其影响不单单涉及早亡[69]。血液当中炎症标志物水平高于相应年龄平均值的人群住院[70]、身体衰弱[71]和自理能力减弱[72]的可能性更高，并且更容易罹患包括普通感染在内的多种疾病[73]。

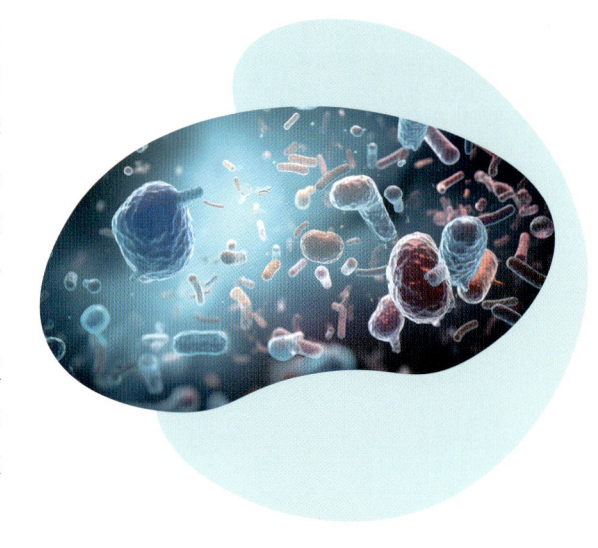

# 益生元和后生元 / PREBIOTICS AND POSTBIOTICS

菌群失调与衰老相伴，而菌群失调是指肠道菌群发生失衡，具体表现为以纤维为营养来源的细菌种类减少[74]。肠道菌群失调可能引起肠漏，从而加速衰老。为避免肠道菌群失调、炎症和肠漏，应多摄入植物。素食主义者的肠道菌群平衡往往较好，细菌多样性较高，肠道屏障的完整性更好[75]，肠道产生的尿毒症毒素更少[76]，这很可能是因为膳食纤维是健康肠道菌群的主要能量来源[77]。那还有其他方法治疗肠漏吗？戒酒[78]，不要服用阿司匹林、布洛芬、萘普生等非甾体抗炎药[79]，每天摄入约等于1杯煮熟的扁豆所含的锌[80]。

同时，我们也不要再吃促进有害菌生长的食物了。有害菌可以合成有毒的后生元（如氧化三甲胺，简称TMAO）。出现TMAO，基本就代表存在与肠道菌群有关的疾病[81]。不论男女老少，不论是否有高血压，也不论胆固醇水平是高是低，凡是TMAO水平较高的人，出现心脏病突发、脑卒中和早亡的风险都明显较高[82]。

鸡蛋和卵磷脂补充剂富含胆碱，肉类和部分能量饮料富含肉碱。大量摄入胆碱和肉碱后，肠道内的有害菌便会合成TMAO。研究表明，TMAO的水平会在摄入鸡蛋[83]或肉类[84]之后的数小时内飙升。

那么只吃益生菌片有效吗？目前FDA还没有批准通过任何益生菌配方，所以市场上的益生菌仅满足相对宽松的饮食补充剂行业的监管规定[85]。另一方面，多吃富含益生元的食物（也就是"多吃全蔬食"[86]）可以选择性地培养有益菌。多摄入膳食纤维是通往长寿的途径之一[87]。许多研究反复推荐高膳食纤维饮食[88,89,90]；在实现极长寿命、极佳健康的生活方式建议当中，高膳食纤维饮食也常常在列[91]。

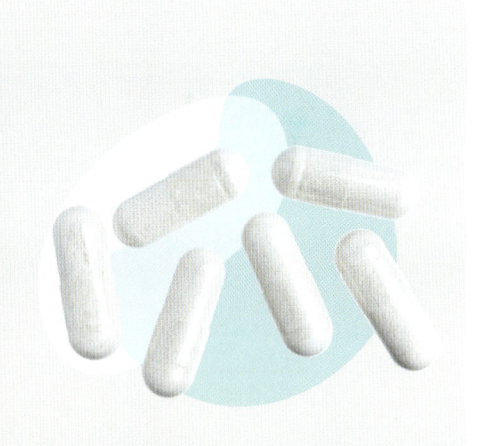

# 热量限制 / CALORIC RESTRICTION

从行为的角度来看，一日三餐（外加小吃）是一种进化出的新行为。本杰明•富兰克林曾说："吃得少，活得久。"[92]。所以这种刺激作用导致的身体防御机制增强，能否延长寿命呢？实验室研究发现，对许多物种而言，在不至于出现营养不良的条件下限制热量摄入，是延长健康寿命和总体寿命的最佳非药物措施之一[93]，同时也可能是"迄今为止衰老生物学最重要的发现"[94]。

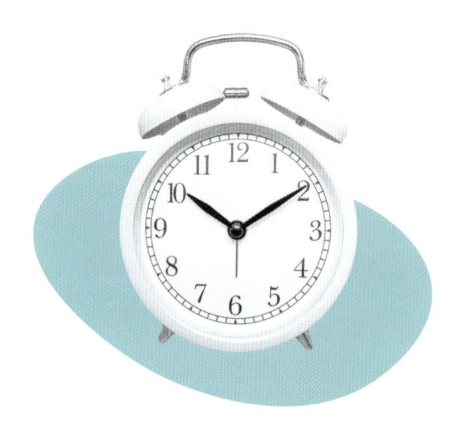

有观点认为限制热量摄入是一口不老泉[95]，可以延长动物的寿命[96]，背后的机理可能就是减缓代谢的速度[97]。身体可以通过提高能量利用和线粒体（细胞供能器）的效率来降低静息状态的代谢速率[98]。目前为止规模最大的一项限制热量摄入的试验发现，这项措施不仅可以减缓代谢速率，还能减轻自由基引起的氧化应激，从而延缓衰老[99]。

CALERIE（针对减少热量摄入的长期影响的全面评估）是第一项检测限制热量摄入影响的大型长期临床研究[100]，结果发现，限制热量摄入可以带来几近全面的好处，这表明轻度的热量限制具有健康和长寿方面的益处，同时也不会带来极端热量限制的坏处（如性欲减退、力量下降、骨量减轻、月经失调、不孕不育、畏寒、伤口愈合减慢、血压过低以及抑郁、情绪压抑和易怒等心理问题[101]，更别提随时存在的饥饿感了）。此外，CALERIE的参与者在情绪、总体健康、性驱动和睡眠方面都有显著改善[102]，腹部内脏的脂肪量也减少了一半以上[103]，血压、胰岛素敏感性、甘油三酯以及胆固醇水平也有明显改善[104]。受试者在研究的最后一年摄入的热量仅比研究基线少大约300卡路里[105]，所以每天只需要少摄入大概等于一包薯片的热量，就能得到这些好处。

相比于每天限制热量摄入，间歇断食怎么样？每隔一天或者每天只有几个小时想吃什么就吃什么，或者一周断食两天，或者一个月断食五天，这些都属于间歇断食。曾几何时，我们的祖先经常一天只吃一顿大餐，有时一连几天都没东西吃，这样的状态持续了好几千年[106]。然而，相比长期每天限制热量摄入，间歇断食似乎并没有什么优势[107]。

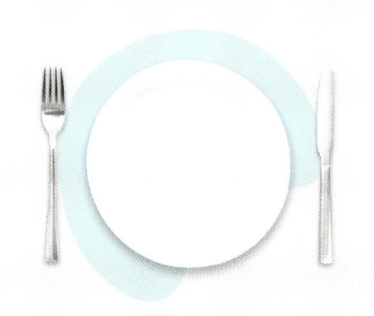

# 蛋白质限制 / PROTEIN RESTRICTION

社会往往教导我们要多吃蛋白质，但目前的最佳证据表明，限制热量摄入在延年益寿方面的好处都源于减少蛋白质的摄入[108]。

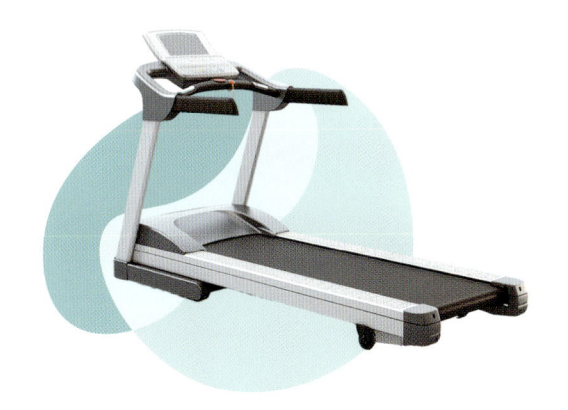

2000年新发现的FGF21激素[109]是改善代谢、改善动脉血管健康、获得匀称身材和延年益寿的关键因素[110]。锻炼可以提高FGF-21的水平[111]，多吃碳水化合物、少吃蛋白质也可以[112]。消化速度较慢的淀粉类食物（如意大利面、豆子和完整的谷物）也有类似的延年益寿效果[113]。

研究表明，即使是采取轻微的PR（限制蛋白质摄入）措施，也会产生显著的临床益处[114]，但各种蛋白质之间也存在差异。研究认为，限制甲硫氨酸的摄入量有代谢方面的健康益处，而FGF21是这类益处最重要的介导因子[115]。甲硫氨酸主要存在于动物蛋白当中[116]，所以即使不改变蛋白质总摄入量，只将动物蛋白转为植物蛋白，也可以减少甲硫氨酸的摄入量，从而提高FGF21的水平。豆类（小扁豆、去皮豌豆、鹰嘴豆等）的甲硫氨酸含量只有肉类的10%～20%[117]。

饮食当中蛋白质过多可导致氧化应激[118]和炎症增加，同时导致对沉默信息调节因子发挥作用至关重要的$NAD^+$水平下降[119]。减少蛋白质摄入可以使血液IGF-1水平下降，而IGF-1水平较低可延长人的预期寿命[120]。研究表明减少蛋白质摄入是抗衰老和抗癌饮食的重要组成部分，其中一个原因就涉及IGF-1[121]。

*对各个物种而言，蛋白质和碳水化合物有利于寿命的最佳比例约为1:10[122]。然而，动物蛋白摄入越多，死亡率越高；植物蛋白摄入越多，死亡率越低[123]。*

# 蛋白质限制 / PROTEIN RESTRICTION

　　NIH-AARP研究共收集了600万个人年的观察数据（人年数＝观察的人数×观察的年数），结果显示，不论男性还是女性，只需将3%的能量来源从动物蛋白转为植物蛋白，总死亡率就能下降10%[124]。只需将1%的动物性食物转为蔬食（每天仅需约5克），就能带来显著的寿命提升[125]。2022年的一项荟萃分析建议，用富含植物蛋白的食物替换动物蛋白，从而预防与衰老相关的疾病、延长寿命、推动健康老龄化[126]。

　　异亮氨酸、亮氨酸和缬氨酸都属于支链氨基酸（BCAA），而这三种氨基酸的血液水平也与健康和长寿呈负相关，即这三种氨基酸的水平越低，寿命就越长，生活也越健康[127]。研究人员发现，控制饮食当中BCAA的摄入量可能是健康长寿的关键[128]。考虑到BCAA是启动衰老过程的mTOR酶的强激活剂，这种观点也有一定的道理[129]。

　　由于BCAA多见于肉类（包括鸡、鱼等）、奶制品和蛋类食物[130]，这也可以解释为什么摄入动物蛋白可加重胰岛素抵抗[131]和增加糖尿病风险[132]，而蔬食的效果与之相反。只需将5%的动物蛋白替换为植物蛋白，就可使糖尿病风险降低20%以上[133]。

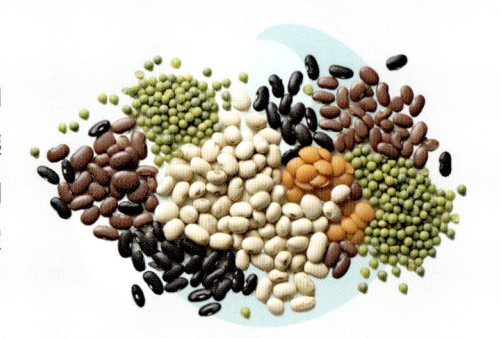

# 外源性毒物兴奋效应和microRNA调控
## XENOHORMESIS AND microRNA MANIPULATION

外源性毒物兴奋效应和microRNA是植物与动物跨界信息交换通路的重要组成部分，我们可以将这些通路为己所用。

毒物兴奋效应可以近似理解为"不死即更强"准则[134]。大家可以想想身体运动[135]——运动给肌肉和心脏施加了压力，结果使人更加健康（前提是有足够的恢复时间）。运动等轻微的压力可以触发保护性反应，从长远来看可以增强人体的防御能力[136]。

毒物兴奋效应或许能解释控制饮食可以延长寿命的原因所在[137]。少吃可以对身体施加轻微的压力，进而激活各种保护机制，增强抗炎和抗氧化的防御机制[138]。不过，比起控制饮食摄入量，外源性毒物兴奋效应也许更为实际。

> 受到压力的植物将抗逆性赋予食用它们的动物，
> 这就是所谓的外源性毒物兴奋效应[139]。
> 换句话说，为激发身体的防御机制、
> 应对之后会出现的压力来源，
> 与其将自己暴露在压力来源面前，
> 不如让植物来承受压力[140]。

植物从零开始制造一系列化合物来抵御外来威胁[141]，并且有一部分保护性物质可以在人体内发挥相似的作用。植物可以产生自身需要的维生素，我们则可以挪为己用，让这些维生素在我们自己的身体内发挥大致相似的细胞作用[142]。

动植物的压力来源存在部分重叠。人体会被细菌攻击，植物和真菌也会[143]。受到细菌攻击后，部分真菌会产生青霉素，可供我们免费利用；反过来，受到真菌攻击后，部分细菌会产生抗真菌的雷帕霉素。雷帕霉素可以抑制真菌生长，进而抑制所有真菌、植物、动物以及人类体内的雷帕霉素靶蛋白（TOR）通路[144]。

植物被感染时会合成阿司匹林，而阿司匹林也能应对人体被感染的情况。植物的创伤可以自愈，人体也可以利用类似的信号系统来自愈[145]。令人惊叹的是，植物的压力反应分子也能在人体内激活相同的保护性反应[146]。举例来说，植物通过合成多酚化合物自保[147]，我们也能利用这些多酚化合物实现同样的目的[148]。植物拥有需要不受自由基损伤的DNA，它们会制造复杂的抗氧化物，这些物质都可以为我们所用。从某种意义上说，冰箱里放水果、蔬菜的保鲜格就像是大自然的药箱。

# 外源性毒物兴奋效应和microRNA调控
## XENOHORMESIS AND microRNA MANIPULATION

　　DNA中存放着人类的遗传密码，信使RNA将一段DNA编码（也就是一个基因）转录并翻译为一种结构蛋白或酶。然而，大部分基因会被转录为非编码RNA，也就是不编码蛋白质的RNA[149]。非编码RNA的种类达100种以上，最原始的是microRNA[150]，可以将一串成千上万个字符长度的DNA编码成普通的信使RNA[151]。microRNA通常会与信使RNA结合，阻止其被翻译为蛋白质[152]。

　　可以说microRNA负责调节每一个生物过程，在健康的方方面面都发挥至关重要的作用[153]。所有疾病都和microRNA失调有关[154]，而microRNA的表达可以通过饮食调节[155]。

　　随着人类年龄的增长，表达上调和下调的循环microRNA各有数十种[156]。举例来说，可以凭借7种microRNA的血液浓度区分阿尔茨海默病患者和健康对照组成员，准确度高达95%[157]。

　　蔬食带来的microRNA改变除了与较低的患癌[158]和糖尿病[159]风险有关，也可能直接延长寿命。科学家在洛马琳达开展了一项针对循环microRNA的研究，当地健康的素食主义者的寿命比加利福尼亚州其他地区的人长十余年。研究发现，素食主义者和非素食主义者之间有6个与衰老相关的microRNA存在表达差异，提示以植物为饮食基础带来更长预期寿命的有关机制[160]。

　　（译者注：今时今日，只有一个"蓝色地带"仍然存在并蓬勃发展——美国加利福尼亚州的洛马琳达。）

　　蔬食中含有数千种有生物活性的microRNA[161]。科学界历来将水果、蔬菜和草药的益处归因于植物营养素，但它们含有的microRNA或许也有作用[162]。单独提取出来的植物营养素通常不能完全复制在原来完整食物当中发挥的完整功效，这种情况之前曾被归因于各种成分的协同相互作用。之前提到过，植物营养素（如多酚化合物）可以通过操纵microRNA表达来影响人类生理学，但植物的microRNA也有可能直接抑制了人体的基因表达[163]。

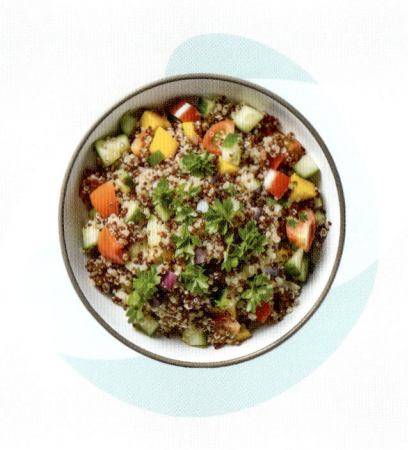

　　目前，植物基"外源microRNA"[164]调控跨界基因的潜力[165]是所有科学领域当中最令人兴奋的话题之一。广义上讲，跨界基因操作的概念并不新鲜，毕竟自古以来病毒的RNA和DNA就一直将人体细胞占为己用。然而，如果源自食物的microRNA正在改变我们的基因表达，那么这无疑赋予了"人如其食"这句话新的含义[166]。

# NAD⁺

我们对烟酰胺腺嘌呤二核苷酸（NAD⁺）的了解始于1906年的一篇论文。论文标题很不起眼，名叫《酵母汁的酒精发酵》[167]。当时这篇论文的作者没有想到，与NAD⁺有关的一系列发现在将来会造就4名诺贝尔奖得主[168]。现在我们知道，NAD⁺是所有生物都必需的分子[169]，约500个酶反应[170]，特别是从食物当中提取代谢能量的酶反应都需要NAD⁺ [171]。进入21世纪，NAD⁺的相关研究迎来了一次复兴：研究人员发现NAD⁺对沉默信息调节因子[172]及哺乳动物的健康寿命非常关键[173]。

NAD⁺是体内含量最丰富的分子之一。人们曾经认为它相对稳定，但现在知道它实际上处于一个不断合成、循环和分解的状态[174]。为了在这种变化当中保持细胞活力，充足的NAD⁺前体和足够高的NAD⁺合成酶活性都至关重要[175]。

幸运的是，生命无法在没有NAD⁺的情况下存在[176]，所以我们的所有食物——不论植物、动物还是真菌——都含有NAD⁺及其前体[177]。如今市场上也有4种主要的NAD⁺增强剂：烟酸（NA）、烟酰胺（NAM）、烟酰胺核苷（NR）和烟酰胺单核苷酸（NMN）。人体也可以直接接受NAD⁺以及氢化形式的NADH。此外，NMN和NR也有对应的氢化形式（NMNH和NRH）。总的来说，NAD⁺涉及许许多多的物质：NAD、NA、NAM、NR、NMN、NADH、NMNH和NRH。人体也可以基于色氨酸从头合成NAD⁺。考虑到NAD⁺非常关键，身体利用各种前体的途径繁多也就不奇怪了[178]。

哪种NAD⁺增强剂最好？考虑到实验室发现的临床前效果尚未转化为临床益处，目前还没有明确的优胜者[179]，需要更多、更大规模和更长时间的研究来确立安全性和有效性[180]。

然而，有一种方法可以自然增加NAD⁺并增强NAMPT（产生NAD的酶）的活性，同时无须服用任何补充剂：那就是锻炼。

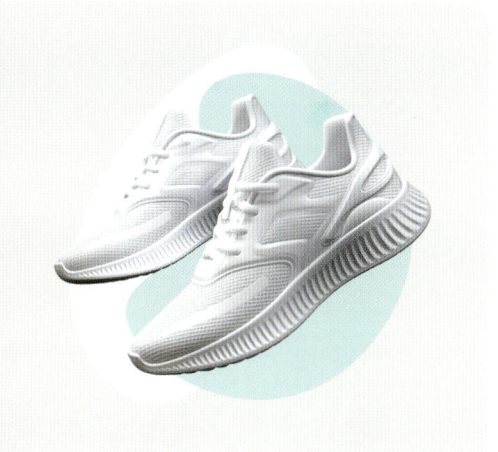

扫码阅读参考文献

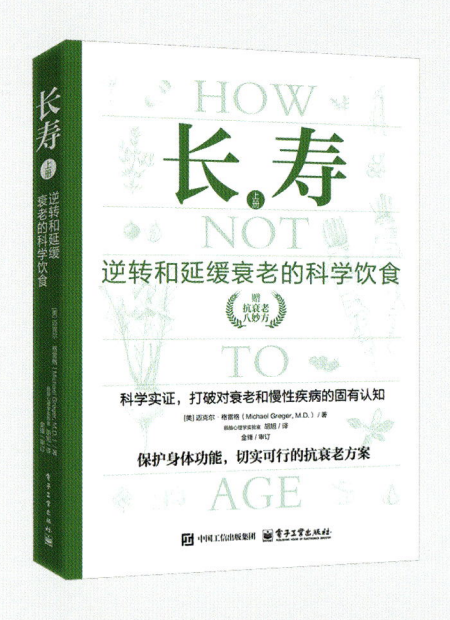

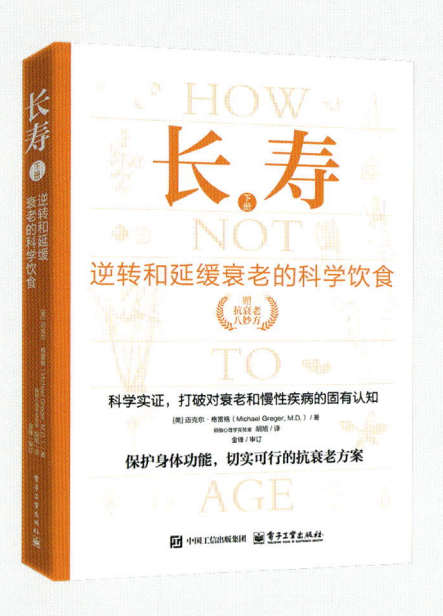

**《长寿：逆转和延缓衰老的科学饮食》**
**定价：168.00元（全2册）**

  长期以来，医生一直将衰老视为一种疾病，但变老并不一定意味着一定会病情加重。我们的身体细胞有11种衰老途径，我们可以将其各个击破。像"自噬"这样的过程，可以用亚精胺来促进（亚精胺是一种在豆芽、蘑菇和小麦胚芽中发现的化合物）；衰老的"僵尸"细胞会导致炎症，并与许多和年龄相关的疾病有关，洋葱、苹果和羽衣甘蓝等富含槲皮素的食物可以帮助我们清除这些细胞。

  受百岁老人和"蓝色地带"（世界上最长寿的人居住的地理区域）居民的饮食和生活方式的启发，格雷格医生提出可以通过简单、易用和循证的方式来保持身体功能，让你在身体和精神上都感觉年轻。《长寿》充满了专业知识和可操作的要点，为实现健康长寿制订了科学实用的策略。

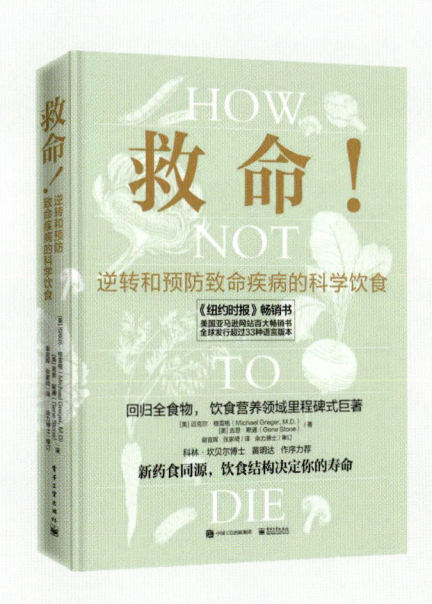

## 《救命！逆转和预防致命疾病的科学饮食》
### 定价：118.00元

心脏病、糖尿病、高血压、肝病、乳腺癌……都是遗传惹的祸？

NO！

对威胁生命的主要疾病来说，基因发挥作用的比例仅占10%~20%，我们完全可以通过饮食来改变基因对健康的影响。针对影响健康的15大疾病，本书为您提供实用的饮食方案。

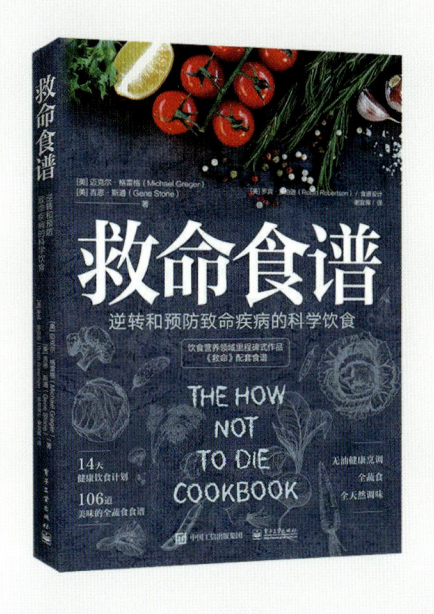

## 《救命食谱》
### 定价：128.00元

纯天然食材，超健康无油烹调，106道全蔬食食谱，14天健康饮食计划，远离肥胖和慢性疾病！

格雷格医生与知名的蔬食料理美食家，联袂为忙碌的现代人量身打造了实用性与美味度满分的《救命食谱》，让你轻松晋升为专业级的蔬食料理大厨！

# 抗衰老八妙方

# 长寿

下册

## 逆转和延缓衰老的科学饮食
## HOW NOT TO AGE

［美］迈克尔·格雷格（Michael Greger, M.D.）/ 著
肠脑心理学实验室　胡旭 / 译
金锋 / 审订

电子工业出版社
Publishing House of Electronics Industry
北京·BEIJING

HOW NOT TO AGE

Copyright © 2023 by NutritionFacts.org Inc.

This edition arranged with InkWell Management LLC

through Andrew Nurnberg Associates International Limited

版权贸易合同登记号 图字：01-2024-3424

**图书在版编目（CIP）数据**

长寿：逆转和延缓衰老的科学饮食：上下册 / （美）迈克尔·格雷格（Michael Greger）著；胡旭译. 北京：电子工业出版社，2025.8（2025.10重印）. -- ISBN 978-7-121-50796-0

Ⅰ. R247.1

中国国家版本馆CIP数据核字第2025MU7801号

责任编辑：周　林　　文字编辑：刘　晓
印　　刷：三河市鑫金马印装有限公司
装　　订：三河市鑫金马印装有限公司
出版发行：电子工业出版社
　　　　　北京市海淀区万寿路173信箱　　邮编：100036
开　　本：787×1 092　1/16　印张：48.75　字数：1034.8千字
版　　次：2025年8月第1版
印　　次：2025年10月第3次印刷
定　　价：168.00元（全2册）

凡所购买电子工业出版社图书有缺损问题，请向购买书店调换。若书店售缺，请与本社发行部联系，联系及邮购电话：（010）88254888，88258888。

质量投诉请发邮件至zlts@phei.com.cn，盗版侵权举报请发邮件至dbqq@phei.com.cn。

本书咨询联系方式：25305573（QQ）。

# 目录

―― 下 册 ――

## 第 6 章 / 保护激素 · 351

"抗衰老"激素 · 351

更年期 · 353

"男性更年期" · 368

**专题报道**
"肾上腺疲劳"真的存在吗？· 352
放弃乳制品，保护卵子 · 353
乳房X射线检查的风险与收益 · 358
大豆与乳腺癌 · 364
前列腺癌筛查的风险与收益 · 374
植物雌激素会使男人女性化吗？· 378

## 第 7 章 / 保护免疫系统 · 381

生活方式 · 382

食物 · 384

补充剂 · 398

疫苗 · 402

> **专题报道**
> 亲近大自然·383
> 我们必须选择有机农产品吗？·387
> 用绿茶漱口如何？·395
> 健康的蔬食可以降低COVID-19风险和严重程度·398

# 第 8 章 / 保护关节·408

药丸·408

凝胶剂·409

注射剂·410

手术·410

安慰剂·411

减肥·413

运动·414

饮食·415

局部外用治疗·421

补充剂·424

> **专题报道**
> 腰痛·423

# 第 9 章 / 保护脑·426

失去记忆·427

衰老神话的神话的神话·428

保护脑的药物·429

因果关系理论·432

生活方式·443

调节肠道菌群，改善认知·450

益智健脑补充剂·452

吃出健康的脑·476

关于预防痴呆的随机对照试验的"适度建议"·479

膳食氧化型胆固醇·433
APOE——对长寿最重要的基因·436
小心亲吻夺走你的记忆·445
褪黑素有帮助吗？·446

专题报道
芳香疗法治疗痴呆·454
认知刺激、音乐疗法和冷冻刺激·461
牛奶会影响浆果的抗氧化活性·464
猴头菇与脑健康·468
大豆的益处取决于食用者产生雌马酚的能力·470
小心海鲜中的BMAA神经毒素·475

# 第10章 / 保护肌肉·481

老年人要小心肌少症·481

肌肉"用进废退"原则·482

炎症与肌肉减少·483

人类蛋白质需求量·484

抗氧化物与衰老相关的肌肉损失·490

膳食纤维治疗身体衰弱：增强肠道菌群－肌肉轴·491

碱性饮食可以防止肌肉损失吗？·491

保护肌肉的食物·493

可可能增强肌肉力量吗？·494

肌酸是增强肌肉力量的秘密武器吗？·495

专题报道
植物蛋白是优质蛋白吗？·489
苏打水能抗衰老吗？·493
特发性震颤·497

# 第11章 / 保护性生活·499

女性性功能·502

男性性功能·512

专题报道
- 体味与性吸引力·500
- 小心邻苯二甲酸酯·506
- 借助芳香刺激性欲·507
- 远离双酚A·515
- 吃伟哥可能增加皮肤癌风险·518
- 阿特金斯饮食：想说爱你不容易·521
- 健康饮食的成本和收益·523

# 第 12 章 / 保护皮肤·524

皮肤防晒很重要·525

空气污染物与皮肤老化·526

医学护肤·527

营养护肤·528

饮食之中，轻松赶走鱼尾纹·533

纯素食不利于伤口愈合·534

胶原蛋白延缓皮肤衰老的神话·535

局部皮肤护理产品的有效性·537

皮肤癌·542

静脉曲张·548

指甲健康·549

专题报道
- 果酸美容的利与弊·542
- 口服烟酰胺，预防皮肤癌·544
- 黑药膏治疗皮肤癌的骗局·545
- 黑皮肤和白皮肤，哪个更应该防晒？·546
- 苹果醋可治疗静脉曲张吗？·548
- 预防和治疗嵌甲·551
- 指甲脱落是怎么回事？·552

## 第 13 章 / 保护牙齿·555

牙齿健康与长寿·555

牙掉了，影响脑子·556

向添加糖说拜拜·557

保护牙齿健康的饮食·559

多吃绿叶蔬菜，保护牙龈健康·559

如何削弱酸性食物对牙釉质的腐蚀作用·561

> **专题报道**
> 自己制作最好的漱口水·557
> 牙科X射线检查安全吗？·558
> 刷牙之前先使用牙线·559
> 椰子油漱口有用吗？·560
> 氟化物的安全性和有效性·561

## 第 14 章 / 保护视力·563

黄斑变性·563

青光眼·569

白内障·571

保护我们的尊严·574

如何善终？·575

医疗辅助死亡·576

VSED 的好处·577

死于 VSED 是什么感觉？·577

有尊严地离世·578

> **专题报道**
> 我能看到27英里远·567
> 糖尿病视网膜病变·568
> VSED的弊端·578

## 第4部分　格雷格医生的抗衰老八妙方

### 导语 · 580

抗衰老骗局 · 580
服用补充剂是花钱当冤大头？· 581
维生素 D 能做什么？不能做什么？· 582
维生素 D 能对抗死亡？· 583

### 第 1 章 / 坚果 · 585

健康的坚果 · 585
哪种坚果最健康？· 587

> **专题报道**　多少坚果算多？· 587

### 第 2 章 / 绿叶蔬菜 · 589

用西蓝花增强肠道防御 · 589
空气污染缩短预期寿命 · 590
十字花科蔬菜有助于解毒 · 591
绿叶蔬菜减缓新陈代谢 · 592
蔬菜中的硝酸盐对抗肌肉衰老 · 594
蔬菜中的硝酸盐对抗动脉老化 · 594
喂养口腔里的微生物 · 595
如何防止硝酸盐变成有害的亚硝胺？· 595
把绿叶蔬菜加进一日三餐里 · 597

> **专题报道**　西蓝花补充剂怎么样？· 592
> 重要警告：绿叶蔬菜与药物华法林 · 598

### 第 3 章 / 浆果 · 599

浆果是抗氧化小能手 · 599

浆果的抗氧化作用·600

彩虹饮食给健康添色彩·604

樱桃、蔓越莓、枸杞和葡萄·607

> 专题报道
> 巴西莓的抗氧化作用被夸大·600
> 余甘子的抗氧化作用·603
> 葡萄籽提取物怎么样?·608

## 第4章 / 外源性毒物兴奋效应和microRNA调控·609

外源性毒物兴奋效应·609

microRNA·621

## 第5章 / 益生元和后生元·637

肠道藏着长寿的秘密·638

肠道菌群随着衰老而变化·639

百岁老人的肠道菌群·640

肠道菌群失调与衰老：谁是因？谁是果？·641

粪菌移植实验证实肠道菌群在衰老过程中的作用·643

肠道菌群失调·644

益生菌·650

益生元和后生元·653

> 专题报道
> 硫化氢：沉默的杀手·648
> 发酵食物怎么样呢？·652
> 调节肠道菌群治疗痴呆·661

## 第6章 / 热量限制·664

是时候考虑禁食了·664

新陈代谢越慢，寿命越长·665

热量限制能延长人类寿命吗？·666

热量限制还是肥胖限制？·667

饮食限制的猴子试验·668

在最佳营养条件下限制热量·668

CALERIE 试验发现了啥？·669

热量限制的潜在隐患·672

吃得更多 ≠ 热量更多·674

间歇性禁食·675

间歇性禁食与长寿·676

模拟禁食饮食·677

限时进食与长寿·678

不要轻易在家尝试长时间禁食·679

通过限时饮食降低 IGF-1 水平·681

专题报道
热量限制对认知的影响·671
减少污染物的积累·674
禁食辅助治疗癌症·680

# 第 7 章 / 蛋白质限制·683

FGF21·683

蛋白质限制·689

限制甲硫氨酸的摄入·693

支链氨基酸·699

专题报道
IGF-1 水平降低的潜在风险·689
通过限制蛋白质摄入来预防癌症·693
半胱氨酸和甘氨酸·698
饱受争议的支链氨基酸补充剂·701
蛋白质限制可阻止所有 11 种衰老途径·703

# 第 8 章 / NAD⁺ · 705

NAD⁺ 水平会随着年龄的增长而下降吗？· 706

延长啮齿动物的健康寿命和寿命 · 707

NAD⁺ 增强剂 · 707

提高 NAD⁺ 水平的自然方法 · 718

# 总结 · 721

预期寿命在倒退 · 722

联盟共识 · 724

出于人类的本能 · 725

# 第6章

# 保护激素

寻找激素"青春之泉"的历史丰富多彩而又充满争议。西格蒙德·弗洛伊德（Sigmund Freud）曾建议菲利普亲王（Prince Philip）的准更年期母亲用高强度X射线照射她的卵巢，以使其恢复年轻活力。20世纪20年代和30年代，这被认为是治疗女性衰老症状的一种充满活力的"疗法"[4012]。男性精神和身体上的衰弱曾被归咎于自慰造成的"精液损失"，但将精液注射到老年男性的血液中被认为太危险，于是一位著名的生理学家选择将刚碾碎的狗睾丸中的"汁液"注射进去[4013]。这最终催生了一个流行的家庭手工业，即移植山羊、豚鼠或黑猩猩的睾丸提取物、切碎的睾丸组织或整个睾丸，让衰老的男性"恢复活力"[4014]。到1940年，在美国加利福尼亚州圣昆廷州立监狱进行的人体试验中，有超过1万例睾丸移植手术[4015]。

## "抗衰老"激素

数百万人每年在激素治疗上花费大量的时间和金钱以延缓衰老，这可能弊大于利。

### 人类生长激素

在所有抗衰老诊所的骗局和兜售中，人类生长激素的销售和管理"也许是当今最明目张胆、最有组织的江湖骗术"[4016]。我在视频"人类生长激素作为抗衰老治疗的副作用（hgh）"中详细介绍过，不仅没有抗衰老作用的证据[4017]，如果有的话，生长激素实际上也只能加速衰老过程[4018]。考虑到患癌风险和折寿的可能性，一位著名的临床医生评论说，生长激素可能是一种"真正的抗衰老药物"，让你没有机会因变老而早亡[4019]。

> ### "肾上腺疲劳"真的存在吗？
>
> 许多寻求治疗常见非特殊症状者常常被误导，认为他们患有某种激素缺乏症[4020]。"肾上腺疲劳"就是个典型例子，是一位按摩师于1998年提出的，此后被自然疗法、功能医学从业者和抗衰老医生接受[4021]，但一份内分泌学杂志上发表的一篇系统综述的标题——"肾上腺疲劳并不存在"——说明了一切[4022]。我在视频"肾上腺疲劳（adrenal）"中进行了深入探讨。总而言之，以虚构的疾病兜售未经证实的测试和治疗方法，可能会耽误对实际可治疗疾病的诊断[4023]。

## 脱氢表雄酮

脱氢表雄酮（DHEA）是血液循环中含量最多的类固醇激素[4024]，在人30岁左右时达到峰值，然后随着年龄的增长，其含量会下降[4025,4026]。被誉为"抗衰老""超级激素""万能药"[4027]的DHEA在美国的年销售额超过5000万美元[4028]，人们认为重新补充至年轻的水平可能具有恢复作用。正如我在视频"脱氢表雄酮（dhea）"中所记录的那样，早期的热情已经被清醒的怀疑所取代，这一"万能药"在安慰剂对照试验中一再败北[4029]。除我将在"保护性生活"一章中讨论的在阴道内应用DHEA治疗阴道萎缩外[4030]，唯一令人信服的好处是提高30多岁女性体外受精的生育率[4031,4032]。与任何补充剂一样，它也存在质量控制问题。一些DHEA补充剂其实不含任何DHEA[4033]，但我们有自然的方法可以提高DHEA的水平。

较低的蛋白质摄入量与较高的DHEA水平有关[4034]，一项干预试验发现，增加膳食纤维的摄入可以积极地提高DHEA水平[4035]，那么把它们放在一起呢？研究人员发现，仅仅5天的无蛋素食后，血液中的DHEA水平便提高了近20%[4036]。它也可以通过相反的方式来测试：当已经在吃蔬食的受试者转换为传统饮食时，其体内的DHEA水平下降了近20%[4037,4038]。似乎那些吃蔬食者的身体能更好地保持这种激素，更少通过尿液排出，而这通常只有在禁食时才会出现[4039]。

> **放弃乳制品，保护卵子**
>
> 女性能做些什么来保护其生育能力呢？曾经认为女性卵巢的卵子储备相对稳定，直到27岁左右才会急剧下降[4040]，现在我们知道，从20岁出头的生育高峰期开始，随着时间的推移，卵子储备稳步减少[4041]。我在视频"牛奶中的激素对女性不孕的影响（ovarianreserve）"中讨论过，哈佛大学的研究人员认为，乳制品摄入量的增加导致相当于10年的卵巢加速衰老，要么是因为乳制品受到内分泌干扰物质的污染，要么是因为其中天然生殖激素的存在[4042]。大约60%~80%的膳食雌激素、黄体酮和其他胎盘激素的暴露来自乳制品[4043]。（牛奶通常是在奶牛怀孕期间被挤出的[4044]。）一旦进入人体，这些乳制品中的激素就会转化为雌酮和雌二醇，这是两种主要的活性人类雌激素[4045]，最终会改变卵巢衰退的速度[4046]。

# 更年期

在动物界，绝经后的生活是不寻常的。大多数物种的雌性个体在生殖能力下降后不久就会死亡[4047]，20世纪之前，人类也是如此。（1900年，美国女性的平均预期寿命是48岁[4048]。）然而，如今女性在更年期后的寿命可能超过其整个寿命的三分之一，所以问题就变成了女性如何出色地应对这一过渡时期。

## 给更年期按下暂停键

1970年以来，35岁以后生育第一个孩子的女性比例增加了近10倍[4049]。这可能会给她们的孩子带来"寿命惩罚"（longevity penalty），因为年龄较大的母亲所生的孩子往往寿命较短，但生育年龄较晚的女性自己往往寿命更长[4050]。我在视频"如何通过饮食和生活方式推迟更年期（delaymenopause）"中探讨过这一现象以及影响更年期的饮食和生活方式因素，包括吸烟[4051]、婚姻史[4052]和植物蛋白的摄入[4053]。

## 更年期医学化

连续12个月没有月经的女性被认为是绝经后的[4054]。在美国，女性绝经的平均年龄是51.5岁。大约20%的女性没有症状，而有20%的女性由于伴随的激素变化而面临严重症状。有些症状会随着时间的推移而好转，如潮热，但有些会变得更糟，如阴道干燥[4055]。潮热和盗汗通常会持续5～7年[4056]，但有10%～15%的人可能会持续10年以上[4057]。医疗机构的解决方式是激素替代疗法。

就连"激素替代"这个名字，都说明了更年期作为一种疾病的医学化。给甲状腺功能低下的患者服用甲状腺激素，或者给自身无法分泌胰岛素的1型糖尿病患者服用胰岛素，都是激素替代疗法。相比之下，更年期雌激素等激素的下降是正常和自然的状态，因此，这种治疗的名称已经改为简单的激素疗法或更年期激素疗法[4058]。它最初投入使用并不仅仅是为了缓解症状，而是作为一种"青春之泉"的配方，锁定老年女性的自尊、虚荣和对衰老的恐惧[4059]，正如曼哈顿妇科医生罗伯特·威尔逊（Robert

Wilson）1968年写的畅销书《永远的女性》令人尴尬地流行起来一样。

威尔逊写道："我们必须面对这样一个令人不快的事实，即所有绝经后女性都是被'阉割'的。"他建议开具激素处方，把女性从"无趣的奶牛"状态中解救出来[4060]，让她们"更愉快地生活"[4061]。毫不奇怪，威尔逊推广这些药物的工作是由大型激素制药公司资助的，它们投入了100多万美元[4062,4063]。他否认雌激素和黄体酮等激素可能导致乳腺癌的说法，认为这"完全不合逻辑"，并表示如果有什么的话，那就是它能保护女性免受乳腺癌的侵害。到20世纪90年代，美国高达40%的更年期女性在使用这些药物[4064]，每年为制药业带来数十亿美元的收入[4065]，随后发表的妇女健康促进会的倡议和百万女性研究（Million Women Study）表明，患乳腺癌、血栓和子宫内膜癌的风险增加了[4066]。绝经期激素治疗的使用率下降80%[4067]，乳腺癌发病率也随着急剧而又显著地下降[4068]。

## 更高的乳腺癌和心血管疾病风险

早在20世纪40年代，就有人担心给女性使用雌激素可能会导致乳腺癌[4069]，但大半个世纪后，人们才决定对数百万人使用的药物的安全性进行研究[4070]。我在视频"激素治疗的风险（premarin）"中描述了整个故事，2002年夏，这枚重磅炸弹落了下来。妇女健康促进会的调查发现，雌激素和黄体酮（商品名倍美安，PremPro）的使用者患侵袭性乳腺癌的概率要高得多，以至于他们被迫过早地停止了研究。研究人员预计降低心血管疾病的风险会平衡这一影响[4071]，但这些女性不仅患乳腺癌的概率更高，也有更高的心脏病发作率、更多的脑卒中和更多的肺血栓[4072]。2003年，欧洲百万女性研究报告发表，证实了人们对乳腺癌的担忧[4073]；2004年，由于脑卒中率上升，妇女健康促进会仅使用雌激素（商品名普雷马林，Premarin）的研究也过早停止了[4074]。

接受激素治疗的女性患乳腺癌、心血管疾病的风险，以及面临整体危害的概率更高，这一消息"震惊了全国的女性和医生"[4075]。在这项研究之前，雌激素是美国最常用的处方药[4076]，但在该研究发表后，处方数量急剧下降[4077]，不到一年，全世界乳腺癌的发病率也随之下降[4078,4079]。妇女健康促进会的激素试验花费了约2.5亿美元，但考虑到激素使用量的下降所挽救的生命数量（在随后的10年中，仅乳腺癌病例就减少了10万多例），净经济回报估计为370亿美元，投资回报率达140倍[4080]。

大型制药公司并没有就此停止。即使在研究结果公布后，仍有数以百万计的处方被开出[4081]。一位医生对他的同事们"制造"的癌症感到羞愧，他写道："要花多长时间才能放弃经济利益，承认我们正在伤害许多病人，并开始改变开药习惯[4082]？"许多医生继续坚持"无证据支持的认知"[4083]，尽管有许多压倒性的相反证据，但他们仍然认为激素疗法对健康有净益处[4084]，这被归咎于"数十年来企业对医学文献精心策划的影响"[4085]。乳腺癌受害者提起的诉讼揭露了一些内部文件，这些文件显示，制药公司聘请公关公司代写了数十篇在医学期刊上发表的歪曲事实的综述和评论[4086]。据说，"目前的妇科文化鼓励传播基于广告而不是科学的健康建议"[4087]。

真相大白后，大型制药公司继续试图扭曲医疗记录，付钱让医学杂志发表社论，淡化风险，宣传未经证实的益处。在发表的110篇行业争论中，只有6篇披露了他们与激素制造商的利益关系[4088]。正如药理学教授阿德里安·富格-伯曼（Adriane Fugh-Berman）所说："女性被其医生置于伤害的境地，而医生却毫无防备地充当了制药公司的替罪羊[4089]。"如果我们真的想要预防女性心脏病发作，而不是成为制药行业的棋子，我们可以推荐简单的生活方式改变，这可能会消除90%以上的心脏病发作风险[4090]。

### 更年期激素治疗的风险和收益

绝经期激素治疗的现状如何呢？美国预防服务工作组与其他权威机构

的意见一致，包括美国家庭医师学会[4091]、美国老年医学会[4092]和美国心脏协会[4093]，现在建议不要在有或没有子宫的绝经后女性中使用激素疗法来预防慢性疾病[4094]。需要注意的是，该指南与用于治疗严重更年期症状的激素疗法是分开的，美国妇产科医师学会建议"妇科医生应该帮助病人权衡利弊"[4095]。为了做出理性的决定，让我们算一算。

雌激素在减少潮热频率和严重程度方面非常有效，与安慰剂相比，降低了约80%[4096]，口服和外用之间没有明显差异[4097]。激素疗法也可以降低骨质疏松性骨折的风险。对于子宫完好的女性来说，如果200名女性连续10年服用激素，预计将减少9例骨折[4098]。这些都是好处：症状缓解，骨折减少。然而，这些好处必须与4例额外的心脏病发作（致命或不致命）、2例额外的脑卒中、4例额外的痴呆[4099]、2例额外的乳腺癌、1例致命的肺癌、4例额外的胆囊疾病和10例额外的血栓[4100]相权衡。除非更年期症状极其严重，其他的方法都尝试过且都失败了，否则很难想象一个女人在得知所有事实的情况下，仍会选择接受这种风险-收益平衡。

对于较年轻或刚绝经的女性，心血管疾病、血栓和乳腺癌风险较低的女性，以及子宫被切除的女性，进行雌激素单独治疗，安全性相对更高[4101]（否则，子宫患癌的风险太大了[4102]）。单用雌激素就能起到同样的缓解症状的作用[4103]，在10年的时间里，200名女性可以预防11次骨折，没有额外的心脏病发作或痴呆，减少2例乳腺癌，但增加6例胆囊疾病、1例血栓，同样还有2例脑卒中[4104]。无论哪种情况，FDA都建议使用"最低有效剂量和最短持续时间"的雌激素[4105]，但目前还不清楚低剂量是否真的更安全[4106]。

## 生物激素怎么样？

妇女健康促进会使用普雷马林，因为它是最常用的雌激素形式；事实上，在美国，每年仍有超过100万张处方是为它开的[4107,4108]。它是马尿中50多种不同雌激素的混合物[4109]["Premarin"一词来自"pregnant mare urine"（怀孕母马的尿液）。如果你对此持怀疑态度，试着把药丸压碎，然后闻一闻]。妇女健康促进会这一令人沮丧的发现（加上一些高知名度的明星代言），使人们的兴趣转向了从植物中提取的生物激素，而不是从马身上提取的激素。我在视频"FDA批准的生物激素替代疗法安全吗（bioidentical）"中探讨了，现在有无尿且经FDA批准的生物激素，但预计会有同样的风险[4110]。

那么，如何安全地缓解潮热等更年期症状呢？美国妇产科医师学会建议采取保守方式，如"喝冷饮"[4111]。调低室温、分层叠穿衣服、使用风扇可以缓解一些症状[4112]，但真的没有办法既治疗潮热，又不引发癌症、血栓和冠心病吗？好消息是，有。

### 乳房X射线检查的风险与收益

面对数十亿美元产业腐败的商业利益所造成的困惑，要对自己的身体做出明智的选择时，乳房X射线检查怎么样呢？建议是相互矛盾的，例如，从40岁还是从50岁开始进行乳房X射线检查，每年筛查一次，还是每隔一年筛查一次[4113]，或者根本不进行筛查[4114]。在接受调查的女性中，有90%大大高估了乳房X射线检查的好处或者不知道它多有益。一项调查发现，"如果女性知道乳腺癌筛查在预防乳腺癌死亡方面的实际效果有多小，那么70%的人将表示她们不会接受筛查"[4115]。你也许属于那30%，你完全有权利自己做决定。

如果结果完全一边倒，要么全是风险，要么全是收益，那么决定很容易做出。例如，医生应该教女性做乳房自我检查吗？答案是否定的，这受到过考验。成千上万名女性被随机分配，进行自我检查或不进行自我检查。研究人员不仅没有发现这样做有任何好处，反而发现了危害，例如必须接受组织活检的女性人数增加了一倍。自我检查并不能降低患乳腺癌、死于乳腺癌的风险，或者帮助早期发现肿瘤。这就是为什么美国预防服务工作组在2015年明确建议不要教女性做乳房自我检查[4116]。

需要明确的是，美国预防服务工作组并没有反对乳房自我检查，只是反对教女性这样做。那是因为提醒女性进行自我检查似乎只会造成伤害，而不会带来好处。如果确实发现了异常，肯定需要告诉你的医生，但被告知要进行观察似乎弊大于利。然而，大多数医生继续教女性进行自我检查。如果自我检查没有帮助（事实上，这一做法已经被证明是有害的），为什么医生们还呼吁进行自我检查呢？因为那是他们一直对女性说的话。医疗惯例可能会影响女性的健康，即使没有数十亿美元的产业推动这种做法继续下去，而这带来了乳房X射线检查。

在过去的半个世纪里，超过50万名女性参加了10项乳房X射线检查的随机试验，每项试验都有大约10年的随访[4117]。科学结论呢？让我们想象一下，1000名处于平均风险的无症状妇女被随机分配，要么不做乳房X射线检查，要么按照美国预防服务工作组的建议进行筛查，从50岁开始每隔一年进行一次乳房X射线检查。在接下来的20年里，我们预计会有200次错误警报（尽管只有30次组织活检）和3次癌症被遗漏，但会发现15个不必要的病例，这意味着女性会被错误地诊断为乳腺癌并接受不必要的治疗。（第三种潜在危害，即来自乳房X射线检查的辐射诱发的乳腺癌并没有包括在模型中，因为只有粗略的间接估计存在，每10000名女性中有1~5个癌症病例[4118]。）此外，乳房X射线检查让两例乳腺癌死亡得以避免，但总体上没有人会因此而得救。

调查中，女性认为乳房X射线检查可以将死于乳腺癌的风险降低一半，挽救大约十二分之一的生命。实际上，每10年中约有千分之五的人死于没有定期进行乳房X射线筛查的乳腺癌，而进行筛查的每1000人中有4人。从1000人中多拯救一个女性的生命难道不值得吗？然而，这甚至都可能不是真的。10项随机试验中没有一项显示出总体死亡率方面的益处，这意味着似乎没有人真正被救[4119]。这怎么说得通呢？如果10年的乳房X射线检查可以防止千分之一的女性死于乳腺癌，那么不能真正拯救生命的唯一原因可能是乳房X射线检查会以某种方式导致千分之一的健康女性死亡。这就是过度诊断可能出现的结果。

事实是，在乳房X射线检查中发现的一些微小肿瘤可能并不会进一步发展[4120]，有些甚至可能自行消失[4121]。对意外受害者的尸检研究表明，在40~70岁的女性中，有7%~39%的人有微小的乳腺肿瘤，其中96%的人的乳腺肿瘤不会继续扩散或杀死她们。所以，如果这些肿瘤在筛查过程中没有被发现，这些女性可能对此一无所知，也不会受到它们的影响，甚至都不知道自己有肿瘤。然而，一旦在乳房X射线检查中发现肿瘤，你就必须进行治疗，因为你不知道它会发生什么[4122]。这种治疗伴随着不必要的手术、化疗和放疗带来的所有危害[4123]。

不必要的胸部放射检查增加了死于心脏病和肺癌的风险[4124]，这可以解释为什么乳房X射线检查可能会杀死与其所挽救的一样多的人[4125]。那些幸存下来的人成为乳房X射线检查的最大支持者，认为乳房X射线检查挽救了她们的生命[4126]。实际上，更可能的情况（事实上可能是2~10倍的情况）是治疗没有任何作用，因为这种癌症可能不会伤害到你[4127]。你经历了那么多痛苦和折磨，却一无所获。这就是乳房X射线检查的讽刺之处：受伤害最多的人恰恰是那些声称获益最大的人。

我不反对乳房X射线检查，反对的是那种居高临下的态度，即认为女性可以在没有被充分告知益处和风险的情况下被迫接受治疗。有些女性仍然会选择接受它们，但有些则不会。由你自己来决定。

## 膳食纤维帮助摆脱多余的雌激素

公众对乳房X射线检查非常困惑，以至于大多数人认为它可以预防或降低患癌症的风险[4128]。其实，接受癌症筛查并不能从一开始就改变患癌症的风险。然而，预防乳腺癌的饮食和生活方式的改变，可以预防主要的死亡原因——心血管疾病。在美国，心血管疾病每年导致约40万名女性死亡[4129]，是乳腺癌的10倍（乳腺癌每年导致约4万名女性死亡[4130]）。

哈佛护士健康研究对超过15万名女性及其饮食进行了数十年的追踪调查，调查发现，那些多吃蔬食少吃动物性食物的人患乳腺癌的可能性明显更低，即使在排除了体重、家族史、饮酒和运动习惯等因素之后仍然如此。此外，蔬食似乎对最致命的肿瘤具有特别的预防作用[4131,4132]。美国加利福尼亚教师研究（California Teachers Study）对9万多名女性进行了调查，发现了类似的结果，蔬食饮食模式可以显著降低患乳腺癌的风险，尤其是对于最难治疗的癌症[4133]。

绝经前[4134]和绝经后[4135]女性的循环雌激素水平都与乳腺癌风险密切相关，这几乎可以解释身体脂肪过多与乳腺癌之间的全部关系[4136]。（脂肪组织产生的雌激素会溢出到血液中[4137]。）这是否可以解释为什么那些更瘦的素食主义者患乳腺癌的风险更低呢？有研究发现，绝经前[4138]和绝经后的素食主义者的平均雌激素水平较低，这似乎不能仅仅用她们更苗条的身材来解释，可能是因为她们摄入了更多的膳食纤维[4139]。

身体排出多余的雌激素的方式和排出多余的胆固醇的方式是一样的——通过将其倾倒到消化道中，在那里，它期望有大量的纤维来抓住它，然后把它排出体外[4140]。没有膳食纤维，多余的激素（和胆固醇）最终会被重新吸收到血液中[4141]，但身体会默认我们的肠道整天都充满了膳食纤维，因为这是进化的环境。人类确实在发明了工具之后开始吃肉了，但并不会完全不吃植物，我们的大部分饮食仍由大量的植物组成。据估计，远古祖先的膳食纤维摄入量是我们现在的7倍[4142]。

我的医学母校的研究人员在《新英格兰医学杂志》上发表了一项研究：向素食和非素食的女性"提供装满干冰的塑料袋和保温盒，收集3次24小时的粪便"。素食主义者每天排出的雌激素是非素食主义者的2~3倍，因为她们的粪便量是非素食主义者的2~3倍[4143,4144]。因此，减少激素类药物只是降低乳腺癌风险的一种方法。另一种方法是按照自然的方式去除过量的雌激素。

## 改善更年期症状最好和最糟的食物

遵循蔬食饮食结构的女性雌激素水平较低，这可能会保护她们免受乳腺癌的侵害，但她们是否会遭受更严重的更年期症状呢？事实可能正好相反，这让她们两全其美。那些严格坚持吃蔬食的人报告说，她们更年期前后的烦恼症状明显减少。这包括血管舒缩症状，如潮热和盗汗，以及更年期的其他身体症状，如肌肉和关节疼痛、疲劳、睡眠困难、力量和耐力下降、嗜睡、皮肤变化、体重增加、腹胀、尿频或尿失禁。研究人员得出结论："蔬食可能对更年期女性有帮助，可以用自然的方式来控制她们的症状[4145]。"

哪些食物在其中发挥作用呢？水果、蔬菜、大豆和富含ω-3脂肪酸的蔬食（如亚麻籽）与较轻的更年期症状相关，而全肉类食物、乳制品和鱼类中的ω-3脂肪酸与较重的更年期症状相关。然而，决定性因素似乎是浆果、绿叶蔬菜和更广泛的蔬菜摄入量[4116]。总的来说，根据2020年发表的一篇关于饮食和更年期症状的综述，那些选择高质量饮食的人，即吃更多的水果、蔬菜和全谷物的人，不仅出现血管舒缩症状和身体症状的概率更小，出现心理症状、睡眠障碍、膀胱和生殖器问题的概率也更小。另一方面，富含加工食品、糖果、肉类和饱和脂肪酸的饮食与较重的更年期症状有关[4117]。

正如我在视频"天然治疗更年期症状的饮食方法（menopausal）"中所提及的，氧化应激[4148]和炎症[4149]均与更年期症状有关，但相关性并不意味着因果关系。有必要进行干预性研究，特别是对潮热的研究显示出非常大的安慰剂效应（至少缓解了35%）[4150]，以至于一些人建议偷偷给女性服用糖丸（安慰剂）作为治疗方法[4151]。

针对更年期症状的最大的饮食干预试验，是在妇女健康促进会的范围内进行的。研究人员没有随机让女性使用激素，而是随机让她们接受低脂饮食的建议。然而，由于依从性很差，低脂组的女性从来没有真正实现过低脂饮食[4152]，不过她们确实减少了一些肉类的摄入[4153]，而且每天至少多吃一份水果或蔬菜[4154]。她们最终更有可能消除潮热或盗汗，也减轻了更多的体重，而且更有可能改善更年期血管舒缩症状[4155]。

在蔬食中，那些被随机分到素食加每日核桃、杏仁和亚麻籽油的人，比那些被随机分到相同饮食但加特级初榨橄榄油的人表现得更好。16周后，富含植物性ω-3脂肪酸的素食组潮热频率减少的效果明显好于橄榄油组[4156]。事实上，即使每天只吃两茶匙亚麻籽粉，也能显著减轻更年期症状。在亚麻籽与激素疗法（通常是生物雌激素加一种形式的黄体酮）的一项正面对决中，亚麻籽减轻更年期症状的程度与激素差不多[4157]，可能是由于亚麻籽中的植物雌激素在起作用，而不是ω-3脂肪酸。

## 为什么日语里没有"潮热"这个词？

潮热（hot flashes，也叫作hot flushes），是女性寻求治疗的最常见的更年期症状[4158]。在美国和欧洲，80%~85%的更年期女性有这种症状[4159]，同时伴随着盗汗，平均持续时间超过7年[4160]。不过我在视频"更年期潮热不是不可避免的（hotflash）"中探讨过，这些症状并非普遍存在，也不是不可避免的[4161]。例如，在日本，只有15%的女性可能会受到影响[4162]。事实上，日语中甚至都没有"潮热"这个术语[4163]。

日语里缺失这一术语非常值得注意，因为据说日语在描述身体状态时比英语"敏感得多"[4164]，在描述身体感觉时有各种极其细微的区别[4165]。在日语中，有20个以上的词来描述一个人的胃肠状态，但潮热在那里似乎非常罕见，以至于研究人员不得不在日本的调查中寻找描述潮热的方法[4166]。他们猜测可能是大豆的缘故[4167]。

我在视频"大豆食品治疗更年期潮热（isoflavones）"中回顾了大豆

食品和大豆异黄酮补充剂的干预试验。这类临床试验已经进行过数十次，事实上，与安慰剂相比，每天吃两份大豆食品可以减少大约20%的潮热频率，降低大约25%的潮热程度[4168]。大豆异黄酮也可以改善其他更年期症状，包括阴道干涩[4169]、骨密度低[4170]、抑郁[4171]、记忆力下降以及更普遍的认知功能下降[4172]。

一个专家小组一致认为，大豆可以被认为是治疗更年期潮热和盗汗症状的一线治疗药物[4173]。大豆的一种方便来源是大豆"坚果"（干烤黄豆）。哈佛医学院女性健康卓越中心资助的一项随机交叉研究发现，每天食用半杯无盐大豆"坚果"（分成3~4份），两周内潮热减少了50%[4174]。不过，大豆"坚果"的不便之处在于在烘烤过程中会形成晚期糖基化终末产物（参阅"糖化"一章），因此将大豆罐头加入膳食中会更好。

如果将蔬食和大豆结合起来会怎么样呢？两项随机对照试验发现，低脂的蔬食加上每天半杯煮熟的全大豆，可以在12周内将严重潮热的次数减少84%~88%。总的来说，大多数被随机分配到蔬食组的人最终没有中度至重度潮热，而对照组中仍有95%的人有潮热[4175,4176]。

### 大豆与乳腺癌

与网上泛滥的错误信息相反，现有的最佳证据一致表明，食用大豆在预防乳腺癌方面具有保护作用[4177,4178]。每天增加5克大豆蛋白（不到一杯豆浆）可以降低12%的乳腺癌死亡风险[4179]。这可能有助于解释为什么生活在美国康涅狄格州的女性患乳腺癌的概率是生活在日本的女性的10倍[4180]。请查看视频"大豆对乳腺癌患者健康吗（soybreast）"，了解这一有争议的机制及其争议的来源。

据估计，八分之一的美国女性在一生中会患上浸润性乳腺癌[4181]。将喝牛奶改成喝豆浆有望将乳腺癌风险降低约三分之一，这也可能更多地说明了牛奶对乳腺癌的促进作用，而不是大豆对乳腺癌的预防作用。绝经后或绝经前，每天喝一杯牛奶的女性患乳腺癌的风险比平均每两个月喝不到一杯的女性高出50%。研究人员认为，这可能是由牛奶中的雌激素（特别是因为大约75%的奶牛处于怀孕状态），或者是牛奶中的IGF-1或牛奶蛋白的摄入引起的[4182]。

大豆食品在乳房中的抗雌激素作用是否足以改变疾病的进程呢？第一项关于大豆食品摄入与乳腺癌存活率的人类研究于2009年发表在《美国医学会杂志》上。它表明，"在患有乳腺癌的女性中，食用大豆食品与降低乳腺癌死亡和复发风险显著相关"[4183]。这项研究之后先后进行的两项研究[4184,4185]都有类似的发现。这足以让众多为癌症幸存者提供营养指导的癌症专家得出结论，大豆食品应该是有益的[4186]。此后又有两项研究发表[4187,4188]。这5项研究共追踪了10000多名乳腺癌患者，结果都指向了同一个方向[4189]。

综合所有结果，乳腺癌诊断后，摄入大豆食品与降低死亡率和复发率有关，也就是说，患者摄入大豆食品后寿命更长，癌症复发的可能性更小。无论雌激素受体阴性的癌症患者还是雌激素受体阳性的癌症患者，无论年轻女性还是老年女性，生存率都有所提高[4190]。例如，一项研究发现，在确诊后摄入最多大豆植物雌激素的乳腺癌患者中，有90%在5年后仍然活着，而在那些食用很少或不食用大豆的患者中，有一半已经死亡[4191]。

## 啤酒花与乳腺癌

亚麻籽也含有植物雌激素（被称为木脂素），与乳腺癌的预防[4192]和患者生存有关[4193]。在组织活检前后进行的干预性随机试验显示，含有亚麻籽的松饼比不含亚麻籽的安慰剂松饼对乳腺癌患者更有益[4194]。更多的木脂素摄入可能会使乳腺癌患者死亡率降低33%～70%[4195]。

与大豆相同，亚麻籽也被证明可以改善低密度脂蛋白胆固醇水平[4196]、动脉功能[4197]和血压[4198]。亚麻籽还能降低其他心血管风险因素的水平，包括C反应蛋白[4199]和脂蛋白a的水平[4200]，并且能够改善血糖和控制体重[4201]。遗憾的是，它们在改善更年期症状方面似乎没有大豆那么有效[4202]。对红花苜蓿或黑升麻（其他植物雌激素来源）的荟萃分析结果也令人失望[4203]。

啤酒中含有最有效的植物雌激素[4204]。Hopein，也被称为8-异戊烯基柚皮素或8-PN[4205]，是接触啤酒花会导致女性来月经的原因[4206]。它也可能导致酗酒男性的女性化特征，比如男子出现女性型乳房和"女性特征"[4207]。促雌激素效应也有助于解释为什么喝啤酒的人骨密度更高[4208]。

用啤酒花治疗潮热效果怎么样呢？我在视频"啤酒花中的植物雌激素的作用（hops）"中探讨过，每天一茶匙干啤酒花可以显著减少潮热症状[4209]，遗憾的是，啤酒花中的雌激素化合物更像怀孕母马的尿液中促进乳腺癌的化合物，而不是大豆中预防乳腺癌的化合物[4210]。这就解释了为什么啤酒花是所谓的丰胸补品中非常普遍的成分，也就是说，它们的作用更像动物雌激素[4211]。这似乎也解释了为什么啤酒比其他形式的酒精对乳房的致癌作用更大[4212]。

## 薰衣草帮助缓解更年期症状

薰衣草被广泛用于帮助缓解更年期症状。令我惊讶的是，有16项干预试验对1000多名女性进行了测试[4213]。例如，在一项双盲、交叉临床试验中，100名更年期女性随机接受薰衣草芳香疗法——在几周内，她们每天闻两次薰衣草，每次20分钟，然后换成闻"安慰剂"，即稀释的牛奶。我不知道这些女性是如何在改变香味（或缺乏香味）的情况下做到不知情的，所以安慰剂效应不能被忽视，但在闻牛奶的几周内，潮热的频率保持不变，而在闻薰衣草的几周内，潮热的频率减少了一半[4214]。其他生理上的更年期症状以及性欲下降、焦虑和抑郁感，也在闻薰衣草期间得到了改善[4215]。

薰衣草精油的气味似乎对绝经后女性的失眠没有帮助，失眠是绝经后女性常见的症状[4216]。那么，食用薰衣草花会如何呢？十几项随机对照试验发现，闻薰衣草可以帮助缓解焦虑，这似乎也适用于吃薰衣草花[4217]。83%的绝经后女性每天两次随机服用含有500毫克薰衣草花粉末的胶囊（大约一茶匙干花）一段时间后，报告称她们的焦虑得到了很好或非常好的改善，而安慰剂组只有44%的改善[4218]。同一组研究人员使用相同的剂量对有睡眠困难的绝经后女性进行了试验。在不知情的情况下服用薰衣草的受试者中，有74%的人表示主观睡眠质量得到了满意的改善，而对照组只有31%的人[4219]。目前尚不清楚其活性成分是否可溶于水，所以饮用等量的薰衣草茶可能会产生同样的效果，也有可能不会。

### 茴香籽和胡芦巴

研究香草和香料的好处是可将整份食物做成药丸，进行随机、双盲、安慰剂对照试验。与安慰剂相比，半茶匙黑孜然粉可以显著改善更年期症状，但效果可能仅限于心理方面，如减少焦虑、更有活力、改善心理健康[4220]。

茴香籽实际上不是种子，而是茴香植物的整个小果实，它可以更广泛地改善症状，包括改善潮热和盗汗以及其他身体、心理和性症状[4221]。更多信息请查看视频"茴香籽和胡芦巴治疗更年期潮热（fennelfenugreek）"，视频中还包括另一种催乳香料胡芦巴（fenugreek）的信息。这不是科幻小说，催乳剂是一种能增加哺乳期女性乳汁分泌的东西[4222]。每天一茶匙半胡芦巴也可以改善早期更年期症状[4223]。

## "男性更年期"

如今，睾酮被大量销售给老年男性，用于治疗所谓的"男性更年期"相关的非特异性症状，也就是睾酮水平下降。"男性更年期"（andropause），也被称为男性停经期（male menopause）[4224]、男性阳衰期（penopause）[4225]、男性停性期（viropause）、老年男性雄激素缺乏（androgen deficiency in aging males，ADAM）[4226]、迟发性性腺功能减退（late-onset hypogonadism）或低睾酮综合征（low T syndrome）[4227]，被认为是贩卖疾病的典型例子[4228]，是兜售疾病的"模板"[4229]。所谓贩卖疾病是疾病贩子通过将疾病的界限扩大到普通生活感受来销售疾病，制造恐慌[4230]。更年期的医学化为大型制药公司带来了数十亿美元的收益。为什么不扩展到另外一半的老龄化人口呢？

### "低睾酮"的全球海啸

1889年，最先假设激素存在的生理学家查尔斯-爱德华·布朗-塞加尔（Charles-Édouard Brown-Séquard）声称，他通过注射狗和豚鼠的睾丸提取物，成功地恢复了年轻时的活力。其活力恢复一定没有那么有效，因为他几年后就去世了[4231]，但在他去世之前，成千上万名医生使用过他的"布朗-塞加尔长生不老药"（Brown-Séquard Elixir）[4232]。受试者包括名人堂投手Jim "Pud" Galvin，他是美国职业棒球大联盟中第一个使用据称能提高成绩的物质的人[4233]。随后，一些有钱的老年人选择从人类、猴子和山羊身上移植睾丸，直到20世纪30年代睾酮最终被发现[4234]。

睾酮水平确实倾向于平均每年下降0.5%，但这可能更多是由于肥胖和共存的其他医疗条件，而不是衰老本身[4235]。例如，在健康男性研究（Healthy Man Study）中，健康状况良好的男性40~97岁的睾酮水平似乎没有下降[4236]。所以，这并不是不可避免的[4237]，而主要是慢性疾病的结果，如高血压、糖尿病、抑郁症、心脏病、肝病、肺病、肾病[4238]，或者只是简单的身体不适或身体脂肪过多[4239]。当然，你可以尝试通过改变饮食和生活方式来治疗潜在症状。这样做有什么好处呢？

大型制药公司的"低睾酮"营销人员进行了一场复杂的、直接面向消费者的广告宣传活动，让男性相信睾酮缺乏可能是导致他们"精力不足、情绪低落、睡眠不佳、体能下降或脂肪增加"等的原因[4240]。参加测试吧！他们提出了消费者测试，忽悠男性如果表现出非特异性症状，如"晚饭后睡着"，就应该向医生询问睾酮的情况[4241]。答案和睾酮水平之间的相关性非常小[4242]，以至于问卷的假阳性率高达70%[4243]，因此，测试结果发现70%的人并没有睾酮缺乏。

只有两个工业化国家——美国和新西兰，允许直接面向消费者投放掠夺性药物广告，但睾酮销售商通过开展不提品牌名字的"疾病认知"活动来避开这些禁令[4244]。抗衰老诊所开始兜售睾酮替代疗法[4245]，普通临床医生也被赞助的CME［继续医学教育（Continuing Medical Education），或者更准确地说是商业医学教育（Commercial Medical Education）］集体劝诱[4246]，导致"睾酮处方的非理性火爆"[4247]。这确实有效，花在广告上的数十亿美元[4248]很快便转化成了数十亿美元的年销售额[4249]，一场"睾酮处方的全球海啸"[4250]使睾酮的销售额增加了100倍[4251]。

## 睾酮替代疗法付诸实践，结果如何？

开具睾酮处方是有正当理由的。1935年诺贝尔奖得主分离出睾酮以来，FDA批准的适应证只有一种：典型性腺功能减退症[4252]。这是由睾丸缺失或受损或者某些基因异常等情况导致的睾酮水平低下[4253]。相比之下，如今有25%被医生开具睾酮处方的男性可能根本没有检测过自己的睾酮水平[4254]，或者可能接受过测试，其水平正常甚至很高，但他们仍然得到了处方[4255]。为什么还要去做测试呢？大多数性腺功能减退症状与血液中的睾酮水平无关。例外的是一些性症状，如"性想法频率低"，这似乎与睾酮水平低于320 ng/dL有关，但超过四分之一睾酮水平正常的男性也有类似症状[4256]。

血液中健康的睾酮水平没有普遍接受的下限[4257]。建议的合理阈值范围从低于200 ng/dL（来自美国临床内分泌学会）到高达350 ng/dL（来自欧洲泌尿协会）[4258]。研究人员对男性进行化学阉割，然后添加越来越多的睾酮，结果发现，只有当睾酮水平降至100 ng/dL以下时，男性的性欲和性功能才会发生明显变化[4259]。无论使用何种临界值，对于性腺功能减退的诊断，内分泌学会指南都要求在症状一致的情况下，最好相隔4周的早上进行两次低睾酮测量[4260,4261]。（睾酮水平每个季节、每周、每天甚至每小时都会自然波动[4262]，上午水平较高，下午会下降30%～40%[4263]。）

这些指导方针经常被忽视[4264]。在美国，一项针对数十万名开始使用睾酮的男性的研究发现，只有10%的人接受过建议的第二次测试[4265]；50%的人只做了一次测试；剩下的40%似乎根本没有做过测试。在第一次测试中，多达77%的老年人的睾酮水平可能低于300 ng/dL，但在进行第二次确认测试后，这一数字可能降至18%，如果包括其他推荐的标准，如早晨抽血，这一数字可能会进一步降至3%[4266]。

因此，绝大多数接受睾酮替代疗法者实际上并不需要[4267]。不过，这并不一定意味着他们不会从中受益。也许不同的男性有不同的期待点，补充额外的睾酮可能会有所帮助，即使没有被测试为缺乏睾酮。可以想象，男性服用睾酮后会感觉更好，可能只是安慰剂效应，这就是为什么进行检测非常重要[4268]。研究人员中途拦截了排队等待接受睾酮替代疗法的老年男性，因为他们或他们的医生认为睾酮替代疗法有助于缓解他们的精力不足或性欲减退等症状。他们被随机分为睾酮凝胶组和安慰剂凝胶组。结果呢？睾酮起作用，但安慰剂也起作用！二者没有显著差异。

睾酮甚至在改善性状况方面也失败了。这些状况被认为与低睾酮水平相关，但这并不意味着低睾酮水平就是原因[4269]。也许不是低睾酮水平导致了性冷淡，而是性冷淡导致了睾酮减少。当男人发生性行为时，血液中的睾酮水平会飙升[4270]，以至于在发生性行为的日子里，他们的胡须会长得更快[4271]。在非激素治疗勃起功能障碍（如通过阴茎泵或阴茎假体）后恢复性生活时，其睾酮水平平均提高了450 ng/dL[4272]。（有趣的是，男性自慰时，睾酮水平并没有提高。这可能是因为睾酮会随着"竞争成功"而增加，比如在体育比赛中获胜。虽然性"通常不被视为一项竞技活动"，但心理学研究人员指出，"性交后的精神状态可能与胜利者的状态类似"，而不是自慰后的那种精神状态[4273]。）

虽然受试者的睾酮水平往往较低，但研究的纳入标准是症状，而不是特定的血液水平临界值[4274]。所以人们发现睾酮实际上毫无用处也就不足为奇了。研究人员可能给那些已经分泌足够睾酮的男性注射睾酮。针对符合严格的睾酮缺乏标准的、有症状的男性进行一项随机、双盲、安慰剂对照试验，结果会怎样呢？让我们看看由美国国立卫生研究院资助的睾酮试验。

### 睾酮试验结果如何？

2004年，美国国家医学院的一份权威报告得出结论，睾酮替代疗法对任何健康结果都没有明显的益处，需要更大规模、更长时间、更好的研究来确定这一点。为了响应这一要求，美国国立卫生研究院资助了7项临床试验，横跨十几个学术中心。研究人员随机分配男性服用睾酮或安慰剂，为期12个月。这些男性年龄大于65岁，经测量并确认睾酮水平低（<275ng/dL），并表现出活力或性欲减退等状况[4275]。"纠正"睾酮水平到年轻健康男性的水平对以下7个临床研究终点有什么影响：认知、活力、身体功能、性功能、贫血、骨骼健康和心血管健康？

睾酮替代疗法有望改善脑功能。人群研究表明，较低的睾酮水平与较高的认知障碍和痴呆风险之间存在相关性[4276,4277]。接受长期雄激素剥夺治疗（手术或化学阉割）的前列腺癌患者日后患痴呆的风险似乎更高[4278]。然而，在睾酮试验中，"纠正"睾酮水平并不能改善记忆力或其他认知功能[4279]，一项对其他十几项随机对照的睾酮研究的荟萃分析也证实了这一点[4280]。《美国医学会杂志》的一篇社论总结说，这些"令人信服的、明确的发现证实，睾酮治疗并不能改善老年男性的认知功能"[4281]。

睾酮也未能改善身体功能和提升活力[4282]。与其他十几项随机对照试验一致，这些试验同样发现其对身体功能、抑郁症状、能量或活力水平几乎没有影响[4283]。难怪在一年内，80%~85%的男性开始停止使用睾酮。事实上，根据一项对近16000名患者的研究，大约50%的患者在3个月内停止局部使用睾酮，大约70%的患者停止注射睾酮[4284]。如果低睾酮水平确实是肥胖、缺乏运动和慢性疾病的结果而不是原因，那么使用睾酮缺乏明显的好处就说得通了[4285]。

然而，睾酮试验发现睾酮能提高骨密度[4286]。遗憾的是，把迄今为止关于睾酮替代疗法和骨骼健康的所有10项随机对照试验放在一起，并没有发现整体的骨骼益处[4287]。然而，对于性状况来说，情况可能正好相反。

性功能会有短暂的提升，但一年后，安慰剂组和睾酮组之间并没有显著的差异[4288]。相比之下，高质量的试验（13项试验中有10项）发现，睾酮水平低的男性接受睾酮治疗可以提高性欲，12项试验中有7项发现它可以改善勃起功能[4289]。然而，这种影响很小，被描述为"边际效应"[4290]。睾酮替代疗法可能对轻度勃起功能障碍有所帮助，但效果只达到伟哥等药物的程度[4291]。当得知有些人尽管在小时候就被阉割了，但他们的性生活仍很活跃时，我惊呆了[4292]。实验表明，睾酮水平低至25 ng/dL的严重性腺功能低下的男性（包括双侧手术阉割）不仅在观看色情视频时会勃起，而且比对照组睾丸完好的男性勃起时间长[4293]。

然而，性欲低下似乎确实是睾酮水平低的真正症状[4294]。因此，在考虑相关风险后，睾酮水平较低、性欲下降、想要提高性欲的男性可能才是睾酮替代疗法的候选者[4295]。目前有睾酮药片、贴片、局部凝胶、注射剂、植入颗粒，甚至还有粘在牙龈上的口腔黏膜缓释片[4296]。不同的方式似乎效果相当[4297]，注射可能最便宜，每年花费约150美元，而局部制剂要2000多美元[4298]。值得注意的是，睾酮水平可能需要几周的时间才能上升，而状况可能需要几个月的时间才能改善，安慰剂却可立即发挥作用[4299]。有什么缺点吗？

## 睾酮治疗的风险

我在视频"睾酮治疗的风险（trisks）"中深入研究了潜在的问题，包括性背叛[4300]、"以牙还牙"的攻击行为增加[4301]，以及最具讽刺意味的副作用：睾酮水平降低。健美运动员睾丸萎缩的原因是补充睾酮会指示脑中的反馈回路下调睾酮的自然分泌，一旦睾酮治疗停止，身体将处于更严重的缺乏状态[4302]，进而形成恶性但"有利可图"的依赖循环[4303]。

睾酮能刺激骨髓产生更多的红细胞[4304]，对贫血有好处[4305]，但红细胞过多会增加心脏病和脑卒中的风险[4306]。事实上，老年男性的睾酮试验不得不终止，正是因为睾酮组的心脏事件比安慰剂组多10倍[4307]。由于有警告称睾酮会带来"严重的、可能危及生命的心血管问题的风险"[4308]，所以睾酮处方才大幅减少[4309]。

一家高端抗衰老杂志发表评论，将睾酮替代疗法比作"皇帝的新衣"，并指出这个话题仍然存在"惊人的争议"[4310]。当一个价值数十亿美元的产业岌岌可危时，你还能指望什么呢？对YouTube上关于这一话题的热门视频的分析表明，大量的错误信息仍然存在[4311]。一篇对150多项随机对照试验的系统综述得出结论："没有发现使用睾酮的益处大于其风险的正常男性人群[4312]。"

### 前列腺癌筛查的风险与收益

令人惊讶的是，睾酮治疗似乎并没有加重前列腺肥大的症状[4313]，但是前列腺癌呢？20世纪40年代以来，我们一直知道睾酮在前列腺癌中的作用，当时阉割手术被证明可以导致肿瘤的急剧消退[4314]。直到今天，睾酮抑制仍被普遍接受为前列腺癌转移的一线治疗方法[4315]。睾酮究竟是会导致前列腺癌还是仅仅加速前列腺癌的发生[4316]，这个问题尚无结论，因为尸检研究表明，多达三分之一的30多岁男性和三分之二的60多岁男性体内已经长出了微小的前列腺肿瘤，不管他们是否知道[4317]。这就是为什么指南建议在开始使用睾酮之前进行直肠检查和前列腺特异性抗体（PSA）筛查[4318]。前列腺癌筛查到底怎么样呢？

虽然64%的男性在60多岁之前有可能患隐性前列腺癌[4319]，但他们一生中被诊断患有前列腺癌的风险只有11%左右，死于前列腺癌的风险仅为2.5%[4320]。所以，大多数患有前列腺癌的男性最终可能并非死于前列腺癌。大多数前列腺癌患者一生都不知道自己得了前列腺癌。许多在筛查过程中被检测到的前列腺癌，即使一直未被发现，也可能永远不会造成伤害[4321]。当然，并非所有人都这么幸运。每年有将近28000人[4322]死于前列腺癌（平均年龄为80岁）[4323]。那么到底该不该做PSA筛查？

美国预防服务工作组建议不要进行常规PSA筛查[4324]，美国预防医学院[4325]、美国家庭医生学会[4326]，以及发达国家的大多数专业医学协会（42个中的36个）也是如此[4327]。2018年，美国预防服务工作组从反对常规筛查的简易判决，转变为声称55~69岁的男性"是否筛查前列腺癌应该由个人决定"[4328]，这更符合美国泌尿协会[4329]、美国医师协会[4330]和美国癌症协会的"共同决策"立场[4331]。换句话说，男性应该被告知风险和收益，并自行决定。根据最新的美国预防服务工作组建议，持观望态度且没有明确表示支持筛查的男性不必接受筛查[4332]。

最近，一个国际专家小组得出结论，临床医生不必觉得有义务系统地提出PSA筛查，考虑到PSA筛查的明显危害和小而不确定的益处，预计大多数男性会决定拒绝PSA筛查[4333]。然而，这取决于个人。让我们算一算。

与92%的女性要么将乳房X射线检查降低的死亡率高估10倍或更多，要么根本不知道这一情况类似，89%的男性大大高估了PSA筛查的好处，或者根本不知道。大多数人认为，每1000名定期接受PSA筛查的男性中，有50人可以避免前列腺癌死亡[4334]，但实际上可能只有1人[4335]。但即使只有千分之一的机会不会死于癌症，难道就不值得做几次血液检查了吗？缺点可能不仅仅是不方便。

在接受PSA筛查的男性中，约有七分之一的人会检测出阳性，然而，三分之二的病例随后的活检结果是正常的[4336]。在1000名定期接受筛查的男性中，大约有150人会出现误报，并进行不必要的组织活检，这可能会导致疼痛和射精带血等轻微并发症，或者在大约1%的病例中，会出现更严重的并发症，如血源性感染，需要住院治疗[4337]。最大的危害是过度诊断。不必要的组织活检已经够糟糕了，但与不必要的癌症治疗相比，可能算不了什么。

大规模随机试验表明，20%~50%被确诊患有前列腺癌的男性在其一生中从未出现症状。如果他们没有接受筛查，他们永远不会知道，而且不会走向手术台。大约千分之三的男性死于根治性前列腺切除术。这可能有助于解释为什么PSA筛查似乎对总体死亡率没有积极作用[4338]。每拯救一个生命，就可能有另一个生命因为一种他们根本不知道的癌症而死去[4339]。

每1000人中还有50人可能出现严重的手术并发症。即使手术顺利，仍有大约五分之一的人会出现长期尿失禁，需要使用护垫，三分之二的人会出现长期勃起功能障碍。大多数接受放疗者也会经历长期的勃起功能障碍，多达六分之一的人会经历长期的肠道问题，如大便失禁。如果这种治疗能挽救生命那就值得，但被过度诊断为癌症的可能性高达50倍，而这种癌症又不会困扰你，真是百害而无一利[4340]。就像乳房X射线检查一样，受到伤害最大的人反而感觉自己得到的帮助最多。

## 提高睾酮水平的自然方法

为了"纠正"低睾酮水平,美国泌尿学会、欧洲泌尿学会和内分泌学会(最早致力于激素研究的协会,它们过去被称为内分泌物研究协会)[4341],都建议将生活方式改变作为一线治疗方法[4342]。换句话说,要治本。

肥胖及并发症是老年男性睾酮水平低的主要原因[4343],而这种情况通常可以通过减肥来逆转[4344]。实际上身体脂肪中的一种酶可以将睾酮转化为雌激素[4345]。即使只减掉5%的体重也会显著提高睾酮水平。体重减轻15%以上者其睾酮水平平均会增加150 ng/dL[4346],而减掉30%体重者(通过减肥手术)可增加约250 ng/dL[4347]。

运动可能会提高睾酮水平[4348],但这取决于运动的类型。尽管人们普遍认为,举重等抗阻运动能够提高睾酮水平,但一篇针对老年男性的运动试验的系统综述发现,只有有氧运动和间歇训练能起作用[4349]。有趣的是,运动时听音乐可能会导致睾酮水平下降。听音乐30分钟,睾酮水平下降14%[4350]。是所有类型的音乐都这样,还是只有某些特定类型的音乐才这样呢?虽然半小时的安静没有效果,但听30分钟的莫扎特的音乐、爵士乐、流行音乐或格列高利圣歌具有类似的抑制效果。听半小时个人最爱的音乐怎么样?睾酮水平降低了一半。这是怎么回事?由于体内的睾酮与支配和侵略有关,我们可能已经进化到把音乐作为一种安抚野蛮野兽的方式,就像洗冷水澡让每个人都感到凉爽一样[4351]。

还有什么会降低睾酮水平呢?睡眠不足。将男性每晚睡眠时间限制在5小时,持续1周,可使其睾酮水平降低10%~15%[4352]。酒精也能降低睾酮水平。虽然2~3杯酒精饮料会导致睾酮短暂性地急剧增加,并在大约两小时后达到峰值[4353],但是随机安排男性每天喝3杯啤酒,持续3周,可以使其血液中的睾酮水平降低约7%[4354]。大量饮用咖啡的男性似乎有更高的睾酮水平[4355],但是当付诸实践时,那些随机选择每天喝5小杯(6盎司)咖啡,持续8周的人,在结束时睾酮水平有所上升,但这种上升似乎在第二个月就消失了[4356]。

睾酮促进剂怎么样？一项对亚马逊网上商城最畅销的"睾酮促进剂"的分析发现，其中70%的成分要么没有作用（作用不确定），要么可能降低睾酮水平[4357]（多达10%的睾酮促进剂如此）[4358]。然而，少数几种有望提高睾酮水平的成分之一是胡芦巴。

胡芦巴籽在历史上一直被用作催情药，用于治疗男性生殖问题[4359]。它可以增加大鼠睾丸的重量和睾酮的分泌，但是对于人呢[4360]？临床试验发现，每天低至四分之一茶匙[4361]至三分之二茶匙[4362]的胡芦巴在3个月内就能使睾酮水平提高约10%[4383]，并伴有性欲和性兴奋的增加[4364]。同时，它可以帮助改善低密度脂蛋白胆固醇、甘油三酯[4365]以及短期和长期血糖控制（胡芦巴粉比胡芦巴提取物补充剂效果更好）[4366]。它还会让你的腋窝闻起来像枫糖浆[4367]。（真的！）

## 睾酮水平与饮食

对于那些睾酮水平低和性欲减退的人来说，更广泛的饮食改变可能会提高睾酮水平吗？我在视频"饮食对睾酮水平的影响（tdiet）"中进行了深入探讨。实际上，高脂饮食会对睾酮水平产生巨大影响[4368]。当吃了麦当劳的香肠和蛋麦满分早餐后，睾酮水平在1小时内暴跌了25%，并持续了4个小时[4369]。这不仅仅是因为炎症[4370]，因为睾酮水平的下降是在饱和脂肪酸引起的炎症增加之前被发现的。在吃完火腿和奶酪三明治的15分钟内，睾酮水平会显著下降，而这段时间食物几乎还没来得及消化[4371]。这使科学家把注意力集中在像胰高血糖素样肽-1（GLP-1）这样的消化激素上[4372]，这种激素在食用高脂饮食15分钟内释放[4373]，似乎对睾丸功能具有抑制作用[4374]。研究人员建议"尽量减少脂肪摄入……以优化睾丸功能"[4375]。

高蛋白饮食也能抑制睾酮水平[4376]，这与《男性健康》杂志上"公然滥用科学信息"的说法正好相反[4377]。当超重者被随机分配每天吃几勺乳清蛋白粉时，他们的睾酮水平在1小时内下降了100个点[4378]，这就解释了高蛋白、低碳水化合物饮食会导致睾酮水平大幅下降的原因[4379]。然而，这并不意味着垃圾碳水化合物会更好。喝相当于两罐汽水的糖水也会导致睾酮水平骤降[4380]。

> **植物雌激素会使男人女性化吗？**
>
> 我在视频"最强有力的植物雌激素在啤酒中（phyto）"里介绍了相关证据，但是，即使是比亚洲男性通常每天食用的一到两次大豆植物雌激素的剂量要高得多的剂量，也不会产生使男性女性化的影响[4381]，更不会影响人体内的睾酮水平[4382]。亚麻籽中的植物雌激素怎么样呢？与不吃亚麻籽的男性相比，每天吃6片富含亚麻籽的面包（含有两汤匙亚麻籽）的男性的睾酮水平在6周内没有变化[4383]。有一个案例中，一名男性在开始每天服用1汤匙亚麻籽油后患上了男子女性型乳房，但他同时也服用了他汀类药物，这种药物本身就会增加男子女性型乳房发生的风险[4384]。

### 睾酮与死亡率

大型制药公司将低睾酮水平视为严重的健康问题。《美国医学会内科医学杂志》上的一篇评论写道："告诉男人低睾酮会让他们脾气暴躁是一回事，但要说低睾酮会杀死他们就是另一回事了[4385]。"大多数观察性研究报告了睾酮水平低和死亡率增加之间的联系，这一点也不奇怪，因为肥胖和慢性疾病（甚至是心脏病发作或感染等急性疾病）都会降低睾酮水平，而健康的老年男性能够保持睾酮水平。因此，低睾酮水平可以作为健康的晴雨表[4386]，更有可能是疾病的结果而不是原因[4387]。

在最大规模的观察性实验中，心血管疾病风险高的男性接受了睾酮替代疗法[4388]，研究人员控制了其他干扰因素后发现，使用睾酮的人心脏病发作、脑卒中或过早死亡的风险明显更高[4389]。睾酮可能有助于解释为什么女人比男人平均多活7年[4390]。考虑到睾酮是一种强大的免疫抑制剂，这种情况也算是在意料之中[4391]。

与女性相比，男性抵抗感染的能力较弱，对疫苗接种的反应也不如女性。也就是说，较少的免疫激活可能有减少自身免疫性疾病的好处。睾酮可能是女性患红斑狼疮、类风湿性关节炎和多发性硬化等疾病的概率更高的原因[4392]，但也是男性感染性疾病发病率和死亡率更高的原因。较低的感染风险是被阉割的猫比"完整"的公猫寿命要长几年的原因之一[4393]。事实上，有一些罕见的哺乳动物进化出了"一生只生一胎"的繁殖策略，在这种策略下，雄性会在睾酮激增的刺激下进行一次"轰轰烈烈"的交配，之后不久就会因免疫系统的全面崩溃而死亡[4394]。那么，在人类中，被阉割者真的会活得更久吗？

阉割确实会延长啮齿动物的寿命[4395]。(话说回来，给它们数百次10000伏的电击也可以[4396]。)一项关于韩国阉割历史的研究表明，被阉割者比同等社会经济地位的未被阉割的男性寿命长14～19年，百岁老人的比例是现在的100多倍[4397]。然而，据说有一位被阉割者活了109岁，接近人类有史以来最长的寿命纪录，让人们对纪录的准确性提出了质疑[4398]。一项类似的分析可以追溯到16世纪，研究对象是那些在青春期前被阉割以保持音高的男歌手，结果发现，在同一时期与"完整"的男歌手相比，他们没有表现出生存优势[4399]。

更多的当代记录可以从美国优生学的历史中得到，20世纪30年代，发育障碍者被大量绝育[4400]，这一做法还得到了美国最高法院的批准[4401]。在堪萨斯州的一家精神病院里，数百名被阉割的人平均比未被阉割的人多活了13年。感染导致的死亡是两组之间的主要区别，与睾酮假说一致[4402]。无论如何，睾酮替代疗法并不是可行的抗衰老策略。遗憾的是，正如《美国医学会杂志》上发表的一篇社论所惋惜的那样："睾酮滥用不会因为缺乏逻辑或证据而简单地消失,因为它不需要任何东西来启动,人类恢复青春活力的梦想在希望中萌发,而不需要事实……"[4403]

# 第 7 章

# 保护免疫系统

免疫功能下降是衰老最广为人知的结果之一。这一点体现在对急性病毒和细菌感染（如流感和肺炎链球菌肺炎）的易感性增加上[4404]。在发达国家，感染性疾病是老年人死亡的第四大原因，老年人的急性感染死亡率是年轻人的3倍[4405]。疫苗接种反应相对较差加剧了这一现象，这种情况自疫苗开发之初就已被认识到了[4406]。例如，虽然流感疫苗可以在50%～75%的年轻人体内产生足够的抗体保护，但在最需要保护的老年人中，这一比例仅为10%～30%[4407]。

与此同时，近30年来我们一直知道，80岁老人的免疫细胞会产生更多的促炎信号[4408]。我在"炎症"一章中讨论过，这是两面不讨好的情况：对抗特定感染的免疫反应下降和可能导致炎症的非特异性过度反应加剧[4409]。确实老年人更有可能住在养老院这样的"火药桶"里，并携带使感染更有可能发生和更严重的并发症，但他们的易感性可能部分在于免疫功能下降和潜在的高炎症"细胞因子风暴"免疫反应，与更坏的结果有关[4410]。既然已经说起炎症性衰老，我将在这里集中讨论免疫衰老（immunosenescence），也就是免疫防御能力随着年龄的增长而下降，以及应该做些什么。（有关免疫系统工作原理的概述，请参阅我的《救命》一书中的"远离感染"一章。）

# 生活方式

日常习惯如何影响免疫功能？

## 减肥

肥胖会削弱疫苗接种的效果[4411]，因此，即使接种了流感疫苗，肥胖的人患流感或类似感染的风险也是体重正常、接种疫苗的人的两倍[4412]。事实上，肥胖者患癌率较高的原因之一可能是抗肿瘤免疫功能受损。

瑞典肥胖受试者（Swedish Obese Subjects）试验是第一个长期的前瞻性对照研究，旨在评估数千名减肥手术患者和与之匹配的对照受试者之间的差异，这些对照受试者在试验开始时体重相同，但随后接受常规护理。在接下来的10~20年里，对照组的体重保持不变，而手术组的体重减少了20%，心脏病发作和脑卒中的人数也明显减少，患糖尿病的人数减少了80%，而且毫不奇怪，总体死亡率也降低了，患癌症的概率更低了[4413]。

肥胖会严重损害自然杀伤细胞的功能，它们是免疫系统"快速反应部队"的关键成员，与癌细胞和被病毒感染的细胞抗争。然而，当肥胖个体被随机分配到一组减肥计划中时，研究人员发现，自然杀伤细胞功能仅在90天内就能被显著地重新激活[4414]。不过，该计划中包含了运动部分，因此不能认为仅仅是减肥的影响，运动本身也可以促进自然杀伤细胞的活性[4415]。

## 运动

运动可以大大增强我们的免疫系统，可以把请病假的天数减少25%~50%[4416]。30分钟骑行后采集的血液中的自然杀伤细胞可以杀死培养皿中培养的60%以上的癌细胞[4417]。这似乎是运动既有助于预防癌症又能提高癌症患者存活率的原因之一[4418]。64岁及以上的男性和女性在接种流感疫苗前的10个月里，被随机安排每周3天进行25~30分钟的高强度运动，他们获得了明显更好的保护[4419]，当然你不可能期望一年到头都懒洋洋地躺在沙发上，只在接种流感疫苗[4420]或肺炎疫苗[4421]之前动起来，就能获得额外的保护。请查看视频"运动增强免疫力（exerciseimmunity）"，了解更多关于运动可以增强免疫力的信息以及表明运动可以帮助预防感染的干预性研究。

### 亲近大自然

另一种降低皮质醇水平的方法是森林浴——让自己被树木包围[4422]，这也可能提高自然杀伤细胞的活性，正如我在视频"森林浴提高抗癌免疫力（forestbathing）"中记录的一系列随机对照试验所显示的那样。我在后续视频"为什么森林浴可改善自然杀伤细胞的功能（treefragrance）"中解释过，树木会产生叫作植物芬多精（phytoncides）的芳香挥发性化合物[4423]，如蒎烯（pinene），在森林里你会把它们吸入肺部[4424]。它们进入血液中[4425]，便可以提高自然杀伤细胞的活性[4426]。

木材香气的组合可以恢复应激诱导的小鼠免疫抑制[4427]，但这真的只是因为森林的芳香吗？研究人员调查了在酒店房间整夜使用来自树木的香薰精油是否可以达到同样的促进自然杀伤细胞活性的效果——结果证明有效[4428]。其实这些植物芬多精是树木自身免疫系统的一部分，可能能够被我们"征用"[4429]。研究人员推测，在日本森林茂密地区乳腺癌和前列腺癌死亡率较低的事实中，这些化合物可能发挥了一定作用[4430]。研究发现，亲近大自然是一种重要的抗癌策略[4431]。事实证明，树木的芳香可能不仅仅有助于应对癌症。

## 睡眠

剥夺小鼠睡眠可能破坏其疫苗的效力[4432]，也可能没有影响[4433]，或可能起到增强保护作用[4434]，但是，有"惊人的有力证据"[4435]表明，睡眠可以增强人类的免疫防御能力。在接种乙肝疫苗[4436]或流感疫苗[4437]前后几天睡眠不足的人（例如，少于6小时与超过7小时相比）体内，最终产生的保护性抗体会明显减少。这在强制减少睡眠的干预试验中得到了证实。

在一项研究中，有一半的受试者在接种甲肝疫苗后不得不通宵熬夜。那些在接种了完全相同的疫苗后被允许正常睡觉的人，一个月后血液中的抗体增加了1倍[4438]。即使是一年后他们也明显得到了更多的保护，这都是因为接种疫苗后好好睡了一晚[4439]。你就不能试着在接下来的晚上多睡一会儿来弥补吗？来不及了，木已成舟。那些在一周内每晚只睡4小时并在此期间接种了流感疫苗的人，10天后体内的抗体还不到正常睡眠组的一半，即使在接下来的一周将睡眠时间延长到每晚12小时也于事无补[4440]。睡眠不足，无论睡得太晚[4441]还是起得太早[4442]，都被证明会损害自然杀伤细胞的活性。

感染率怎么样呢？在哈佛护士健康研究II中，平均每晚睡眠时间不超过5小时者患肺炎的概率比那些睡眠时间为8小时者高出40%。既超重又睡眠不足者的风险要高出80%以上[4443]。在一个更直接的试验中，梅奥诊所的研究人员将感冒病毒直接滴入被试者的鼻子中，那些自我报告每晚睡眠时间少于7小时的人患感冒的概率是那些睡眠时间超过8小时的人的3倍[4444]。自我报告的睡眠往往会低估持续时间，因此研究人员使用睡眠监测智能手环进行客观测量，重复了这一研究。那些每晚睡眠时间不超过6小时者患病的可能性是那些每晚睡眠时间7小时以上者的4倍[4445]。值得注意的是感染率没有差异，毕竟，直接往他们的鼻子里滴入了病毒。睡眠良好者能够很快清除病毒，使得其出现症状的可能性降低了四分之三。

## 食物

不难想象，维持免疫系统需要大量的能量[4447]。人体每天都会产生数百万个新的免疫细胞[4448]。这也许就是为什么免疫功能会随着年龄的增长而下降，与其他需要能量的器官（如肌肉）的萎缩一样。不过这并非不可避免，有些人到老年仍能保持完整的免疫系统功能[4449]。免疫系统功能恶化的部分原因可能是随着年龄的增长，人们的饮食质量在下降。

## 水果和蔬菜的保护作用

吃得健康的人能保持健康吗？那些多吃水果和蔬菜者患普通感冒等上呼吸道感染的风险确实较低。一日一苹果，能让医生远离我[4450]。就更严重的呼吸道感染，如流感而言，在整个社区水平上，肥胖率增加5%与流感相关的住院率增加6%相关[4451]。同样，不运动率增加5%与住院率增加7%有关，低水果和蔬菜摄入量可能使流感相关的住院率增加8%。水果和蔬菜的摄入也与其他各种健康行为有关。要想知道多吃农产品是否真的能提高免疫力，唯一的方法是付诸实践。

营养不足可能是随着年龄的增长免疫功能下降的原因，为了评估这一推论，研究人员将83名65岁及以上的老年志愿者分成两组。实验组每天至少吃5份水果和蔬菜，而对照组每天少于3份。然后所有的受试者都接种肺炎疫苗（65岁以上的老人都被推荐接种的疫苗[4452]）。接种疫苗的目的是让免疫系统产生针对特定病原体的抗体，以防止感染。与对照组相比，每天吃5份或5份以上水果和蔬菜的受试者对疫苗的保护性抗体反应高出82%。这是仅仅一个月每天多吃几份水果和蔬菜的结果[4453]。这也是饮食对免疫功能的控制程度。

## 猕猴桃、紫锥菊和接骨木莓

某些水果和蔬菜可以额外增强免疫功能。猕猴桃是其中一种。学龄前儿童被随机分配每天吃香蕉或黄心猕猴桃。与吃香蕉的那一组相比，吃猕猴桃的孩子患流感或普通感冒的风险似乎降低了近一半（为什么是黄心猕猴桃呢？因为这项研究是由拥有黄心猕猴桃专利的公司资助的）[4454]。然而，大约每130名儿童中就有1人对猕猴桃过敏[4455]，这可能使猕猴桃成为第三大最常见的食物过敏原（仅次于牛奶和鸡蛋）[4456]，所以猕猴桃并非适合所有人。

研究人员在另一个高风险人群——老年人身上也进行了类似的试验。吃香蕉的对照组上呼吸道感染后会有大约5天的充血和喉咙痛，而吃猕猴桃者在1~2天后就感觉好多了[4457]。相比之下，像奥司他韦（商品名达菲，Tamiflu）这样的抗流感药物只能平均缩短成人的症状持续时间约17小时[4458]。2020年一篇题为《食物还是药物？食物对上呼吸道感染持续时间和发病率的治疗作用》的综述指出了猕猴桃的优势：猕猴桃的价格"低得多"[4459]。

严格来说，猕猴桃是浆果。（它们最初被称为中国鹅莓，后来一些创新的新西兰出口商以他们毛茸茸的棕鸟的名字命名了这种毛茸茸的棕色水果。）其他浆果呢？我在视频"接骨木莓的益处和副作用（elderberries）"中介绍过有关接骨木莓的研究。简而言之，4项研究似乎显示出积极的结果，但它们也都是由接骨木莓产品公司资助的[4460]。最后，2020年，一项独立的研究（由慈善机构资助）发表，这是一项关于接骨木莓提取物治疗流感的随机、双盲、安慰剂对照试验。与行业资助的研究相反，那些随机选择接骨木莓的人似乎表现更糟，经历了更多的疼痛。在那些没有服用奥司他韦的受试者中，被随机分配到安慰剂组的受试者病了5天，而被随机分配到真正的接骨木莓组的受试者病了7天[4461]。随刊的社论总结说，基于这些结果，"我们可以自信地建议患者不要服用接骨木莓"[4462]。正如我在视频中所展示的那样，紫锥菊的结果也同样令人失望[4463]。

接骨木莓补充剂甚至可能不安全[4464]。一份病例报告说，一名男子在服用接骨木莓提取物后患上了急性胰腺炎，停止服用后症状消失了，几年后，当他再次服用补充剂时症状又出现了，这证明它们之间确实存在因果关系。既然可以直接吃接骨木莓，为什么还要服用接骨木莓提取物呢？

因为吃生接骨木莓可能会让你把肠子吐出来[4465]，这是我为了早餐而在后院的灌木丛里搜寻一番后艰难发现的。原来生接骨木莓果实会产生氰化物[4466]。直到康复后我才发现，美国疾病控制和预防中心报道过"加利福尼亚州接骨木汁中毒"事件，报道说，有人把鲜榨接骨木汁带到一个聚会上，导致8个人不得不被直升机送去急救[4467]。只能说，很幸运我的身体拒绝了它。否则，墓碑上会被刻什么呢？也许是"《救命》一书的作者被一杯蔬果昔杀死"。

## 其他浆果

还有什么浆果有益呢？在视频"用浆果增强免疫功能（immuneberries）"中，我做了详细的介绍。例如，干预性研究表明，蓝莓可以增加自然杀伤细胞的数量[4468]，芳香香料小豆蔻可以增加它们的活性[4469]，黑树莓似乎既可以增加自然杀伤细胞的数量，也可以增加其活性[4470,4471]，但这是否意味着可以减少感染呢？沙棘浆果能够提高另一种"第一响应"免疫细胞的活性[4472]，但与安慰剂相比，它对预防呼吸系统、消化系统或尿路感染没有帮助[4473]。

枸杞似乎确实对免疫功能具有有益影响。65～70岁的老年男性和女性被随机分配每天吃4茶匙[4474]枸杞粉或一种外观相同的安慰剂粉，连续90天。在第30天，每个人接种一剂流感疫苗。到第60天，枸杞组已经有了明显更好的抗体反应，到第90天，枸杞组实现血清转化（一个足够发挥保护作用的抗体阈值）的比例是安慰剂组的3倍（28%对9%）[4475]。

### 我们必须选择有机农产品吗？

一篇更新农药对人类健康影响证据的综述声称，将农药暴露与癌症联系起来的证据"如此之多，以至于农药在癌症发展中的作用

> 已不容置疑"[4476]。然而，大多数显示农药造成DNA损伤的数据仅限于职业暴露，如农民和田间工人、农药行业工作者本身或生活在农药高喷洒地区的人[4477]。那些传统农产品上的农药残留有影响吗？在视频"农药和癌症风险（pesticides）"中，我分析了一部分文献。简而言之，在控制了干扰因素后，那些选择有机农产品的人患癌症的概率似乎更低[4478]，但是，即使它们之间可能存在因果关系，多吃传统种植农产品的好处也很可能超过接触农药可能带来的任何风险[4479]。因此，对农药风险的担忧不应该阻止我们吃尽可能多的水果和蔬菜。据估计，农产品上农药残留的潜在危害平均只会缩短人的寿命几分钟，与吃水果和蔬菜所带来的好处相比微不足道[4480]。

## 蔬菜

一系列涉及减少水果和蔬菜摄入的实验，明确证明了健康食品对我们免疫功能的影响。研究人员认为它们的类胡萝卜素可能是免疫激活的因素，他们建议志愿者尽量避免所有颜色鲜艳的水果和蔬菜的摄入。结果不到两周，这些志愿者的免疫功能就急剧下降。从这些志愿者身上提取的白细胞在面对免疫激活时变得迟钝，无法增殖。为了看看这种活性能多快恢复，他们每天尝试3种可能的补救方法：一杯半番茄汁，一杯半胡萝卜汁，或一份菠菜粉。在开始喝番茄汁的一周内，白细胞开始明显活跃起来，但胡萝卜汁和菠菜粉似乎都不足以挽救免疫功能[4481]。这告诉我们两件事：我们可以通过简单的饮食决定来影响我们的免疫功能，但并非所有的蔬菜都有同样的效果。

当重复这一研究以观察其他免疫标记时，番茄和胡萝卜似乎旗鼓相当。（这次跳过了菠菜。）例如，采用低类胡萝卜素饮食的健康男性在摄入番茄汁和胡萝卜汁之后，血浆中类胡萝卜素浓度增加，伴随着免疫功能的延时调节，摄入2周番茄汁和胡萝卜汁之后进入2周的消除期，在此期间自然杀伤细胞的活性显著增强[4482]。相比之下，番茄提取物补充剂（番茄红素）未能带来免疫防御的任何改善[4483]。那么，针对那些没有被剥夺富含类胡萝卜素的水果和蔬菜的人，像番茄汁这样简单的东西能提高免疫保护吗？营养良好的老年男性和女性被随机分配喝一杯半番茄汁或矿泉水，为期8周，他们的免疫功能没有差异[4484]。所以，如果一直大量吃像土豆这样的米色食物，并不需要花太多时间就能恢复失去的免疫功能，但如果吃的是最低限度的健康农产品，那么光喝一杯番茄汁是不够的，需要像流感疫苗研究中那样每天多吃水果和蔬菜，要么将蔬菜升级，包括一些最重要的蔬菜，如西蓝花。

### 十字花科蔬菜

在第589页，我探讨了十字花科蔬菜对肠道免疫功能的重要性。西蓝花也可以增强自然杀伤细胞的活性[4485]。研究人员分别在受试者吃几天西蓝花芽之前和之后抽取其血液，发现自然杀伤细胞产生颗粒酶B的能力在吃西蓝花芽之后提升了。这是一种用于激活靶细胞中caspases反应的酶，以启动自毁程序，消灭感染病毒的细胞和癌细胞[4486]。这真的能帮助我们抵抗感染吗？研究人员通过将流感病毒滴入志愿者的鼻子里来寻找答案。

在一项随机研究中，与安慰剂（苜蓿芽）相比，在感染前一天和感染当天食用约4盎司的西蓝花芽，可以显著降低吸烟者鼻子里的病毒载量，并减轻病毒引起的炎症。研究人员得出结论，西蓝花等十字花科蔬菜可能是一种"低成本、低风险的减少流感影响的措施"[4487]。在减少小鼠呼吸道合胞体病毒疾病[4488]和体外阻断EB病毒方面也发现了同样的效果[4489]。萝卜硫素据称是西蓝花和其他十字花科蔬菜中的活性成分，也被发现可以恢复从肺气肿等肺部疾病患者的肺中提取的巨噬细胞的细菌识别和吞噬能力[4490]。然而，他们所使用的萝卜硫素浓度可能只有在一次吃大约5杯西蓝花时才能在血液中达到[4491]，因此，在以更适度的剂量进行研究之前，我们无法知道它的临床意义。

## 一氧化氮与抗感染免疫

一氧化氮（不要与笑气一氧化二氮混为一谈）是我们动脉内壁释放的最著名的"芝麻开门"分子，它会使我们的血管扩张，但它也具有广谱抗病毒、抗细菌和抗真菌的特性。它被分泌到呼吸道中，作为抵御呼吸道感染的第一道防线[4492]，比基线水平高出500%以上[4493]。富含硝酸盐的蔬菜可以提高运动成绩[4494]，但对免疫能力又有什么影响呢？自古以来，人们就用菠菜叶浸泡液来治疗呼吸道症状[4495]，正如我在视频"蔬菜硝酸盐帮助对抗呼吸道感染（noimmune）"中所探讨的那样，这是否能转化为较低的感染率，还有待进一步研究[4496]。

## 海藻

生长在水下的绿叶植物怎么样呢？每年要收获数十亿磅的海菜[4497]。日本是人均海藻摄入量最高的国家之一，其摄入量与较低的疾病发病率甚至较低的全因死亡率有关[4498]，但是这可能只是遵循更传统的日本饮食习惯的一个指标[4499]。就免疫功能而言，裙带菜，也就是你在海藻沙拉中发现的那种，可以使T细胞的复制潜力翻倍[4500]或翻两倍[4501]，T细胞是免疫系统抵御病毒（包括疱疹病毒）的重要组成部分。请查看我的视频"用裙带菜增强免疫力（wakame）"，了解每天吃2克裙带菜对那些患有各种疱疹病毒感染的人的作用以及裙带菜是如何显著提高对流感疫苗的保护性抗体反应的。

大豆食品也可以促进产生抗体的B细胞的数量和活性。那些每天喝3杯豆浆的人血液中的B细胞数量比喝牛奶的人多约35%[4502]。日本也是人均大豆消费量最高的国家之一[4503]，因此，有关海藻摄入量可能有助于解释该国HIV[4504]和COVID-19[4505]感染率相对较低的猜测，也可以推广到其他日本传统食品中。

海苔可能是最容易获得的海藻，效果如何呢？它们常被用来做寿司卷[4506]，它们也可以用于制作快捷方便的零食。它营养密度非常高，热量极低，每片只有1卡路里[4507]。受试者被随机分配摄入海苔提取物8周后，其自然杀伤细胞活性显著增加[4508]。不过，他们接受的剂量相当于每天吃7片紫菜[4509]，所以目前还不清楚小剂量的影响。

## 小球藻

大约95%的感染始于人体黏膜表面，包括眼睛、鼻孔和口腔的湿润内壁[4510]。为了保护这些表面，身体会用一种叫作免疫球蛋白A（IgA）的特殊抗体覆盖表面，它每天的分泌量高达$1\times10^{19}$个[4511,4512]，可以形成一个免疫屏障，中和并阻止病毒进入人体。例如，唾液中的IgA是抵抗肺炎、流感和其他呼吸道感染的第一道防线[4513]。

小球藻是一种单细胞淡水绿藻，本质上是一种单细胞植物，日本的研究人员发现，母亲摄入粉末或压片形式的小球藻，可以增加母乳中的IgA浓度[4514]。那身体的其他部位呢？小球藻并没有令人信服地提高流感疫苗的免疫反应[4515]，但它确实增加了进入口腔的IgA分泌[4516]。遗憾的是，正如在视频"用小球藻保护免疫力（igachlorella）"中所介绍的那样，我们尚不清楚这是否意味着更少的疾病。

小球藻还能显著提高自然杀伤细胞的活性[4517]。这可能在减少慢性丙肝病毒感染的肝损伤中发挥作用[4518]，对胆固醇、血压和血糖控制都有好处[4519]，但我在视频"用小球藻治疗丙肝（nkchlorella）"中所提到的一个关于小球藻诱发精神病的病例报告，引起了我的警惕[4520]。

## 大蒜

在第二次世界大战中，大蒜被冠以"俄罗斯青霉素"的称号，因为在抗生素用完后，苏联政府转向了大蒜[4521]。它真的有效吗？吃大蒜似乎可以有两全其美的效果——通过抑制炎症来抑制免疫系统的过度反应[4522]，同时增强保护性免疫，如自然杀伤细胞的活性。请查看视频"大蒜对抗癌症和普通感冒的益处（coldsandcancer）"，了解大蒜预防普通感冒和癌症的双盲安慰剂对照试验。（大蒜补充剂使用者似乎并没有免受COVID-19的侵害[4523]，但可能需要多达54粒大蒜提取物胶囊才能获得与一瓣生大蒜中数量相当的有益成分[4524]。）

如果煮熟会怎么样呢？如果将生蒜末与用各种方法烹饪过的大蒜进行比较，我们会发现在煮熟的大蒜中一种所谓的有效成分急剧减少。煮6分钟就能减少66%，小火炖15分钟就能减少94%，大火煸炒1分钟就能减少100%[4525]。烤蒜怎么样呢？令人惊讶的是，即使是在比沸水更热的温度下进行烘烤，它保留的有效成分的量也是沸水煮的两倍。生蒜是最好的，但对一些人来说，吃2~3瓣煮熟的蒜可能比吃半瓣生大蒜更容易[4526]。

在《救命》一书中，我提出，食用大蒜的唯一警告（除了可能降低接吻的诱惑力）是大蒜有稀释血液的作用，所以也许不应该在手术前一周吃大蒜[4527]。这基于一项研究的结果，在这项研究中，受试者在两个月的时间里每天吃10克大蒜，也就是每天吃3瓣大蒜[4528]。然而，在"社会更可接受"的剂量下，每天1~2瓣，持续1周，没有发现凝血功能的变化[4529]。如何抑制蒜臭？生苹果、生生菜和薄荷叶都被证明至少部分有效[4530]。

## 蘑菇

正如我在视频"蘑菇可提高免疫力和减少炎症（mushrooms）"中展示的那样，煮熟的白口蘑也可以促进IgA的产生[4531]，同时潜在地抑制免疫系统过度活跃。一项随机、双盲、安慰剂对照的临床研究证实，一种平菇成分对有复发性上呼吸道感染史的儿童具有明显抗过敏作用[4532]。

香菇也被证明可以提高人体的免疫功能。每天只吃2~3个大的干香菇，持续1个月，就会促使两类一线免疫防御细胞的增殖增加，同时降低全身炎症的标志物水平[4533]。然而，我们最关心的实际上是预防感染。

例如，白口蘑补充剂可以增强老年小鼠自然杀伤细胞的活性，但并不能保护它们免受随后的流感病毒感染[4534]。平菇似乎有效，至少对运动员有效。在高强度的运动之后，优秀运动员自然杀伤细胞的活性在恢复过程中会减少28%[4535]。当每天被给予大约相当于一个平菇含量的特殊β-葡聚糖纤维时[4536]，不仅自然杀伤细胞计数上升，在3个月的时间里上呼吸道症状也减少了。在安慰剂组中，84%的人出现了4种或4种以上的症状，而平菇组只有12%[4537]。

### 营养酵母

具有免疫激活作用的β-葡聚糖纤维也存在于啤酒酵母、面包酵母和营养酵母中。详细信息请查看视频"营养酵母治疗普通感冒（nooch）"，但从根本上说，与安慰剂相比，每天从一茶匙左右的营养酵母中提取的β-葡聚糖具有促进IgA分泌的作用[4538]，可以降低上呼吸道感染的发病率和严重程度、缩短持续时间[4539]。随机对照试验还发现，它具有抗炎作用[4540]，足以促进伤口愈合[4541]、减轻口腔溃疡的严重程度[4542]、缓解豚草过敏者的症状，并且有助于减肥[4543,4544]。没有一项研究报告治疗相关的不良反应[4545]，但对于患有两种特定自身免疫性疾病的人，我建议不要使用任何酵母菌：克罗恩病[4546]［见视频"营养酵母对每个人都健康吗（crohns）"］和一种被称为化脓性汗腺炎的皮肤病[4547]［见视频"饮食治疗化脓性汗腺炎（hidradenitis）"］。

### 绿茶

我们的身体总是在寻找病原体相关分子模式（pathogen-associated molecular patterns，PAMPs）。它们是与感染有关的外来分子，如细菌细胞壁的成分。我们拥有携带模式识别受体的免疫细胞，可以识别这些"非我"特征。不过，并不是所有的细菌都是致病的，所以，为了更准确，这个名字被改成了微生物相关分子模式（microbe-associated molecular patterns，MAMPs）。酵母和蘑菇中的β-葡聚糖是主要的MAMPs[4548]。它们构成真菌的细胞壁，因此起到了非特异性免疫刺激剂的作用（与疫苗等特异性免疫刺激剂相反）[4549]。本质上，当我们的身体检测到体内的β-葡聚糖时，为了谨慎起见，它会立即认为是真菌感染，而不是摄入了炒香菇[4550]。人体就能从这种提高了的警惕中获益。

某些植物中也有MAMPs类似物。细菌、真菌、寄生虫和癌细胞都会释放一类叫作烷基胺的MAMPs化合物[4551]。茶氨酸是赋予茶叶鲜味的独特氨基酸，它会在我们的肠道中被分解成一种叫作乙胺的烷基胺，然后在全身循环。你可以通过测试一个人尿液中乙胺的含量来判断他是否爱喝茶[4552]。苹果皮中也含有预先存在的烷基胺（正丁胺）[4553]，葡萄酒中含有异戊胺[4554]，健康的阴道分泌物中含有异丁胺[4555]。

烷基胺会增强γ-δT细胞的增殖和活性，这是一种一线防御细胞[4556]。乙胺对这些细胞的"启动"可能解释了为什么喝茶者身上的γ-δT细胞比喝咖啡者身上的更活跃。饮茶前后一周提取白细胞，在体外接触细菌时，会得到2~4倍的防御性干扰素的释放。每天低水平的乙胺暴露似乎使免疫细胞保持在一个恒定的备战状态。甚至有人猜测，灵长类动物的免疫系统进化到了可以利用蔬食中的烷基胺及其前体来增强免疫力的程度[4557]。

喝茶的人患流感的概率更低[4558]，死于肺炎的风险也只有不喝茶的人的一半[4559]。一项随机、双盲、安慰剂对照试验发现，与随机服用安慰剂胶囊的人相比，服用浓缩绿茶胶囊的人感冒和流感症状的天数减少了约三分之一，但这一剂量相当于每天喝10杯茶[4560]。一项针对医护人员的类似试验发现，被随机分配到连续5个月每天喝1.25杯绿茶的受试者[4561]，患流感的可能性降低了约三分之二（4%对13%）[4562]。喝茶量可以降到多低仍然有效呢？2020年，研究人员试图突破极限，他们发现，即使每天只喝半杯绿茶（大约一典型茶杯的量）[4563]，也能将上呼吸道感染的风险降低一半，但每天喝不到四分之一杯就没有用[4564]。

### 用绿茶漱口如何？

一项研究在志愿者喝茶10分钟、40分钟和60分钟后擦拭口腔取样，结果发现，喝茶1小时后，口腔中仍保留着抗病毒浓度的茶化合物[4565,4566]。我之前提到的研究发现，即使吞下绿茶提取物胶囊也能降低感染风险；因此，似乎没有必要直接接触我们的喉咙。反过来呢？用绿茶漱口，然后把它吐出来，只与口腔接触会如何？

正如我在视频"漱口可预防感冒吗（gargling）"中提到的，人们已经进行了各种尝试，以证明用茶漱口对上呼吸道感染[4567]或流感[4568]具有显著的统计学意义上的好处。然而，这并不能改变一个事实，即没有一项随机对照试验发现用茶漱口能显著降低感染风险[4569]。用水漱口预防上呼吸道感染的证据也令人失望[4570]。

所以，尽管漱口可以有效地缓解喉咙痛，但它可能无法从一开始就预防喉咙痛，除非喉咙痛是由淋病*引起的。用杀菌漱口水（在本试验中，将李施德林用水稀释，比例为1∶4）漱口1分钟，可以显著减少口腔内的淋球菌数量[4571]。研究发现，漱至喉咙后部比简单地漱洗嘴巴要好。建议至少漱口20秒[4572]，但一项对女性性工作者的研究显示，平均漱口时间只有4秒[4573]。

★编者注：淋病是由淋球菌引起的急性或慢性接触性传染病。

## 高膳食纤维食物

在《吃饱瘦身》一书的"富含膳食纤维"一章中，我讲述了一个寻找打开人体两把神秘之锁的钥匙的侦探故事，这两把锁是全身大量表达的重要受体，存在于神经元、肠道细胞、免疫细胞、肌肉细胞和脂肪细胞中[4574]。

剧透警告：这些钥匙是我们的肠道菌群利用膳食纤维产生的短链脂肪酸[4575]，是肠道菌群和身体其他部分之间沟通的关键[4576]。

这或许可以解释膳食纤维具有如此强的抗炎作用的原因[4577]。例如，一顿高膳食纤维的饮食怎么可能在几小时内改善哮喘患者的肺功能呢？现在我们知道，肠道有益菌会将摄入的膳食纤维转化成短链脂肪酸，然后这些短链脂肪酸被吸收进血液中。它们可以自由地停靠在呼吸道炎症性免疫细胞的受体上并将其关闭[4578]。

这是否意味着吃更多膳食纤维的人拥有更好的免疫系统？如何确定？20世纪70年代以来，大多数人接种了MMR疫苗，即麻风腮疫苗。在不同的饮食组中是否有更多的针对病原体的抗体呢？是的，至少对流行性腮腺炎来说是这样的。所有的受试者都接种了相同的MMR疫苗，但吃更多膳食纤维的人对抗流行性腮腺炎的抗体水平明显更高，而对抗麻疹病毒和风疹病毒的抗体水平没有变化[4579]。

为了帮助证明因果关系，研究人员在每年接种流感疫苗时，对志愿者使用抗生素以清除大部分肠道菌群。先前免疫力较低者，抗体反应明显受损[4580]，他们对疫苗的反应要弱得多。相反，通过随机让人们补充益生元（如膳食纤维，这是我们肠道有益菌的食物）或者益生菌（这是有益菌本身），对流感疫苗的抗体反应可以得到增强[4581]。这是否意味着较低的感染风险？

研究发现，肠道中以膳食纤维为食的细菌水平较高的人，患病毒性肺炎或支气管炎的可能性仅为正常水平者的五分之一[4582]。为了建立因果关系，一项随机对照试验的荟萃分析发现，益生元可以降低呼吸道感染的发生率[4583]。在儿童中，那些随机服用益生菌发酵酸奶、大豆酸奶或益生菌补充剂的人发生上呼吸道感染的概率较低，持续时间也较短[4584]，但在老年人中，似乎只有症状的持续时间缩短了[4585,4586,4587]。考虑到我在"益生元和后生元"一章中提到的益生菌的潜在负面影响，我建议通过食用富含天然膳食纤维的食物来喂养我们已经拥有的有益菌。

## 素食主义者是否拥有更强的自然杀伤细胞功能？

随着年龄的增长，自然杀伤细胞往往会失去一些增殖能力和杀伤能力[4588]。做些什么来维持它们的功能呢？我回顾了一些似乎具有保护作用的植物，那么以植物为中心的整体饮食怎么样呢？在一项测试中，素食主义者的自然杀伤细胞与杂食者的自然杀伤细胞正面交锋，以看谁能消灭更多的白血病细胞，结果素食主义者的自然杀伤细胞获胜。它们杀死癌细胞的效果是杂食者自然杀伤细胞的两倍多。平均而言，从素食主义者血液中提取的每一个自然杀伤细胞都能杀死两个癌细胞，而杂食者的只能杀死一个。研究人员表示，"素食主义者患癌风险的降低可能部分与其拥有更好的自然防御系统有关"[4589]。

拥有更有效的免疫系统不仅仅能通过直接靶向肿瘤来帮助预防癌症。有时感染也会导致癌症。以HPV（人乳头状瘤病毒）为例。宫颈癌现在被认为是一种性传播疾病[4590]。根据"修女与妓女"的癌症发病率，人们最初是这样怀疑的[4591]，但现在有DNA指纹证据表明，几乎所有的宫颈癌都是由HPV引起的[4592]。HPV是一种性传播病毒，它也会导致阴茎癌、阴道癌、外阴癌和喉癌。

HPV被认为是癌症必要但不充分的原因。HPV很常见，大多数年轻女性会感染，但其中的大多数不会得宫颈癌，因为她们的免疫系统能够消灭这种病毒。70%的女性可在一年内清除感染，超过90%的女性可在两年内清除感染，这发生在病毒导致癌症之前[4593]。

那些免疫系统特别强的人清除病毒的速度会更快吗？这也许可以解释为什么素食女性的HPV感染率明显较低，许多研究报告说，遵循蔬食饮食结构的女性感染HPV的风险较低[4594]。多吃蔬菜可能就有帮助。

研究人员追踪了子宫颈感染致癌性HPV病毒株的女性，并在3个月和9

个月时对她们进行了重新测试,同时分析了她们的饮食。更高水平的蔬菜摄入似乎可以将HPV持续存在的风险降低一半,使清除这种潜在致癌感染的可能性增加一倍[4595]。这可能有助于解释为什么素食女性患所有类型的癌症的概率要低得多,包括宫颈癌[4596]。然而,对素食主义者和杂食者之间的自然杀伤细胞活性的比较研究未能复制早期的研究结果,因此其他抗癌成分或非免疫机制可能是癌症发病率较低的原因[4597]。

> **健康的蔬食可以降低 COVID-19 风险和严重程度**
>
> COVID-19大流行提供了一个很好的机会,看看更健康的饮食是否有助于避免感染。详细信息请查看视频"新型冠状病毒感染及其后遗症的最佳饮食(plantdemic)",但从根本上说,哈佛大学的研究人员收集了近60万名受试者的数据,发现那些吃最健康的蔬食和最少的肉、蛋、乳制品及垃圾食品的人不仅患重症COVID-19的风险显著降低,而且一开始被感染的风险显著降低,即使排除并发症和其他非饮食生活方式风险因素后也是如此,如运动、吸烟及社会经济地位[4598]。

## 补充剂

有什么补充剂可以帮助预防感染呢?

### 人参

人参以它的拉丁名字Panax而闻名,它来自panacea这一词,意思是"万灵药"(cure-all)[4599]。它可以延长果蝇[4600]和线虫[4601]的寿命,但不能延长小鼠的寿命[4602]。人参主要有美国人参(西洋参)和亚洲人参两种,按加工方法可以进一步划分。白参是将鲜人参洗净之后晾干而成的;红参是将鲜人参洗净分拣过后,用一定的工艺蒸制晾晒而成的[4603]。各种人参制剂已被证明可以增加B细胞和T细胞的数量[4604],以及增强自然杀伤细胞的活性[4605],但对疾病终末指标有什么影响呢?

一项随机、双盲、安慰剂对照试验的荟萃分析发现,人参似乎可以降低急性上呼吸道感染的风险,但对疾病的持续时间似乎没有显著影响。然而,一项亚组分析表明,这种预防作用仅限于亚洲人参,与安慰剂相比,亚洲人参可以使感染风险降低一半,而西洋参仅降低了14%,没有统计学意义[4606]。

我在视频"人参的益处和副作用(ginsengabuse)"中介绍了人参的缺点。除了"人参滥用综合征"和组织肿胀的症状[4607],还有躁狂症[4608]、雌激素效应[4609]和手术出血增多的病例报告[4610]。因此,一些人建议那些有高血压、甲状腺功能亢进、躁狂倾向、雌激素依赖性疾病或即将进行手术的人避免服用人参[4611]。

## 复合维生素

所有的营养物质在免疫系统功能中都起着一定的作用。如果缺乏营养,那么补充营养当然可以提高免疫力,但我们不应该期望在营养充足的基础上额外添加营养就一定会进一步增强免疫功能[4612]。然而,许多表面上健康的老年人却被发现缺乏微量营养素[4613],所以服用复合维生素和矿物质补充剂怎么样呢?

一些最负盛名的期刊上发表了一些惊人的益处[4614],人们得出结论:"所有这些报告都证实,使用微量营养素补充剂可能会增强老年人的免疫反应[4615]。"然而,大部分论文被撤回[4616],一个接一个[4617]。一位主要作者早些时候发表的一篇论文给调查人员提供了线索——一项声称复合维生素和矿物质补充剂对认知有益的研究得出了"不可能"的结果[4618],引出了一项正式调查,调查最终证实了这种不恰当的行为[4619],随后便导致了一连串的撤稿。

自那次失败后，又进行了3次大型随机对照试验，以研究复合维生素和矿物质补充剂预防感染的效果[4620]。其中一项针对非住院老人和急性呼吸道感染的研究发现，它们对发病率或严重程度都没有影响[4621]。另一项针对养老院老人和一般感染情况的研究发现，感染病例并没有减少，但在长达18个月的研究中，随机分配服用复合维生素和矿物质补充剂的人服用抗生素的时间确实减少了[4622]。第三项研究分别观察了复合维生素和复合矿物质补充剂，发现与安慰剂相比，矿物质对流感疫苗的抗体反应有所改善，而复合维生素对流感疫苗的抗体反应更糟[4623]。不过，这两种方法都没有使感染率显著下降。

## 维生素C

近一个世纪前被发现以来，维生素C就被提议用于治疗呼吸道感染[4624]。1970年，诺贝尔奖获得者莱纳斯·鲍林（Linus Pauling）出版了一本很有影响力的书，名为《维生素C和普通感冒》，这本书引起了公众的极大兴趣。毫无疑问，它引发了数十项随机、双盲、安慰剂对照试验[4625]。请查看视频"维生素C补充剂可预防感冒但会导致肾结石吗（c4colds）"了解更多信息，基本上，那些处于极端身体压力下的人，如马拉松运动员或在靠近北极地区演习的士兵，似乎确实受益于定期服用维生素C补充剂，将感冒的风险降低了一半。然而，对于普通人群来说，每日补充维生素C似乎并没有显著降低感染的发生率，但是当经常服用维生素C的人生病时，他们的病情不会那么严重，而且他们恢复速度也会快10%左右。不幸的是，在感冒症状出现后才开始服用维生素C似乎并不能帮助降低感冒的严重程度或缩短持续时间[4626]。

不利的一面是，维生素C补充剂似乎会促进肾结石的形成[4627,4628]——风险增加了一倍。那些每天服用1000毫克左右维生素C的人每年患肾结石的概率可能是三百分之一，而不是六百分之一，考虑到肾结石十分痛苦，我们不能说这是一个微不足道的风险[4629]。

## 维生素D和维生素E

每天补充维生素D似乎可以降低儿童和青少年患急性呼吸道感染的风险，但对成年人似乎没有什么帮助，维生素D也不能有效增强对流感疫苗的抗体反应[4630,4631]。另一方面，维生素E能够显著提高对乙肝疫苗和破伤风疫苗的免疫力，但对白喉疫苗和肺炎疫苗没有作用[4632]。我在视频"维生素E补充剂与癌症、免疫和长寿（immunevitamins）"中介绍过，关于维生素E和感染的数据喜忧参半，一些研究甚至显示感染情况恶化[4633]。这个问题似乎悬而未决，因为随机对照试验表明，维生素E会增加患癌症的风险[4634]，提高总体死亡率[4635]。换句话说，购买维生素E补充剂的人实际上是在为更短的寿命买单。

## 锌

2020年2月，一位著名的病毒学家告诉他的朋友和家人，"现在就储备点锌含片"，以应对即将到来的大流行[4636]。他是基于锌对普通感冒的疗效得出这一结论的，高达29%的感冒是由冠状病毒引起的[4637]。这个发现其实有一个暖心的背景故事，我在视频"锌含片有益于COVID-19吗（zinc）"中进行了详细介绍，其中涉及一个患有癌症的3岁女孩，她激励她的父亲进行了第一个关于锌含片治疗普通感冒的随机、双盲、安慰剂对照试验[4638]。

我浏览了视频中的所有研究，但基本上，锌含片似乎可以缩短感冒时间约3天[4639]，并显著减少鼻分泌物（减少34%）、鼻塞（减少37%）、声音嘶哑（减少43%）和咳嗽（减少46%）[4640]。服用锌治疗普通感冒的最佳方法是醒着的时候每两小时服用含锌约10~15毫克的含片，持续几天，在症状出现后立即服用不含柠檬酸、酒石酸、甘氨酸、山梨醇或甘露醇等黏合剂的醋酸锌或葡萄糖酸锌[4641,4642]。

对肺炎等更严重感染的疗效可能只存在于那些先前缺锌的人身上[4643]。我很惊讶地发现，锌对人体的重要性直到20世纪60年代才得到确立，直到1974年才被正式承认[4644]。在美国，大约40%的60岁及以上男性和女性可能无法通过饮食达到每日推荐摄入量[4645]。与铁等其他矿物质不同，我们不能仅仅通过验血来判断自己是否缺锌，因为血液中的锌含量并不能很好地反映体内锌的总体状况[4646]。我们能做的就是确保从饮食中获得足够的营养。最健康的来源可能是豆类、坚果和种子，尽管牡蛎可能是迄今为止最集中的来源[4647]。（一个牡蛎所含的锌比一杯烤豆子所含的还多[4648]。）

然而，锌补充剂似乎并不能从一开始就降低患病的风险[4649]，长期补充锌补充剂实际上可能会损害老年人免疫力的某些方面。可能是因为在高剂量下，锌会干扰对免疫功能重要的其他营养物质的吸收，如铜和叶酸[4650]。补锌一个月似乎确实增强了对破伤风疫苗的抗体反应[4651]，但即使在接种流感疫苗前补充两个月的锌也没有任何效果[4652]。短期服用被认为是安全的，但锌补充剂和含片可能会引起恶心，尤其是在空腹时以及有其他胃肠道症状时服用[4653]。不应该把锌放进鼻子里。在药店里，你可以找到各种各样的鼻内锌凝胶、喷雾剂和棉签，但这些做法与潜在的永久性嗅觉丧失有关[4654]。

值得注意的是，故事有一个圆满的结局：那个3岁的女孩战胜了癌症，再也没有复发，长大后成了一名科学家[4655]。

## 疫苗

疫苗被认为是20世纪最伟大的公共卫生成就之一[4656]，它消灭了造成数亿人死亡的天花，并且大大减少了麻疹和小儿麻痹症等其他主要疾病的患者数量[4657]。时至今日，疫苗每年可以挽救数百万人的生命[4658]。

超过90%的美国儿童接种了常见的儿童疫苗，如脊髓灰质炎疫苗和

MMR疫苗，但大多数成年人未能接种推荐的成人疫苗。假设已经接种过所有的儿童疫苗（除了任何紧急的流行病需要），美国疾病控制和预防中心建议所有的成年人每年接种流感疫苗，每10年接种一次破伤风疫苗（但世界卫生组织认为这是不必要的）[4659]，50岁接种带状疱疹疫苗，65岁接种肺炎疫苗。某些群体需要接种其他疫苗，例如，为无家可归者、慢性肝病患者接种甲肝疫苗；或为医护人员和被监禁者接种乙肝疫苗[4660]。向你的医疗专家咨询个性化的时间表。

疫苗的安全性如何？在2021年的一篇系统综述和荟萃分析中，兰德公司（RAND Corporation）筛选了5万多条引用文献，得出的结论是，常规疫苗接种可以被认为是安全的，只有非常罕见的严重副作用[4661]，比如百万分之一到百万分之十的严重过敏反应。短暂性自身免疫综合征(吉兰-巴雷综合征和免疫性血小板减少性紫癜）在流感疫苗和MMR疫苗接种后的发生率分别为百万分之一到百万分之三和百万分之一到百万分之三十[4662]。

## 流感疫苗

每年，流感会导致4000到20000名美国人死亡[4663]，但2017~2018年流感季节的死亡人数估计为8万人，这使其成为过去半个世纪以来死亡人数最高的流感季节之一[4664]。大多数住院治疗和90%的流感相关死亡发生在65岁及以上的人群中[4665]。75岁及以上人群的流感死亡率是65岁以下人群的50倍。尽管如此，美国疾病控制和预防中心建议，6个月以上的人每年都要常规注射流感疫苗[4666]，就是为了防止流感传播给更易感的人群[4667]。正如我所讨论的，具有残酷讽刺意味的是，老年人，那些最需要保护的人，由于免疫力随着年龄的增长而减弱，所获得的流感疫苗保护力最弱[4668]。

根据季节的不同，接种疫苗通常会将患流感的风险降低约40%~50%[4669]。因此，在健康的年轻人中，可以相当肯定地说，可将患流感的风险从每年2%左右降低到1%以下[4670]。在老年人中，也有类似的相对风险降低，从6%降至2.4%。然而，由于风险更高，后果更严重，所以绝对收益也越大[4671]。

在北半球，流感季节最早从9月开始，可持续到次年3月[4672]。过早接种疫苗的问题在于，免疫力可能会在流感季节结束前减弱，尤其是老年人[4673]。美国疾病控制和预防中心建议，尽量在10月底之前接种疫苗，但在整个流感季节的任何时候接种都比根本不接种要好[4674]。

是的，流感疫苗会导致吉兰-巴雷综合征，这是一种自身免疫系统攻击神经系统的疾病，会导致患者瘫痪数周，但感染流感病毒也会导致瘫痪[4675]。我提到过，每100万次疫苗接种中只有1~3个额外的吉兰-巴雷综合征病例，而每100万次流感发作中大约有17个额外病例[4676]。因此，与接种流感疫苗相比，老年人更有可能因流感病毒感染而暂时瘫痪，但由于大约30名老年人接种疫苗才能预防1例流感[4677]，因此接种疫苗仍有可能增加患吉兰-巴雷综合征的总体风险。然而，推荐接种流感疫苗的原因不是为了降低患一种罕见的自身免疫综合征的风险，而是为了减少流感常见的极具破坏性的影响，这种影响并不仅限于呼吸道感染。

在确认感染流感病毒后的一周内，心脏病发作的风险会飙升至6倍以上[4678]。感染引起的炎症会破坏动脉粥样硬化斑块的稳定性，使动脉收缩，使血液更容易凝结[4679]。那么，流感疫苗是否可以从多个方面挽救生命呢？接种流感疫苗的人确实不太可能在那一年死于心血管疾病及所有其他原因[4680]。换句话说，那些定期接种流感疫苗的人平均寿命更长。哪些人会最大比例地接种流感疫苗呢？白人、已婚人士、不吸烟者、社会地位较高的人、教育水平较高的人、收入较高的人及有医疗保险的人[4681]。除非付诸实践，否则你无法判断是否真的存在因果关系。

针对患有心脏病的人群已有4项随机对照试验（流感疫苗和安慰剂疫苗），总的来说，那些接种了真正疫苗的人死于心血管疾病的概率降低了56%，全因死亡率降低了47%。所以流感疫苗真的可以成为一个救星。观察数据是否显示整体死亡人数更少，甚至包括那些之前没有心脏病的人[4682]，到目前为止还不清楚[4683]。

考虑到这些好处，克服疫苗犹豫应该像纠正错误信息一样简单，但遗憾的是，揭穿疫苗流言实际上可能会适得其反。揭穿灭活流感疫苗（给老年人接种的那种）会让你得流感这一谎言后，令人惊讶的是，人们更不可能接种疫苗了[4684]。同样，揭穿MMR疫苗导致孤独症[4685]或百日咳疫苗引起一系列副作用这样的谎言后，人们反而不太愿意接种疫苗了[4686]。研究人员得出结论："揭穿疫苗谎言可能不是促进疫苗接种的有效方法[4687]。"

## 肺炎疫苗

"肺炎完全可以被称为老年人的朋友[4688]，"现代医学之父威廉·奥斯勒爵士（Sir William Osler）在1898年写道，"老年人得了一种急性的、短暂的、通常并不痛苦的病，从而摆脱了那种使他自己和他的朋友们都感到痛苦的'冰冷的腐烂'[4689]。"当时的想法是，肺炎温柔地杀死了那些很快就会死于一种可能更持久、更痛苦的病的人。然而如今，在同样的情况下，因肺炎住院的健康老年人两年里死亡的可能性并不比年轻人高多少。由于老年人的并发症，肺炎是世界上第四大死亡原因[4690]，是美国第九大死亡原因[4691]。

社区获得性肺炎（与医院获得性肺炎相反）最常见的病因是肺炎链球菌[4692]。除了肺炎，肺炎链球菌还会引起内耳感染、鼻窦炎和红眼病。它侵入血液时会更严重，会导致脑膜炎（脑部感染）、心内膜炎（心脏瓣膜感染）或败血症（血液感染引起的危及生命的器官功能障碍）。

谢天谢地，有针对肺炎链球菌的疫苗。第一种疫苗于一个多世纪前被开发出来，但在青霉素被发现后它就失宠了，人们认为抗生素可以消除这种威胁[4693]。不幸的是，至今高达40%的肺炎链球菌感染至少对一种抗生素具有耐药性[4694]，尽管我们有神奇的药物，但侵袭性肺炎链球菌致使老年人的死亡率达到15%~30%[4695]。随机对照试验显示，肺炎链球菌疫苗可以将65岁及以上的人患肺炎链球菌肺炎的风险降低64%，更重要的是，可以将侵袭性肺炎链球菌疾病风险降低73%[4696]。与流感疫苗一样，群体研究发现，肺炎疫苗似乎可以降低心脏病的发作风险和总体死亡风险，但与流感疫苗不同的是，并没有随机对照试验来证实这一点[4697]。

## 带状疱疹疫苗

阻碍带状疱疹疫苗接种的主要问题是人们缺乏对该病的认识[4698]。带状疱疹是在生命后期由水痘病毒的重新激活引起的。身体击退水痘后，病毒会隐藏在脊髓中，等待再次攻击的机会[4699]。当防御能力下降时，这种病毒就会激增，沿着从脊髓分支出来的神经通路传播，从身体的一侧缠绕到前面，在不越过中线的情况下产生典型的带状水泡[4700]。[带状疱疹的英文"shingles"和该病毒的名字"zoster"分别来自拉丁语和希腊语，意思都是"皮带"（belt）[4701]。]

起泡的皮疹会非常疼痛并留下疤痕或变色，通常会在几周内自行消失。约30%~50%的患者会有"带状疱疹后神经痛"，这种持续性疼痛可以持续一年或更长时间，有时会使人衰弱。它通常会影响躯干周围的神经。10%~25%的病例会在面部暴发，导致永久性的面部肌肉无力、听力丧失或失明[4702]。这些似乎还不够，在接下来的几周内，带状疱疹会使脑卒中的风险增加5倍[4703]，随后一年内风险逐渐下降[4704]。

令人惊讶的是，更多的人不知道人一生患带状疱疹的风险是30%，这意味着我们中有近三分之一的人会在一生中的某个时刻罹患带状疱疹。年轻人每年患病概率只有千分之一，而老年人每年患病概率接近百分之一，美国每年有100万个带状疱疹病例[4705]。幸亏有带状疱疹疫苗。

第一种疫苗（Zostavax）于2006年上市，使用的是活的、减毒的病毒株，但效力只有50%左右，而且不能用于免疫功能低下的个体，如人类免疫缺陷病毒感染者或正在服用免疫抑制药物（如化疗药物）者。2017年，一种重组带状疱疹疫苗（Shingrix）被批准，其效力可达90%~97%。它需要两次接种，间隔2~6个月[4706]，费用虽然比较贵（280美元），但被医疗保险D部分和大多数私人保险计划所覆盖。该疫苗也可能会引起短暂的全身症状，如肌肉疼痛、疲劳、头痛、发烧和发冷[4707]，但Shingrix被认为更有效，因此建议所有人从50岁开始接种，即使你之前接种过Zostavax[4708]。这种新疫苗只有大约5年的历史，还没有长期的安全性和有效性数据，且还在实践中[4709]，但到目前为止没有发现问题[4710]。我刚过50岁生日，正等着接种呢。

# 第 8 章

# 保护关节

骨关节炎是世界上最常见的关节疾病[4711]，当关节内软骨分解的速度快于身体重建的速度时，就会发展成骨关节炎[4712]。骨关节炎影响着美国超过2000万人，是老年人身体残疾的最常见原因。骨关节炎诊断的平均年龄为55岁[4713]，症状是疼痛，最常见于膝盖、手、臀部和脊柱[4714]。美国40%的男性和47%的女性可能会患骨关节炎[4715]。

## 药丸

对乙酰氨基酚（商品名泰诺）被广泛推荐为骨关节炎的一线止痛药[4716]，但我不建议这样做[4717]。为什么呢？因为行不通。虽然与安慰剂相比，对乙酰氨基酚能够显著改善疼痛和身体功能，但其临床效果并不显著，在100分疼痛量表上，与安慰剂相比，只减轻了3分[4718]，而临床相关性的最小变化可接受的是10分[4719]。并不是说泰诺不起作用，它可以使疼痛分值降低26分，但安慰剂（一种糖丸）也会使疼痛分值降低23分。

对乙酰氨基酚过量会导致突发性肝衰竭[4720]，即使在推荐剂量下，仍然会导致肝损伤。虽然对乙酰氨基酚肯定比大多数非处方或处方止痛药更安全[4721]，但研究发现，因治疗骨关节炎等疾病服用者出现肝功能异常的可能性是服用安慰剂者的近4倍[4722]。

传统上，骨关节炎被认为是一种典型的"磨损"疾病[4723]，但我们现在知道，炎症在疾病发展过程中起着不可或缺的作用[4724]。那么，使用消炎药怎么样呢？在美国，大多数骨关节炎患者服用非甾体消炎药（NSAIDs），如非处方药布洛芬（Advil）或萘普生（Aleve），或处方药塞来昔布（Celebrex）[4725]。遗憾的是，初级保健医生往往对这些药物相关的胃肠道、心血管和肾脏风险缺乏足够的认知[4726]。

非甾体消炎药的副作用可能是骨关节炎患者折寿的原因之一。尽管药物确实对骨关节炎疼痛有效[4727]，但常服用非甾体消炎药者中有10%～30%会患胃溃疡[4728]。非甾体消炎药还会增加心脏病发作风险约50%[4729]，每年每100～200名服用者中就会有一例心脏病发作[4730]，50岁以上服用者突发性肾损伤的风险似乎会增加一倍[4731]。老年人服用风险非常大，以至于美国老年医学会建议75岁以上的慢性疼痛患者服用阿片类药物，这类药物比非甾体消炎药更有效[4732]。

布洛芬和萘普生的心血管、肾脏和胃肠道风险相似[4733]。处方药塞来昔布与这两种药物有相似的心血管风险，但它引起的肾脏问题似乎比布洛芬要少，而且胃肠道风险比这两种非处方药都要低得多[4734]。考虑到这类药物的相关风险，人们一致认为，如果确实有必要使用，应在尽可能短的时间内服用最低有效剂量[4735]。

## 凝胶剂

最好的药理学选择可能是外用非甾体消炎药[4736]，这类药物于2020年在美国上市[4737]。在疼痛管理方面似乎与口服非甾体消炎药具有相似的功效[4738]，并且因全身吸收较低而具有更好的安全性[4739]。大多数可能会引起轻微的皮肤反应，但与安慰剂相比，似乎不会增加胃肠道疾病的风险[4740]，在肾脏[4741]和心血管风险[4742]方面似乎也更安全。

## 注射剂

非甾体消炎药中的"非甾体"是为了将其与抗炎类固醇（如可的松）区分开，可的松可以直接注射到关节中。一项针对50万名膝骨关节炎患者的医疗保险样本调查发现，约三分之一的患者接受过至少一次皮质类固醇注射治疗[4743]。这种治疗短期内可以缓解疼痛[4744]，但从长远来看却会使情况变得更糟[4745]。

接受类固醇注射的患者最终会疼痛加重、身体僵硬甚至残疾，关节退化加速，最终需要进行全膝关节置换术[4746]。除此之外，并发症还包括骨坏死和快速关节破坏[4747]。在一项随机对照试验中，给膝骨关节炎患者注射两年的类固醇会导致软骨体积显著减少，更加讽刺的是，与注射生理盐水（基本上就是水）的安慰剂组相比，并没有更好的止痛效果[4748]。这项研究可能是令这一实践宣告彻底失败的"致命一击"[4749]。

请查看视频"富血小板血浆、透明质酸和可的松注射剂治疗膝骨关节炎（injections）"了解其他注射剂，但总的来说，透明质酸和富血小板血浆（platelet-rich plasma，PRP），或者更准确地说，是利润丰厚的安慰剂（profit-rich placebo）都"不推荐使用"[4750]。

## 手术

2003年，《新英格兰医学杂志》发表了一项大胆的研究，对最常见的骨科手术——膝关节镜手术进行了测试。每年花费数十亿美元在膝关节上插入观察镜并切除骨关节炎和膝盖损伤中的受损组织，真的有效吗？膝关节疼痛患者被随机分为两组，一组接受真手术，另一组接受假手术，假手术是指医生切开患者的膝盖，在里面洒上生理盐水，假装进行手术但实际上并没有在关节内做任何手术[4751]。

这个试验引起了一片哗然。怎么能随机让人做假手术呢？专业医学协会质疑外科医生的道德操守和同意参加试验的患者的精神状况[4752]。猜猜发生了什么？接受手术的患者情况有所好转，接受假手术的患者也是如此[4753]。确实，这些手术没有任何实际效果。目前，肩袖手术也面临着同样的信任危机[4754]。

外科研究一直被嘲笑为"喜剧"[4755]，因为同行评议的外科出版物中充斥着一系列个案的介绍或专业意见的发表。与必须证明具有一定安全性和有效性的药物不同，新的外科手术没有这样的要求，可以在没有监管、监督的情况下展开。在所有骨科手术中，只有大约五分之一的手术得到至少一项良好随机对照试验的支持，表明它优于非手术替代方案[4756]。在53项试验中，各种各样的手术与假手术进行对比，其中大多数手术本身就是假手术，结果是这些手术无法击败假手术[4757]。

随后一项对伴有或不伴有骨关节炎的中年或老年膝关节疼痛患者进行关节镜手术的系统性评估和荟萃分析得出结论，尽管可能有一个小的、短暂的"无关紧要的"益处，但手术并不能弥补伤害。关节镜手术的并发症包括每250例手术中就有1例血栓（深静脉血栓），而血栓可以转移到肺部，引起感染，并在极少数情况下导致死亡[4758]。最具悲剧性讽刺意味的是，接受过关节镜手术的骨关节炎患者在之后的9年内，同一膝关节进行全膝关节置换术的可能性要高出3倍[4759]。

## 安慰剂

需要明确，关节镜手术是有效的，只是并不比假手术更有效[4760]。无论如何，患者会感觉更好，这可能容易理解为什么手术被称为"终极安慰剂"。做关节镜手术就像去找巫医一样，二者甚至有许多相同的过程：到治疗地的旅程、禁食、涂抹消毒液、与蒙面治疗师会面[4761]。

据估计，在不同骨关节炎治疗中，约75%的疼痛缓解、71%的功能改善和83%的僵硬改善均为安慰剂效应[4762]，这导致各种虚假治疗方法泛滥，例如"低剂量"放射治疗——用相当于6万次胸部X射线的辐射对关节进行脉冲照射[4763]。这种方法确实有效，但只有在秘密关闭设备并播放机器工作声音的情况下才有效[4764]。

大量文献探讨了安慰剂效应。很难相信糖丸会有临床效果，但这仅仅是个开始。吃两颗糖丸比只吃一颗效果更强[4765]，绿色和蓝色糖丸的效果不同于红色和橙色糖丸[4766]。贴拜耳阿司匹林标签的糖丸比贴普通阿司匹林标签的糖丸更能缓解头痛[4767]，这并不奇怪，因为那些被告知用的是高价药片的患者比那些被告知所用的是便宜药片的患者感觉效果更好[4768]。感觉打针比吃药效果好[4769]。

注射一针安慰剂的功效如此之强，以至于骨关节炎患者注射安慰剂能感觉持续3个月的疼痛缓解，持续6个月的功能和僵硬改善[4770]。这引出了所谓的"功效悖论"（efficacy paradox）的概念。透明质酸注射剂不被推荐使用，因为它不比注射安慰剂好，而给予非甾体消炎药是因为它们确实具有超越安慰剂效应的实际效果。这都可以理解，但更让人匪夷所思的是，打针比吃药有更大的安慰剂效应，所以给关节注射透明质酸（这种不被推荐的治疗方法）比推荐的服用非甾体消炎药的治疗方法更有效[4771]，而且可能更安全。果真有效的话，为什么不直接给人扎一针呢？确实有这么做的，那就是针灸。

有一种方法可以对比针灸与安慰剂的效果。有一种"假针灸装置"，外观和感觉和真的针灸针一模一样。这种针尖是钝的，会像魔术一样缩回去。被刺入和拔出时患者无法分辨自己是在接受真针灸还是假针灸，实际上针根本没有"穿刺"[4772]。

对膝骨关节炎进行针灸试验时会发生什么呢？有效，真假针灸都有效。这就是为什么美国骨科医师学会会强烈反对针灸[4773]。然而，如果针灸

"有效"并且相对安全,为什么不去做呢?

据估计,仅处方药的副作用每年就会导致超过10万名美国人死亡,这使药成为导致死亡的主要原因[4774]。不管你怎么看医生开的安慰剂,至少它们不会杀人。如果安慰剂已经被证明对像骨关节炎这样的疾病有效,那么为什么医生不积极地欺骗病人开处方呢?其实有医生这样做了。

对医疗专业人员的不同调查发现,17%~80%的医生和51%~100%的护士给病人开过"纯"安慰剂,这意味着他们不仅没有给普通感冒的人开具抗生素,还故意给他们开了虚假的治疗方子,如注射生理盐水[4775]。市场上有各种各样的安慰剂,你甚至可以自己购买,如Obecalp(安慰剂英文"placebo"倒过来)[4776]、Magic Bullet和Fukitol。(我不是在开玩笑!)

对偶尔必不可少的医学谎言的辩护可以追溯到柏拉图(Plato),他在《理想国》中写道:"谎言……只对人类有用……"[4777]托马斯·杰斐逊(Thomas Jefferson)称其为"善意的欺骗"(pious fraud)[4778],医学文献中称其为"善意的谎言"(humble humbug)。虽然有一些医生谴责给安慰剂的行为,认为这是江湖骗术[4779],但也有人问道:"为什么不好好利用它们呢[4780]?"《美国医学杂志》发表了一篇关于"安慰剂疗法的伦理与实践"的综述,认为"为了患者的利益而欺骗是完全合乎道德的",并质疑为什么"象牙塔里的居民谴责使用安慰剂"。然而,该综述警告说,有些患者可能很敏感,所以"永远不能告知他们珍贵的药物是一个骗局"[4781]。

## 减肥

双胞胎研究表明,大约一半的骨关节炎风险是有遗传性的[4782]。对于另一半能做些什么呢?庆幸的是,有一些成功的治疗方法不需要胶囊、打针、手术刀或安慰剂。

肥胖可能是骨关节炎的主要可改变风险因素[4783]，这就解释了从史前狩猎采集者到现代城市居民的数千具骨骸遗骸的研究发现——在过去的半个世纪里，发病率急剧上升。与健康体重的个体（BMI＜25）相比，肥胖者（BMI≥30）的膝骨关节炎发病率高出3倍，II级肥胖者（BMI≥35）的高出5倍[4784]。一般来说，脂肪组织[4785]，甚至是关节内部的脂肪组织（如膝盖骨下的脂肪垫），都可能是促炎化学物质，这些化学物质已被证明会加速软骨的降解[4786]。

10年内每年减掉大约1磅体重，就可以将患骨关节炎的风险降低50%以上[4787]。磁共振研究表明，即使超重患者体重减轻5%也能显著降低软骨退化的程度[4788]。我在视频"最佳的膝关节置换术替代方案（kneereplacement）"中详细介绍过，肥胖的骨关节炎患者在被随机分配到减肥组后的短短8周内，与接受膝关节手术的患者一样，膝关节功能得到了改善。研究人员认为，减掉20磅脂肪"可被视为膝关节置换术的一种替代方法"[4789]。

考虑到近两百分之一的膝关节置换术患者在手术后3个月内死亡，这一点尤为重要。美国每年大约有70万例这样的手术，鉴于这种手术的广泛流行，一份骨科杂志的编辑表示，"考虑做这种手术的人没有充分意识到可能会被手术杀死"[4790]。

## 运动

吸烟的人往往比不吸烟的人瘦[4791]，一些研究认为吸烟对骨关节炎具有保护作用[4792]。然而，患有骨关节炎的吸烟者往往比不吸烟者有更严重的疼痛和更大的软骨损失[4793]。具有讽刺意味的是，吸烟者患骨关节炎的概率较低的另一个可能的解释是，他们不爱参加体育运动[4794]。

膝关节运动损伤是晚年患骨关节炎的公认危险因素[4795]。其实缺乏运动也会让膝盖处于危险之中，不仅肌肉变弱导致关节不太稳定，软骨也有"用进废退"的特点。双腿瘫痪的人膝盖中的软骨明显变薄[4796]，而进行负重运动的人可能有更厚的软骨[4797]。不运动和过度活动两个极端均有害[4798]。

那么运动作为治疗方法呢？已经有40多项随机对照试验研究了运动对膝骨关节炎的影响，总共涉及数千名患者[4799]。研究发现，运动对缓解疼痛一直非常有效，以至于一些研究人员认为没有必要再对这个问题进行验证[4800]。较高强度和低强度有氧运动或阻力运动试验发现，强度似乎无关紧要，但频率重要。每周至少3次的运动计划最有效，集中锻炼股四头肌的方案也是如此[4801]。虽然大多数是短期试验[4802]，但有一些至少在一年内表现出显著的临床改善，没有不良反应的报道[4803]。骨关节炎的国家和国际最佳实践指南均强调体重控制和运动的重要性[4804]。那么饮食如何呢？

## 饮食

据说骨关节炎的最佳治疗方法包括"最佳营养"一线干预措施。作为典型例子，《关节炎》杂志的评论家引用了一项"中国研究"，这是中国–康奈尔–牛津项目的简称，对中国农村65个县的饮食、生活方式和疾病死亡率特征进行研究，由首席研究员T.科林·坎贝尔（T. Colin Campbell）主持。坎贝尔博士和他的儿子在《中国研究》一书中创造了"全蔬食"一词[4805]。有什么证据表明蔬食可能有帮助呢？

美国国立卫生研究院骨关节炎计划是迄今为止对骨关节炎患者进行的最大规模的前瞻性研究。研究发现，高脂肪的摄入与疾病的加速有关（由X射线软骨损失来确定）[4806]。然而，进一步分析发现，似乎只有饱和脂肪酸会增加风险。这类脂肪酸主要存在于肉类、乳制品和垃圾食品中，与坚果、种子和植物油中的单不饱和脂肪酸或多不饱和脂肪酸不同[4807]。将饱和脂肪酸滴到培养皿中培养的人软骨细胞上会增加软骨基质的降解[4808]。胆固醇在体外也有类似效果[4809]。

饱和脂肪酸[4810]和膳食胆固醇[4811]均能加速小鼠创伤性骨关节炎的进程。即使没有创伤，动物脂肪也会在大鼠的膝关节上产生典型的骨关节炎样病变[4812]。人呢？骨关节炎患者的血液[4813]和关节内的胆固醇水平往往更高，包括关节液[4814]和软骨内[4815]。将人体软骨暴露在胆固醇中会加重炎症性退变[4816]，或许这有助于解释为什么胆固醇越高者疾病越严重[4817]。

用他汀类药物降低胆固醇水平会有帮助吗？数据好坏参半[4818]。一些研究表明他汀类药物有帮助[4819,4820]，另一些研究发现二者没有关系[4821,4822]，还有一些研究表明他汀类药物会使情况变得更糟[4823,4824]。荟萃分析表明他汀类药物在肌肉无力和疼痛方面的副作用可能掩盖了降低胆固醇水平对减轻骨关节炎症状的任何保护作用[4825]。相比之下，健康的蔬食可能产生两全其美的效果，一周内达到相当于他汀类药物起始剂量的降低胆固醇水平效果[4826]，同时降低血压并促进减肥[4827]。对骨关节炎的直接影响呢？

在美国密歇根州立大学的一项研究中，患有骨关节炎的男性和女性被随机分为两组，一组遵循全蔬食，另一组作为对照，继续他们的传统生活方式。与对照组相比，全蔬食组的人在一周内身体功能和精力均有显著改善，两周内疼痛明显减轻。当然也减了更多的体重，但即使是那些没有减重的人也有明显的改善。因为对照组没有做任何特别的事情，所以无法区分安慰剂效应，考虑到辅助益处，全蔬食可能值得一试[4828]。

研究人员认为，全蔬食对疼痛的好处可能是由于减少了花生四烯酸的摄入，这是一种主要存在于鸡蛋和鸡肉中的促炎性ω-6脂肪酸[4829,4830]。像阿司匹林这样的非甾体消炎药会通过阻断人体利用花生四烯酸产生的炎症介质级联反应来减轻疼痛[4831]。这种思路认为通过减少鸡肉和鸡蛋的摄入首先可以减少引起疼痛的化合物的产生[4832]。（家禽业曾提议通过基因改造来减少鸡肉中的花生四烯酸，以降低人类健康风险，但这一建议尚未被实施[4833]。)

蔬食的抗炎特性是其快速缓解疼痛的原因[4834]。促炎饮食与较高的骨关节炎疼痛强度有关[4835]，同时也增加了患骨关节炎的风险[4836]。那么，最具抗炎作用的膳食纤维效果如何[4837]？众所周知，当晚餐吃全麦食物时，次日早上肠道有益菌会把它们当早餐，并释放短链脂肪酸丁酸到血液中[4838]，从而发挥广泛的抗炎作用[4839]。在体外试验中，将丁酸滴在从接受关节置换手术患者的腿骨上取下的软骨上，可以显著抑制炎症性软骨损失[4840]。

一项名为"膳食纤维摄入量与膝关节疼痛轨迹的关系"的研究，对近5000名男性和女性进行了平均8年的追踪调查。调查发现，每天摄入至少25克膳食纤维的人患中度或重度膝盖疼痛的风险明显较低[4841]。更重要的是，两项弗雷明汉队列研究发现，高膳食纤维摄入从一开始就与较低的症状性骨关节炎风险相关[4842]。额外的膳食纤维可以保护小鼠免受骨关节炎的侵害[4843]，不过目前还没有在人类身上进行干预试验[4844]。

## 饮料

自由基也可能在关节内炎症和软骨损失中发挥作用[4845]。观察性研究表明，摄入较多的抗氧化物与软骨缺损或骨关节炎的发生率较低有关[4846]，但当抗氧化物补充剂被用于测试时，结果大多令人失望[4847]。（不过并没有使情况变得更糟，就像维生素C在骨关节炎动物试验中的表现一样。）

将绿茶添加到小鼠的饮用水中，可降低关节炎的发生率[4849]，减缓骨关节炎的进程[4850]，还能在体外保护人体软骨移植组织[4851]。迄今为止的第一个，也是唯一一个临床试验于2016年发表。膝骨关节炎患者被随机分为两组，一组每天喝相当于3杯的绿茶加上非甾体消炎药，另一组只服用药物[4852]。4周后，绿茶组的骨关节炎症状显著改善，特别是在身体功能方面。遗憾的是，这是一项开放标签研究，受试者知道自己属于哪一组，所以存在安慰剂效应的可能性[4853]。同样，连续16周每天喝两杯绿薄荷茶的人报告骨关节炎症状有所改善，由于也没有安慰剂对照组，所以不能确定效果的真实性[4854]。

其他被研究过的与骨关节炎有关的饮料包括软饮料和牛奶。无论体重如何，汽水的摄入量都与膝骨关节炎的进程加快有关，但仅限于男性的关联令人质疑[4855]。同样，在美国的一项研究中，牛奶与疾病进程减缓有关，这一结果也仅限于女性，而奶酪与疾病进程关联更多[4856]。相反，荷兰的一项研究发现奶酪（而不是牛奶）与较少的骨关节炎有关[4857]。

一项比较大豆蛋白和乳制品蛋白的干预性研究报告称，大豆蛋白比乳制品蛋白更具优势，这表明豆浆可能更适合骨关节炎患者，只是我们不知道这是由于大豆的好处还是由于乳制品的潜在危害[4858]。伊朗的一项研究试图回答这一问题，一半喝乳制品且患有骨关节炎的受试者随机选择停止乳制品的摄入，停止摄入乳制品的人在3周内疼痛显著减轻。（不过，更严格的研究设计应该涉及无差别用非乳制品奶的对照组[4859]。）

## 草莓

如果抗氧化物具有保护作用，那么浆果如何呢？草莓可以降低血液中肿瘤坏死因子的炎症介质水平，但这并不一定意味着有临床改善[4860]。喝樱桃汁可以降低C反应蛋白水平，这是炎症的另一个标志，但对骨关节炎没有帮助[4861]。酸樱桃汁可以"缓解症状"，但与不含樱桃的安慰剂饮料（Kool-Aid）相比，效果并不明显。樱桃可能有助于治疗痛风，但对骨关节炎不起作用[4862]。同样，石榴可能有助于治疗类风湿性关节炎[4863]，但石榴汁在治疗骨关节炎方面甚至都没有击败什么都不做的对照组[4864]，不过在体外培养中，石榴提取物似乎能够保护软骨[4865]。

石榴汁不会降低血液中的C反应蛋白水平[4866]，但草莓可以。当糖尿病患者连续吃6周草莓后，不仅他们的糖尿病症状有所好转，他们的C反应蛋白水平也下降了18%[4867]。草莓甚至可以下调促炎基因的表达，达到逆转癌前病变的程度[4868]。即使只吃一次也有帮助[4869]。那么，草莓能改善确诊的膝骨关节炎患者的疼痛和炎症吗？答案是可以。

患有骨关节炎的肥胖男性和女性被随机分为两组，一组每天吃一品脱半（相当于709毫升）的草莓（以冻干草莓粉的形式），另一组每天吃与草莓颜色、味道相匹配的安慰剂粉，连续12周。真草莓组的人炎症标志物水平直线下降，经历了持续疼痛、间歇性疼痛和总疼痛的显著减少。研究人员总结道："试验表明，简单的饮食干预，如添加浆果，可能对患有骨关节炎的肥胖成人的疼痛、炎症和整体生活质量产生显著影响[4870]。"

草莓可以将炎症介质肿瘤坏死因子的水平降低一半[4871]，但草莓改善骨关节炎的功效可能不是简单地通过抗肿瘤坏死因子的作用，因为蓝莓也可能抑制肿瘤坏死因子[4872]，但在一项类似的关于骨关节炎的随机、双盲、安慰剂对照试验中，蓝莓未能击败安慰剂[4873]。

## 玫瑰果

在考虑什么水果对骨关节炎有益时人们可能不会想到玫瑰果。玫瑰果通常泡水喝，在天然食品商店以散装干果的形式销售。

目前已经有3项随机、双盲、安慰剂对照试验研究玫瑰果治疗骨关节炎的作用。数百名患有膝骨关节炎的男性和女性被随机分成两组，一组每天吃5克玫瑰果粉，另一组吃外观相似的安慰剂粉，为期3~4个月。吃真正玫瑰果的患者疼痛明显减轻[4874]，与服用非甾体消炎药的效果接近[4875]，而且没有任何副作用[4876]。

## 西蓝花

蔬菜如何？西蓝花有一些希望。萝卜硫素是在十字花科蔬菜中发现的化合物，在西蓝花所提供的益处中起着关键作用，在体外可以保护人体软骨免受破坏，但如何知道萝卜硫素是否进入了我们的关节呢[4877]？过去人们一直不清楚，直到英国研究人员让膝关节置换术患者在手术前吃了两周西蓝花，并在手术期间，在患者关节液中发现了萝卜硫素（对照组患者在手术前被告知不要吃十字花科蔬菜）[4878]。

萝卜硫素已被证明可以降低小鼠骨关节炎的严重程度，人体试验刚刚开始[4879]。西蓝花-骨关节炎（Broccoli in Osteoarthritis，BRIO）的研究正在进行中，研究人员随机分配受试者喝西蓝花汤，应该很快就会有结果[4880]。即使只吃10天西蓝花，也能使吸烟者体内的C反应蛋白水平降低40%，但尚不知道是否会减轻膝盖疼痛和功能障碍[4881]。不过，有一些食物已经被证明可以从根本上解决问题，那就是姜和姜黄。

## 姜

在视频"姜治疗骨关节炎（ginger）"中，我回顾了一些随机对照试验，这些试验表明，只要八分之一茶匙的姜粉就能减轻膝骨关节炎的疼痛[4882]，止痛效果与布洛芬一样[4883]，而且对胃肠道黏膜具有保护作用[4884]，而不像布洛芬那样会损伤胃黏膜[4885]。姜被用于治疗关节疼痛已有上千年历史[4886]，迄今为止唯一一项关于外用生姜的对照研究是男性将姜片敷在阴囊上。研究人员发现姜使发炎的睾丸愈合速度加快了3倍[4887]。

## 姜黄

在受试者连续7天每天服用一茶匙半姜粉后，研究人员抽取了他们的血液，并将其滴入培养皿中培养的细胞中。研究人员发现，与使用姜粉前一周的血液相比，肿瘤坏死因子等炎症介质的释放受到了抑制。姜黄也有同样的抗炎作用，但用量很小，每天不到十分之一茶匙[4888]。

目前已经有16项随机对照试验，调查了各种姜黄配方治疗膝骨关节炎的效果，剂量从每天大约半茶匙开始，持续时间最长达16周。其中的11项研究将姜黄与安慰剂进行了比较，另外5项研究使姜黄与非甾体消炎药进行了正面交锋。与安慰剂相比，姜黄提取物显著减轻了膝关节疼痛，改善了身体功能，其效果与非甾体消炎药相似，且安全性更好[4889]。2020年发表的一项关于局部外用治疗的研究报告称，姜黄提取物与凡士林混合使用可以显著减轻疼痛。据称这是一项双盲试验，安慰剂组直接使用凡士林，因此仅凭颜色差异就能让受试者和评估人员知道哪个受试者属于哪个组[4890]。所以，如果你想做一些姜黄南瓜派蔬果昔，就像我在第228页推荐的冲绳特色的长寿蔬果昔一样（加一点姜粉），那么我建议你喝它，而不是涂抹它。

## 局部外用治疗

我们已经讨论了如何从内到外保护我们的关节，那么从外到内呢？

### 芝麻

芝麻可以改善血压[4891]、降低胆固醇水平和改善抗氧化状态，非常值得一试[4892]。请参考第105页关于四分之一杯芝麻治疗骨关节炎的随机对照试验。

局部外用芝麻油怎么样？在一项双盲、安慰剂对照的临床试验中，伊朗的一家医院随机挑选了创伤性肢体损伤患者，让他们将芝麻酱中流出的油涂抹在患处。与使用传统食用油的安慰剂对照组相比，芝麻油在48小时内显著缓解了疼痛，甚至有助于防止皮肤因瘀伤而变色。那么，在患骨关节炎的膝盖上擦芝麻油怎么样呢？

当局部外用芝麻油与局部外用非甾体消炎药［1%双氯芬酸钠凝胶，如扶他林（Voltaren）］进行正面较量时，研究人员发现芝麻油对疼痛和某些功能具有类似的作用，但非甾体消炎药凝胶在减轻僵硬方面表现更好[4893]。

## 亚麻籽

其他局部外用治疗呢？土耳其的研究人员尝试随机分配患有手骨关节炎的人，以测试一种温热的亚麻籽药膏的效果。将亚麻籽和水的温热混合物涂在被随机分配到亚麻籽组的患者的手上，然后用纱布紧紧包裹，用毛巾热敷20～30分钟，每天1次，持续1周。与对照组中什么都不做的人相比，亚麻籽组的人在疼痛和功能方面都有显著的改善。如何知道这些益处来自亚麻籽，而不是热敷呢？这项研究进一步将患者随机分为亚麻籽热敷组、不含亚麻籽的热敷组和对照组，与不含亚麻籽的热敷组相比，亚麻籽热敷组在疼痛和功能方面有显著改善[4894]。

那亚麻籽油如何？亚麻籽油被用作医药已有上千年历史。100名轻度至中度腕管综合征患者被以双盲的方式随机分组，每天两次将5滴亚麻籽油或安慰剂涂抹在手腕前部。与使用安慰剂的人相比，亚麻籽油组的人不仅在疼痛和功能方面有了显著的改善，而且在神经传导速度方面有显著改善，这表明神经损伤得到了修复。这样做每月大概只需要1美元[4895]。关节炎患者赶快在膝盖上涂抹亚麻籽油吧！

在双盲、随机、安慰剂对照的临床试验中，受试者将20滴亚麻籽油或石蜡油安慰剂涂抹在膝盖上，每天3次，持续6周。亚麻籽油再一次在所有指标上打败了安慰剂，包括总体症状、疼痛、生活质量、日常生活活动以及运动和休闲功能。传统波斯医学文献中推荐过局部使用亚麻籽油来缓解关节疼痛的做法，例如在1012年左右的《医典》中[4896,4897]，但这一做法花了1000年的时间才最终得到验证。

## 特级初榨橄榄油

关于橄榄油具有"显著的抗炎活性"的说法基于实验室啮齿动物的研究[4898]，但是一篇系统综述和荟萃分析未能发现橄榄油的任何抗炎作用[4899]。在人类中，正如我在视频"用橄榄油治疗关节炎（oliveoil）"中讨论的那样，特级初榨橄榄油在对抗炎症方面可能并不比黄油好，甚至比椰子油更糟糕[4900]。不过，这只是口服橄榄油，局部外用可能情况不同。

膝骨关节炎患者被随机分为两组，分别局部外用特级初榨橄榄油和非甾体消炎药凝胶，为期1个月。橄榄油组的患者被要求每次只涂抹1克，少于四分之一茶匙，每天3次。所以，不仅每天的成本不到3美分，而且很有效[4901]。特级初榨橄榄油在减轻疼痛方面的效果明显好于药物。一项针对类风湿性关节炎的试验也得出了类似的结论，局部外用特级初榨橄榄油似乎比使用非甾体消炎药凝胶或什么都不用（"干按摩"对照）效果更好[4902]。

### 腰痛

20世纪下半叶，腰痛成为西方世界公共卫生系统的最大问题之一[4903]。据报道，腰痛者终生患病率高达84%，大约五分之一的人患有慢性腰痛，十分之一的人有残疾。这是一种流行病，部分归咎于肥胖。

体重过重不仅是腰痛的危险因素[4904]，也是坐骨神经痛[4905]、腰椎间盘退变[4906]和腰椎间盘突出的危险因素[4907]。与关节炎一样，这可能是由于关节承受的沉重负荷以及体重相关的炎症和胆固醇的综合影响[4908]。尸检研究表明，滋养脊柱的腰动脉会因动脉粥样硬化而堵塞，从而使腰部的椎间盘缺氧和缺乏营养[4909]。

在视频"腰痛（backpain）"中，我对这一话题进行了深入的探讨，并附上了富含胆固醇的斑块堵塞脊髓动脉开口的影像[4910]。恢复血液循环也有助于促进背部的血液循环。遗憾的是它从未被付诸实践。临床试验已经证明，饮食可以逆转心脏冠状动脉疾病[4911]、腿部外周动脉疾病[4912]、血管源性勃起功能障碍的进展[4913]，但遗憾的是，目前还没有一项随机对照试验通过饮食和生活方式的改变来逆转椎间盘退变或腰痛。

## 补充剂

近年来，老年人使用大麻的人数急剧增加[4914]。到目前为止，似乎没有迹象表明，低剂量、短期使用医用大麻会对认知或心理健康产生不利影响[4915]。当然，饮酒有害的证据要确凿得多[4916]。那么大麻有效吗？能帮助你的关节吗？

在一份骨关节炎疼痛的病例报告中，口服大麻二酚油会有微小且短暂的效果，这可能只是安慰剂效应[4917]。直到2021年才有大麻二酚治疗骨关节炎的随机对照试验。遗憾的是，与安慰剂相比，它对疼痛没有任何好处，对睡眠质量、抑郁或焦虑也没有好处[4918]。

鱼油是另一种常见的无效补充剂。对5项随机对照试验的系统综述和荟萃分析得出结论，它没有统计学上显著的效果。然而，最常用的骨关节炎补充剂是葡萄糖胺。

### 葡萄糖胺

我在视频"葡萄糖胺治疗骨关节炎的益处和副作用（glucosamine）"中深入探究了葡萄糖胺补充剂。从根本上说，关于它是否有效，临床研究文献中存在明显的不一致[4921]，行业资助的研究试验通常结果较好，但美国风湿病学会的指南强烈建议不要使用[4922]。

### 软骨素

正如我在视频"软骨素治疗骨关节炎的益处和副作用（chondroitin）"中提到的，美国风湿病学会也强烈建议不要使用软骨素[4923]，最佳的研究表明，软骨素的疗效"微乎其微或根本不存在"[4924]。迄今为止发表的唯一一项关于软骨素和葡萄糖胺的医药级处方制剂的试验发现，与安慰剂相比，它们使骨质疏松的疼痛明显加重[4925]。

## 胶原蛋白

1000年前,一位中世纪的修女建议吃明胶来减轻关节疼痛[4926]。遗憾的是,多中心、随机、双盲、安慰剂对照试验显示其并没有起作用[4927]。(明胶基本上就是煮熟的胶原蛋白[4928]。)我在视频"胶原蛋白治疗关节炎(collagenjoints)"中回顾了所有的研究。少数显示出益处的药物也受到了批评人士的抨击[4929,4930]。

2022年发表的一篇全面的系统综述表明,没有进行更多研究的原因可能是胶原蛋白补充剂的副作用发生率很高[4931]。

随机喝一顿明胶蛋白饮料,会因"急性色氨酸缺失"而在数小时内导致记忆受损。这可能是由脑中5-羟色胺水平下降导致的[4932]。(正如我在第77页所指出的那样,胶原蛋白是一种不完全蛋白质,完全缺少必需氨基酸色氨酸。)没有进行更多研究的另一个原因是胶原蛋白公司可能不相信他们会得到积极的结果[4933]。

迄今为止最大的一项研究发表,有超过150人参与了这一研究。胶原蛋白公司资助的研究发现,随机补充胶原蛋白的患者膝盖疼痛明显减轻,膝盖功能明显改善[4934]。然而,他们也发现,随机分配到安慰剂组的患者膝盖疼痛也明显减轻,膝盖功能也明显改善,两组之间没有真正的差异。所以,糖丸和胶原蛋白补充剂一样有效的事实表明,胶原蛋白不起作用。

# 第9章

# 保护脑

在《救命》一书中,我的祖母格雷格(Greger)从心脏病中奇迹般康复所带来的喜悦被我外祖母罹患阿尔茨海默病所带来的恐怖所抵消。当我母亲第一次出现同样的症状时,我和哥哥为无法避免的心碎和失去亲人做好了准备。我的父亲与帕金森病做斗争的残酷讽刺——作为一名摄影记者,他的手却颤抖不已——与我母亲丧失心智的嘲弄相匹配。她有英语和化学双学位,在护理学校的成绩都是A,总是被堆积如山的图书馆书籍包围着。后来她失去了阅读和写作的能力,最后失去了自我。考虑到她的家族史,我们第一次带她去看的神经科医生懒洋洋地诊断出了阿尔茨海默病。第二次和第三次的意见也是如此。不过,第四位神经科医生让我意识到了一种以前从未注意到的早期症状——尿失禁,他提出了一种叫作正常颅压脑积水(normal pressure hydrocephalus)的罕见疾病,这是一种脑内液体异常积聚所导致的疾病。

有几种原因引发的痴呆是可逆的。维生素B12缺乏症是一种,药物副作用是另一种,正常颅压脑积水是第三种。是这样吗?我带她去做了一个脊髓穿刺诊断,抽出一部分脑脊液,看看症状是否会发生改变。当我把她放到台子上时,她不能走路,几乎不能说话,甚至不知道我是谁。液体从插在她背部的针头滴到一个杯子里,然后令人难以置信的是我们看到了曙光。几分钟之内,我妈妈回来了,可以走路、聊天和拥抱。她一直都在那里,但过量的液体一直压迫着她的脑。那是我一生中最快乐的时刻,而且可能永远都是。然而，在接下来的几个小时里，随着液体的重新积聚，脑又回到了黑暗之中，就像《献给阿尔吉侬的花束》里的查理那样。确诊后被安排进行手术，在脑中插入一根引流管，永久吸走多余的液体，就这样，她又回到了我的生活中。

这个故事告诉我们，在接受最终诊断之前，要找出每一种可能的可治疗、可逆转的原因。

## 失去记忆

痴呆是这个时代最紧迫的公共卫生挑战之一[4935]。健康衰老研究文献中最常见的关键词是阿尔茨海默病[4936]。痴呆是增长最快的流行病之一，65岁以上的老年人中有十分之一受到影响，85岁以上的老年人中有多达40%受到影响[4937]。"良性健忘"，如经常把钥匙放错地方，更为常见。当然，痴呆要严重得多，因为它会影响日常功能。你不仅会忘记当天的预约，也会忘了已做过的预约[4938]。

阿尔茨海默病是最常见的一种痴呆，也许是最可怕的衰老相关疾病[4939]。在我的临床实践中，比起癌症，我更害怕给出这样的诊断。沉重的不仅是患者的心理负担，还有患者家人的情感负担。美国阿尔茨海默病基金会估计，每年有1000多万名朋友和家人实施超过150亿小时的工作，照顾那些甚至可能都认不出自己的亲人的患者[4940]。阿尔茨海默病成为美国和大部分工业化国家最昂贵的疾病[4941]。

尽管在研究上花费了数十亿美元，但至今仍然没有治愈或有效治疗这种疾病的方法，患者会不可避免地走向死亡。在过去的几十年里，关于阿尔茨海默病的研究论文已经发表了10万多篇。然而，在治疗甚至了解这种疾病方面，临床进展甚微。那么彻底治愈呢？也许不可能，因为阿尔茨海默病患者可能永远无法重拾失去的认知功能，因为他们的神经网络受到了致命的损害。神经元一旦死亡就不能复活。即使制药公司能够设法找出阻止疾病进展的方法，对许多患者来说，损害也已经造成，部分特质可能永远消失[4942]。

阿尔茨海默病通常在患者死后才能确诊[4943]，只有尸检才能发现特征性脑部病理，包括斑块和缠结[4944]。然而，一些死于痴呆的患者的脑未受损害，而另一些死亡时认知正常的人却有阿尔茨海默病的所有显著特征。事实上，没有痴呆的90多岁和百岁老人的脑中有39%符合阿尔茨海默病的病理标准，所以即使在人死后，黑暗依然存在[4945]。临床上被诊断为阿尔茨海默病的人中大约有30%实际上是被误诊的[4946]。

第二常见的痴呆类型是血管性痴呆，占所有痴呆病例的15%～20%[4947]。通常在全面脑卒中或多次轻微脑卒中后发生。有时血凝块只会在部分动脉中阻塞一段时间，时间不够长还来不及被注意到，但仍足以杀死脑的一小部分。这些"无症状脑卒中"会增加并慢慢降低认知功能，直到发展成全面的痴呆[4948]。然而，尽管医学试图将不同的痴呆归入不同的类别，但大多数痴呆患者的脑尸检会显示出多种病理特征，如阿尔茨海默病和血管病变的证据[4949]。

## 衰老神话的神话的神话

在2020年COVID-19降至第七大杀手之前[4950]，阿尔茨海默病是第六大死因[4951]。痴呆从诊断到死亡的平均时间约为5年[4952]。即便不死于痴呆本身，也可能死于危及生命的并发症，如吞咽困难引起的吸入性肺炎，而家人最终可能会决定放弃治疗[4953]。好消息是，痴呆并不是衰老的必然结果[4954]。

"衰老神话"在老年医学教科书中得到呼应：痴呆是一种疾病，而不是衰老的正常组成部分。这在医学文献中被关于"衰老神话的神话"

的论文所驳斥[4955]。到90多岁时，痴呆的患病率可达到45%，而且可能性会越来越大。事实上，各种针对百岁老人的研究表明，痴呆的患病率在27%~79%。不过，有些人即使到了耄耋之年，认知能力也完好无损[4956]。在尸检报告《一名115岁女性的脑中没有疾病》中，亨德里克耶·范·安德尔-席佩尔（Hendrkje van Andel-Schipper）在去世前是世界上最长寿者，几乎没有全身动脉粥样硬化，包括脑，也几乎没有脑斑块或缠结。当她在113岁接受测试时，她的认知表现还高于那些年龄接近她一半的人的平均水平[4957]。如果不是死于胃癌，她可能还会继续健康地活着。

我们的脑中可能有大约860亿个神经元[4958]。20世纪70年代和80年代的尸检研究估计，我们每年损失大约1%的神经元，到老年时，神经元的数量只有原来的一半。这种明显不可阻挡的下降趋势甚至被认为是当时老年人自杀率飙升的原因之一。然而，事实证明这一切都是错误的。老年人脑中的神经元数量是其年轻时的96%~98%[4959]。怎样才能保持它们的健康呢？

## 保护脑的药物

"成功认知老化群体"*被认为是健康生活方式的产物[4960]。普遍存在的误解是我们无法把控自己患不患痴呆[4961]。为了强调预防的重要性，请允许我首先介绍一下目前可用的治疗方案。我认为这将使人们重新认识到首先要避免这种疾病的重要性。

★译者注：所谓成功认知老化群体（successful cognitive agers）是指即使在高龄阶段仍能保持良好的认知水平，其认知状态甚至与年轻人相差无几的这样一个群体。

### 多奈哌齐和美金刚

有两种主要的治疗方法：最常见的是胆碱酯酶抑制剂，如药物多奈哌齐（商品名Aricept）[4962]，以及美金刚（商品名Namenda）[4963]。在阿尔茨海默病患者脑中发现的其中一个变化是神经元的破坏，这些细胞使用称为乙酰胆碱的神经递质相互交流。胆碱酯酶可以分解这种信使分子，所以通过抑制胆碱酯酶，可以调节乙酰胆碱水平的下降，有助于缓解一些症状，但不会影响潜在的破坏。美金刚的机制不那么直观。阿尔茨海默病患者的N-甲基-D-天冬氨酸（NMDA）受体减少，美金刚作为一种NMDA阻滞剂，似乎也有助于缓解症状[4964]。遗憾的是，这两种药物都不能产生足够大的影响。

对50多个随机临床试验的荟萃分析得出结论，这两种治疗方法的症状缓解都很小，以至于"没有临床相关性"[4965]。至少有中度改善的病例不多见，改善率不比服用安慰剂的患者更高[4966]。在很多患者身上进行了大量试验，"统计学上得出结论，没有任何药物干预能在临床上显著改善阿尔茨海默病患者的痴呆症状和功能[4967]"，直到阿杜那单抗（商品名Aduhelm）问世。

## 阿杜那单抗的争议

阿杜那单抗是近20年来首个被批准用于治疗阿尔茨海默病的新药[4968]。事实证明，FDA批准的阿杜那单抗是近年来最具争议的药物之一[4969]。这种药物不仅在临床上被认为无效[4970]，甚至还有三分之一接受阿杜那单抗治疗的患者出现了脑部肿胀或出血[4971]。FDA专家顾问小组中没有一个成员投票赞成批准[4972]，委员会的三名成员辞职以示抗议[4973]，其中一人还称这"可能是美国近代史上最糟糕的药物批准决定"[4974]。科学界的反应可以用美国老年医学会会长写的一篇题为"我的头爆炸了……"的评论来总结[4975]。

可在我的视频"阿杜那单抗获批的争议（aducanumab）"中查看整个惊人的故事。一项国会调查得出结论，阿杜那单抗的获批"充满了违规行为"，引发了公众"对FDA在程序上的失误和对制药公司渤健（Biogen）无视疗效的严重担忧"[4976]。然而，这并没有阻止FDA在2023年加速批准一种类似的抗体——仑卡奈单抗（商品名Leqembi），它的疗效和安全性同样值得怀疑[4977]。

## 淀粉样蛋白级联假说被质疑

阿杜那单抗的开发基于这样一种观点，即阿尔茨海默病是一种被称为β-淀粉样蛋白的错误折叠的蛋白质片段积累和聚集的结果，这种积累和聚集会形成斑块，导致神经元死亡和神经退行性病变[4978]。这种淀粉样蛋白级联假说的有力证据来自罕见的遗传性阿尔茨海默病，它是由基因突变引起的，这种基因突变会导致β-淀粉样蛋白水平升高[4979]。然而，绝大多数阿尔茨海默病病例（超过95%）为"散发性的"，即不由特定的基因引起[4980]，所以目前还不清楚它们是否有相同的机制[4981]。

人们对淀粉样蛋白级联假说的质疑主要围绕以下几点。第一，淀粉样蛋白斑块可以在症状出现之前积累数十年。第二，斑块的数量与疾病的严重程度关系不大[4982]。我之前提到过，根据斑块负担，多达一半没有痴呆症状者的尸检结果为"可能"阿尔茨海默病，三分之一的人的结果为"明确"阿尔茨海默病[4983]。第三，脑中神经元损失最严重的区域并非淀粉样蛋白积累最多的区域[4984]。事实上，阿尔茨海默医生在他突破性的发现提出5年后写道："所以我们必须得出结论，斑块不是老年痴呆的原因……[4985]"

2022年对一篇涉及淀粉样蛋白的开创性论文的调查涉嫌"令人震惊的"数据造假，这进一步影响了该假说的声誉[4986]。也许淀粉样蛋白的积累只是疾病的一种表现，而非原因，就像皮肤病变是天花的一个显著特征，但不是其致命的病理特征一样[4987]。甚至有人认为β-淀粉样蛋白可能具有保护作用，是作为一种防御机制由脑产生的，与头部创伤后发现的淀粉样蛋白积累增加相一致[4988]。无论如何，淀粉样蛋白级联假说最致命的失败是，像阿杜那单抗这样的破坏淀粉样蛋白的疗法不起作用[4989]。

数十种不同的淀粉样蛋白靶向药物都未能减缓认知能力下降[4990]。那些坚持己见的人被怀疑论者嘲笑为"神圣淀粉样蛋白教会"的虔诚会员[4991]，推测抗淀粉样蛋白药物之所以失败，是因为在疾病发展的过程中使用得太晚[4992]。其实淀粉样蛋白斑块在人40岁左右的时候就开始形成了[4993]。这一发现对预防痴呆具有深远的意义[4994]。

## 因果关系理论

治疗阿尔茨海默病的药物开发失败率高达99.6%，是所有治疗领域中最糟糕的[4995]，为数不多的药物也只是改善症状[4996]。然而，阿尔茨海默病研究中心的一位资深科学家带来了一个好消息，他发表了一篇题为《阿尔茨海默病无法治愈，但可以预防》的综述[4997]，认为饮食和生活方式的改变每年可能预防数百万个新增阿尔茨海默病病例[4998]。

### 保持脑的血液供应

一种新兴的共识是"对心脏有益的东西对脑也有益"[4999]。因为人们认为，脑内动脉粥样硬化斑块的堵塞在阿尔茨海默病的发生中发挥着关键作用[5000]。在视频"阿尔茨海默病和脑动脉粥样硬化（alzheimer）"中，我把这种联系追溯到了阿尔茨海默医生的第一个病例[5001]。由于自身没有能量储备，脑对营养缺乏非常敏感[5002]。血液供应中断哪怕只是几分钟（如脑卒中）都可能使患痴呆的风险增加1倍，使其发病时间提前10年[5003]。

尸检研究一再表明患者的脑内往往有更多动脉粥样硬化斑块堆积和动脉狭窄[5004,5005,5006]，特别是那些直接通往记忆中枢的动脉[5007]。鉴于这些发现，一些专家甚至建议将阿尔茨海默病重新归类为一种血管疾病[5008]。总胆固醇水平达225mg/dL或更高的人在10～15年后，其脑中出现淀粉样蛋白斑块的概率是总胆固醇水平为224mg/dL或更低的人的25倍[5009]。现在人们普遍认为，血液中胆固醇水平过高是阿尔茨海默病的一个危险因素[5010]。

正如我在视频"胆固醇和阿尔茨海默病（cholesteroldementia）"中所探讨的那样，胆固醇不仅会致使脑动脉中产生动脉粥样硬化斑块，还可能致使阿尔茨海默病患者的脑组织中形成淀粉样蛋白斑块[5011]。电子显微镜下可以看到淀粉样蛋白纤维在胆固醇的微小晶体周围聚集[5012]。制药公司一直希望利用这种联系来获利，开始销售降低胆固醇水平的他汀类药物，以预防阿尔茨海默病，但他汀类药物本身有时就会导致认知障碍，包括短期和长期记忆丧失[5013]。对于那些不愿意彻底改变饮食习惯的人来说，他汀类药物的好处可能大于风险[5014]，若能够通过更健康的饮食来自然降低胆固醇水平，以帮助保护心脏、脑和心智，岂不是更好吗？

2022年，专家共识小组围绕着"脑健康等于心脏健康"的概念，提出了预防认知能力下降的首要建议[5015]。因此，发表在《衰老神经生物学》杂志上的一篇名为《预防阿尔茨海默病的饮食和生活方式指南》的文章指出，饮食核心就是"应该用蔬菜、豆类（黄豆、豌豆和小扁豆）、水果和全谷物取代肉类和乳制品"[5016]。

### 膳食氧化型胆固醇

*尸检显示，阿尔茨海默病患者的脑中总胆固醇水平变化很大，并且不一定比死于其他原因的人高[5017]，但氧化型胆固醇水平则是另一回事[5018]。阿尔茨海默病患者脑中的氧化型胆固醇水平急剧上升[5019]，而轻度认知障碍患者脑脊液中的水平也在缓慢上升[5020]。这进一步证明，氧化型胆固醇可能是"阿尔茨海默病发生背后的驱动力"[5021]。请参阅"氧化"一章，了解关于如何减少氧化型胆固醇暴露的信息。*

## 降低血压，预防痴呆

2019年，首个展示有效预防衰老相关认知障碍策略的试验发表。早些时候，一项对300名阿尔茨海默病患者的研究发现，治疗血管风险因素，如高胆固醇和高血压，可减缓但不能阻止疾病的进展[5022]。因此，预防是关键。收缩压干预试验（Systolic Blood Pressure Intervention Trial，SPRINT）将9000多名平均年龄为68岁的老年高血压患者随机分为两个治疗目标组：一组使用药物将收缩压降至140mmHg以下（标准治疗组），另一组使用更高剂量的药物使收缩压降至120mmHg以下，这更接近正常血压（强化治疗组）。这一研究原计划持续6年，但强化治疗方案可以挽救更多的生命，将总死亡率降低27%，所以试验提前结束[5023]。那心智也得救了吗？

收缩压干预试验心智研究（SPRINT MIND）追踪了受试者在整个试验期间以及接下来大约两年的时间里的认知情况。在强化治疗组中，痴呆发生风险降低了17%，这在统计上并不显著，但轻度认知障碍的发生风险下降了19%[5024]。因此，降低血压似乎可以预防认知能力下降。缺点是试图使血压正常化所需的药物数量和剂量所带来的副作用。是的，在强化治疗组中有更少的心衰病例，但有更多的肾衰竭、昏厥和电解质异常病例[5025]。健康的饮食和生活方式可以两全其美：降低血压，再加上一大堆其他好处。

脑中的动脉不仅可以充当导管，还可以作为缓冲[5026]。动脉壁的回弹就像一个减震器，可以减小我们心脏泵出的血液的脉冲。然而，随着年龄的增长，动脉壁硬化，脉冲的压力会损害我们脑中的小血管[5027]，可能会导致脑"微出血"。高血压患者出现这种情况的风险大约是正常人的3倍，即使他们从未被诊断为脑卒中[5028]。高血压也与所谓的腔隙性脑梗死（lacunar infarcts）有关[5029]，"lacunar"一词来源于拉丁语"lacuna"，意思是"洞"（hole）。CT扫描显示，脑看起来好像被打了个洞。

当脑中的小动脉堵塞并导致豌豆大小的脑区域死亡时，这些"洞"就会出现。多达四分之一的老年人患有这种小脑卒中，大多数人甚至都不知道[5030]，这就是所谓的"无症状脑梗死"（silent infarcts），在临床上没有明显的中风样症状，但仍有身体和认知功能的细微缺陷，并可能使痴呆的风险增加一倍[5031]。高血压还与脑萎缩有关，特别是脑的记忆中枢[5032]。难怪中年血压升高会增加以后患认知障碍和阿尔茨海默病的风险——甚至比拥有所谓的阿尔茨海默病基因的人的风险还要高[5033]。

15项横断面研究中有14项将动脉僵硬度增加与认知能力受损联系起来，而7项纵向研究中有6项发现动脉僵硬度似乎预示着认知能力下降[5034]。如何降低动脉僵硬度呢？减少钠的摄入量。高钠摄入会导致动脉过度纤维化，瘢痕组织在动脉壁上积聚，从而导致硬化[5035]。对11项随机对照试验的荟萃分析发现，每天减少不到一茶匙的盐摄入量，除了能降低血压，还能显著降低动脉僵硬度[5036,5037]。

过量钠摄入导致的动脉硬化实际上是过多的盐使血压升高的机制之一[5038]。然而，过量的盐摄入也被认为是痴呆的一个危险因素，与血压的影响无关，它还会损害动脉功能[5039]。在小鼠身上，高盐饮食会直接导致认知障碍[5040]和阿尔茨海默病特征性脑部病理的出现[5041]。

**预防痴呆，饮食战胜了基因**

似乎很少有人意识到：阿尔茨海默病的风险很大程度上是可以改变的[5042]。例如，一项研究发现，只有大约四分之一的受访者意识到高胆固醇和高血压会增加风险[5043]。人们开发了一个评分系统，基于一些可控的因素，预测未来20年内被诊断为痴呆的可能性。根据这一评分系统，一个没有完成高中学业、缺乏运动、肥胖、有高血压和高胆固醇的50岁男性患痴呆的可能性，是一个受过良好教育、活跃、不肥胖、血压和胆固醇正常的50岁男性的50多倍，因此有很多机会来改变患痴呆的风险[5044]。

然而，如今许多大众媒体将阿尔茨海默病视为一种遗传病，认为是否患病是由我们的基因，而非生活方式决定的。我在《救命》一书"远离脑部疾病"一章中深入讨论过，当研究阿尔茨海默病在世界各地的巨大差异分布时，这种观点是站不住脚的。

阿尔茨海默病发病率最低的地方是印度农村[5045]，那里的传统饮食就是以谷物和蔬菜为中心的蔬食[5046]。中国台湾最近的一项研究发现，素食主义者患痴呆的概率只有非素食主义者的三分之二[5047]。在美国，一项研究发现，不吃肉（包括不吃禽肉和鱼）的人患痴呆的风险似乎降低了一半。而且，不吃肉的时间越长，患痴呆的风险就越低。与每周吃肉超过4次的人相比，坚持素食30年或更长时间的人患痴呆的风险降低了三分之二[5048]。

关于我们对"阿尔茨海默病基因"APOE ε4的控制力的好消息，请查看下面专题"ApoE——对长寿最重要的基因"。很多时候，医生和患者对慢性退行性疾病持宿命论的态度，对阿尔茨海默病也不例外[5049]。他们通常会说："这都是因为基因，该发生的就会发生。"研究表明，虽然可能拿到了一手糟糕的基因牌，但可以通过改变饮食习惯来重新洗牌。

### APOE——对长寿最重要的基因

复杂的基因定位技术，如比较百岁老人和非百岁老人DNA的全基因组关联分析，可以识别出与长寿相关的基因。在视频"APOE——对长寿最重要的基因（gwas）"中，我描述了整个过程的工作原理以及研究人员的发现。对所有这类关于寿命的研究的综述发现，只有一个基因在多个独立的荟萃分析中得到了证实，那就是APOE，即"阿尔茨海默病基因"[5050]。除了决定患痴呆的风险，APOE也是影响健康和寿命的最重要的基因[5051]。

这个基因是如何对我们的健康和寿命产生如此强大的影响的呢？它编码脑中主要的胆固醇载体[5052]，在包装和运输低密度脂蛋白胆固醇（"坏胆固醇"）到全身的过程中发挥主要作用[5053]。好消息是饮食可以战胜基因。在视频中，我解释了所谓的尼日利亚悖论（Nigerian paradox）：尼日利亚人拥有最高的"阿尔茨海默病基因"变异率，却是

> 阿尔茨海默病发生率最低的人群之一，这或许是因为他们的血液胆固醇水平非常低，这要归功于他们的低动物脂肪饮食[5054]。人类似乎已经进化到可以维持大约25 mg/dL的低密度脂蛋白胆固醇水平[5055]。西方国家的平均水平约为120 mg/dL。根据世界卫生组织的统计，在高收入国家，心脏病是导致死亡的主要原因，而痴呆是第二大原因，这也许不足为奇[5056]。

### 炎症在阿尔茨海默病发生过程中的作用

关于阿尔茨海默病的病因，已经有十多种理论发表，"炎症假说"就是其中之一[5057]。我在视频"抗炎食物和药物治疗阿尔茨海默病（braininflammation）"中回顾了支持和反对这一假说的证据。我的结论是：炎症可能发挥作用，但需要及早发现[5058]。

虽然阿尔茨海默病都发生在老年人身上，但就像心脏病和大多数癌症一样，它可能需要几十年的时间才能发展出来。大多数阿尔茨海默病患者直到70多岁时才被诊断出来[5059]，但我们现在知道，脑在那之前很久就开始出现问题了。根据数千例尸体解剖，病理学家发现了阿尔茨海默病初期的无症状阶段（脑部出现神经纤维缠结），似乎有一半的人开始于50岁，而10%的人甚至早在20多岁的时候就开始了[5060]。好消息是，阿尔茨海默病的临床表现是可以预防的。

### 氧化在阿尔茨海默病发生过程中的作用

我们的脑生锈了吗？在视频"预防衰老的抗氧化补充剂和食物（brainoxidation）"中，我将失败的抗氧化补充剂试验[5061]与长期的人群研究进行了对比，这些研究将摄入能够进入脑的抗氧化物与较低的痴呆发病率联系起来。例如，在解决这一问题最全面、持续时间最长的队列研究中，平均每天摄入相当于一汤匙蓝莓花青素的人患痴呆的风险，比那些每天摄入少于一茶匙蓝莓花青素的人要低76%[5062]。（遗憾的是，在这项研究中，花青素的头号来源不是蓝莓，而是蓝莓松饼[5063]。）

除了抗氧化活性，体外研究也证明了花青素等多酚类物质可以通过抑制淀粉样蛋白斑块[5064]和神经纤维缠结[5065]的形成来保护神经元，斑块和缠结都是阿尔茨海默病的脑部病理特征。理论上讲，多酚类物质也可以"移除"[5066]沉积在某些脑区的金属微粒，这些金属微粒很可能在阿尔茨海默病和其他神经退行性疾病的发生中发挥作用[5067]。

### 铝会导致阿尔茨海默病吗？

阿尔茨海默病病因学的"铝假说"可以追溯到1965年，当时有人无意中将铝注射到了兔子的脑中，导致兔子出现了认知缺陷，它的脑中出现了最初看起来像阿尔茨海默病病理特征的神经纤维缠结。20世纪70年代，首次有报道宣称阿尔茨海默病患者脑中的铝含量高于对照组[5068]。此后出现了一系列与受铝污染的透析液有关的致命性痴呆病例[5069]。这3项发现使研究人员提出，铝——地球上第三丰富的元素（仅次于氧和硅）[5070]，可能在阿尔茨海默病的发生中发挥作用[5071]。

"铝假说"在科学界受到猛烈抨击。后来我们才知道，最直言不讳的批评者都是受雇于铝工业的秘密黑客[5072]。之后潮水般的证据最终转而反对铝的作用[5073]，我在视频"铝会导致阿尔茨海默病吗（aluminum）"中回顾过，最终说服我的是一项荟萃分析，分析没有发现阿尔茨海默病[5074]和经常使用抗酸剂之间的联系，抗酸剂是铝接触的最重要来源[5075]。

我在视频"铝罐、铝瓶和铝箔安全吗（aluminumpots）"中探讨了，铝不会导致阿尔茨海默病并不意味着摄入铝一定是安全的。那些在铝制炊具中烹饪和储存酸奶和番茄等酸性食品的人遭受的DNA损伤要严重得多，因此，一些监管机构建议消费者避免使用铝制锅或盘子来盛放酸性或咸味食品[5076]。

在视频"止汗剂和乳腺癌（antiperspirants）"中，我注意到，欧洲安全局和FDA也特别建议不要在受损或破损的皮肤上使用铝止汗剂[5077,5078]，甚至在刮腋毛后也要避免使用[5079]。作为一种"金属雌激素"[5080]，铝的吸收可以解释为什么使用止汗剂和每周刮3次以上腋毛的女性患乳腺癌的时间可能早20年[5081]。

可以通过选择非铝泡打粉进行烘焙和避免使用加工奶酪来避免高膳食来源的铝。铝盐可以使奶酪具有"理想的切片特性"[5082]，但这意味着，一个烤奶酪三明治的铝含量最终可能超过世界卫生组织暂定的可耐受的每日铝摄入量的200%[5083]。

## 铁可能在拱火

如果铝不会导致阿尔茨海默病，那为什么去除金属的药物去铁胺（deferoxamine）似乎有帮助呢？30多年前发表的一项关于金属螯合药物去铁胺的研究引人注目，这是为数不多的表明阿尔茨海默病病程改变的临床试验之一[5084]。详细信息请查看视频"铁超载在阿尔茨海默病发生过程中的作用（deferoxamine）"，研究人员认为，认知能力下降速度减半归因于药物结合铝的能力，但去铁胺是一种铁螯合剂[5085]。去铁胺对铁的亲和力是对铝的6倍，而铁在脑中的含量是铝的1000倍[5086]。这种戏剧性的结果难道是由于清除了脑中多余的铁？

我在视频中也回顾了相关证据，铁似乎确实与阿尔茨海默病斑块共同定位[5087]；然而，它似乎只会加速已经存在淀粉样蛋白堆积的人的斑块形成，所以过量的铁似乎只是加速而不是引发疾病[5088]。正如我在视频"阿尔茨海默病、铜和饱和脂肪酸（copper）"中所探讨的那样，铜似乎也与脑病理共同定位[5089]，但可能只有摄入过多饱和脂肪酸的人身上才会出现问题。芝加哥健康与老龄化项目（Chicago Health and Aging Project）中摄入了最高剂量的铜（主要来自复合维生素和矿物质补充剂）的芝加哥老人，只有在高铜摄入量与高饱和脂肪酸饮食相结合时，才有更大的认知能力下降的风险。在那种情况下，人们失去认知能力就好像6年时间里老了19岁一样。研究人员提出，饱和脂肪酸会导致淀粉样蛋白斑块的形成，而铜会加速疾病的进程[5090]。应该多吃水果和蔬菜，许多多酚类物质具有天然的金属螯合作用，同时要尽量避免含铜的补充剂，避免过量摄入铁和饱和脂肪酸[5091]。

### 饱和脂肪酸增加痴呆风险

20世纪90年代，随着"阿尔茨海默病基因"apoE4作用的发现，饱和脂肪酸和胆固醇与阿尔茨海默病的关系开始受到关注，因为apoE4是脑中主要的胆固醇载体[5092]。高饱和脂肪酸的摄入（主要来自乳制品、肉类和加工食品）与较差的记忆力[5093]和加速的认知能力下降有关。例如，在哈佛女性健康研究（Harvard Women's Health Study）中，较高的饱和脂肪酸摄入量与认知和记忆显著恶化的轨迹有关。饱和脂肪酸摄入量最高的女性，其认知能力下降的风险要高出60%～70%，而饱和脂肪酸摄入量最低的女性，其脑功能平均比实际年龄年轻6岁[5094]。

对所有这些研究的荟萃分析发现，高饱和脂肪酸摄入量与认知障碍风险增加40%[5095]、阿尔茨海默病风险增加46%、一般痴呆风险增加2倍以上有关[5096]。最近的一篇综述得出结论，饱和脂肪酸摄入与阿尔茨海默病之间的联系似乎是"决定性的和有害的"[5097]。我们如何减少饱和脂肪酸的摄入呢？减少美国饮食中的主要来源：奶酪、蛋糕、冰激凌和鸡肉，其次是猪肉、汉堡，然后是牛肉[5098]。

饱和脂肪酸可通过多种间接机制导致痴呆风险，包括胰岛素抵抗、高血压、炎症或脑血管堵塞[5099]，它也可能导致脑血管渗漏。饱和脂肪酸可能会破坏血脑屏障，从而增加患阿尔茨海默病的风险。

可以通过向人的静脉注射一种染料并用磁共振扫描观察有多少染料渗入脑中来量化血脑屏障的通透性[5100]。那些患有阿尔茨海默病或血管性痴呆的人往往比同龄的健康对照者有更大的脑血管渗漏[5101]。这些疾病过程会导致血脑屏障的破坏，但这种渗漏似乎先于痴呆发生[5102]。在阿尔茨海默病和血管性痴呆的前驱症状——轻度认知障碍和脑小血管病中，发现存在渗漏率升高的情况[5103]。

即使在健康的个体中，随着年龄的增长，血脑屏障的渗漏也会越来越严重[5104]，尤其是脑中特别容易受到衰老相关恶化影响的区域，因此，血脑屏障的破坏可能在普通的认知能力下降中发挥作用[5105]。如何才能保持血脑屏障的完整性呢？中年超重或肥胖与24年后血脑屏障功能退化相关[5106]。在饮食因素方面，饱和脂肪酸和胆固醇[5107]或仅仅是膳食胆固醇[5108]都会使血脑屏障的通透性恶化。饱和脂肪酸可导致小鼠血脑屏障功能障碍增加30倍，而膳食胆固醇可导致增加7倍，它们都可以被降胆固醇药物阻断[5109]。这可能是一种双重打击，因为吃饱和脂肪酸既会增加小鼠肠道中淀粉样蛋白前体蛋白的产生（这些前体蛋白在体内转化为β-淀粉样蛋白），也会增加其向血液的分泌[5110]。一顿富含饱和脂肪酸（乳制品）的饮食会导致血液中淀粉样蛋白水平增加7倍[5111]。结合血脑屏障的渗漏，这可以解释在高脂饮食喂养的动物模型中斑块的激增[5112]。关于这一领域的新兴科学，最近一本生物学杂志发表了题为《β-淀粉样蛋白从脖子下出现，进而摧毁大脑》的文章[5113]。

## 一顿高脂餐会对脑造成多大影响？

在《吃饱瘦身》一书"抗炎性"一章中，我回顾了一连串的研究。这些研究表明仅仅几天的高脂生酮饮食就会削弱认知能力[5114]，而恢复则需要数周[5115]。即使是一顿高饱和脂肪酸饮食，也会在5小时内损害人们的认知能力[5116]。这可能是由于脑部炎症。喂给实验动物的饱和脂肪酸会穿过血脑屏障，在动物脑中积聚，引发炎症。最初对动物的研究以猪油为基础，但牛奶中的脂肪似乎也会导致类似的结果[5117]。这一现象也可以在培养皿中重现。当将典型美国饮食中的主要饱和脂肪酸（主要存在于乳制品和肉类中）[5118]滴到培养皿中培养的神经元上时，炎症就会像电灯开关一样被打开[5119]。幸运的是，这种状况可被逆转。当实验动物被喂食常规低脂食物时，其脑中的炎症消失了[5120]。

众所周知，从动物研究的数据外推到人类身上充满困难和挑战[5121]。首先，两者的饮食没有可比性。例如，高脂肪，以猪油为基础的啮齿动物食物的脂肪含量可能在60%左右[5122]，但人类饮食中即使是培根，猪油含量也只有40%左右[5123]。所以，即使人类只吃培根，也不会像啮齿动物那样摄入脂肪。然而，饱和脂肪酸也已经在人体中接受了测试。

在随机交叉试验中，研究人员暗地里增加了受试者的饱和脂肪酸摄入量，发现它会可逆地诱导炎症、情绪、脑功能和基础代谢率的负面变化，甚至似乎会削弱运动的积极性[5124,5125]。与低饱和脂肪酸饮食相比，高饱和脂肪酸饮食的研究对象的运动量减少了12%~15%[5126]。请注意，研究人员使用的是棕榈油，这是一种植物性饱和脂肪酸，可以在一些素食酱、非乳制品乳酪和其他加工食品中找到。所以，抗炎饮食不仅要以植物为基础，还应特别以天然的未经加工的蔬食为中心。

## 小心食物中的毒素污染你的脑

除了饱和脂肪酸和氧化型胆固醇，肉类供应中还有什么其他东西能解释肉食者患痴呆的风险是素食主义者的2~3倍[5127]？在"糖化"一章中，我讨论了烘、焙、烤、炸和煨肉中的晚期糖基化终末产物在衰老相关认知能力下降[5128]、脑萎缩[5129]、轻度认知障碍[5130]、阿尔茨海默病的发生[5131]和发展中的作用[5132]。一些持久性污染物，如有机氯农药，可能是另一个因素。

在美国老年人中，滴滴涕（DDT）及其分解产物滴滴伊（DDE）

与认知能力加速下降的风险增加[5133]以及阿尔茨海默病的诊断和严重程度增加有关[5134]。更多信息请查看视频"农药DDT和阿尔茨海默病（ddtdementia）"。毒素会持续留在体内，因为它们存在于人类的食物供应中。从美国各地的超市收集的样本显示，鱼、其他肉类、鸡蛋和乳制品的二噁英和多氯联苯含量比所测试的蔬食高5～10倍[5135]。

### 内毒素在阿尔茨海默病中的作用

最近，内毒素被认为是饱和脂肪酸和认知障碍之间联系的一个潜在机制[5136]。我在视频"内毒素在阿尔茨海默病和痴呆中的作用（endotoxins）"中回顾了相关证据，但从根本上说，有两种方法可以减少餐后内毒素"爆发"。一是一开始就不要吃那么多。（见第91页。）然而，如果你确实爱吃肉，那么添加富含膳食纤维的食物可以减缓内毒素的激增。正如我在视频中所展示的那样，与只吃麦满分相比，吃麦满分及高膳食纤维的谷物能显著降低血液中的内毒素水平。膳食纤维还会减少相关的氧化应激，清楚地显示出"对餐后代谢和炎症事件的深远影响"[5137]。

## 生活方式

高龄是认知能力下降的已知最大风险因素[5138]，但40%的痴呆病例似乎可归因于可控的可改变风险因素[5139]。除了优化饮食，还可以通过预防头部损伤、不吸烟（戒烟或从一开始就不吸烟）、避免二手烟、远离其他空气污染源、限制饮酒、保证充足的睡眠、减少肥胖和保持体育运动，来降低痴呆的风险。

### 头部损伤、空气污染和酒精

高达30%的创伤性脑损伤与运动有关[5140]。这可能就是为什么前职业足球运动员死于阿尔茨海默病的可能性是对照组的5倍[5141]，特别是那些顶过更多"头球"的球员[5142]。一项针对美国国家橄榄球联盟前球员的研究表明，美式足球也会将运动员置于危险之中[5143]。拳击手们甚至有自己的术语"拳击性痴呆"（dementia pugilistica），用于形容前职业拳击手的脑病综合征[5144]。全球只有不到1%的痴呆病例是由创伤性脑损伤引起的，但仍然值得采取预防措施[5145]。与无保护的骑车者相比，戴头盔可将严重头部损伤的风险降低多达60%[5146]。高风险的冲击运动也建议佩戴防护帽[5147]，同时应制定政策禁止身体冲撞[5148]。

相比之下，全球多达14%的阿尔茨海默病诊断归因于吸烟[5149]。烟草是脑卒中的一个主要风险因素，脑卒中本身会增加痴呆风险，还可直接增加脑的淀粉样蛋白负担和氧化应激[5150]。好消息是戒烟者的风险与从不吸烟者的相似[5151]。为了证明因果关系而开展的戒烟干预研究，就像需要做出重大饮食改变的研究一样，由于缺乏长期的依从性而很难开展。然而，与戒烟失败的人相比，随着时间的推移，成功戒烟者的认知能力明显更好[5152]。即使是接触二手烟也会增加患阿尔茨海默病和其他形式的痴呆的风险[5153]。

痴呆和认知能力下降也与暴露于环境空气污染有关。20年前，一篇题为《空气污染与脑损伤》的论文引发了人们对空气污染物影响的兴趣[5154]，研究人员在高污染城市饲养的狗的脑中发现了阿尔茨海默病样病理变化[5155]。人脑中磁铁矿纳米颗粒的存在表明，汽车尾气中的污染物可能从鼻子内部通过嗅神经直接进入脑中[5156]，这些污染物也可能通过全身炎症效应间接导致脑损伤[5157]。

★译者注：沉默流行病（silent epidemic）是指那些广泛存在但不被公众所关注或认识的疾病或问题。

酒精相关性痴呆被称为一种沉默流行病★[5158]。过量饮酒可能导致多达24%的痴呆。那轻度饮酒呢[5159]？"低水平饮酒甚至可能对认知有益"[5160]的希望被一项孟德尔随机化研究彻底粉碎，该研究发现饮酒会导致阿尔茨海默病提前发病[5161]。好消息是，即使是曾经酗酒的人，长期戒酒后也能恢复失去的脑容量和认知功能[5162]。

### 小心亲吻夺走你的记忆

另一个降低风险的策略是小心你亲吻的对象。β-淀粉样蛋白在整个进化过程中高度保守。人体内的变异体可以追溯到至少4亿年前，今天可以在大多数脊椎动物物种中找到它[5163]。所以它一定有某种有益的功能。从历史上看，适者生存与其说是捕食者和猎物之间的竞争，不如说是物种与微生物之间最严酷的竞争。β-淀粉样蛋白可能是我们的免疫系统的一部分，是一种保护脑免受感染的抗菌肽。它具有抗菌、抗真菌和抗病毒作用，可以对抗一系列常见的病原体。例如，来自阿尔茨海默病患者脑颞叶的样本比来自死于其他原因的人的同一脑区的样本更能杀死念珠菌——引起真菌性脑膜炎的原因之一[5164]。

β-淀粉样蛋白也能与1型单纯疱疹病毒（HSV-1）结合，导致保护性病毒诱捕[5165]。HSV-1通常会导致口腔疱疹（也被称为热病性疱疹），也可以感染脑。这种常见病毒的感染是否会在人体试图抑制它的过程中引发淀粉样蛋白沉积，最终于无意之中导致阿尔茨海默病呢？

我惊讶地发现，约有100份科学出版物将HSV-1感染与阿尔茨海默病联系在一起[5166]。例如，在一项研究中，研究人员追踪了上万人，发现患有口腔疱疹（HSV-1）或生殖器疱疹（HSV-2）的人在16年的随访期间患痴呆的可能性要高两倍多。更令人信服（并提供了一个好消息）的证据是，服用抗病毒药物（如阿昔洛韦）的HSV患者患痴呆的可能性似乎比不治疗的HSV患者低90%[5167]。遗憾的是，目前还没有疫苗从一开始就预防感染，但你可以通过避免与活动性口腔感染的人接吻或共用餐具、杯子、水瓶、毛巾、唇膏等物品来降低感染HSV-1的风险。

## 让睡觉为你好好"洗个脑"

睡眠是一个巨大的谜。睡眠是所有动物物种共有的特征，它必定对生存至关重要，否则自然选择压力便会将这种易受伤害的状态淘汰掉[5168]。试验表明，让动物长时间保持清醒可能会使动物在11～32天致命[5169]。近年来，睡眠已被阐明的一个功能是通过一个新发现的脑"排水系统"来清除有毒废物[5170,5171]。这也许可以解释为什么PET扫描显示，即使只是熬一次夜也会导致关键脑区β-淀粉样蛋白的积累显著增加[5172]。请查看我的视频"脑净化需要多少睡眠（brainwash）"，了解更多关于被称为胶质淋巴系统（glymphatic system）的全脑流体运输网络的信息。

遗憾的是，这种脑过滤系统似乎会随着年龄的增长而衰退[5173]。请查看视频"适合脑中胶质淋巴流动的最佳睡姿（glymphatic）"，了解睡眠姿势可能发挥的作用。（提示：从理论上讲，朝右侧睡可以最大限度地促进脑清除垃圾[5174]。）

### 褪黑素有帮助吗？

用褪黑素来改善睡眠质量，以清除多余的碎片，效果如何[5175]？有一个关于同卵双胞胎的有趣案例报告。两人都患有阿尔茨海默病，但只有一人接受了褪黑素治疗。接受治疗者不仅睡眠更好，而且记忆障碍较轻[5176]。快速老化大鼠是一个极佳的阿尔茨海默病实验动物模型，褪黑素已经被证明可以改善这些大鼠的记忆[5177]，那在人类身上呢？

一共有7项随机、双盲、安慰剂对照试验，在数百名阿尔茨海默病患者身上测试了褪黑素的作用，持续时间从10天到24周不等。那些随机服用褪黑素的人似乎睡得更好，但遗憾的是，没有发现褪黑素提高认知能力的证据[5178]。

## 肚子越大，脑子越小

超重者患痴呆的风险高三分之一，中年肥胖者患痴呆的风险要高出90%[5179]。我在视频"肥胖对痴呆、脑功能和生育能力的影响

(obesitydementia）"中探讨了大量的数据，包括过多的身体脂肪如何损害不同年龄段的认知能力[5180]，这与脑结构差异有关[5181]。脑似乎会随着腰围的增大而缩小[5182]，这可能是由于炎症和氧化应激，两者都与肥胖有关[5183]。对20项研究的荟萃分析发现，即使是适度减肥，也能显著改善多种心理表现，但是尚未确定这是否意味着阿尔茨海默病风险的正常化[5184]。

### 运动对脑的影响

减肥研究中认知能力的提高也可能受到运动因素的干扰[5185]。我在视频"需要多少运动才能改善衰老的认知功能（exercisebrain）"中回顾了所有重要的干预性研究。对于认知正常[5186]或有轻度认知障碍[5187]的成年人，增加运动往往能改善他们的认知。根据对近100个随机对照试验的荟萃分析，比每天运动时间、每周频率[5188]、运动持续时间或强度[5189]更重要的可能是总运动时间——总共约52小时的运动时间才能产生增进认知的益处[5190]。遗憾的是，一旦被诊断为痴呆，运动干预就不能再减缓认知能力的下降了[5191]。

### 通过运动来促进BDNF

运动到底是如何起作用的？神经营养因子是一类促进神经元（我们脑中的神经细胞）发育、发挥功能和存活的生长因子[5192]。最丰富的神经营养因子被称为脑源性神经营养因子（brain-derived neurotrophic factor，BDNF）[5193]，其水平似乎与脑记忆中枢海马体的完整性有关[5194]。大多数尸检研究表明阿尔茨海默病患者脑中的BDNF减少[5195]。由于其可以穿过血脑屏障，所以脑内BDNF的水平可以通过测量其在血液中的水平来估计[5196]。与健康对照组相比，阿尔茨海默病患者血液中的BDNF水平明显较低[5197]。

考虑到BDNF的神经保护特性，低水平的BDNF可能会导致阿尔茨海默病[5198]是有道理的，但怎么知道不是阿尔茨海默病导致了BDNF水平的下降，而是相反的情况呢[5199]？弗雷明汉心脏研究（Framingham Heart Study）是一项对数千人进行长期追踪调查的纵向研究，它发现血液中BDNF水平较高的人在未来10年患阿尔茨海默病的风险似乎降低了一半[5200]。而且一旦患病，更高水平的BDNF似乎预示着认知能力下降的速度会更慢[5201]。那些天生具有变异基因会自然导致BDNF分泌减少的人，确实会遭受认知功能和脑健康的损害，这在一定程度上支持了它们之间的因果关系[5202]。

值得庆幸的是，提高BDNF水平就像系鞋带一样简单。体育运动是研究最深入的提高BDNF水平的因素之一[5203]。基于涉及1000多名受试者的29项试验，单次运动、定期运动，尤其是在定期运动的情况下进行的急性运动，已被证明可以提高BDNF水平[5204]。例如，以最大工作速率的70%骑行10分钟，就能显著提高BDNF水平[5205]。运动强度越大，BDNF水平的上升幅度就越大[5206]，即使在行动不便的老年人中，采用渐进式动态阻力训练的物理治疗干预似乎也能提高血液中的BDNF水平[5207]。

那么，BDNF是运动提高脑力的原因之一吗？是的，至少在啮齿动物中是这样的。研究表明，阻断BDNF可以阻断大鼠和小鼠运动带来的记忆增强效果，这有效地证明了BDNF在调节运动益处中的作用。在人身上能做的最好的事情就是看看运动引起的BDNF的改善水平是否与运动引起的记忆表现的改善水平相对应。然而，在10项研究中，似乎只有4项是这样的，所以答案不太清楚[5208]。

## 通过热量限制来提高BDNF水平

禁食被认为是恢复身心活力的一种方式[5209]，但仅仅禁食18个小时后，人就会开始变得非常烦躁[5210]。值得注意的是，禁食几天后你可能会体验到一种有时令人愉悦的情绪提升，这可能是BDNF在发挥作用。我在视频"禁食治疗抑郁症（fastingbdnf）"中探讨了这一现象。不过很显然，禁食不可持续，那么更适度的热量限制呢？

从日常饮食中减少25%的热量仅仅3个月，BDNF水平就提高了70%[5212]。在同一时期，只要减少10%左右的热量就能提高记忆力[5213]。是否可以在饮食中添加一些东西来提高BNDF水平，这样就可以在不饥饿的情况下获得好处？

## 用食物来提高BDNF水平

热量限制研究有时会受到饮食质量变化的干扰[5214]。在一项研究中，低热量饮食的人BDNF水平更高，吃得少且吃得更健康，饱和脂肪酸和糖的摄入量低，水果和蔬菜摄入量高[5215]。一顿高脂餐可以在几个小时内抑制BDNF水平。这是脂肪本身的问题，研究人员在将脂肪直接注入静脉后看到了同样的反应[5216]。这有助于解释为什么增加饱和脂肪酸的摄入会导致脑功能障碍，包括神经退行性疾病、长期记忆丧失和认知障碍[5217]。

在我的视频"如何提高脑BDNF水平以治疗抑郁症（foodbdnf）"中，我将其与苏联对精神分裂症的禁食试验进行了比较。患者在禁食长达一个月后开始吃不含肉和蛋的饮食。研究人员在几年后报告的有显著效果者便是坚持这种饮食的患者，而放弃这种饮食的人，很明显其精神分裂症复发了，越严格遵守这种饮食，效果越好[5218]。一项随机对照试验发现，不吃肉和蛋可以在短短两周内改善精神状态[5219]，所以很难知道最初的禁食本身到底在状态改善中发挥了什么作用。

在视频中，我列举了所有被证明可以提高BDNF水平的食物，包括富含类黄酮的水果和蔬菜[5220]、坚果[5221]、姜黄[5222]和可可粉。例如，研究人员将老年男性和女性随机分配为每天喝高类黄酮的巧克力饮料（相当于约两汤匙半天然可可粉的类黄酮含量）和每天喝低类黄酮的巧克力饮料（相当于约两汤匙荷兰可可）两组[5223,5224]。摄入更多类黄酮的人，其BDNF水平和整体认知功能显著提升[5225]。有一种食物能够在一餐之后就提高BDNF

的水平，那就是黑麦。

健康的年轻人被随机分成晚餐吃一个含有完整黑麦仁的全麦面包和吃一个普通白面包两个组。第二天早餐前，大约是吃完晚餐后的十多个小时后，研究人员收集了受试者的血液样本。前一天晚上吃全麦面包的受试者的BDNF水平高出33%。这被认为是肠道菌群的作用，因为血液中丁酸水平也相应增加了30%。丁酸是肠道有益菌发酵膳食纤维和其他益生元的产物[5226]，能增加小鼠体内BDNF的表达[5227]。补充有益菌本身似乎并不影响BDNF的水平[5228]，所以最好是细心照顾我们已经拥有的有益菌。

## 调节肠道菌群，改善认知

BDNF只是膳食纤维代谢产生的丁酸可能有助于脑健康的方式之一。PET扫描显示，血液中丁酸水平较高的老人脑中淀粉样蛋白水平往往较低。在体外试验中，丁酸可以抑制β-淀粉样蛋白的神经毒性凝集[5229]。丁酸可以增强那些记忆受损的大鼠的认知功能[5230]；而在阿尔茨海默病小鼠模型中，即使在疾病晚期，丁酸也能显著降低脑中的淀粉样蛋白水平，改善认知功能[5231,5232]。丁酸甚至可以从一开始就阻止血液中的β-淀粉样蛋白进入脑[5233]。

★译者注："泡泡男孩"是一个因免疫系统缺陷而不得不生活在无菌隔离罩中的男孩。

在无菌环境中长大的"泡泡男孩"*式"无菌"小鼠的血脑屏障是渗漏的，而完整的血脑屏障可以将脑与血液循环中的任何毒素隔离开来[5234]。丁酸可以帮助维持和修复肠道屏障功能[5235]，所以也许小鼠肠道有益菌的缺失可以解释脑漏（leaky brain）的原因。事实上，研究人员通过使用丁酸或者为肠道补充以膳食纤维为食的细菌，可以恢复"无菌"小鼠的血脑屏障，这意味着丁酸在其中发挥了重要作用[5236]。

丁酸的释放并不是肠道菌群与脑相互作用的唯一方式。有一条大的神经从我们的肠道向上直接进入脑，那就是迷走神经。给小鼠补充某些双歧杆菌[5237]和乳酸杆菌[5238]菌株，可以改善其焦虑或抑郁相关行为，并降低应激激素水平。然而，它们只对具有完整迷走神经的动物起作用，当动物的迷走神经被切断时，其肠道菌群和脑之间的通信线路也就被切断了，这种影响随即消失了。在人类中，用电流刺激迷走神经可以显著增强记忆力[5239]，这听起来像是科幻小说，但是吃富含膳食纤维的食物肯定比手术电极植入更令人安心。

肠道菌群也可以调节身体炎症[5240]。人与人之间肠道菌群的大部分差异归因于不同的饮食[5241]，从富含膳食纤维的蔬食转变为动物性饮食，可在几天内显著降低丁酸的水平，还能促进促炎细菌的生长[5242]。这与横断面研究数据是一致的，那些吃更多蔬食的人通常拥有一个抗炎的肠道菌群，而那些吃更多动物性食物的人往往拥有更多促炎菌[5243]。

研究人员通过对小鼠进行粪菌移植证明了肠道有害菌的作用。他们只是把吃猪油的小鼠的肠道菌群移植到没有吃猪油的小鼠肠内，后者便表现出了与吃猪油小鼠一样的脑部炎症和功能障碍[5244]。在人类身上所做的最接近的研究发现，将肥胖者的肠道菌群移植给正常小鼠会损害小鼠的记忆力，而正常体重人群的肠道菌群则不会。如果有害的肠道菌群会导致认知功能障碍，那么用抗生素清除阿尔茨海默病患者的肠道菌群会如何呢？一项关于抗生素的初步研究表明，存在潜在好处，值得进行更严格的试验[5245]。遗憾的是，后续研究没有显示出任何显著的效果[5246]。

在大多数健康成年人中，已经有20多项关于益生菌和认知的随机试验，但它们都没有显示出全面的好处[5247]。（一项研究甚至发现，与安慰剂相比，益生菌会损害记忆力[5248]。）不过，只要看看5项针对轻度认知障碍或阿尔茨海默病患者的研究就会发现，与对照组相比，连续12周服用多种乳酸杆菌或双歧杆菌确实能够改善认知能力[5249]。

## 益智健脑补充剂

在过去的20年里，大型制药公司已经在痴呆治疗研究上投入了5000多亿美元，但迄今为止收效甚微[5250]。鉴于此，人们转向了补充剂。美国退休人员协会（AARP）委托进行的一项调查发现，在74岁及以上的老年人中，有36%的人服用补充剂以保持脑健康[5251]，每年花费高达数十亿美元[5252]。美国市面上最常见的益智健脑补充剂是一种我从未听说过的物质（我猜这归因于我从未拥有过电视）：Prevagen[5253]。

### Prevagen真的有用吗？

Prevagen含有一种从发光水母中提取的蛋白质，该公司声称这种蛋白质已被"临床证明可以改善记忆力"[5254]，但即使是它自己的研究也没有显示出对被测试的9项认知任务有任何显著的改善[5255]，这导致美国退休人员协会指责该公司"欺骗了数百万名美国老年人"[5256]。服用Prevagen可能不仅仅是在浪费钱，该公司甚至因没有向FDA报告1000多起消费者反馈的不良事件而受到警告[5257]。关于这一可耻行为的更多信息，请查看视频"Prevagen真的有用吗（prevagen）"。

皮尤慈善信托基金（Pew Charitable Trusts）2019年的一项调查发现，超过一半的受访者认为FDA会要求补充剂进行安全性测试，但事实并非如此[5258]。一项对数十种市售的增强认知的补充剂的研究发现，大多数（71%）产品标签上声明的成分实际上并不存在于补充剂中，更糟糕的是，38%的补充剂甚至含有不允许在补充剂中使用的成分，如违禁药物[5259]。另一项对12种健脑补充剂的研究同样发现，有8种标签信息错误（缺少标签上承诺的成分），有10种被认为掺假（含有未列出的化合物，例如，标签上明确强调"不含咖啡因"的产品中却含有咖啡因）。这12种健脑补充剂中只有一种真正拥有第三方认证，并且含有其标签上所标注的成分[5260]。

## 银杏叶提取物可治疗痴呆吗？

银杏叶提取物是最常见的健脑补充剂之一[5261]，有多达2%的美国人使用[5262]。在过去的几十年里，银杏叶提取物已经成为在治疗痴呆方面使用最广泛的药草之一[5263]。更多信息请查看视频"银杏叶提取物作为健脑补充剂治疗痴呆（ginkgo）"，但最重要的是，科克伦系统综述数据库发表的一篇综述得出的结论是："银杏叶提取物对痴呆或认知障碍患者的可预测和临床显著益处的证据是不一致和不可靠的[5264]。"

## 人参、迷迭香、鼠尾草和柠檬香蜂草

人参是另一种在随机对照试验中被测试过的草药，遗憾的是，研究均以失败告终[5265]。那些用于烹饪的香草怎么样呢？

在《哈姆雷特》中，奥菲莉亚说迷迭香是用来帮助记忆的[5266]，这个想法至少可以追溯到几千年前的古希腊人，他们声称这种具有芬芳气味的香草可以"安抚脑……提高理解力，恢复失去的记忆，唤醒灵魂……"[5267]。即使只是闻闻迷迭香也有效果。一项关于认知的研究表明，与薰衣草精油或完全没有气味相比，在一个充满迷迭香精油的房间里待着就可以影响认知表现[5268]。此外，认知表现的改善与迷迭香化合物进入血液的量有关，它们可能是通过肺部或鼻腔进入的[5269]。那么，直接吃如何呢？

研究人员给平均年龄为75岁的老年人两杯番茄汁，番茄汁中分别加入半茶匙、一茶匙、两茶匙或一汤匙干迷迭香粉末，或者安慰剂。与安慰剂相比，加入最低剂量的干迷迭香粉后记忆速度有所改善，但在最高剂量下记忆速度却恶化了，因此，并不是越多越好[5270]。

鼠尾草和柠檬香蜂草是同一植物科的另外两种香草，因据说对脑有益而在民间医学中受到珍视[5271]。摄入一茶匙干鼠尾草或一茶包（1.6克）干柠檬香蜂草数小时后，仍会对认知有好处[5272]。然而，请注意，使用迷迭香、鼠尾草和柠檬香蜂草提取物的试验并没有显示出增强记忆力的效果，因此，食用整个香草是更好的选择[5273]。还要注意的是，这些研究只是追踪了健康个体单一剂量的急性效应。有没有香草或香料可以用于长期提高认知能力呢？

### 芳香疗法治疗痴呆

在年轻、健康的志愿者中，闻迷迭香精油可以提高认知能力[5274]，但对真正需要的人来说呢？一组日本研究人员提出了一个"天上掉馅饼"的想法，即某些气味可能促使阿尔茨海默病患者的"神经再生"[5275]。25年前，仅仅将可能性作为一种假设提出来就是异端邪说。谁都知道死亡的神经元是无法被替换的[5276]。直到1998年我们都是这么被教导的。

晚期癌症患者自愿接受注射一种特殊的染料，这种染料可以与新细胞的DNA结合。在尸检中，研究人员开始寻找那些被染色的神经元，还确实存在：在脑中发现了几个月甚至几天前不存在的新神经元，这表明"人类的脑在整个生命过程中都保持着自我更新的潜力"[5277]。随刊的社论题为《对人类神经发生感到欣慰》[5278]。

当然这并不意味着气味可以促使神经再生。研究人员对阿尔茨海默病患者进行了为期一个月的迷迭香、柠檬、薰衣草和橙子精油的芳香疗法[5279]，在此期间，患者认知功能直线下降的轨迹似乎出现了逆转。对薰衣草精油以及迷迭香和柠檬混合精油进行的为期一周的前后对比研究也显示出类似的效果[5280]。不过，这些研究都缺乏对照组。即使有对照，又该如何消除安慰剂效应呢？

为了测试预期效应的力量，受试者接受了一个记忆测试，然后被要求在接触鼠尾草精油的情况下重复这一测试。一些人被随机告知鼠尾草对记忆力有积极影响，而另一些人被告知鼠尾草会损害记忆力。你大概猜到发生了什么。那些期望鼠尾草有帮助的人做得更好，而那些认为鼠尾草会造成伤害的人做得更差[5281]。人的心理期望似乎能够胜过实际的生理影响。于是研究人员试图推出创造性的解决方案。

在一项针对痴呆患者的研究中，第一组受试者第一个月在脸上涂薰衣草油，第二个月在脚上涂薰衣草油，第三个月在脚上涂葵花籽油，第四个月在脸上涂葵花籽油，第二组受试者则相反。所以，每个人都得到了精油按摩的关心和照料，但如果吸入薰衣草真的有好处，那么人们会认为，他们在脸上涂抹薰衣草的一个月里的表现会比在脚上涂抹薰衣草的一个月里更好。然而并没有，这提示薰衣草可能没有什么帮助[5282]。大多数针对痴呆的芳香疗法试验失败了[5283]，但有一个例外值得注意，我在视频"治疗阿尔茨海默病最好的芳香疗法香草（lemonbalm）"中详细介绍了这一点。

随后发表了两项研究，试图复制我在视频中回顾的显著结果。在第一项研究中，焦虑不安和攻击性减少了38%，抑郁和烦躁不安减少了50%，神经精神症状总体上有了显著改善。不过，在没有气味的对照组中也发现了几乎相同的情况[5284]。换句话说，只要一两分钟的接触和社交互动就能产生很大的影响，但柠檬香蜂草似乎没有任何具体的好处。第二项研究没有澄清问题。柠檬香蜂草似乎可以减少没有痴呆的受试者的焦虑不安行为，但对痴呆患者的行为没有效果，而薰衣草似乎具有相反的效果，可以改善痴呆患者的行为，但对没有痴呆的受试者没有效果[5285]。显然还需要做更多的研究，特别是考虑到芳香疗法干预的安全性和简单性。然而，该由谁来资助这些研究呢？

## 姜黄有助于治疗阿尔茨海默病

在视频"姜黄治疗阿尔茨海默病（turmericdementia）"中，我讲述了一个引人注目的案例，其中3名阿尔茨海默病患者在接受姜黄治疗后症状显著改善[5286]。研究人员得出结论，这首次证明姜黄是治疗阿尔茨海默病"有效和安全的药物"。当然，它根本就不是一种药物。姜黄是一种很便宜的香料，可以在大多数超市买到。研究人员每天给受试者大约四分之一茶匙，花费不到5美分。

我在视频"用姜黄素防治阿尔茨海默病（curcumind）"中回顾了现有的证据，虽然补充姜黄素对没有痴呆的老年人的认知能力可能有一点好处[5287]，但是两项随机、双盲、安慰剂对照试验都没有显示出姜黄素对阿尔茨海默病患者的认知能力有好处[5288,5289]。为什么在服用姜黄素补充剂的患者身上没有看到服用姜黄案例报告中那样激动人心的结果呢？也许某些案例完全是侥幸。另一方面，也许姜黄是全食物，整体的作用可能大于其部分之和。姜黄素只是在姜黄中发现的数百种植物化学物质之一[5290]。一些研究人员建议制作一种混合配方，"比单独姜黄素更能代表姜黄的药用价值"[5291]。然而，既然大自然已经把它们集中在了天然的姜黄中，为什么还要制造一些人造配方呢？因为普通的香料不能申请专利——如果不能申请专利，又怎么能赚取更多的利润呢？

## 用藏红花治疗阿尔茨海默病

虽然有一些零星案例显示，香料姜黄在治疗阿尔茨海默病方面具有一些益处[5292]，但在香料方面，治疗阿尔茨海默病的最佳数据来自藏红花，有3项双盲试验显示出极大希望［详见视频"用藏红花治疗阿尔茨海默病（saffron）"］。然而，藏红花似乎并不能改善没有痴呆的人的认知能力[5293]。

这3项试验是由非商业的公共拨款资助的，而不是由补充剂或香料公司资助的[5294]。然而，它们都是在伊朗进行的。伊朗控制着世界上90%的藏红花种植[5295]，因此促进藏红花消费可能符合国家利益，这让我想起了新西兰政府资助的猕猴桃研究。不过还有谁会资助一种简单香料的研究呢？

每朵藏红花只有几根藏红花花丝，要制作一磅藏红花香料需要大约5万朵藏红花。这些花足够填满一个足球场了。难怪它是世界上最昂贵的香料，零售价约为每盎司200美元。不过，这并不需要太多。认知研究每天只使用0.125克，也就是大约4小捏，每捏15根花丝[5296]。作用包括情绪提升，因为11项随机试验发现，总体而言，藏红花对轻度至中度抑郁症的疗效明显优于安慰剂[5297]，每天只需1小捏（约30毫克）[5298]。每天1.5克（50捏）的剂量被认为是安全的[5299]。（藏红花通常装在1克或2克的容器中出售。）每天服用5克或更多会引起严重的反应，每天服用12～20克可能会致命[5300]。

## 维生素D与认知功能

截至2019年，维生素D等维生素取代银杏叶提取物，成为健脑补充剂中最常见的成分[5301]。观察性研究发现，维生素D水平较低的人，其认知能力会随着时间的推移而变差[5302]，其更容易患上痴呆[5303]。然而，当谈到这种阳光维生素时，有很多干扰因素。例如，维生素D水平较低的人更有可能缺乏运动、吸烟和肥胖[5304]，而每一种都可能独立地影响脑健康。随机对照试验发现，维生素D可以改善患病大鼠[5305]和小鼠的认知能力，那么对于人呢[5306]？

2011年发表的一项干预试验发现，维生素D对年轻人没有影响，但直到2018年才在患有轻度认知障碍的老年人身上进行了试验。一项随机、双盲、安慰剂对照试验表明，与安慰剂相比，每天服用400国际单位的维生素D，持续12个月，可以显著改善认知功能[5307]。次年发表的一项类似的试验，是在那些患有全面阿尔茨海默病的人身上进行的，结果显示每天服用800国际单位也奏效了[5308]。

最佳剂量尚不确定[5309]。研究人员在血液中维生素D含量低的超重老年女性中进行了一项雄心勃勃的试验，为期一年，比较了每天服用600、2000和4000国际单位维生素D的差异，结果发现，每天服用2000国际单位维生素D的女性在学习和记忆测试中比只服用600国际单位的女性表现更好，而服用4000国际单位的女性在其中一项测量（反应时间）中表现更差。然而，其他在相对健康的成年人身上进行的2000国际单位与800国际单位的对比试验[5310]，或者4000国际单位与400国际单位的对比试验[5311]发现，整体认知表现没有明显差异。

### 其他健脑补充剂

氧化应激与阿尔茨海默病的发生及脑进一步退化有关。那么，抗氧化物会有帮助吗？我在视频"维生素E或硒补充剂能预防或治疗阿尔茨海默病吗（brainvitamins）"中回顾了相关的干预性研究证据。单独补充维生素E或硒，或者两者同时补充，都不能预防阿尔茨海默病，关于治疗这种疾病的数据也好坏参半，有两项研究表明补充维生素E会使情况好转[5312,5313]，而一项研究发现维生素E可能会使情况变得更糟[5314]。

其他抗氧化物[5315,5316]、复合维生素和矿物质补充剂善存[5317]、锌[5318,5319]、钙[5320]或Souvenaid（一种营养饮料）也出现了同样令人失望的结果，正如我在视频"善存复合维生素、维生素C、β-胡萝卜素、锌或钙补充剂与阿尔茨海默病（centrum）"中所记录的那样。

### B族维生素预防脑损伤

想了解同型半胱氨酸是什么，它有什么作用，以及它与痴呆有关的所有临床前和流行病学证据，请观看我的视频"用B族维生素预防脑损伤（homocysteine）"。简而言之，它是一种在体内自然形成的有毒代谢物，可以通过叶酸、维生素B12和维生素B6这三种维生素来解毒[5321]。最近对B族维生素补充剂的随机对照试验进行的一些系统综述和荟萃分析发现，它们对健康[5322]或受损个体[5323]的整体认知功能没有影响，也没有减缓认知能力下降的迹象[5324]。通常情况下这样就可以结案了，但深入研究表明，情况可能更复杂。

令人担忧的是，缺乏B族维生素会导致同型半胱氨酸水平升高，从而导致脑功能障碍。如果给没有B族维生素缺乏和同型半胱氨酸水平不高的人补充B族维生素，那么阴性结果并不能帮助回答当前的问题。例如，在

VITACOG试验中，数百名患有轻度认知障碍的男性和女性被随机分配补充安慰剂或用于代谢同型半胱氨酸的B族维生素——叶酸、维生素B2和维生素B6，为期两年，结果没有发现整体认知益处。然而，当分析仅限于那些需要补充的人，也就是那些一开始同型半胱氨酸就高于平均水平的人时，研究人员发现，在整体认知和一些记忆测量方面，服用补充剂具有显著的好处[5325]。更引人注目的是脑萎缩的减少。

随着年龄的增长，脑会慢慢萎缩。90岁以上老人的脑比50多岁时要轻10%左右。这相当于损失了大约5盎司的脑[5326]。阿尔茨海默病患者脑萎缩速度要快得多，而患有轻度认知障碍的人的脑萎缩速度居中。在VITACOG研究中，那些同型半胱氨酸水平高的人被随机分配补充B族维生素后，其脑萎缩率降低了一半[5327]。在与阿尔茨海默病相关的关键脑区，B族维生素补充剂的加入可以减少多达86%的萎缩[5328]。研究人员总结道："针对同型半胱氨酸的一种简单而又安全的治疗方法可以减缓轻度认知障碍患者脑萎缩的速度[5329]。"

然而，充足的B族维生素状态只能解释试验失败的一小部分；绝大多数研究涉及同型半胱氨酸水平高于12μmol/L的患者[5330]。一个更广泛的问题是缺乏认知功能的基线测量，大约四分之三的受试者缺乏这些数据[5331]。这是因为大多数大型B族维生素补充试验最初是为了调查降低同型半胱氨酸水平对心血管疾病的影响，而不是对认知的影响，研究人员只是在最后添加了认知测量作为次要结果[5332]。为什么关心基线测量呢？如果受试者被随机分配补充B族维生素或安慰剂，几个月或几年后，他们的脑得分是一样的，这难道不能有效地证明B族维生素对认知没有好处吗？如果两组认知都没有下降，那确实不能证明。如果安慰剂组没有可测量的认知能力下降，那只能证明B族维生素没法阻止。两位评论者写道："换句话说，你无法阻止没有发生的事情[5333]。"

阿尔茨海默病合作研究（The Alzheimer's Disease Cooperative

Study）同时满足了测试B族维生素补充剂所需的两个标准：同型半胱氨酸的基线水平高和安慰剂组的精神功能下降。18个月后，两组之间的认知能力没有整体差异[5334]。然而，一项有计划的亚组分析确实发现，在轻度痴呆患者中，B族维生素组的认知能力下降明显减缓，只是那些病情更严重的人没有受到影响。如何从一开始就预防营养缺乏呢？

### 如何降低同型半胱氨酸水平？

大多数人能获得足够的维生素B12和B6，但老年人的同型半胱氨酸水平可能停留在11μmol/L[5335]的原因是没有摄入足够的叶酸[5336]。这不足为奇，因为叶酸主要存在于豆类和蔬菜中，而96%的美国人甚至没有达到建议的豆类或深绿叶蔬菜的每日最低摄入量。

考虑到叶酸往往是一般人群的限制性B族维生素，FACIT试验将800多名老年男性和女性随机分配到叶酸补充剂组和安慰剂组，为期3年。叶酸补充剂组老年人的同型半胱氨酸水平从平均13μmol/L下降到10μmol/L，这对认知能力产生了明显的好处，而且不止一点点。研究人员估计，额外的叶酸会使人们的记忆力年轻4.7岁，感觉运动速度年轻1.7岁，信息处理速度年轻2.1岁，整体认知功能年轻1.5岁[5337]。而这一切只需要每天两美分。

那么，所有老年人都应该服用叶酸补充剂吗？每个人都需要摄入足够的叶酸，这也是我建议人们每天吃深绿叶蔬菜和豆类的众多原因之一，但是，正如我在第52页所指出的，此叶酸（folic acid）非彼叶酸（folate），补充剂可能存在安全问题。所以叶酸最好从食物中获取。

仅仅一周的蔬食就可以将升高的同型半胱氨酸水平降低20%，从11μmol/L左右降至9μmol/L[5338]，这是那些富含B族维生素的人的正常水平[5339]。这可能直接归因于富含叶酸的蔬菜和豆类，也可能间接归因于植物中的膳食纤维。每天每摄入1克膳食纤维就可以使血液中的叶酸水平提高近2%，这可能是通过促进肠道有益菌产生叶酸来实现的[5340]。

快速改善的另一种解释可能是甲硫氨酸摄入量的减少,这是一种主要来自动物蛋白的氨基酸。同型半胱氨酸是甲硫氨酸的分解产物。例如,早餐吃培根和鸡蛋,晚餐吃肉排后,血液中的同型半胱氨酸水平会飙升[5341]。因此,蔬食中甲硫氨酸摄入量的减少可能是更低、更安全的同型半胱氨酸水平的另一个因素。

具有讽刺意味的是,长期吃蔬食的人会产生可怕的高水平同型半胱氨酸。肉食者可能平均为11μmol/L,但素食主义者可能接近14μmol/L,纯素食主义者为16μmol/L[5342]。为什么会这样呢?素食主义者和纯素食主义者摄入大量的膳食纤维和叶酸,但是缺乏足够的维生素B12,而维生素B12现在只能在动物性食物、强化食品或补充剂中找到。我在第245页提到过,定期、可靠的维生素B12来源对任何坚持吃蔬食的人来说都是至关重要的。[列奥纳多·达·芬奇(Leonardo da Vinci)的脑卒中可能是由于非维生素B12强化素食提升了他的同型半胱氨酸水平[5343]。]然而,当纯素食主义者补充维生素B12时,其同型半胱氨酸水平降至5μmol/L以下[5344]。为什么不像其他人一样降到11μmol/L呢?一般人被困在11μmol/L的原因可能是缺乏叶酸。纯素食主义者一旦获得足够的维生素B12就可以充分利用富含膳食纤维和叶酸的蔬食的好处,从而达到最低水平。

## 认知刺激、音乐疗法和冷冻刺激

有一些常见的非药物、非补充剂、非生活方式的痴呆治疗方法,比如,"用进废退"的智力刺激[5345]、集体社交活动[5346]、音乐疗法[5347,5348,5349]和冷冻疗法[5350],我在视频"认知刺激、音乐疗法和冷冻刺激改善认知功能(cog)"中进行了介绍。遗憾的是,所有这些都很少或根本没有持久的认知改善作用,但可能提供一些附带好处。

## 益智健脑的食物

鉴于我们已经了解到蔬食成分（如多酚和膳食纤维）的有益影响，以及动物性食物和垃圾食品成分（如盐和饱和脂肪酸）的有害影响，一篇关于饮食质量和痴呆的系统综述和荟萃分析发现，健康饮食与患阿尔茨海默病和痴呆的总体风险显著降低有关，也就不足为奇了。健康的饮食模式通常被定义为多吃水果、蔬菜、豆类和全谷物，少吃肉类[5351]。一项队列研究对5000多名平均年龄为51岁的成年人进行了为期16年的追踪调查，结果发现，更健康的饮食模式与"理想衰老"有关，这意味着他们没有慢性疾病，在身体、精神和认知测试中表现最佳（有些理想衰老标准比其他标准更容易达到。排在第一位的是"活着"[5352]）。

世界卫生组织关于延缓认知能力下降和降低痴呆风险的指南鼓励采用以"水果、蔬菜、豆类（如小扁豆、黄豆）、坚果和全谷物"为中心的饮食，同时限制糖、盐、饱和脂肪酸和反式脂肪酸的摄入[5353]。这样一来，某些蔬食可能会脱颖而出。

通过世界上规模最大的双胞胎登记记录，研究人员得出结论："更多的水果和蔬菜摄入可能会降低患痴呆和阿尔茨海默病的风险[5354]。"双胞胎研究之所以非常有价值，是因为如果双胞胎中的一个患阿尔茨海默病而另一个没有，就可以深入了解环境和饮食的影响（由于他们的基因一样）。一项对所有这些观察性研究的荟萃分析发现，每天每增加1份（100克）水果或蔬菜，患认知障碍和痴呆的概率就会降低13%[5355]。6项队列研究对数万人进行了长达30年的追踪调查，结果显示，水果和蔬菜摄入量最多的人患阿尔茨海默病的风险比摄入量最少的人低43%。

有什么特别的水果和蔬菜吗？在最近一篇关于预防阿尔茨海默病最全面的综述[5356]中，洛马琳达大学阿尔茨海默病预防项目的负责人列出了7个"关键点"：

1. 减少加工糖；

2. 减少脂肪，特别是饱和脂肪酸；

3. 减少动物性食物；

4. 少吃加工食品；

5. 多吃各种蔬食，尤其是绿叶蔬菜和豆类；

6. 多吃水果，尤其是浆果；

7. 减少盐的摄入量。

请注意，浆果和绿叶蔬菜被单独列出，因为它们是水果和蔬菜王国的益智健脑食物。吃草莓和菠菜可以减缓大鼠衰老相关的认知能力下降[5357]。那对于人类呢？

## 蓝莓

蔬食中普遍存在8000种不同的多酚[5358]，但浆果中尤为丰富[5359]。有一类叫作花青素的多酚类物质，它是天然的红色、蓝色和紫色色素，能够穿过血脑屏障，定位于脑中参与学习和记忆的区域[5360]。由于浆果具有强大的抗氧化和抗炎特性，所以衰老领域的研究人员开始给啮齿动物喂食浆果。

给老年大鼠喂食蓝莓或草莓后，它们衰老相关的认知能力下降得到了逆转[5361]。第一个针对老年人群的试验直到2010年才发表，该试验从一个小规模的试点研究开始。在12周的时间里，患有记忆障碍的老年男性和女性要么每天喝相当于4～6杯野生蓝莓的果汁，要么喝安慰剂饮料[5362]。经过3个月，果汁组的老年人的认知明显改善，这足以鼓励研究人员进行一项更严格的试验，采用更适度的每日摄入量。年龄在60～75岁的健康男性和女性被随机分配到每天摄入一杯普通（非野生）蓝莓（冻干粉形式）组或安慰剂（蓝莓口味和颜色的粉末，含有相同的热量，但没有真正的浆果）组。与安慰剂组相比，真正的蓝莓组的某些认知测量再次得到明显改善。研究人员总结道："这些发现表明，在老年人的饮食中添加适量的蓝莓可以改善认知的某些方面[5363]。"

在后续随访研究中,受试者的认知完好。一杯普通蓝莓足以提高健康人的认知能力,但对于认知受损的人来说,是否需要5杯野生蓝莓才有用呢?直到2020年,一项使用一杯普通蓝莓治疗轻度认知障碍的研究才得以发表。几个月后,这项随机、双盲、安慰剂对照试验发现,与安慰剂组相比,蓝莓组的认知能力显著增强[5364]。

即使是吃一次也能做到。多项随机对照试验表明,与安慰剂相比,在摄入了相当于一杯半的野生蓝莓后的几个小时内,孩子们在执行功能和记忆力测试(但不是阅读)方面的表现明显更好[5365,5366,5367,5368]。成年人食用一杯野生蓝莓几小时内也能产生类似的急性认知益处,特别是在要求更高的任务和认知疲劳的情况下[5369]。

### 牛奶会影响浆果的抗氧化活性

在一项没有明确显示摄入蓝莓有益的试验中,蓝莓被混合在牛奶里[5370]。15年前我们就知道,在红茶中加入牛奶会完全削弱茶对动脉功能的积极作用。研究人员将其归咎于牛奶中的酪蛋白,它可以结合多酚并阻止它们的吸收[5371]。植物奶(豆浆)则没有显示出这样的不可逆结合[5372]。吃牛奶巧克力或在牛奶中加入黑巧克力,会阻碍约一半可可多酚的吸收[5373]。在咖啡中加入牛奶会导致只有不到一半的主要多酚进入身体[5374],浆果和奶油的结合也是如此[5375]。

将草莓与水混合,在接下来的3个小时内,血液中的草莓花青素会大幅增加,但如果将同样的草莓与牛奶混合,则会减少约一半[5376]。一项名为"蓝莓的抗氧化活性因牛奶而受损"的研究表明蓝莓也是如此。研究人员发现,在摄入1.5杯蓝莓水后的1个小时内,血液的总抗氧化能力会飙升,并在5个小时后仍保持较高水平。同时喝牛奶,人们认为可能不会有太大波动,但受试者的最终结果甚至比开始时更糟。在吃了一

> 整碗蓝莓之后，他们体内的抗氧化能力反而降低了，因为是和牛奶一起吃的[5377]。这可以解释为什么在浆果和牛奶的研究中缺乏明显的认知益处以及蓝莓降血压研究的异质性。与水一起的研究显示出显著的益处，但加入牛奶或酸奶的研究则没有[5378]。

除了牛奶研究，在15项关于蓝莓和智力表现的随机对照试验中，有14项发现至少一个认知领域有显著改善[5379,5380]。在5项关于改善动脉功能的干预性研究中，有4项发现了蓝莓的益处[5381,5382]。这有助于解释一些认知效应，因为功能性磁共振成像发现，食用蓝莓可以改善关键脑区的血液流动[5383]。

大多数蓝莓认知研究是在儿童或年轻人身上进行的，但也有人试图在老年人身上进行浆果研究。一项研究发现，出于某种原因，鱼油和蓝莓一起服用似乎会消除任何增强记忆的作用[5384]。另一项研究表明，它具有预防术后认知功能障碍的作用。全身麻醉会影响老年人的脑。在60岁以上的人群中，多达四分之一到三分之一的人在接受手术后出现了认知功能下降，这种情况可能持续数周或数月[5385]。然而，当老年人在接受大手术前的两周内，被随机分配每天喝一品脱多一点的蓝莓汁时，其术后记忆障碍的程度明显低于没有喝蓝莓汁的受试者[5386]。不过，由于设置了一个什么都不做的对照组，所以不能排除安慰剂效应。有些人认为现在得出"明确结论"还为时过早[5387]，蓝莓还没有准备好"用于常规临床实践"[5388]，但是，当谈论一种食物是否健康时，需要什么程度的证据呢？

## 其他浆果

在大鼠中，树莓可以改善一些由高脂饮食引起的学习和记忆障碍[5389]，樱桃也可以提高大鼠的认知能力[5390]，然而，当对人类进行测试时，在考虑了大量的测试变量之后，酸樱桃汁与对照饮料相比，并没有显著改善效果[5391,5392]。蔓越莓汁也失败了[5393]。我在视频"对脑健康最好的浆果（mindberries）"中详细介绍过，许多不同的浆果能提高年轻人[5394]和老年人[5395]的认知能力，其中最长的干预周期也不过24周[5396]。

为了了解认知能力的短期改善是否意味着对脑衰老过程的影响，必须对受试者进行为期多年的观察性试验。例如，一项研究对数百对双胞胎的认知进行了长达10年的追踪调查，结果发现，每天吃不到四分之一杯蓝莓或每天吃一杯草莓所提供的花青素，似乎能将认知衰老延缓4年[5397]。这些结果表明，每天只需一小撮浆果，一个简单的饮食调整，就可能延缓脑衰老数年。这也是我每天早餐都吃的原因之一。

## 富含硝酸盐的蔬菜

在18种不同的食物组中，吃蔬菜与脑容量损失最少有关[5398]。在规模大到足以对蔬菜类别进一步细分的队列研究中，深绿叶蔬菜显示出对认知能力下降最强的保护作用[5399,5400]。每天吃绿色蔬菜者患认知障碍的风险低78%[5401]。拉什记忆与衰老项目（Rush Memory and Aging Project）比较了平均年龄为81岁的男性和女性在5年内的认知能力下降情况，他们要么每天吃绿叶蔬菜，要么每周才吃不到一份绿叶蔬菜，研究人员获得了惊人的发现。引用该研究的话："每天吃1~2份绿叶蔬菜的人的认知能力比那些很少或从不吃绿叶蔬菜的人年轻11岁[5402]。"你现在是不是想来一大份沙拉？

在哈佛护士健康研究中，在认知功能方面唯一能打败绿叶蔬菜的是西蓝花、圆白菜和花椰菜等十字花科蔬菜。像羽衣甘蓝这样的蔬菜得到了双重重视，跨越这两个类别，它们是十字花科的绿叶蔬菜[5403]。西蓝花芽汁[5404]或萝卜硫素[5405]（十字花科植物中引人注目的成分），在体外显示出广泛的神经保护作用，可以抵抗从砷和一氧化碳到杀虫剂和消除记忆的药物等一切物质。萝卜硫素也被证明对各种患阿尔茨海默病的大鼠和小鼠模型具有直接的保护作用[5406]，但直到最近才在人类身上进行试验。

在2021年的一项研究中，老年男性和女性被随机分配每天摄入相当于3杯西蓝花的萝卜硫素前体[5407]，持续12周。它第一次直接证明了十字花科蔬菜可以改善工作记忆和处理速度[5408]。然而，一些非十字花科的蔬菜，如菠菜，甚至被称为"抗阿尔茨海默病植物"[5409]。那么，蔬菜中的其他成分是否也发挥作用呢？比如，硝酸盐？

随着年龄的增长，脑血流量会减少，会导致认知能力下降和神经退行性疾病的发生[5410]。脑血流量的减少可能是由于衰老相关的一氧化氮产量减少，一氧化氮是一种"芝麻开门"分子，可以扩张血管，使血管变宽，从而增加血流量。然而，富含硝酸盐的蔬菜，如绿叶蔬菜和甜菜，可以促进一氧化氮的产生，这也是它们能提高运动成绩的原因之一。在认知方面的表现如何呢？

请查看视频"最佳健脑食物——绿色蔬菜和甜菜（braingreens）"了解所有研究的内容，从根本上说，一氧化氮不仅可以改善脑功能，甚至可以改善脑结构，使脑连接更接近年轻人。这被认为是富含硝酸盐的蔬菜可以增强老年人脑神经可塑性的证据[5411]。

## 叶黄素与脑健康

深绿叶蔬菜也是类胡萝卜素[5412]和维生素K[5413]最集中的来源之一。较高水平的植物性维生素K（叶绿醌或维生素K$_1$）与百岁老人较高的认知功能有关，但较高水平的动物性维生素K（四烯甲萘醌，一种维生素K$_2$）并非如此。因此，在认知能力更完整的百岁老人中看到的更高水平的维生素K可能只是较多的绿叶蔬菜摄入量的一个标志。例如，血液中植物性维生素K的水平与叶黄素的水平高度相关[5414]，叶黄素是绿叶蔬菜中的一种类胡萝卜素，主要集中在脑中[5415]。

由于高脂肪含量和高代谢活动，脑容易受到自由基的攻击[5416]。我们当然不希望自己的脑这样。在视频"抗衰老的健脑食物（brainlutein）"中，我回顾了叶黄素对脑健康的重要性——部分基于尸检研究。要是有一种方法能让我们亲眼看到活体脑就好了。确实有，通过自己的眼睛。

眼球后面的视网膜实际上是中枢神经系统的延伸。这是脑发育过程中的一个突起，在其正中间，有一个黄色的斑点。这是医生用强光观察你眼睛时看到的。这个地方被称为黄斑，是我们的"高清摄像机"，在那里，我们可以获得最高分辨率的视觉，那里富含叶黄素（其英文"lutein"来自拉丁语"luteus"，意思是"黄色"）[5417]。由于视网膜中的叶黄素水平与脑中的水平相对应，所以眼睛可以成为观察脑的窗口，确实，"黄斑色素"（由叶黄素及玉米黄质等其他类胡萝卜素组成）的含量与认知测试成绩[5418]、脑功能[5419]和结构[5420]的改善有关。

叶黄素从哪里能找到呢？牛油果和蛋类行业喜欢吹嘘它们的产品中含有多少叶黄素，但真正的超级明星是深绿叶蔬菜。半杯煮熟的羽衣甘蓝的叶黄素含量是一个煮熟的鸡蛋的50倍；一份菠菜沙拉比一个含50个鸡蛋的煎蛋卷能提供更多的叶黄素[5421]。即使是牛油果委员会资助的研究也没能证明相关的好处[5422,5423]，但只需60克菠菜，就可以在一个月内显著提高大多数人的叶黄素水平[5424]。

正如视频"叶黄素补充剂有助于脑功能吗（luteintrials）"所示，叶黄素或玉米黄质补充剂可以改善视力[5425]和认知[5426]，不过，它们虽然可以帮助预防和治疗衰老相关的视力丧失的主要原因[5427]（请参阅"保护视力"一章），但似乎并不能改善那些已经患有阿尔茨海默病的人的认知能力[5428]。

### 猴头菇与脑健康

小型研究发现，每天1～3克的猴头菇粉（又称须牙菌），对那些具有正常认知能力和轻度认知障碍的人有一些提升益处，但对早期阿尔

> 茨海默病患者的认知能力没有改善作用，不过在日常生活能力方面有改善作用。关于这些研究的更多细节和内容请查看视频"猴头菇与脑健康（mane）"。

## 咖啡和茶对脑的好处

基督复临健康研究-2（Adventist Health Study-2）是迄今为止最大的素食主义者前瞻性研究，我惊讶地发现，非素食主义者的膳食多酚平均摄入量高于素食主义者和纯素食主义者。为什么会这样呢？主要是因为非素食主义者喝了更多的咖啡[5431]，在美国，咖啡是多酚的主要来源[5432]。喝咖啡对脑有益吗？这很复杂，我在视频"咖啡和茶对脑的好处（coffeetea）"中进行了详细介绍，从根本上说，喝咖啡和痴呆之间缺乏明显的整体联系，这可能是被大量饮用咖啡的有害影响所掩盖了[5433]，它可能会抵消适量饮用咖啡的保护作用[5434]。

然而，有关绿茶的数据似乎呈线性剂量反应，这意味着在认知缺陷风险方面，喝绿茶总比不喝好，而且喝得越多越好[5435]。干预性研究发现，红茶可以显著提高注意力和警觉性[5436]，但人群研究没有发现它与痴呆风险或认知能力下降有关[5437]。

## 益智健脑的香料

大蒜化合物[5438]和提取物[5439]已被证明可以改善啮齿动物衰老相关的认知功能障碍，减少阿尔茨海默病的神经病理。为了测试大蒜对人体的影响，年轻健康的志愿者被随机分为两组，一组被安排每天服用两次含有八分之一茶匙大蒜粉的胶囊，另一组则服用颜色、质地、大小、形状甚至气味相匹配的安慰剂胶囊，为期5周。与安慰剂组的人相比，大蒜粉组的人的记忆力和注意力均有显著提高[5440]。我在视频"益智健脑的香料

（brainspice）"中详细介绍了姜可能对中年人有帮助[5441]，约四分之一茶匙的黑孜然对年轻人[5442]和老年人[5443]都有积极的认知影响。

## 大豆对脑是好还是坏？

食用豆类与提高认知能力之间的联系[5444]已被用来试图解释为什么东亚的痴呆患病率较低，东亚人食用的豆制品是西方人的10~40倍[5445]。我在视频"大豆对脑是好还是坏（brainsoy）"中回顾了一些相互矛盾的人群研究数据，但就干预性证据而言，有16项随机对照试验涉及1000多名受试者，总体来说，大豆或大豆化合物干预可以改善整体认知功能和记忆[5446]。随机食用更多大豆者，10周内短期和长期记忆都有显著改善[5447]。

### 大豆的益处取决于食用者产生雌马酚的能力

一项关于大豆异黄酮与阿尔茨海默病的随机、双盲、安慰剂对照试验发现，6个月后，与食用安慰剂相比，每天食用几份大豆食品没有认知益处[5448]；然而，有初步证据表明，能产生雌马酚的人可以从中获益[5449]。在日本老年人中，与不产生雌马酚的人相比，产生雌马酚的人在磁共振成像上出现的大脑白质损伤不到一半[5450]。请查看视频"如何产生雌马酚（equol）"了解更多信息，从根本上说，一些人更受益是因为他们的肠道菌群可以将大豆中的异黄酮转化成更有益的化合物雌马酚[5451]。

大约一半的日本人和韩国人可以产生雌马酚，但只有七分之一的美国人可以[5452]。过度使用抗生素会消灭有益菌，使人从能产生雌马酚变成不能产生雌马酚。如何从一开始就获得正确的细菌呢[5453]？有一群人的雌马酚产生率很高，那就是素食主义者，也许是因为他们吃了更多的膳食纤维[5454]或更少的膳食脂肪[5455]和胆固醇[5456]。随着亚洲人的饮食继续西化，吃蔬食能够产生雌马酚的人可能会越来越少[5457]。

## 全谷物是健脑食物吗？

对数千名50岁以上的男性和女性的横断面研究发现，高全谷物摄入量与成功老化指数（Successful Aging Index）呈正相关，这一指数不仅代表没有疾病和残疾，还代表保持认知功能以及参与体育、社会和生产活动的能力[5458]。这是在尝试控制各种其他饮食和生活方式因素后确定的，但不可能控制所有因素。当小鼠被随机分配给大麦而不是白米时，它们寿命明显更长，脱发更少，皮毛更有光泽，能够更好地在杆子上保持平衡，倒挂的时间更长，并且保持了更好的长期空间记忆[5459]。然而，正如我在视频"全谷物是健脑食物吗（braingrain）"中所记录的那样，到目前为止，人类干预性证据并不令人印象深刻。

## 坚果有益脑健康吗？

经常吃坚果的人往往更长寿[5460]，思维也更敏捷[5461]，但这并不意味着坚果一定和长寿有关系。在视频"坚果和特级初榨橄榄油对脑健康的影响（nutbrains）"中，我讨论了坚果研究的干扰因素。尽管预防性地中海饮食干预试验（PREDIMED）的一项子研究表明，如果每天吃半把坚果，也许就值得吃满一把；如果用的是普通橄榄油，也许就值得换成特级初榨橄榄油，但是关于坚果对认知能力干预性研究的证据没有让人眼前一亮[5462]。

## 鱼油补脑可能不太靠谱

鱼油对脑健康有益吗？一篇关于降低痴呆风险策略的综述列出了据称对脑有益的饮食的共同特征。建议限制肉类（包括禽肉）的摄入量以及高脂肪、含糖和含盐的加工食品，同时鼓励多吃富含水果和蔬菜（尤其是浆果和绿叶蔬菜）、豆类和全谷物的蔬食。不过，也有人建议人们多吃富含脂肪的鱼类[5463]。

食用鱼类的建议基于观察性研究的数据发现，例如，吃鱼的人患阿尔茨海默病（但不是更广泛的痴呆）的风险显著降低[5464]；补充鱼油的人患痴呆（但不是专门的阿尔茨海默病）的风险显著降低[5465]；血液中ω-3脂肪酸含量越高，海马体的体积越大[5466]。与不吃鱼的人相比，吃鱼的人往往吃更多的蔬菜和浆果，不吸烟，运动更多[5467]，受教育程度更高[5468]。与不补充鱼油者相比，补充鱼油者似乎也是如此，吃更多的水果和蔬菜，不吸烟，运动更多，而且社会经济地位往往更高[5469]。为了了解人群研究得出的水产ω-3脂肪酸的明显益处是否真实，而不仅仅是由于受到相关干扰因素的影响，研究人员进行了数十项随机对照干预试验。

已经有3项关于ω-3脂肪酸治疗阿尔茨海默病的随机安慰剂对照试验，持续时间分别为6个月、12个月和18个月。遗憾的是，它们没有表现出认知方面的益处[5470]。是不是受试者的疾病在研究开始时已经进展得太快而为时已晚[5471]？世界卫生组织资助的一篇对长链ω-3脂肪酸（来自藻类或鱼类）对认知结果的最新和最全面的综述表明，ω-3脂肪酸对认知障碍或痴呆没有显著的保护作用，只有对总体认知具有"临床上无意义"的影响。研究人员得出结论："关注认知健康的人应该被告知，补充长链ω-3脂肪酸对认知没有帮助……[5472]"

## 是否存在阈值效应呢？

冯克博士（Dr. Funk）首先提出维生素的概念[5473]。在1912年那篇具有里程碑意义的论文中，他讨论了这样一种观点：有些复杂的化合物人体无法从头合成，所以必须从饮食中获取[5474]。到20世纪中叶，各种维生素被发现和分离出来[5475]，但直到20世纪60年代，人们才意识到某些脂肪也是必不可少的[5476]，包括集中在亚麻籽和核桃等食物中的ω-3脂肪酸，人体可以将其延伸成长链的ω-3脂肪酸DHA和EPA，也可以从藻类或鱼类中获得这些脂肪酸[5477]。

用了如此长时间，在如此极端的情况下才证明了ω-3脂肪酸的本质

[请查看视频"我们应该补充DHA来增强脑功能吗（essentialfats）"]，这说明明显缺乏ω-3脂肪酸非常困难。当然，避免ω-3脂肪酸缺乏所需的量不一定是健康的最佳量。（请参阅第245页我举的坏血病例子。）对于普通大众来说，补充长链ω-3脂肪酸似乎没有任何认知益处，但对于那些不吃鱼的人呢？

以著名的多领域阿尔茨海默病预防试验（Multidomain Alzheimer Preventive Trial）为例，1000多名有记忆问题的老年人被随机分配到DHA和EPA（鱼油）组或安慰剂组，为期3年。总的来说，DHA和EPA对认知能力下降的速度没有显著影响[5478]。然而，大多数研究对象吃鱼，因此他们已经从饮食中摄入了DHA和EPA。所以，也许有一个发挥保护作用的阈值，他们一开始都超过了这一阈值。普通人群研究中没有发现任何益处，不能明确表明长链ω-3脂肪酸在脑健康中的作用。这就好比给一半的人吃橙子，结果发现坏血病发病率没有差异，两组都是零，然后得出结论说维生素C对坏血病没有作用。

如果筛选多领域阿尔茨海默病预防试验的数据，看看那些吃鱼很少的人（根据血液中长链ω-3脂肪酸含量来判断）会发生什么呢？这正是研究人员所做的。他们发现，与安慰剂组相比，至少在一项执行功能的测量中，鱼油组的下降幅度要小得多[5479]。必须小心进行事后分析，所以结果被认为是探索性的而不是结论性的。尽管如此，这可能解释了为什么长链ω-3脂肪酸的临床试验经常失败。也许是因为这些研究没有关注那些最可能受益的人，也就是说，那些一开始就低水平的人。

## ω-3脂肪酸补充剂

那么，不吃鱼的人是否应该考虑补充DHA和EPA来达到最佳的脑健康呢？这是我在视频"纯素食主义者应该补充DHA来保持脑功能吗（dhabrain）"中所讨论的问题。直接进入干预性研究证据。一项对认知功能完好的老年人的随机、双盲、安慰剂对照试验发现，与安慰剂相比，补充长链ω-3脂肪酸约6个月后，老年人的执行功能有了显著改善，脑萎缩也明显减少[5480]。一项类似的为期12个月的试验显示，与安慰剂相比，藻类DHA可以显著改善认知受损的老年人的认知功能（包括全量表智商）和海马体（脑中的记忆中枢）的体积[5481]。因此，摄入足量的EPA和DHA长链ω-3脂肪酸可能对保持脑功能和结构很重要，但是"足量"是多少？该如何做到？

我在视频中描述过，不吃鱼的人的ω-3脂肪酸水平往往会低于临界值，可以通过补充250毫克无污染的（藻类来源的）EPA和DHA来恢复。从技术上讲，唯一真正必需的ω-3脂肪酸是亚麻酸（ALA）——一种植物性短链ω-3脂肪酸，人体可以利用它来合成DHA和EPA[5482]。然而，这种转化的效率各不相同，并且可能随着年龄的增长而下降[5483]。因此大多数在普通人群中进行的DHA补充试验未能减缓认知能力下降[5484]，但在获得更多信息之前，不吃鱼的人应该考虑每天补充100～300毫克的DHA[5485,5486]。

### 为什么不直接吃鱼呢？

世界卫生组织的全面综述没有发现补充长链ω-3脂肪酸对认知有明显的好处，这可能是因为鱼和鱼油产品中重金属、有机氯、多氯联苯和多环芳烃等潜在神经毒性污染抵消了它们的好处[5487]。这可能有助于解释那些吃鱼越多，认知功能越差的研究发现[5488]。这些发现大多来自对儿童的研究，但较高的ω-3脂肪酸水平也与老年人较高的认知障碍和痴呆水平有关[5489]。

请查看视频"鱼类是老年人的健脑食品吗（fishbrain）"了解研究的更多细节，这里有一个说明性的病例报告：一位患有多年进行性记忆丧失的91岁老人被诊断出患有阿尔茨海默病。认知测试显示他患有痴呆，他的朋友和家人都认为他即将走到生命的尽头。然而，一份详细的病史显示，几年来，他每周吃1～2次剑鱼，他体内的汞含量严重超标。然而，在从他的饮食中去除高汞鱼后的10个月内，他体内的汞含量降至正常水平，他的记忆力恢复了，认知测试表明他不再患有痴呆[5490]。所以，看来他根本没有患阿尔茨海默病，而是因为每月吃几顿受污染的鱼而出现了汞中毒。

关于有毒金属和阿尔茨海默病的系统综述和荟萃分析发现，与对照组相比，阿尔茨海默病患者血液中汞和另一种重金属镉的含量显著升高[5491]。根据头发样本的测量，改用蔬食可以在短短3个月内将镉（和铅）的水平降低一半，将汞的水平降低20%，但当恢复杂食性饮食时，重金属水平反弹了回来[5492]。目前尚不清楚这是否有助于解释素食主义者痴呆率低50%～67%[5493]的原因。虽然血液中的汞含量与患阿尔茨海默病的风险相关，但经尸检评估的脑汞含量与脑部病理无关[5494]。

也许血液中的汞含量只是鱼类摄入量的标志，真正的罪魁祸首是其他污染物之一，如多氯联苯，它可以在我们体内停留数十年[5495]。那样的话，纯鱼油怎么样呢？鱼油补充剂制造商使用的方法，如蒸馏，会在产品中留下相当数量的多氯联苯和其他污染物，所以按照推荐剂量服用时，鲑鱼、鲱鱼和金枪鱼鱼油中的这些物质可能会超过每日可耐受摄入量从而产生毒性[5496]。值得庆幸的是，人们可以通过从藻类中获取DHA来获得好处而避开风险[5497]，这是人类获取DHA的地方[5498]，从食物链中去掉中间的鱼，直接从最底端获取DHA。

## 小心海鲜中的 BMAA 神经毒素

著名的神经学家奥利弗·萨克斯（Oliver Sachs）和他的同事们解开了一个令人费解的谜题。在某个充满异国风情的热带岛屿上，有一群神秘的人，他们似乎会出现一种由三种神经退行性疾病合成的疾病：肌萎缩侧索硬化-帕金森综合征-痴呆复合征[5499]。受影响的当地人通常吃果蝠，果蝠吃的是一种树的种子，其中浓缩了一种叫作BMAA*的神经毒

★ 译者注：BMAA是β-甲氨基-L-丙氨酸的简称。

素，这种毒素来自生长在树根上的蓝绿藻[5500]。我在视频"肌萎缩侧索硬化症（alsfish）"中展示过，当在死于阿尔茨海默病的佛罗里达人的脑中发现BMAA[5501]，并且在佛罗里达的海鲜中发现与受污染的果蝠相当的BMAA水平时，BMAA引起了全球的关注[5502]。

在后续视频"饮食与肌萎缩侧索硬化症（alsdiet）"中，我注意到，研究人员认为BMAA是阿尔茨海默病的一个强有力推手[5503]，尤其是在给猴子喂食含有BMAA的食物后，其脑中出现了阿尔茨海默病的病理变化[5504]。然而，对这一理论最大的打击是阿尔茨海默病患者的脑尸检中根本没有发现BMAA的痕迹[5505]，这也是关于不同检测方法敏感性的持续争论的一部分[5506]。在证据水落石出之前，有人建议还是少吃为妙[5507]。

除了鱼类和甲壳类[5508]，BMAA还集中在鲨鱼制品和某些藻类补充剂中。鱼翅（用于做汤）[5509]的BMAA含量是有记录以来最高的[5510]，16种鲨鱼软骨膳食补充剂中有15种被发现受到污染[5511]。在18种蓝绿藻和螺旋藻补充剂中，有8种毒素含量超过每日可耐受摄入量，但只有两种含有BMAA[5512]。然而，在测试的5种含有螺旋藻的蛋白粉补充剂中，有4种被发现受到了污染[5513]。

## 吃出健康的脑

知道应该或不应该吃哪些成分或特定的食物来帮助保护我们的脑功能至关重要，但什么是保护脑的最佳整体饮食呢？

### 芬兰老年预防认知障碍和残疾干预研究发现了什么？

考虑到各种单独的生活方式干预的明显效果，如果把其中一些合并起来会如何？2015年发表的芬兰老年预防认知障碍和残疾干预研究（Finnish Geriatric Intervention Study to Prevent Cognitive Impairment and

Disability，简称FINGER），是首个针对高危老人的多领域、基于生活方式干预的大型随机对照试验[5514]。1000多名六七十岁的男性和女性被随机分为两组，一组为营养指导、运动、认知训练和血管风险因素管理的组合，另一组只定期接受一般健康建议。两年后，生活方式干预组的人的认知改善明显更好，尽管效应值很小（0.13）[5515]。［效应值可以量化为"标准化均值差异"（SMD）。SMD为0.2被认为是小，0.5为中等，0.8为大。］在人口规模上，即使是很小的改善也会对公共卫生产生重要影响，但为什么没有更大的影响呢？

像FINGER这样的干预性研究的结果改善较小，以至于人们反驳生活方式在预防痴呆方面的主要作用，实际上，这可能是因为做得还不够。例如，FINGER推荐的"健脑饮食"[5516]只不过是建议每天吃4份水果和蔬菜并选择低脂肪的肉类和乳制品。确实，受试者越坚持饮食建议，结果就越好，小的改变可能只会产生小的影响[5517]。

## 地中海饮食

那么更彻底的改变呢，如地中海饮食？有几十项观察性研究对近10万人进行了最短3年至最长12年的追踪调查，发现那些地中海饮食指数得分较高者的整体认知能力下降幅度较小。然而，效应值也相对较小[5518]，并且痴呆或轻度认知障碍发生率没有明显的降低[5519]。大约12项关于地中海饮食的随机对照试验报告了72项认知测试结果，也仅有少部分（72项中的8项）显示出统计学上的显著优势[5520,5521]。

为了解地中海饮食如何发挥作用，研究人员试图梳理出其保护成分。吃鱼没有任何益处，适度饮酒也没有。两个关键部分似乎是蔬菜的摄入以及不饱和脂肪酸与饱和脂肪酸的高比例，本质上就是植物脂肪和动物脂肪之间的平衡[5522]。在地中海饮食评分的所有饮食特征中，与更好的认知能力和更大的总脑容量最相关的是减少肉类摄入[5523]。

## MIND饮食

为了保护脑，拉什大学医学中心制定了一款新饮食方式，叫作MIND饮食，它是Mediterranean-DASH Intervention for Neurodegenerative Delay的简称，即减缓神经退行性改变的地中海和DASH饮食干预。DASH饮食，即终止高血压的饮食方式，最初是为心血管防御而设计的。DASH饮食强调减少饱和脂肪酸、甜食和肉类（包括鱼类）；地中海饮食则限制乳制品的摄入和强调豆类和坚果的摄入。MIND饮食的核心是每周至少吃6次绿叶蔬菜，而不是土豆；特别强调浆果的摄入，而不是一般的水果。MIND饮食还会给那些将快餐或油炸食品的摄入减少到每周少于1次的人加分[5524]。美国营养与饮食学会总结道："MIND饮食结合了两种饮食方式，强调天然的蔬食，特别是浆果和绿叶蔬菜的摄入，限制动物性食物和高饱和脂肪酸食物的摄入[5525]。"

请查看视频"促进脑健康的MIND饮食的关键成分（mind）"，看看能做些什么。简而言之，关于MIND饮食的研究大约有12项，均发现坚持这种饮食至少会对认知能力的某些方面产生好处，在测量整体认知功能的9项试验中，有7项发现了全面的好处[5526]，包括患阿尔茨海默病的风险降低53%[5527]及延长寿命。与MIND饮食得分最低的三分之一的人相比，平均年龄为70岁、得分最高的三分之一者在接下来的12年里死亡的风险降低了37%[5528]。然而，到目前为止，只有一项随机对照试验测试了这一饮食。为期3个月的试点试验发现，那些随机接受MIND饮食建议的人，8项认知测试中的6项有了显著改善[5529]。

哈佛护士健康研究（Harvard Nurses' Health Study）的规模足以梳理MIND饮食的组成部分，看看是什么带来了这种明显的好处。结论是饱和脂肪酸和反式脂肪酸的减少[5530]。如果地中海饮食的关键因素是减少肉类，而MIND饮食的关键似乎是减少黄油及垃圾食品中的饱和脂肪酸和反式脂肪酸,那么试试全蔬食怎么样呢[5531]?

## 全蔬食饮食

在视频"健康衰老的最佳饮食(antiaging)"中,我探讨了长期素食主义者患痴呆的可能性降低三分之二的可能原因[5532]。这可能是因为他们接触的饱和脂肪酸[5533]、胆固醇[5534]、动物蛋白[5535]或晚期糖基化终末产物(AGEs)较少[5536]。仅仅远离动物性食物(而不考虑植物性替代品是否健康)似乎就可以防止认知障碍[5537],但MIND饮食得分与认知表现的关系要更密切,因此,强调健康的蔬食,如绿叶蔬菜和浆果,可能有好处[5538]。

这也可能是因为蔬食可以防止氧化应激和炎症[5539]。饮食因素可能调控压力对认知能力下降的影响。大量摄入动物蛋白、饱和脂肪酸和添加糖以及极少摄入蔬食,会增加肾上腺释放的皮质类固醇应激激素,如皮质醇,可能导致痴呆的发生[5540]。

通过饮食预防阿尔茨海默病的关键要点是:减少糖、盐、饱和脂肪酸、动物性食物和加工食品,多吃蔬菜(尤其是绿叶蔬菜和豆类)和水果(尤其是浆果)[5541]。

## 关于预防痴呆的随机对照试验的"适度建议"

读完这一章,你可能会惊讶地发现,关于可以做些什么来预防认知能力下降这一问题,系统综述的结论如下:"目前的文献没有足够的证据来提出干预措施的建议[5542]。"研究人员指出,缺乏足够的随机对照试验作为这些结论的基础[5543]。不可否认,随机对照试验是测试新药的黄金标准。最高水平的证据很有必要,因为据估计每年有10万名美国人死于药物。我说的还不包括过量用药、用药错误或非法用药。FDA批准的常规处方药是美国的第六大致死原因[5544]。所以,最好完全确定新药的好处大于潜在的危及生命的风险。

然而，如果我们探讨的是健康的生活方式，基本没有副作用，那么我们可以不需要同样水平的证据。在视频"用蔬食预防阿尔茨海默病（rctdementia）"中，我简单介绍了发表在《阿尔茨海默病杂志》上的一项关于开展一系列预防痴呆的随机对照试验的"适度建议"。我的意思是怎么能真正知道创伤性脑损伤会增加痴呆的风险，除非随机挑选一些人，用棒球棒击打他们的头部。如果没有随机对照数据，医生如何建议患者不要被撞到头呢？如果这样做，可能要把成千上万的人拴在跑步机上而不是沙发上几十年，或者劝诱成千上万的人吸烟[5545]。综述总结道："是时候了解到生活方式和衰老认知健康的终极研究很难实现这一事实了，但缺乏确凿的证据并不能限制医生根据现有证据提出合理建议[5546]。"

话虽如此，2023年我写这部分内容的时候，一项观察全蔬食饮食和生活方式计划能否减缓、停止甚至逆转阿尔茨海默病病程的随机对照试验即将完成。狄恩·欧尼斯（Dean Ornish）医生及其同事们随机选择了51名早期阿尔茨海默病患者，让他们采用与他用来逆转心脏病、2型糖尿病、高血压、高胆固醇和早期前列腺癌进展基本相同的饮食和生活方式[5547]。考虑到这本书可能会在他们的初步研究结果公布后出版，狄恩给我剧透了结果——以蔬食为基础的生活方式改变看起来最终将击败价值5万美元的新型生物技术注射剂，且不会导致脑肿胀和出血[5548]。

# 第 10 章

# 保护肌肉

肌肉量减少是衰老的一个特征，在迄今为止所研究的所有物种中都有发现[5549]。人类肌肉量往往在30岁以后开始减少[5550]，50岁以后加速减少，每年减少1%到2%[5551]，到80岁时四肢肌肉中大约50%的肌纤维会消失[5552]。肌肉力量年损失可能更加惊人，表明了肌肉质量和数量的损失[5553]。这不仅仅是因为人们随着年龄的增长而变得不那么爱运动了[5554]。即使是像马拉松运动员和举重运动员这样的健将一生都保持健壮，40岁之后运动表现也往往会下降，到80岁时可能会下降一半[5555]。

## 老年人要小心肌少症

衰老相关的骨骼肌质量、力量和功能的过度丧失被称为肌少症，英文是"sarcopenia"，来源于希腊语"sarx"［意思是"肉"（flesh）］和"penia"［意思是"损失"（loss）］。大约25%的人过了60岁会患肌少症，到80岁时40%的人会患肌少症[5556]，住在养老院里70岁及以上的人中，患此病者的比例接近70%[5557]。

肌少症不仅与跌倒的风险增加有关，而且与总体寿命缩短有关[5558]。然而，肌肉力量的丧失可能更重要，因为它与死亡率直接相关，而不受肌肉质量的影响[5559]。这适用于上半身和下半身的肌肉力量[5560]，但握力通常被用作全身力量的代表[5561]。握力每下降1公斤，死亡风险就会增加

33%。中年的握力水平也能预测25年后的晚年残疾[5562]。

衰弱（frailty）是一个与肌少症密切相关的概念。虽然已经被公认了几个世纪，但直到2001年它的定义才被标准化[5563]。至少满足以下5个指标中的3个，即可被认定为衰弱：肌肉力量下降（以握力来衡量）、无意识的体重减轻（过去一年中体重减轻10磅或减轻体重的5%）、疲乏感（自我报告）、步行速度变慢（基于步行15英尺的时间）和体力活动减少[5564]。符合其中一个或两个指标的人被归类为"衰弱前期"（pre-frail）[5565]。大约四十分之一的人到65岁时身体衰弱，75岁以上的人中比例为四分之一[5566]，85岁以上的人中比例为三分之一[5567]。

肌肉质量和力量的遗传率高达50%～60%[5568]。对于剩余可控的40%～50%，我们能做些什么呢？

## 肌肉"用进废退"原则

一项对65岁以上久坐不动的美国人为期12年的追踪研究发现，他们每年损失约1%的肌肉量[5569]。相反，日本的一项类似研究发现，衰老相关的肌肉量减少"微不足道"[5570]。为什么会有这种反差呢？在日本的研究中，受试者被告知了结果，所以往往试图在下次检测之前通过力量训练来提高自己的肌肉量。这一点在中年男性中表现得尤为明显，他们的竞争意识很强，肌肉量实际上反倒随着年龄的增长而增加。看来肌肉量随着年龄的增长而稳步下降并非无法避免，只是需要付出一些努力。

虽然我们还没有找到最佳的"剂量"——时间、频率和重复次数[5571]，但是抗阻运动被认为是预防衰老相关肌无力[5572]、减少肌肉损失[5573]、改善身体功能的最有效策略[5574]。例如，平均年龄70岁的老年男性和女性，每周进行3次力量训练，为期24周，腿部肌肉量增加了10%，下肢和上肢力量增加了40%，从坐下到站起的时间减少了20%[5575]，这是一种可以预测跌倒风险的身体功能指标[5576]。运动干预被认为是维持衰弱和衰弱前期个体独立能力的关键[5577]，可以逆转老人的衰弱状态。在一个包含耐力、力量、协调、平衡和柔韧性的运动项目中，平均年龄80岁的身体衰弱的男性和女性被随机分配到运动组和对照组中，运动组每周运动5天，每天1小时，对照组什么都不做。对照组的49人一开始都很衰弱，而且持续衰弱；但运动组的51人中，有16人（31%）在6个月内逆转了衰弱状态[5578]。

另一方面，不活动（甚至是不活动水平延续）会使事情变得更糟。在床上躺几天后，任何人都会失去肌肉，但卧床休息的老年人肌肉量的下降速度是年轻人的6倍。仅仅卧床休息10天，年长的研究对象（平均年龄67岁）便失去了2磅的腿部肌肉量[5579]，比年轻的研究对象（平均年龄38岁）整整卧床休息一个月失去的还要多[5580]。将一条腿的膝盖固定4天，年轻人和老年人的肌肉力量都有类似的下降（大约10%），但是，一周后，20多岁的人的肌肉力量可以完全恢复，而60多岁的人的肌肉力量仍然相对受损[5581]，明白为什么30%~60%的老年患者在一次住院期间会失去一些活动独立性了吧[5582]。

即使是轻微的停止使用也会导致肌肉萎缩。研究人员要求老年男性和女性受试者减少活动量，从每天适度活动的6000步减少到1400步左右。在短短两周内，他们减掉了约4%的腿部肌肉，大约1.3磅。结论是："这种表面上'无害的'干预措施——仅仅减少每天的步数，证明了一段时间的不活动对老年人是多么有害……"[5583]尤其令人担忧的是，老年人即使进行高强度的力量训练，也很难恢复因不用和忽视而失去的肌肉。"用进废退"，有时可能是永久的。

## 炎症与肌肉减少

在减步研究中，活动的减少伴随着炎症标志物水平的提高。例如，研究人员发现，在减少步数的两周内，受试者的C反应蛋白水平上升了25%[5584]。癌症中的肌肉损失是由炎症介导的，衰老导致的肌肉损失呢[5585]？那些有肌少症[5586]、身体衰弱或处于衰弱前期[5587]的人确实倾向于更高的系统性炎症标志物水平，如C反应蛋白水平，这与肌肉量减少以及上半身和下半身肌肉力量减弱独立相关[5588]。因此有人提议，抗炎饮食可能会有所帮助[5589]。

观察性研究的荟萃分析（包括美国人口的一个代表性样本）[5590]发现，那些吃更多促炎饮食者肌肉减少[5591]和身体衰弱[5592]的风险高两倍。膳食炎症指数高的饮食也与握力低、步行速度慢[5593]和日常生活活动受损有关。因此，人们认为慢性炎症是导致身体衰弱的"关键潜在机制"，但观察性研究尚无法证明其因果关系[5594]。

炎症触发因素有助于解释为什么饱和脂肪酸（膳食炎症指数中最促炎的成分[5595]）与肌少症的高风险相关[5596]。与那些从饱和脂肪酸中摄取大约8%热量的人相比（这符合美国联邦政府少于10%的建议[5597]，但超过了美国心脏协会保持在6%以下的建议[5598]），从饱和脂肪酸中摄取两倍（16%）热量的人会失去通常相当于衰老10年的肌肉量[5599]。这有助于解释为什么吃生酮饮食的健身学员的腿部肌肉可能会减少多达8%[5600]。一个更可能的解释是，没有足够的首选燃料（碳水化合物），他们的身体会开始燃烧更多自己的蛋白质[5601]。那他们吃的蛋白质呢？

## 人类蛋白质需求量

在视频"蛋白质大惨败（proteinhistory）"中，我追溯了营养学界对蛋白质的狂热[5602]，在所谓的"蛋白质大惨败"（Great Protein Fiasco）中达到顶峰[5603]，随后在20世纪70年代，人类蛋白质需求量大幅下降[5604]。然而，直到今天仍有不少人痴迷于蛋白质[5605]，提倡石器时代饮食的人试图从进化的角度来说明蛋白质的重要性[5606]。

然而，有一种食物经历了数百万年的精心调整，含有最适合人类的蛋白质含量[5607]，那就是母乳，与世界上任何其他动物的乳汁相比，母乳中的蛋白质含量实际上可能是最低的，按重量计算，蛋白质含量不到1%[5608]。这就是牛奶对婴儿如此危险的原因之一[5609]。虽然母乳中的蛋白质含量被描述为"极低"，但对人类而言，这正是自然的、正常的水平。

母乳中的"低"蛋白质含量并不意味着这是成年人所需要的全部。在这个水平上，老年人将无法维持他们的肌肉量[5610]。成年人的体重是婴儿的10倍，但食量只比婴儿多4~5倍，所以食物中需要含有更多的蛋白质。然而，人们摄入的往往是所需量的两倍[5611]。对于成年人，无论年龄大小，推荐膳食供给量（RDA）是每天每公斤体重0.8克蛋白质，大约是你的理想体重（磅数）乘以4除以10。因此，理想体重为100磅的人每天可能需要多达40克的蛋白质。平均而言，每人每天可能只需要大约30克蛋白质，也就是每公斤体重0.66克，四舍五入到0.8克——因为每个人都不一样，而我们想让其落在正态曲线的高峰值上[5612]。我将在"蛋白质限制"一章中详述，人们可能更容易遭受蛋白质过量而不是蛋白质缺乏的困扰[5613]。

一些人主张老年人的蛋白质摄入量超过官方建议量。毫不奇怪，他们当中有美国牛肉协会的顾问和美国国家乳业委员会乳清蛋白顾问小组的成员[5614]。他们认为，衰老相关的肌肉损失可能是老年人"合成代谢抵抗"的结果，也就是对负重训练或蛋白质摄入的增肌反应减弱，但大多数研究未能发现这种现象[5615]。事实上，一项关于健康成年人蛋白质需求的最全面的研究[5616]发现，蛋白质需求量并不会随年龄的增长而变化[5617]，美国[5618]、欧洲[5619]乃至全球[5620]的权威机构都同意这一点。然而，老年人不需要更多的蛋白质并不一定意味着他们不会从更多的蛋白质中受益。那么那些已经身体衰弱或患有肌少症的不健康的成年人呢？

## 额外的蛋白质会增加肌肉质量或力量吗？

我在视频"增加蛋白质摄入量能减缓衰老相关的肌肉损失吗（muscleprotein）"中进行过深入探讨，当将所有关于老年男性和女性补充蛋白质或氨基酸的研究放在一起时，总体而言，瘦体重或者上半身或下半身肌肉力量方面没有显著改善[5621]。即使是瘦体重这个词也会误导人[5622]。因为高蛋白摄入本身会引起肝肾肿胀[5623]，所以瘦体量的增加可能只是"内脏器官体积增大"[5624]或水分潴留的反映[5625]。

在非衰弱的老年人中，额外补充蛋白质或必需氨基酸，无论单独补充还是加入锻炼计划中，对肌肉质量、力量或表现似乎没有什么影响[5626,5627]。对于真正需要高蛋白的人怎么样呢，比如肌少症、衰弱患者或处于衰弱前期的人？医生们首先发放的东西之一是像安素（Ensure）这样的"营养蔬果昔"——一种由玉米糖浆、油和浓缩蛋白质组成的超加工含糖混合物，通常会添加人工色素、香料和甜味剂。尽管像雅培公司（安素的制造商）这样的大型制药巨头每年花费数百万美元进行游说和竞选捐款，以帮助这些产品成为医药的首选[5628]，但2021年发表的一篇针对此类饮料用于治疗衰弱的随机临床试验的系统综述和荟萃分析发现，安素在肌肉质量、肌肉力量、肌肉功能、衰弱状态、认知功能或死亡率方面均无明显好处[5629]。

几十年来，研究人员一直在努力寻找治疗肌少症的有效方法，到目前为止，只有抗阻运动始终如一地表现出有益作用[5630]。2021年发表了一项规模最大、最严格的治疗衰弱前期和衰弱的成年人的研究。数百人参与了一项为期16周的抗阻训练计划，以测试亮氨酸、乳清蛋白、大豆蛋白、肌氨酸以及肌氨酸和乳清蛋白的组合物与安慰剂（玉米淀粉）对照的效果。力量训练本身发挥了作用，增加了肌肉质量和功能，其他一切都失败了。与玉米淀粉安慰剂相比，补充剂对身体衰弱的人或处于衰弱前期的人没有额外的好处[5631]。

## 小心乳清蛋白对人体的伤害

令我惊讶的是，牛奶[5632]和牛奶蛋白[5633]都不能使人更健壮。毕竟，牛奶天生就能在短短几个月内让小牛增重几百磅。在所有蛋白质中，乳清蛋白在短期肌肉蛋白质合成方面刺激最大，可能是由于其高含量的亮氨酸，也就是触发mTOR的氨基酸。（如果你还记得"mTOR"一章的内容，那你就应该知道，这是一种既可以加速生长，也可以加速衰老的酶。）直接补充亮氨酸也不能增加肌肉质量[5634]。如果亮氨酸可以刺激肌肉蛋白质的合成，那么为什么它不能转化为更大的肌肉质量呢？

肌肉组织是不断变化的[5635]。每天，整个肌肉组织的周转率约为2%。给人们一剂特殊标记的蛋白质后，研究人员就能在其体内追踪这种蛋白质。大约10%的蛋白质会在摄入后的几个小时内被储存到肌肉中[5636]。换句话说，刚刚吃了什么就是什么。然而，令人惊讶的是，磁共振扫描证实，肌肉蛋白质产生的急性变化与肌肉质量的长期变化之间没有关联[5637,5638]。

过去我们认为蛋白质摄入的时机很重要，运动后有一个促进肌肉生长的狭窄机会窗口期，但同样，短期测量并不能预测长期结果。相反，力量训练似乎可以增加肌肉合成蛋白质的总体能力，无论何时，只要有可利用的蛋白质[5639]。这一认识打破了另一个关于蛋白质的神话——认为最好在一天中分散摄入蛋白质，因为肌肉蛋白质合成在一定剂量下会达到最大值[5640]。然而，当实际进行测试时，却发现了相反的结果[5641,5642,5643,5644]。

这也解释了为什么植物蛋白可以像动物蛋白那样增加肌肉的质量和力量[5645]。虽然乳清蛋白在摄入后的几小时内所引起的急性肌肉蛋白质合成要大于大豆蛋白[5646]，但肌肉质量和力量的增加相同。即使是由美国牛肉协会资助的牛肉研究也无法显示出差异[5647,5648]，就像美国蛋业委员会资助的研究未能发现鸡蛋对肌肉有益一样[5649,5650]。然而，一种由绿豆制成的"JUST Egg"植物蛋煎饼似乎确实能够增加肌肉力量，至少在一项为期8周的随机对照试验的事后分析中是这样的[5651]。

最终，乳清蛋白可能只会让人遭受额外的mTOR激活[5652]。表面上看，这包括补充乳清的运动员[5653]和健美运动员所忍受的痤疮[5654]。更重要的是，皮肤科医生发表社论说，限制乳制品可以帮助"预防更严重的mTOR驱动的肥胖、糖尿病和癌症等现代文明病"[5655]。为了减缓癌症患者的肌肉萎缩，研究人员试图给患癌的小鼠补充亮氨酸，但结果却使它们的肿瘤增长了一倍[5656]。大豆异黄酮可能正好相反，至少在小鼠中它的确可以抑制mTOR的表达[5657]，而在一项随机、双盲、安慰剂对照试验中，它可以独立增加不依赖蛋白质的瘦体重[5658]。仅大豆异黄酮便能增加无脂肪肢体质量，每天的剂量相当于四分之三杯天贝、三分之二杯煮大豆或二分之一杯大豆坚果[5659]。

## 健康首选植物蛋白

蔬食饮食模式与肌肉质量、力量和功能之间的联系并不一致[5660]，一些研究表明，植物蛋白与肌少症[5661]、衰弱前期和衰弱的风险降低[5662]，身体表现改善[5663]以及更健康地衰老有关，这些都是用考虑到功能障碍、自我报告的活力、心理健康、慢性疾病、参与朋友和家人的社会活动以及每年出游的次数等指标的量表来衡量的[5664]。研究人员认为，这可能是由于蛋白质本身的差异，例如我将在"蛋白质限制"一章中介绍的植物蛋白中甲硫氨酸含量较低带来的好处，但也可能是由于动物蛋白附带的营养包[5665]。

食物是一个整体组合。如果你访问哈佛大学公共卫生学院关于蛋白质的网页，你会发现它强调对健康最重要的是蛋白质的来源而不是蛋白质的数量。这是因为食物是一种"蛋白营养包"，一方面含有饱和脂肪酸和钠，另一方面含有抗氧化物和膳食纤维。因此，选择最佳蛋白质的第一条建议是"尽可能从植物中获取蛋白质"[5666]。

## 植物蛋白是优质蛋白吗？

所有的营养都来自太阳或土壤。维生素D，也就是"阳光维生素"，是皮肤暴露在阳光下产生的，其他一切都来自土壤。矿物质来源于土壤，维生素来源于生长在土壤中的植物和微生物。牛奶中的钙（以及奶牛200磅重的骨架中的钙）来自它所吃的所有植物。我们可以去掉中间的部分，直接从植物中获取钙。

蛋白质从何而来？蛋白质是由一系列氨基酸组成的，其中大部分可以从头合成，但有些氨基酸是"必需的"，这意味着人体不能制造，而必须从饮食中获取。问题是其他动物也不能制造它们。所有必需氨基酸都来源于植物和微生物，并且植物蛋白含有所有必需氨基酸[5667]。食物中唯一真正"不完全"的蛋白质是明胶，它缺乏色氨酸，所以你唯一不能赖以生存的蛋白质源是果冻[5668]。

那些严格坚持吃蔬食的人比每日推荐摄入量平均多摄入20%的蛋白质[5669]。那些不知道在蔬食中该从哪里获取蛋白质的人不了解豆类。（黄豆、豌豆、鹰嘴豆和小扁豆等豆类是植物界的蛋白质超级明星，但所有蔬食中都有不同程度的蛋白质。）这是蛋白质的数量，那蛋白质的质量如何？

关于植物蛋白不如动物蛋白的说法源于一个多世纪前对啮齿动物的研究。科学家发现，幼鼠以植物为食时生长得不太好[5670]。然而，幼鼠在人类母乳中也不能生长得很好。这是否意味着我们不应该母乳喂养婴儿呢？当然不是！鼠奶的蛋白质含量是人奶的10倍[5671]，这就是为什么大鼠的幼仔比人类幼仔长得快10倍[5672]。

一些植物蛋白的某些必需氨基酸含量确实相对较低。因此，大约50年前，"复合蛋白质"（protein combining）的神话开始流行——发表在1975年2月的《时尚》杂志上。我在视频"复合蛋白质（combining）"中详细介绍过，这个谬论在几十年前就被驳倒了[5673]。基于最新的人体数据，对植物蛋白消化率的担忧也被有效地消除了[5674]。通过肌肉组织

> 活检、双能X射线扫描、超声成像和力量测试得知，纯素食主义者和杂食者在抗阻运动后的肌肉增长相同[5675]。

## 抗氧化物与衰老相关的肌肉损失

抗氧化物可能也是植物"蛋白营养包"中的一种保存肌肉的成分。氧化应激被认为在肌少症的发病中发挥着核心作用[5676]。缺少一种主要抗氧化酶的小鼠的衰老相关肌肉损失会急剧加速[5677]，流行病学研究表明，摄入更多的抗氧化物与握力增强和步行速度加快有关[5678]。人体肌肉确实对维生素C的摄入有很高的反应。即使半个猕猴桃也能使肌肉含量增加3倍。据估计，我们体内三分之二的维生素C都集中在那里[5679]。

维生素C是合成胶原蛋白和肉碱所必需的酶辅助因子，因此在肌肉结构和功能中起着关键作用[5680]。然而，有关维生素C摄入量或血液水平与肌肉结果的观察性数据喜忧参半。5项关于维生素C和肌肉质量的研究中有3项发现了保护性关联[5681,5682,5683]，包括最大规模的一项研究，而另外2项研究没有发现两者之间的关联[5684,5685]。握力数据同样存在分歧[5686,5687,5688,5689]，虽然所有3项关于身体衰弱的研究都发现了保护性关联[5690,5691,5692]，但4项关于维生素C和肌少症的研究中只有1项发现了保护性关联[5693,5694,5695,5696]。我找不到任何用抗氧化物治疗衰弱或肌少症的干预试验，但有一些随机对照试验使用维生素C或维生素E补充剂来提升抗阻训练在增加瘦体量、肌肉力量或表现方面的效果，结果均未成功[5697]。植物"蛋白营养包"中更重要的成分可能是膳食纤维。

## 膳食纤维治疗身体衰弱：增强肠道菌群 – 肌肉轴

人体肠道似乎存在一个与衰弱相关的菌群"特征"。衰弱个体的粪便样本显示出细菌多样性的显著降低[5698]，特别是缺乏以膳食纤维为食的"好细菌"[5699]，如乳酸杆菌[5700]。我在视频"膳食纤维治疗身体衰弱（musclefiber）"中提到的粪菌移植研究，证实了这些"好细菌"的减少是导致身体衰弱的原因，而不是结果。干预性研究表明，随机让人们吃富含膳食纤维的食物[5701,5702]、益生元[5703]或某些益生菌可以提高身体表现[5704]。我的结论是，最好是通过给微生物喂食膳食纤维来促进它们自己的生长，这样做还可以减少蛋白质分解毒素的产生[5705]，如硫酸吲哚酚的产生[5706]，它在肌肉损失中发挥着作用[5707]。

## 碱性饮食可以防止肌肉损失吗？

随着年龄的增长，肾脏排泄酸的能力会下降[5708]。为了缓冲酸，我们的肾脏会利用氨基酸谷氨酰胺（可以有效地从我们的肌肉中提取）来产生碱性氨[5709]。当酸水平上升时，肾上腺会释放应激激素，如皮质醇，来降解我们的肌肉蛋白质[5710]，释放谷氨酰胺和其他氨基酸，肝脏也可以将这些氨基酸转化为谷氨酰胺，再让肾脏产生氨来中和酸[5711]。随着年龄的增长，肌肉的部分分解可能试图让身体维持酸碱平衡[5712]。碳酸氢钾补充剂已被证明可以改善肌肉表现[5713]，正如我在视频"碱性饮食可以防止肌肉随着年龄的增长而损失（muscleph）"中所介绍的，防止肾脏吸收肌肉组织中储存的蛋白质的最好方法可能是坚持一种可以中和酸（呈碱性或可以形成碱基）的饮食[5714]。

## 如何减少膳食酸负荷？

请注意下图，并不是所有的蔬食都是碱性的，也不是所有的动物性食物都是酸性的。鱼类，包括金枪鱼，是最能产生酸的食物，其次是猪肉、禽肉、奶酪，然后是牛肉。（实际上，按克计算，鸡蛋比牛肉更能产酸，但人们往往一次吃得更少。）有些谷物会有点产酸，如面包和米饭，但有趣的是，意大利面不会。豆类可以显著地减少酸，但没有水果减少得多，即使是像柑橘这样的酸味水果。蔬菜被誉为碱性最强的食物[5715]。然而，豆类是唯一主要的碱性蛋白质来源，而不是酸性蛋白质来源。

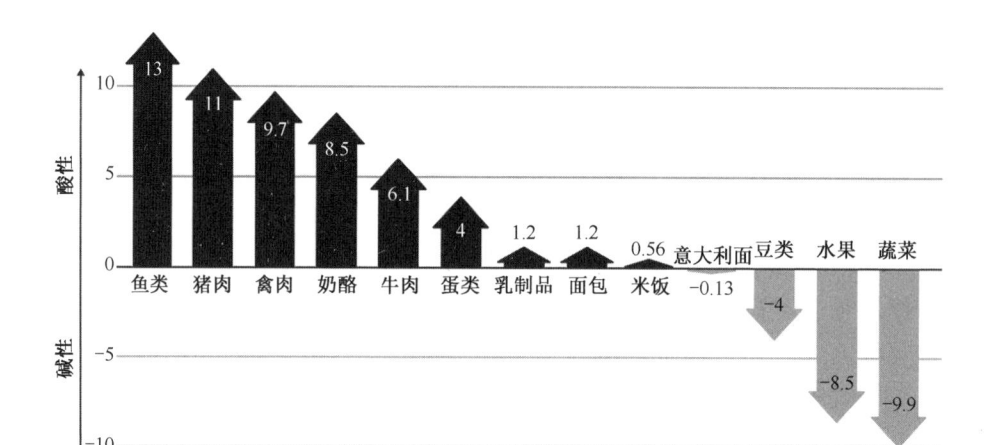

**肾脏的酸负荷（按份算）**

| 食物 | 酸负荷 |
| --- | --- |
| 鱼类 | 13 |
| 猪肉 | 11 |
| 禽肉 | 9.7 |
| 奶酪 | 8.5 |
| 牛肉 | 6.1 |
| 蛋类 | 4 |
| 乳制品 | 1.2 |
| 面包 | 1.2 |
| 米饭 | 0.56 |
| 意大利面 | -0.13 |
| 豆类 | -4 |
| 水果 | -8.5 |
| 蔬菜 | -9.9 |

严格的蔬食可以将我们的饮食从产酸转变为净碱性，显著提高尿液pH值，而每周只吃几天蔬食可以减少但不能消除酸负荷[5716]，必须吃真正的天然的蔬菜。

盐的摄入似乎也会通过酸碱机制增加应激激素的产生[5717]，这可能解释了为什么高盐饮食与肌肉功能降低有关[5718]。因此也应该减少加工食品的摄入量，在美国，加工食品是大约75%的钠的摄入来源[5719]。

> **苏打水能抗衰老吗？**
>
> 饮食中的酸碱失衡不仅仅影响肌肉健康。在学会如何捕猎或开采矿盐之前的数百万年里，我们的祖先吃的是中性或碱性的饮食。向酸性饮食的转变与多种疾病有关，包括骨质疏松、2型糖尿病、高血压、肾结石、抑郁、焦虑、痛风和肾衰竭。当给小鼠喝碱性水时，它们的端粒延长了，与对照组相比寿命也提高了，这引发了诸如"碳酸氢钠（小苏打）是一种抗衰老的灵丹妙药吗？"的社论。在我的视频"小苏打是抗衰老的灵丹妙药吗（bakingsoda）"中，我解释了为什么最好从农产品中获得碱。

## 保护肌肉的食物

较高的水果和蔬菜摄入量也与肌少症的风险降低一半[5727,5728]、步行速度变慢的发生风险降低近一半[5729]、握力弱和身体表现不佳的风险降低大约三分之一有关[5730]，但我能找到有效干预的水果和蔬菜只有3种，分别是蓝莓[5731]、大蒜[5732]和菠菜[5733]。正如视频"哪些水果和蔬菜最能保护肌肉（musclefoods）"中详细介绍的那样，这3种蔬果都能提高肌肉质量、性能、力量。

### 咖啡可以防止肌肉损失吗

咖啡能防止衰老啮齿动物的肌肉损失。我在"自噬作用"一章中讨论过咖啡促进细胞自噬的作用。肌肉组织是自噬率最高的组织之一，这是肌肉完整性所必需的[5734]。缺乏自噬的小鼠会出现肌肉质量和力量的严重损失[5735]，因此衰老导致的"自噬失败"可能在我们衰老相关的肌肉质量下降中发挥了作用[5736]。因此,有研究人员尝试将稀释的咖啡加入老年小鼠的水瓶中。一个月后,与随机分配喝自来水的小鼠相比,那些喝咖啡的小鼠的后肢肌肉质量增加了13%,握力增加了18%。我知道你在想什么:喝了咖啡的小鼠一定是在转轮上疯狂地运动。实际上并没有,肌肉的增加并没有伴随着它们活动水平的改变[5737]。

流行病学研究表明,喝咖啡越多,身体表现越好[5738],肌肉质量指数越高[5739],每天喝两杯或更多咖啡,肌肉功能障碍更少[5740],每天喝3杯或更多咖啡,肌少症风险更低[5741]。然而,观察性研究往往不能排除反向因果关系。也许那些行动不便的人不太可能购买或准备咖啡,或者他们在社交场合喝咖啡的机会更少[5742]。这就是干预性研究的用武之地。

对20多项关于咖啡因和运动表现的研究的荟萃分析发现,咖啡因对有氧运动、肌肉力量和耐力都有促进作用[5743],这些都基于一个多世纪以来的研究[5744]。然而,大多数研究在年轻人身上进行,采用单次急性阈剂量,通常在活动前1小时左右摄入约两杯咖啡所含的咖啡因量[5745]。咖啡因似乎确实可以改善老年男性和女性的肌肉功能健康[5746]、平衡和耐力[5747],但只在急性阈剂量的情况下发生。年轻人连续一个月每天喝3杯咖啡时,其肌肉质量增加了大约1磅,脂肪量减少了1~2磅[5748]。咖啡可以让小鼠肌肉增加[5749],但对老年人的影响还不得而知。

## 可可能增强肌肉力量吗?

可可可能也有帮助。每天3汤匙可可粉可以显著提高步行能力[5750]。我在视频"用可可粉增强老年人肌肉力量和功能(cocoamuscles)"中探讨过,遗憾的是,再美味的可可也不能增加老年人的肌肉力量和功能。研究人员将老年人随机分到天然可可、高度碱化可可和安慰剂3组中,研究结果显示碱化可可的效果并不比安慰剂好。在碱化过程中被去除的一些苦味化合物是具有有益作用的黄酮类植物营养素。然而，连续12周每天服用一汤匙未经加工的天然可可的老年男性和女性，其肌肉质量指数、握力以及所有4项身体功能都有了显著的改善[5751]。令人欣慰的是，这项研究和许多其他研究一样，不是好时*资助的。

★译者注：好时（Hershey）是北美地区最大的可可粉巧克力及巧克力类糖果制造商。

## 肌酸是增强肌肉力量的秘密武器吗？

在视频"β-羟基-β-甲基丁酸、镁、ω-3脂肪酸和维生素D补充剂与衰老相关的肌肉损失（hmb）"中，我指出了β-羟基-β-甲基丁酸、镁、ω-3脂肪酸和维生素D补充剂治疗衰老相关的肌肉损失的不足之处，但有一种补充剂可能会有所帮助：肌酸。

肌酸是一种在人体内自然形成的化合物，主要参与肌肉和脑的能量产生[5752]。它也在许多其他动物的体内自然形成，包括可食用的动物，所以当吃肉时我们可以摄入一些额外的肌酸（这种化合物是以希腊语"kreas"命名的，意思是"肉"，它最初是从肉中被分离出来的[5753]）。每天大约需要2克肌酸，所以吃肉的人可从饮食中获得大约1克，而剩余的则由自己的身体从头合成。有一些人有罕见的出生缺陷，即生来就没有制造肌酸的能力，在这种情况下就只能从饮食中获取[5754]，除此之外，我们的身体可以制造出所需的足够多的肌酸，来维持肌肉中的正常水平[5755]。

当人们不吃肉时，血液中的肌酸含量会下降[5756]，但脑中的含量保持不变，因为脑能够制造所需的肌酸[5757]。素食主义者肌肉中的肌酸水平较低[5758]，但这似乎并不影响其运动表现，因为素食主义者和肉食者在补充肌酸后，肌肉力量输出都有相似的增加。如果素食主义者肌肉中的肌酸不足，其合成就会大大提高[5759]。从根本上说，吃肉时身体的肌酸合成也会大打折扣[5760]。

如果肌肉中的肌酸含量随年龄的增长而下降，那也可以解释衰老相关的肌肉损失，但事实似乎并非如此。年轻人和老年人的肌肉组织活检显示二者的肌酸含量并没有差异[5761]。不过，如果它能提高肌肉表现，也许加大用量会有所帮助。根据国际运动营养学会的说法，肌酸是运动员在训练期间提高运动能力和瘦体重的最有效的补充剂[5762]。难怪调查显示70%或更多的运动员使用过肌酸补充剂[5763,5764]。肌酸对老年人有什么用吗？

大多数研究表明单独补充肌酸对肌肉质量、力量或表现没有好处[5765]。考虑一下其作用机制是有道理的。补充肌酸可以延缓肌肉疲劳，从而使人们锻炼得更久、更努力。恰恰是这种额外的锻炼时间和强度使肌肉受益。所以，单独补充肌酸并没有帮助，在严格控制的同等强度的训练背景下，肌酸也没有什么帮助[5766]。不过，当老年人被要求尽可能多地锻炼时，大多数关于补充肌酸预防和治疗肌少症的研究证实了瘦体重增加[5767]，就像年轻人一样[5768]。

每天增加3~5克肌酸，每周进行2~3天的抗阻训练，平均持续4个月，可以增加约3磅的瘦体重[5769]。不过，其中一些瘦体重可能是水的重量而不是肌肉的。肌酸会引起水潴留，表现为瘦体重增加[5770]，但与安慰剂相比，肌酸结合抗阻运动也能增强肌肉力量[5771]。老年人只要坚持抗阻训练，即使停止补充肌酸，肌肉质量和力量的额外增加也至少可以持续12周[5772]。

我从不提倡老年人补充肌酸以保持肌肉的一个原因是，截至2017年的系统综述得出结论，训练时补充肌酸可以增加肌肉质量和力量，但这似乎并不意味着可以改善肌肉功能[5773]。2019年的一项荟萃分析发现，与安慰剂相比，补充肌酸后，坐立测试的表现有了显著改善[5774]，这是降低跌倒风险的一个很好的预测指标[5775]。同样，这只在力量训练的同时发生。目前还没有发现单独补充肌酸能带来持续稳定的益处。因此，肌酸应该与渐进式力量训练方案一起使用[5776]。

肌少症、恶病质和消耗性疾病学会召集了一个专家小组，尽管缺乏长期试验，但他们建议将肌酸用于肌少症的治疗[5777]。达到肌肉饱和的推荐剂量是每天3克[5778]。在一个月内肌肉会以缓慢而又稳定的速度达到了一周内大剂量补充120克相同的增长水平[5779]。不过请注意，对于老年人来说，至少需要12周的肌酸补充加抗阻训练才能看到显著的加成效应[5780]。最近的证据表明，运动后补充肌酸可能比运动前补充更可取，但这有待证实[5781]。

有什么副作用吗？如果能从小鼠身上推断，"副作用"之一可能是长寿。研究发现，被喂食肌酸的小鼠的平均健康寿命比对照组小鼠长9%，而且那些被喂食肌酸的小鼠在神经行为测试中表现更好，尤其是记忆力有所提高[5782]。然而，补充肌酸安全吗？这是我在视频"补充肌酸有副作用吗（creatinerisk）"中详细探讨的问题。

简而言之，唯一的严重副作用似乎只存在于那些已经有肾脏损伤的人或者那些每天补充20克或更多剂量且持续4周或更长时间的人中[5783]。值得注意的是，多达一半的肌酸补充剂至少在一种污染物方面超过了食品安全当局建议的最高水平[5784]。一家检查杂质的第三方补充剂测试机构将BulkSupplements这一品牌作为首选，该品牌也恰好是最便宜的，每天3克，大约1茶匙的量，花费大约10美分[5785]。

### 特发性震颤

在《救命》一书中，我深入讨论了帕金森病，因为它是我们的主要杀手之一，但是最常见的运动障碍是特发性震颤（essential tremor），每25个40岁以上的成年人中就有1个患有此病，而90岁以上的成年人中有五分之一患有此病[5786]。该病除了潜在的使人衰弱的手部震颤，还可能有其他神经系统表现，包括认知障碍、抑郁和睡眠问题[5787]。我在视频"饮食防治特发性手部震颤（tremor）"中探讨过，大部分注意力集中在一类叫作β-咔啉生物碱的可引起震颤的化学物质上[5788]，它是一种杂环胺，是肌肉组织的某些成分在高温化学反应中形成的一类致癌物[5789]。

对于那些不愿意减少吃肉的人，人们已经测试了不同的腌料来减少这些化合物的形成。洛神花提取物未能改变它们的水平[5790]，而红酒会使情况恶化近10倍[5791]，但加勒比腌料[5792]和各种浆果提取物有所帮助。例如，油炸之前将驼肉在草莓汁中腌渍24小时，可以将其中一种β-咔啉生物碱的形成量减少多达40%[5793]。

若已经患病，有没有什么饮食治疗方法吗？研究发现，香草提取物中的主要芳香化合物香草醛有益于防止这类化学物质引起的大鼠震颤，但尚未进行任何临床研究[5794]。

# 第11章

# 保护性生活

人们有一种成见，认为老年人无性生活，这是年龄歧视和不准确的[5795]。性行为是我们成年生活中很有价值的一部分，事实证明，绝大多数（85%）接受调查的养老院报告居住的老年人有过性行为。然而，性活动确实会随着年龄的增长而减少[5796]。尽管"蓝色地带"一些90多岁的老年人仍然能够"诚实地保证"他们活跃的性生活[5797]，但美国一项针对数千名老年人的全国性调查发现，随着年龄的增长，性生活逐渐减少，从57~64岁的73%下降到75~85岁的26%[5798]。在这26%的人中，大多数（54%）每月有2~3次性生活，23%的人每周至少有一次性生活。性生活的减少可能与年龄本身关系不大，而更多地与健康状况下降有关[5799]。

老年人缺乏性生活的首要原因是他们或他们的伴侣的身体健康问题。这意味着，整体的身体保养可以帮助人们积极参与所有生活，但大约一半的老年男性和女性报告有具体问题，最常见的是女性性欲低下和男性勃起困难[5800]。虽然只有少数人表现出对这些问题感到苦恼[5801]，但性功能障碍可能如同煤矿里的金丝雀*，预示着更广泛的健康问题[5802]。

在一项对2000多名男性和女性进行的为期约6年的追踪调查研究中，性生活频率较高的人死亡风险明显较低。即使在控制了身体活动和健康状况（如肥胖、高血压、糖尿病或心脏病）之后，一年进行性生活52次或以上（大约每周一次）的人的死亡率似乎只有一年进行性生活1次或更少的人的一半。尽管性生活可能只是总体健康状况的一个指标，但它也可能具有保

★译者注：煤矿里的金丝雀，特指预警。金丝雀对有害气体的敏感度极高，常作为有害气体的警报器，矿工下井时会带着金丝雀，如果发现它们异常就说明有危险气体超标而需要立即逃生。

护身心健康的益处[5803]。例如，内啡肽是进行性生活时释放的让人感觉良好的化学物质，它已被证明可以改善自然杀伤细胞的功能[5804]。

研究人员表示，过早死亡风险的降低可能是因为性生活也是一种运动，但是人们可能高估了他们在床上的运动量[5805]。《新英格兰医学杂志》提出了"关于肥胖的七大误区"，其中之一就是，性行为能燃烧几百卡路里的热量[5806]。所以你会想："嘿，我可以再来一份薯条了！"如果你把人们绑在一起（字面上和比喻上），并在行为过程中测量其耗氧量，那么性行为只不过相当于打保龄球的代谢量。一次性行为平均可能只持续6分钟，一个年轻人在此过程中可能消耗21卡路里热量。由于基础代谢需求，他大约三分之一的时间只是懒洋洋地躺着，所以增加的好处大概是14卡路里热量[5807]。也许他可以吃一根薯条。

无论是健康不佳的原因还是结果，性生活欠佳都可以通过改变生活方式得到改善。戒烟、运动和坚持更健康的饮食（例如，摄入更多的水果和蔬菜）与降低男性和女性性功能障碍的风险有关[5808]。在一项干预试验中，患有糖尿病的男性和女性被随机分配吃地中海饮食，研究证实，饮食改变可以减缓性功能的恶化[5809]，并将新的性功能障碍的发生率降低一半[5810]。

### 体味与性吸引力

人们常说一见钟情和情人眼里出西施，但视觉并不是与身体吸引力和恋人偏好有关的唯一感觉。体味可以传递各种信息，如饮食习惯、卫生和健康等[5811]。在一项针对异性恋大学生的调查中，男性认为视觉信息是择偶最重要的因素，而女性则认为嗅觉是最重要的生理特征。换句话说，女性认为体味比"长相"更有吸引力[5812]。

男性在这方面可能比他们想象的更具辨别能力。例如，异性恋男性可以无意识地区分孕妇和排卵期女性的体味样本。功能性磁共振扫描显示，这两种不同的样本会刺激男性的不同脑区[5813]。绝经后女性的体味如何？老年男性的又如何呢？

随着年龄的增长，男性和女性都开始产生一种独特的体味。日本人甚至将其命名为加龄臭（kareishu）[5814]。这是由于早在40岁人体就开始产生一种叫作2-壬烯醛的化学物质，它的确有种令人不快的腐草味和油腻味，它是皮肤散发出的越来越多的ω-7脂肪酸氧化所引起的[5815]。

怎么做才能让自己更好闻呢？吃蘑菇。日本的研究人员进行了一项随机、双盲、安慰剂对照试验，研究了3种不同剂量的香菇提取物对老年男性和女性的呼吸气味、枕头气味、睡衣气味和粪便气味的影响。测试人员与研究对象谈话一两分钟并在离他们嘴一手掌宽的地方闻他们的口气，闻他们用过的枕套和睡衣，并评估他们的粪便气味（合作者在受试者上完厕所后评估了气味）。

在每项测试中，每个剂量的蘑菇提取物都比安慰剂要好。在2~4周内，蘑菇改善了受试者的呼吸、床上用品、衣服和粪便的气味[5816]。我从来没听说过香菇（champignon mushrooms）。一定要从稀有的异国蘑菇店订购它们吗？我惊喜地发现，香菇只是普通口蘑（white button mushrooms）的另一种叫法，是最便宜、最容易找到的蘑菇，几乎可以在任何地方买到。为了将其与安慰剂进行比较，研究人员必须使用一种可以装进胶囊的提取物。他们没有描述提取过程，但如果只是干蘑菇粉，那么他们使用的最大剂量只相当于每天一个小蘑菇[5817]。

我们还能尝试什么？在我的视频"如何用饮食改善体味（bodyodor）"中，我描述了摄入叶绿素是如何发挥作用的，每天摄入100毫克左右的叶绿素可以减少腋臭[5818]，大约一打菠菜叶就能获得这么多的叶绿素[5819]。所以，在腋窝上大量涂抹铝止汗除臭剂之前，我建议你先试着每天吃一大份蔬菜沙拉，从内到外除臭，这可能会从两个方面改善体味：达到叶绿素的阈值和改善健康[5820]。

我在视频中探讨过，与注射安慰剂的人相比，注射内毒素（见第91页）引起的炎症会给人带来一种令人厌恶的体味[5821]。那么，吃肉会让人散发难闻气味吗？老人的加龄臭被认为部分源于"高动物脂肪含量的现代饮食"。捷克研究人员对其进行了测试，并在题为《吃肉对体味吸引力的影响》的论文中公布了研究结果[5822]。注意，不只是体味，还有体味吸引力。

在两周的时间里，"男性气味供体"被安排吃包括肉类或不包括肉类的饮食，在最后的24小时里，在他们的腋窝上贴上垫片来收集他们的体味。然后，30名女性逐一闻这些"新鲜体味样本"，以愉悦度、吸引度、男子气概和体味的浓重度为依据，进行评判。

一个月后，研究人员对同一组男性进行了重复研究，但这次他们采用了相反的饮食。同一批女性进行了评判。顺便说一句，这些男性得到了2000捷克货币的报酬，以补偿付出的时间和"规定饮食可能带来的不便"。那些不得不闻腋窝垫的女性呢？她们没有得到报酬，但确实得到了一块巧克力棒[5823]。

那么，谁的体味最令人愉悦、最有吸引力呢？结果显示，"不吃肉的受试者的气味被认为更有吸引力、更令人愉快，也不那么强烈"。在男子气概方面没有发现差异[5824]。研究人员得出结论，肉类可能会对"体味感知产生负面影响"[5825]。换句话说，那些吃更多蔬食的人的体味显然闻起来更令人愉悦。

## 女性性功能

老年女性最常见的性症状是性欲低下，其次是性交时不够润滑和疼痛[5826]。虽然有安全、天然的解决方案，但女性私处已被大型制药公司"掠夺"了。

### 女性性欲被医学化

在一个教科书式的贩卖疾病的案例中，制药行业把女性性功能障碍宣传为一种精神障碍[5827]，这让人想起了精神病学诊断手册《精神疾病诊断与统计手册》第一版，它把性冷淡和同性恋一起列为精神障碍[5828]。最新的表述是"性欲减退障碍"，这是制药公司发明的一种疾病。确实有女性受到性欲低下的困扰，但这并不意味着这是一种医学疾病。事实上，即使是性欲正常的女性也可能被诊断为性欲减退障碍："一个对性非常感兴趣的女性，只是不愿和她现在的伴侣发生性关系，就会被诊断为性欲减退障碍。"甚至一个"对性生活很满意的女人只是对其伴侣不满意，也可能被诊断为性欲减退障碍……"[5829]。

在我的视频"苹果是让女性拥有更好性生活的最好食物吗（hsdd）"中，我回顾了氟班色林（商品名Addyi）获得批准的可耻故事。它的临床获益甚微，副作用显著[5830]。例如，它与酒精一起使用时，会导致危险的低血压和昏厥，问题很严重，以至于FDA在药品说明书上贴上了黑框警告（最严重的安全警告）[5831]。即使没有酒精，它也会导致血压严重下降和"突然长时间失去意识"[5832]。正如药理学教授阿德里安·富格-伯曼（Adriane Fugh-Berman）所说，这些严重的副作用"在抗癌药物中可能是可以接受的，但作为健康女性治疗一种虚构疾病的药物是完全不可接受的"。

## 让血液流动起来，增强性功能

吃得更健康不仅可以延长你的寿命，还可以延长你的"爱情生活"。一般来说，有益于心脏健康的生活方式改变也有益于性健康，因为血液流动在男性和女性的性反应中都起着至关重要的作用[5833]。例如，研究人员可以使用磁共振成像技术来测量阴蒂在观看色情视频几分钟内的充血情况[5834]。这有助于解释为什么女性的性功能会受到由动脉粥样硬化性血流狭窄和动脉功能障碍引起的血管疾病的显著影响[5835,5836]。利用膳食胆固醇诱导兔子动脉粥样硬化，可导致兔子阴蒂勃起功能不全[5837]。（所有雌性哺乳动物都有阴蒂，一些鸟类和爬行动物也是如此[5838]。）

胆固醇不仅在滋养心肌的动脉中堆积，还在所有的血管中堆积。动脉粥样硬化在心脏中导致心脏病发作；在脑中导致脑卒中；在腿部会引起周围血管疾病并导致使人衰弱的痉挛；在椎动脉中会导致椎间盘退变和腰痛；盆腔动脉堵塞会导致性功能障碍，包括阴道充血减少和"阴蒂勃起功能不全"，也就是"阴蒂无法膨胀"或充盈。这被认为是女性性功能障碍的一个重要因素[5839]。

胆固醇水平较高的女性在性唤起、性高潮、阴道润滑和性满意度方面的表现明显较差。患有高血压者也是如此[5840]。弗雷明汉风险评分整合了胆固醇和血压，得分显示10年内患心脏病风险为2%的女性出现性功能障碍的风险几乎高达两倍[5841]。难怪随机分配吃蔬食的女性在整体性功能方面有显著改善[5842]。

阴道润滑也与血液流动有关。在性唤起的阴道中，所有额外的盆腔血流产生的静水压会迫使液体渗漏到产道表面壁上并帮助润滑阴道[5843]。如何改善血流呢？在"保护脑"一章中我提到过，可可中的类黄酮植物营养素可以帮助打开动脉，在摄入后90分钟达到峰值[5844]。那么情人节巧克力会有影响吗？研究发现，吃巧克力的女性性功能指数得分更高，但考虑到年龄因素时，这种影响就消失了[5845]。因此，巧克力作为"春药"似乎是失败的，或许因为其中的脂肪和糖抵消了纯可可粉中类黄酮的好处。

类黄酮的天然食物来源有哪些？洋葱是一个主要来源。研究发现，"新鲜洋葱汁"可以增强啮齿动物的交配行为。对如何"提高大鼠射精率"[5846]不感兴趣的人来说，苹果是美国的第二大类黄酮来源。

意大利的一项研究发现，每天吃苹果的女性在整体性功能指数上的得分明显高于每天吃不到一个苹果的女性[5847]。请注意，研究人员只统计了吃不削皮苹果的女性，因为植物营养素集中在果皮上，所以我们不知道是否与削皮的苹果有关。不管怎样，作为一项观察性研究，它证明吃苹果和改善性功能之间存在联系。如果能证明其因果关系，可能会"发现用于女性性功能恢复的新化合物和食品补充剂"。也许只需要试着吃一个苹果。

## 炎症与性功能障碍

女性随机增加水果、蔬菜、坚果和豆类摄入量，从动物来源的脂肪转向植物来源的后，其性功能显著增强[5849]。在男性勃起功能方面也有同样的发现[5849]。一项关于饮食和勃起功能障碍的最大研究发现，每天多吃一份水果或蔬菜可能会将勃起功能障碍的风险降低10%[5850]。这可能是由于血液循环增加以及炎症减少。

一篇关于炎症和性功能障碍的综述得出结论，男性和女性应该多吃水果、蔬菜、全谷物、坚果和种子，少吃钠和饱和脂肪酸[5851]。我在"炎症"一章中介绍过，膳食纤维是最抗炎的，而饱和脂肪酸最促炎。一项为期两年的干预性研究发现，随机分配到健康饮食组的男性和女性的性功能都有显著改善，同时还发现C反应蛋白水平显著降低，这是全身炎症的一个标志。同样的饮食，即使量更少也会有所帮助。有性功能障碍的超重糖尿病女性，在一年内通过食量控制减掉15磅左右的体重[5852]，足以使C反应蛋白水平下降约40%[5853]，恢复正常性功能的可能性超过两倍[5854]。

不过，你不必等整整一年。血液中炎症的变化每小时都在发生，这取决于我们刚刚吃的东西。研究人员给受试者吃香肠鸡蛋黄油三明治或全麦的无奶酪比萨[5855]。我们体内有一种促炎信号分子，叫作白细胞介素-18，它被认为在破坏动脉粥样硬化斑块的稳定中发挥着作用。因此，血液中白细胞介素-18的水平是心血管死亡的一个强有力的预测指标[5856]。在吃完三明治的几个小时内，白细胞介素-18的水平上升约20%。相比之下，那些吃天然植物比萨的人在吃完后的几个小时内，白细胞介素-18的水平下降大约20%，因此强烈建议吃高膳食纤维、低饱和脂肪酸的饮食。

然而，数十亿美元的利润来自药物[5857]，而不是蔬食，这就是1960年以来人们一直研究女性性高潮的药理学的原因，当时杜兰大学的一名研究人员在一位"边缘智力缺陷"的女性的脑深处植入了几根管子，这样他就可以直接向她的脑注射药物，以诱发反复的性高潮。一名男子在他脑的类似部位放置了电极，并拥有一个装置，可以让他在几小时内自己按下按钮来刺激电极。他按了1500次按钮[5858]。

> **小心邻苯二甲酸酯**
>
> 邻苯二甲酸酯是一种在聚氯乙烯（PVC）塑料中发现的干扰激素的化学物质，与许多不利的健康影响有关，例如干扰婴儿和儿童的生殖器和行为发育[5859]。数据显示，它们会导致男婴的"男性化程度不完全"[5860]，随着他们长大，"男性化的游戏行为"会减少[5861]，还会导致女孩的青春期提前[5862]。在成人中，邻苯二甲酸酯会影响我们的性生活，正如我在视频"成人避免接触邻苯二甲酸酯（phthalates）"中所探讨的那样。
>
> 除了增加患乳腺癌的风险[5863]，它们还可能损害男性睾酮的产生[5864]，降低女性的性欲[5865]。禁食研究发现，大多数邻苯二甲酸酯来自食物[5866]，但我们可以通过简单地吃几天蔬食来减少接触邻苯二甲酸酯[5867]。
>
> 肉类、脂肪和乳制品中的邻苯二甲酸酯含量最高[5858]。家禽一直是受污染最严重的，有些含有有史以来最高水平的邻苯二甲酸酯[5869]。富含肉类和乳制品的饮食中的邻苯二甲酸酯含量可能会超过美国消费品安全委员会规定的每日允许摄入量[5870]。
>
> 即使在完全禁食期间，淋浴后也发现了几个邻苯二甲酸酯尿液峰值，这表明个人护理产品也受到了污染[5871]。这可以通过选择无香味的产品来避免，因为邻苯二甲酸酯常被用作香味载体[5872]。现在，儿童玩具中已经禁止使用邻苯二甲酸酯[5873]，但成人玩具中没有。一些性玩具通常由含有邻苯二甲酸酯的增塑型乙烯基材料制成。尽管选择水基润滑剂可以将邻苯二甲酸酯的转移减少至接近1%，但这种性玩具仍然可能适得其反[5874]。

## 睾酮替代疗法可治疗绝经后女性性欲低下吗？

睾酮与男性和女性的性欲有关[5875]。女性通常在整个生命周期中都会产生睾酮。尽管绝经后卵巢会继续产生睾酮[5876]，但睾酮的水平会随着年龄的增长而自然下降，到50岁时下降约50%[5877]，被认为是性欲下降的原因之一[5878]。

"女性雄激素缺乏"综合征越来越流行，但没有证据表明睾酮替代疗法有助于改善情绪、健康或潮热，也没有证据表明其对骨骼、心血管或代谢健康有益[5879]。绝经后女性使用睾酮的唯一循证理由是治疗性欲低下引起的痛苦[5880]，我在视频"睾酮替代疗法治疗绝经后女性的性欲低下（t4women）"中详细介绍过，疗效还不足以获得FDA的批准，特别是考虑到长期副作用的不确定性[5881]。能在体内转化为睾酮的脱氢表雄酮（DHEA）并不能显著提高性欲和性功能[5882]，提高女性睾酮水平的自然方法有听音乐[5883]和不喝薄荷茶[5884]。

### 借助芳香刺激性欲

如果老年女性愿意的话，她们还能做些什么来提高自己的性欲呢？有两种芳香疗法可能会有所帮助。一些女性被随机安排每天闻两次薰衣草香，每次20分钟，持续12周，与闻稀释牛奶的对照组相比，她们的更年期症状有了显著改善，包括性欲[5885]。橙花油，也被称为苦橙，似乎起作用更快。与只闻载体（杏仁）油相比，即使只闻0.1%浓度的橙花精油，每天两次，每次5分钟，连续5天，也能显著提高性欲[5886]。这里很难排除安慰剂效应，因为对照组的强度不匹配，但仍然值得一试。更好的研究设计应该加入合成香料。

## 人参、玛卡根和南非醉茄治疗女性性功能障碍

那么其他膳食补充剂，如人参、玛卡根和南非醉茄，怎么样呢？

详细信息请查看视频"南非醉茄、人参和玛卡根治疗女性性功能障碍（roots）"，但从本质上讲，人参对女性性功能障碍不起作用[5887]，但在一个小试验中，大约四分之三茶匙的玛卡根粉显示出一定益处[5888]。南非醉茄[英文"ashwagandha"来自"ashwa"（意思为"马"）和"gandha"（意为"气味"）[5889]，因为它的根具有"马的特有气味"[5890]]也可能有帮助[5891]，但由于罕见的肝毒性病例，不推荐使用。（对于一种绰号为"毒醋栗"的植物，我们还能期待什么呢？[5892]）

### 阴道润滑剂和湿润剂

通常从她们最后一次月经后的4～5年开始，大约一半的绝经后女性患有她们之前称为外阴阴道萎缩的疾病[5893]，但现在被称为更年期泌尿生殖系统综合征（genitourinary syndrome of menopause，GSM）。北美更年期协会的外阴阴道萎缩术语共识会议小组判定，更年期泌尿生殖系统综合征"更被公众接受"。这并不是说最初的描述不准确，而是专家组认为"萎缩"一词有"负面含义"，"阴道"一词也"不是公共话语或媒体普遍接受的术语"。该小组将其比作从具有贬义性的"阳痿"到"勃起功能障碍"的平行转变[5894]。

不管叫什么，它包括外阴（外生殖器）、阴道（产道）和膀胱的变化，这些变化是由更年期激素水平的变化引起的。症状包括阴道干燥、灼烧感、瘙痒、刺激、性交时疼痛以及性交后因阴道内膜变薄而出血[5895]。泌尿系统症状包括复发性膀胱感染和尿失禁[5896]。一些患有轻度GSM的女性可以保持无症状。对另一些人来说，严重的症状可能会妨碍性交，甚至仅仅坐着或擦拭就会导致不适。在一项对数千名患有GSM的女性的调查中，有59%的人表示这些症状"大大降低了对性的享受"，有23%的人报告说对"总体生活乐趣"有不利影响[5897]。

虽然其他更年期症状，如潮热，会随着时间的推移而改善，但是GSM

症状往往会逐渐恶化。女性很少寻求医疗帮助，这很不幸，因为有安全和简单的治疗方法。轻度至中度阴道干燥的一线治疗方法是阴道润滑剂和湿润剂[5898]。

阴道润滑剂被设计用于减少性活动期间的摩擦，而阴道湿润剂则根据需要每天或每2~3天定期使用，通过模仿正常的阴道分泌，使人感到舒适，不论性行为如何。与硅基润滑剂相比，水基润滑剂的优点是不受污染[5899]，而且与生殖器症状较少有关，如不适或灼烧感[5900]。

最好的阴道湿润剂是什么呢？一项研究将一种昂贵的声称含有特殊"生物黏附"成分的阴道湿润剂雷波仑（Replens）与一种便宜90%的羟乙基纤维素凝胶（安慰剂）进行了正面较量。12周后，研究人员发现两者之间没有区别[5901]。《美国医学会杂志》的随刊评论得出结论，除非有证据表明不是这样的，否则"绝经后女性出现外阴阴道症状时应该选择最便宜的湿润剂或润滑剂……"[5902]。

不过，还有一个因素需要考虑。根据SMI测试，世界卫生组织建议，阴道润滑剂和湿润剂的渗透压不超过380 mOsm/kg[5903]。它们是怎么得出这个数字的呢？通过润滑蛞蝓*。SMI代表蛞蝓黏膜刺激（slug mucosal irritation）。他们用润滑剂处理蛞蝓，持续5天，然后测量蛞蝓的黏膜刺激和组织损伤。在临界值以下没有发现任何不良反应，但是像K-Y凝胶这样的渗透压为2463 mOsm/kg的产品会引起轻度到中度的刺激，而像Astroglide这样的渗透压达到5848 mOsm/kg的产品会引起严重的刺激和组织损伤[5904,5905]。

世界范围内几十种常用的阴道润滑剂和湿润剂都被测试过，结果只有两种湿润剂符合世界卫生组织的标准，那就是Ah!Yes品牌的芦荟湿润剂和Balance Activ品牌的透明质酸湿润剂。符合要求的润滑剂有Yes、Good Clean Love和System JO品牌，以及杜蕾斯（Durex）的Sensilube凝胶，但杜蕾斯的Play Feel润滑剂不符合要求[5906]。

★译者注：蛞蝓就是我们熟知的鼻涕虫。

## 阴道用雌激素

如果非处方润滑剂和湿润剂不足以控制GSM症状，美国妇产科医师学会和其他专业协会建议使用低剂量的（阴道）局部应用的雌激素，除非有激素依赖性癌症病史，如子宫内膜癌或乳腺癌[5907]。它被认为比全身激素疗法更安全、更有效[5908]。针对58项比较阴道用雌激素和口服雌激素的研究的荟萃分析发现，阴道用雌激素疗法能更好地缓解GSM症状[5909]。许多接受全身性绝经期激素治疗的女性必须补充阴道用雌激素来控制症状[5910]。

阴道用雌激素有各种软膏、栓剂和阴道环。人们已经进行了30次比较试验，各种制剂之间的疗效似乎没有差异[5911]。可能需要数周才能引起明显的症状缓解，需要2～3个月才能充分发挥作用。尽管一项长达1年的研究可以清楚地证明阴道用雌激素的益处[5912]，但长达12周的研究未能显示出阴道用雌激素优于安慰剂[5913]。

用于外阴或阴道的雌激素也会被全身吸收，所以FDA也有与口服雌激素相同的黑框警示[5914]，全大写警告："子宫内膜癌、心血管疾病、乳腺癌和可能的痴呆"（ENDOMETRIAL CANCER, CARDIOVASCULAR DISORDERS, BREAST CANCER AND PROBABLE DEMENTIA）风险增加[5915]。然而，阴道用雌激素被认为更安全，可以以低得多的剂量局部使用，例如，低至缓解潮热所需口服剂量的百分之一[5916]。哈佛护士健康研究在18年的随访中没有发现阴道用雌激素会增加风险[5917]。长达1年的随机对照试验似乎证实了它的安全性[5918]，但也有观察性研究表明，阴道局部使用与子宫内膜癌的风险增加1倍有关。然而，其中一项研究是在20世纪70年代进行的，当时使用了更高剂量的雌激素[5919]，而丹麦最近的一项研究[5920]，可能被同时口服雌激素所干扰[5921]。出于谨慎考虑，从激素依赖性癌症中幸存下来的女性应该避免局部使用低剂量的雌激素[5922]。

这些女性可能会考虑使用阴道用脱氢表雄酮[5923]。尽管口服脱氢表雄酮似乎没有任何好处[5924]，但2016年，FDA批准了脱氢表雄酮阴道栓剂用于治疗GSM引起的性交疼痛[5925]。它在局部转化为雌激素，对全身激素水平没有显著影响[5926]。缺点是它必须每晚使用，而雌激素制剂通常每周使用两次，阴道环每隔几个月才使用一次[5927]。对于那些宁愿接受口服治疗的人来说，有一种叫奥培米芬（ospemifene）的他莫昔芬类药物，对阴道内膜具有促雌激素作用。然而，它短期内实际上会增加潮热和尿路感染的发生率，而且长期安全性数据不足[5928]。

### 豆浆与阴道更年期症状

在美国，日裔美国女性的潮热发生率最低，阴道干燥发生率也最低[5929]。更大的大豆摄入量可能是部分原因吗？一些研究表明，与安慰剂凝胶相比，局部应用大豆异黄酮阴道凝胶[5930]可以显著改善性交时阴道干燥和疼痛[5931]，这与雌激素软膏的作用大致相当[5932]，但这些女性不太可能只是局部使用大豆产品。只吃豆制品怎么样呢？给老年小鼠喂食大豆异黄酮会增加阴道血流量[5933]。那人类呢？

大多数口服大豆补充剂失败了[5934]，我在视频"豆浆与阴道更年期症状（soygsm）"中探讨过，关于豆浆和GSM症状的3项研究显示出了希望[5935,5936,5937]。不过，纽约的一份病例报告表明可能存在过犹不及的情况。一名44岁的女性向她的妇科医生提出"欲望增加，每天需要自我刺激达到高潮大约15次"。她一个月前开始了几乎完全以大豆为基础的饮食，每天吃超过4磅的大豆食品。在减少大豆摄入的3个月内，她的性欲下降到"每天只进行两次性活动"的程度[5938]。

### 茴香和胡芦巴对性功能的益处

茴香籽实际上是一种完整的小果实，它已被证明具有激素效应，例如，它能显著缓解痛经[5939]，与布洛芬药物相当[5940]。绝经后，茴香油提取物补充剂并没有显示出对GSM症状的任何益处[5941]，但在一项双盲对照试验中，将整个茴香籽磨成粉末装进胶囊，与安慰剂相比，每天只需1茶匙的剂量，就能显著改善更年期症状[5942]。

局部用茴香软膏的效果更令人印象深刻。在8周内，在随机接受阴道用茴香软膏治疗的女性中，约有90%的人从性交时剧烈疼痛转变为完全没有疼痛，而接受安慰剂软膏治疗的女性的疼痛没有任何变化。在茴香组中，阴道干燥、瘙痒和苍白等症状也完全消失[5943]。这些出色的结果最近被成功再现[5944]。其他研究也发现，茴香软膏对性欲、性唤起、阴道润滑、性高潮和性满足都有显著的好处[5945]。

胡芦巴籽也具有激素活性，我在视频"胡芦巴对性功能、痛经和产奶的益处（fenugreek）"中描述过，与安慰剂相比，随机服用含有胡芦巴的胶囊的男性，其身体组成、上肢（卧推）和下肢（腿推）力量方面都有了显著的改善[5946]，同时其血液中总睾酮水平也有了显著提高[5947]，晨勃的频率也增加了1倍[5948]。唯一的"副作用"是什么呢？它会让你的汗液和尿液闻起来像枫糖浆[5949]。（听起来像是奖励！）

那么女性的性功能呢？雌激素雌二醇会刺激阴道润滑和血液流动，促进女性性唤起和性高潮的能力，而睾酮与男性和女性的性欲都有关。胡芦巴能提高雌二醇和睾酮的水平，增强性欲和性功能，在与安慰剂相比时，它使性活动增加了1倍[5950]。这是在绝经前女性中进行的，同样的剂量随后也被证明可以改善绝经后女性的性症状[5951]。然而，在正面比较中，研究人员并没有发现它像雌激素软膏那样有效[5952]。

## 男性性功能

《哈佛健康通信》报道称"性对健康很重要"，并指出"频繁的性交与降低心脏病发作风险有关[5953]。"然而，对于男性来说，这似乎是反向因果关系的完美案例。不过，性生活频率低似乎可以预测男性心血管疾病，甚至与勃起功能障碍无关[5954]。

> "性就是边唱歌边把死亡踢得屁滚尿流。"
> ——查尔斯·布可夫斯基

性生活多的男人真的更长寿吗？我在视频"性生活多的男人更长寿吗（sexlife）"中回顾了相关证据，简而言之，研究人员发现，"性高潮频率高"的男性过早死亡的风险似乎降低了一半，而且显然，越多越好：每年每增加100次性高潮，死亡率就会下降36%[5955]，但如果你出轨，死亡率就不会下降。男性婚外性行为与更高的心血管风险相关，我在视频中列出了原因[5956]。

然而，如果处理得当，爱可能会保护你的爱人的生命[5957]。鉴于性活动的这些所谓的好处，性高潮研究者建议发起一项公共卫生倡议，类似于每天至少吃5种水果和蔬菜，旨在增加农产品的摄入，他们承认，"数值可能需要调整"[5958]。

## 勃起功能障碍等于英年早逝

美国多达3000万名男性（全世界大约1亿名男性）患有勃起功能障碍，即经常性或持续性无法达到或维持进行满意的性行为所需的勃起[5959]。等一下，美国人口不到全球人口的5%，但美国的阳痿患者却占全球的30%？排名第一！

勃起功能障碍被认为是男性生活质量下降的一个重要原因[5960]，以至于一个早期的理论认为它可能解释阳痿和心脏病发作之间的联系。抑郁是冠心病的一个危险因素，所以那些不能勃起的男人会变得非常沮丧，最终死于心碎[5961]。

美国在勃起功能障碍方面领先世界的真正原因可能是堵塞动脉的标准美国饮食。五分之一的勃起功能障碍可能是心因性的，但大多数是"血管源性的"，即由于阴茎血流受损[5962]。身体的每个部位都需要足够的血液才能正常运作。胆固醇会堵塞我们内外器官的动脉，导致动脉瘤、心脏病、脑卒中、肾衰竭、脊柱退行性病变和性功能障碍[5963]。高达四分之三因胆固醇导致冠状动脉狭窄的男性有一定程度的勃起功能障碍[5964]。不过，美国人有红色、白色和蓝色的小药丸，如万艾可（伟哥）。问题是，这些药丸只是掩盖血管疾病症状的权宜之计，对潜在的病理毫无作用，比如，威胁着一个人生命以及其"爱情生活"的会引起动脉堵塞的动脉粥样硬化。

请查阅我的《救命》一书中"开心果，重振男性雄风"一节的内容来了解更多细节，但从根本上说，40多岁勃起困难的男性发生猝死等心血管疾病的风险要高出50倍[5965]。我们过去认为40岁以下男性的勃起功能障碍是心因性的，但我们现在意识到，这种情况更可能是血管疾病的早期征兆。在70岁以上的受访男性中，只有少数人表示自己受到勃起功能障碍的困扰[5966]，但他们可能没有意识到勃起功能障碍对动脉健康的更广泛影响。一些专家认为，勃起功能障碍患者，即使没有任何心脏症状，"也应该被认为是心脏病患者，除非可以证明不是这样的"[5967]。

### 全蔬食帮助重振男性雄风

考虑到生理性勃起困难的潜在原因，有助于动脉健康的饮食可能是预防勃起困难的基石，也就不足为奇了。2022年，在《泌尿学》杂志上发表的一篇题为《健康的蔬食的摄入与勃起功能障碍风险降低有关》的论文中，研究人员指出，近年来，吃蔬食的美国人数量增加了500%，这可能伴随着男性性功能的改善。请注意，这只在摄入健康的蔬食时才明显[5968]。仅仅减少动物性食物的摄入，但继续一边喝汽水一边吃薯条，并不能改善。全蔬食帮助重振男性雄风。

这与哈佛健康专业人员随访研究（Harvard Health Professionals Follow-Up Study）的结果一致，该研究对2万多名平均年龄为62~73岁的男性进行了10多年的追踪调查。调查发现，那些遵循健康饮食的人患勃起功能障碍的风险大大降低[5969]。一项针对加拿大男性糖尿病患者的研究发现，每天多吃一份水果或蔬菜，勃起功能障碍风险就会降低10%[5970]。这种联系似乎可以延伸到年轻男性中，水果和蔬菜的摄入也与较低的勃起功能障碍风险有关[5971]。

勃起功能可能是心血管健康的一个敏感指标，它可以解释为什么男性阴茎里的骨头会消失[5972]。我制作了一个关于这个主题的视频——"勃起功能障碍可能是心脏病的早期预警信号（baculum）"。进化生物学家理查德·道金斯（Richard Dawkins）写道，没有骨头，只有真正健康的男性才能"表现出真正坚挺的勃起"，而"女性则可以毫不费力地据此做出判断"[5973]。

### 远离双酚A

最近的一项研究发现，吃有机食品的男性患勃起功能障碍的可能性更小[5974]。人们对农药在性功能中的作用的兴趣可以追溯到50多年前发表在《英国医学杂志》上的一篇题为《使用有毒化学品的农场工人的阳痿》的报告[5975,5976]。经常接触农药的农场工人出现"扁平勃起模式"（缺乏夜间勃起）的概率高达8倍，但目前尚不清楚残留在传统农产品上的农药是否会造成影响[5977]。吃有机食品的人风险较低可能是因为他们也倾向于少吃加工食品，多吃新鲜食品[5978]。

塑料中的化学物质双酚A（BPA）与男性性功能下降有关，如性欲下降、勃起困难、射精无力及对性生活的总体满意度降低[5979]。除了会从灰尘中吸入一些，并在接触含有BPA的收据时通过皮肤吸收一些，90%的BPA暴露来自饮食[5980]。在视频"不含BPA的替代品安全吗

> （bpa）"中，我描述了减少接触的方法：减少聚碳酸酯塑料的使用，它们通常标有可回收代码"3"或"7"；选择新鲜和冷冻食品，而不是罐装食品，尤其是金枪鱼和浓缩汤。如果你使用塑料制品，不要用微波炉加热，不要把它们放在洗碗机里，不要把它们放在太阳下或炎热的汽车里，一旦它们被划伤就不要再使用[5981]。使用玻璃、陶瓷或不锈钢容器可能更好[5982]，因为目前尚不清楚像Tritan这样不含BPA的塑料是否更好。

## 骑车会影响性功能吗？

还有其他影响男性性功能的生活方式。吸烟几乎会使患勃起功能障碍的风险增加1倍，甚至二手烟也有牵连[5983]。暴露于香烟烟雾10分钟左右的6只狗中有5只不能勃起[5984]。由于经常出现不遵守规定的情况，所以很难对戒烟进行严格的研究，但成功戒烟者的勃起功能确实有显著改善。一项为期6个月的研究发现，54%的戒烟男性恢复了勃起功能，而持续吸烟者中恢复的比例只有28%[5985]。大麻的使用也与勃起功能障碍有关。一项收集了数千名男性数据的荟萃分析发现，大麻使用者勃起功能障碍的发生率（69.1%）大约是非使用者（34.7%）的两倍[5986]。

肥胖也会导致严重的性功能障碍[5987]，这可以通过节食[5988]或手术[5989]减肥来逆转。缺乏运动也可能导致性行为不活跃[5990]，而有规律的有氧运动可以改善勃起功能[5991]，几乎和最新一代的伟哥类药物一样有效[5992]。为了帮助恢复勃起功能，建议每周进行4次中等到高强度的有氧运动，每次至少40分钟，持续至少6个月[5993]。然而，长时间骑行时，必须小心谨慎。

希波克拉底（Hippocrates）在提到古代以骑马著称的斯基泰人（Scythians）时写道："他们中的绝大多数人变得性无能[5994]。"那么动感单车和其他现代骑行设备呢？仅在美国就有5000万名骑自行车的人[5995]，我们担心阴部神经会反复受到压迫，阴部神经从脊柱分支出来，在两腿之间盘旋，然后向上进入生殖器。乍一看，骑自行车的人和不骑自行车的人患勃起功能障碍的比例是一样的，但由于骑自行车的人往往更年轻，因此人们必须根据年龄进行调整。通过有效地比较同龄的骑自行车者和不骑自行车者，一篇涉及3000多名骑自行车者的系统综述和荟萃分析发现，骑自行车者的风险要高得多[5996]。

将自行车座椅中间镂空来缓解会阴部压力怎么样呢？可能会让事情变得更糟！阴部神经和动脉不是沿中线行进的，而是沿两侧的阿尔科克管行进的，镂空座椅面积的减少会加重而不是减轻压力[5997]。骑自行车的人使用镂空座椅有高达6倍的勃起功能障碍风险，但这似乎仅限于那些同时经历会阴麻木的人[5998]。能做些什么呢？关键区域的最大压力来自身体前倾。直立骑行比前倾60度骑行能提高40%的阴茎供血[5999]。长时间骑行时，也可以定期站起来踩踏板[6000]。

## 伟哥的副作用不可忽视

虽然降胆固醇的他汀类药物已被证明对勃起功能障碍有帮助[6001]，但医疗管理的一线治疗方法是伟哥类药物，即5型磷酸二酯酶抑制剂[6002]。它们会使阴茎中的肌肉纤维放松，这些肌肉纤维通常会阻止血液流入。在"改变了性医学的演讲"[6003]之前，人们认为勃起是由血液流出的收缩而不是血液流入的扩张导致的[6004]。贾尔斯·布林德利（Giles Brindley）教授在1983年的美国泌尿学会年会上做的演讲，使用了一种直观方法。在走上讲台之前，他给自己的阴茎注射了一剂肌肉松弛剂。演讲进行到一半时，为了把他的观点讲清楚，他当众脱下裤子，大摇大摆地走到前排，展示注射药物治疗性功能障碍的疗效[6005]。主办单位"不高兴了……因为观众席上有不少女性"[6006]。

口服伟哥也是通过类似的机制发挥作用的，它最初是一种失败的胸痛药，意外产生了数十亿美元的"副作用"[6007]。然而，在美国，使用1～2

年后的停药率为32%～69%不等[6008]。因此，大约一半的男性认为弊大于利[6009]，原因是无效[6010]、成本高或有副作用[6011]，其中最严重的副作用是非动脉性缺血性视神经病变（non-arteritic ischemic optic neuropathy，NAION）。我在视频"伟哥的副作用（naion）"中详细介绍过，非动脉性缺血性视神经病变的典型表现是醒来时失明，通常是暂时的，但有时可能是永久性的单眼失明，罕见情况下为双眼失明。

对于不喜欢药物的男性来说，通常还有手术——阴茎假体植入[6012]。令人难以置信的是，阴茎植入可以追溯到16世纪。早期的实验包括将患者的肋骨软骨甚至他们的肋骨植入他们的阴茎中[6013]。肋骨植入让男性处于"永久勃起状态"，但20世纪60年代的"柔性杆"（flexirod）技术让男性保持了肋骨的完整，它中间有一个铰链，这样装置就可以向下弯曲一半，"以提高隐蔽性"。当然，合适的尺寸很重要：如果植入物太小，可能会在尖端下垂，导致"超声速运输机畸形"[6014]（因为它与"协和式超声速喷射客机的机头相似"）。过长的植入物也可能是个问题，半刚性棒会侵蚀阴茎龟头[6015]。

现在有了可膨胀的装置，也许有一天会出现"对外部磁场有反应的可膨胀泡沫"或者"可以像笼子一样扩张和收缩"的金属网技术[6016]。（通过机场安检试试。）

## 吃伟哥可能增加皮肤癌风险

在目前市场上销售的6种伟哥类药物中，西地那非（伟哥）本身可能是有效的，但它也可能具有最高的副作用发生率[6017]。它曾经被认为非常安全。例如，一名男子曾一次吞下65片西地那非企图自杀，但没有成功[6018]。然而，现在伟哥已经问世20多年了，一些慢性影响频繁出现，其中包括青光眼，这是导致失明的主要原因之一。它涉及视神经的退行性病变[6019],而长期服用伟哥的人患此病的概率高达近10倍。然而,癌症让医学界重新考虑这类药物的安全性[6020]。

我在视频"伟哥与癌症(viagra)"中回顾了相关证据,从根本上说,黑色素瘤变得具有侵袭性的途径之一是通过下调5型磷酸二酯酶的基因突变[6021,6022],这正是伟哥类药物的作用,这也许有助于解释为什么服用伟哥、西力士或艾力达等药物的人患这种潜在致命形式的皮肤癌的风险明显更高[6023]。

## 膳食补充剂背后的"骗局"

一项对网上订购的伟哥的分析发现,只有18%的伟哥是真的。其中一些药片含有各种污染物,如商用油漆和其他药物(包括安非他命*)[6024]。此外,"天然"性功能增强补充剂是受药物污染最严重的膳食补充剂之一[6025]。数十人由于服用了掺有糖尿病药物的性功能增强补充剂,而陷入了低血糖昏迷状态甚至死亡[6026]。等一等,那些声称自己有独立的第三方认证的补充剂制造商呢?有一种做法叫作"模拟实验"*,这是补充剂行业的一个肮脏的小秘密,质量保证实验室只是在伪造文件上加盖橡皮图章[6027]。关于补充剂行业的一系列其他不法行为,请查看视频"补充剂行业的真相(supplements)"。

BMPEA*的故事是一个特别令人震惊的例子,正如我最喜欢的医学新闻来源之一STAT*所记录的那样[6028]。哈佛大学的一名研究人员发表了一篇论文,复制了FDA之前的研究,该研究在美国销售的各种补充剂中发现了一种类似安非他命的兴奋剂[6029]。作为回应,Black Widow和Yellow Scorpion补充剂制造商[6030]——美国Hi-Tech制药公司,起诉哈佛大学的研究人员诽谤、污蔑和诋毁产品[6031],要求赔偿2亿美元的损失[6032]。

Hi-Tech制药公司的负责人公开承认,他"希望能让这个家伙闭嘴"[6033]。虽

★译者注:安非他命是一种精神药物,已被列为国家管制药物,有一定的毒性和成瘾性。

★译者注:模拟实验(dry labbing)通常指的是在计算机上进行模拟或理论计算,而不是在实验室里进行的实验,本文意指"捏造实验数据"。

★译者注:BMPEA是一种苯乙胺化合物,近年来,在多款膳食补充剂中发现了BMPEA成分,它可能导致心脏病、脑卒中甚至猝死。

★译者注:STAT提供有关健康、医学和生命科学的可信和权威新闻。

然最终败诉，但Hi-Tech制药公司的诉讼有效地向其他研究人员发出了警告。据报道，Hi-Tech制药公司的首席执行官说，他"希望这场漫长而又昂贵的法律诉讼能吓跑其他学者，让他们不再调查补充剂行业"[6034]。

## 勃起功能障碍补充剂有问题

有没有什么补充剂被证明是有效的呢？我在视频"勃起功能障碍补充剂（edpills）"中回顾了现有证据。维生素A[6035]、维生素B3[6036]、维生素C[6037]和维生素E[6038]都失败了，维生素B6[6039]和维生素D[6040]治疗勃起功能障碍的研究没有对照组来排除安慰剂效应，甚至没有证据表明比什么都不做要好。

性功能增强补充剂中最受欢迎的成分之一，也是研究最广泛的成分之一是人参[6041,6042]。针对6项随机对照试验的荟萃分析发现，与安慰剂相比，每天补充1800~3000毫克高丽参，持续4~12周，能够显著改善勃起功能[6043]。当然，这是假设你的"人参"里真的有人参。对六大洲十几个国家500多种商品人参的真伪进行的测试显示，24%的人参产品掺假[6044]。

一些天然的"壮阳药"也有很大风险，包括育亨宾、斑蝥、疯蜜和蟾蜍，后者因潜在的致命性而被FDA禁止[6045]。育亨宾也被认为会致人死亡，但由于是在网上购买的，所以里面可能掺入了其他物质[6046]。

## 改变生活方式治疗勃起功能障碍

目前，推荐的勃起功能障碍治疗方法，无论口服药物、手术阴茎植入物、真空负压装置，还是尿道栓剂或海绵体内注射，都不能治疗和逆转问题的根本原因[6047]。美国泌尿学会鼓励医生至少告知患者改变生活方式的重要性[6048]，而欧洲泌尿学会的指南更进一步规定，生活方式的改变"必须先于或伴随勃起功能障碍的治疗"[6049]。这是有原因的。在视频"改变生活方式治疗勃起功能障碍（edlifestyle）"中，我详细介绍了一些干预性研究，这些研究展示了运动[6050]和健康的饮食是如何有效地改善勃起功能的[6051]。

> **阿特金斯饮食：想说爱你不容易**
>
> 勃起功能障碍和心脏病可能是同一个根本问题的两种不同表现，这一根本问题就是动脉病变，如发炎、氧化、胆固醇堵塞血管[6052]。庆幸的是，通过改变生活方式，包括抗炎、抗氧化和可降低胆固醇水平的饮食，可以逆转这两个器官的动脉粥样硬化[6053,6054]。我在视频"阿特金斯饮食（atkins）"中介绍了一份说明性案例报告。这个家伙一开始很健康，51岁，胆固醇水平正常，没有可检测出的冠状动脉斑块，阴茎正常。他采用阿特金斯饮食减轻了几磅体重，却失去了勃起能力，动脉一处还99%被堵塞，使他差点丢了命，直到他恢复更健康的饮食后才重新开启了全身的血液流动[6055]。
>
> 大约20年前，我写了一本关于这一饮食的书。阿特金斯公司威胁要起诉我，但我赢了，因为它在6个月后宣布破产。可以在网站atkinsfacts.org上阅读整本书，以及我与阿特金斯公司的律师们之间来来回回的有趣对话。

## 用坚果重振男性雄风

一项横断面研究发现，每天至少吃一份蔬菜，每周吃两份以上坚果，与勃起功能障碍风险降低50%以上有关[6056]。2011年，第一篇关于坚果和勃起功能障碍的干预性研究发表。我在视频"开心果重振男性雄风（pistachios）"中详细介绍过，连续3周每天吃3~4把开心果的男性，阴茎的血液流动会有显著改善，勃起时也更坚挺[6057]。

然而，在一项为期14周的随机对照试验中，混合坚果提高了精子数量[6058]，并略微提高了性高潮功能和性欲，但对勃起功能没有影响[6059]。我在视频"混合坚果与勃起功能障碍（mixednuts）"中指出，这种差异可能是由于研究人群的差异。参与开心果研究的男性都处于四五十岁，饱受慢性勃起功能障碍的困扰[6060]，而参与混合坚果研究的男性平均年龄为24岁，所以年轻男性可能一开始血液循环就接近最大值，因此他们没有太大的提升空间[6061]。

## 多吃果蔬让男人"硬"起来

蔬菜怎么样呢？如前所述，让血管放松的一氧化氮也可以直接通过蔬菜中的硝酸盐产生，如绿叶蔬菜和甜菜。人们尝试将硝酸盐局部涂抹在阴茎上（以硝酸甘油凝胶的形式，通常用于胸痛），但它会让使用者和他们的伴侣头疼，除非戴着避孕套使用[6062]。蔬菜中硝酸盐的好处可以解释为什么吃绿叶蔬菜不仅能降低心脏病的发病率[6063]，还能延长寿命[6064]，更不用说潜在的"植物伟哥"（veggie Viagra）效应了。（请参阅第592页"硝酸盐的十大常见食物来源"清单。）这可以解释吃蔬菜与改善性功能[6065]以及促进血液流向脑之间的联系[6066]。吃甜菜的唯一"副作用"可能是给生活增加一点额外的色彩，导致排出红色的大便和粉红色的尿液。

对于水果，石榴汁失败了［见视频"石榴（pomegranate）"］，但西瓜成功了［见视频"西瓜与勃起功能障碍（watermelon）"］。西瓜含有一种叫作瓜氨酸的化合物，它在体内会转化为精氨酸。精氨酸可以改善勃起功能[6067]，但也会引起胃肠道不适[6068]。相当于每天5块红瓤西瓜或每天一块黄瓤西瓜（中等大小西瓜的十六分之一）含量的瓜氨酸[6069]可以改善勃起硬度[6070]。如果这是你第一次听说，那可能是因为像辉瑞这样的制药公司的广告预算大约是美国西瓜促进委员会全部预算的1000倍，辉瑞公司每年从销售勃起功能障碍药物中赚取数十亿美元利润[6071,6072]。

## 用藏红花治疗性功能障碍

6项研究发现，藏红花香料在治疗抑郁症方面胜过安慰剂或百忧解（Prozac）等药物[6073]。这可能是由于它含有的红色色素藏红花素

（crocin），单独使用藏红花素（相当于每天半茶匙藏红花的剂量）作为辅助治疗就能击败安慰剂，显著减轻抑郁症状、焦虑症状和心理困扰[6074]。

如果香料和药物一样有效，有人可能会说香料更胜一筹[6075]，因为它不会像各种各样的处方抗抑郁药那样导致大多数男性和女性的性功能障碍[6076]。目前大受欢迎的选择性5-羟色胺重吸收抑制剂（SSRI）类药物，如百忧解、帕罗西汀和舍曲林，会在大约70%的使用者身上产生性功能方面的副作用[6077]，即使停药后副作用也会持续存在[6078]。（这更令人沮丧！）藏红花不仅没有这一问题，甚至还可以治疗由抗抑郁药引起的男性[6079]和女性[6080]性功能障碍，正如我在视频"治疗抗抑郁药引起的性功能障碍的最佳食物（crocin）"中所记录的那样。

用藏红花怎么样呢？实际上，是一次藏红花试验激发了我的灵感，让我建议在纪录片《素食者联盟》（The Game Changers）中使用RigiScan阴茎勃起硬度测试仪。口服[6081]和阴茎局部涂抹[6082]都发现了藏红花的好处，我在视频"藏红花治疗勃起功能障碍（saffroned）"中总结了一些注意事项。

### 健康饮食的成本和收益

一篇关于饮食与性健康的综述，详细阐述了各种饮食模式的利弊。继续吃标准美国饮食的好处是"相对便宜且容易获得"，坏处是"增加总死亡率、心血管疾病、肥胖、代谢综合征、脑卒中、慢性肾脏疾病、乳腺癌、结肠癌和前列腺癌的风险"[6083]。值得庆幸的是，吃得更健康正变得越来越方便，而且可能是最便宜的吃法之一[6084]。例如，素食饮食可以为个人每年节省约750美元[6085]。

# 第12章

# 保护皮肤

★编者注：1平方英尺约为0.09平方米。

皮肤是人体中生长最快的[6086]和最大的器官，大约20平方英尺★，约占人体重的10%[6087]，是人体衰老的一面镜子。随着皮肤变薄，它更容易受损，会失去体积和弹性，并可能下垂和出现皱纹[6088]。

构成皮肤的3种主要成分是胶原蛋白、透明质酸和弹性蛋白。胶原蛋白约占75%[6089,6090]，有助于增强强度和紧致度；透明质酸通过锁住水分来保持皮肤湿润[6091]；而包含弹性蛋白的弹性纤维约占皮肤的1%～2%，可以帮助皮肤恢复原状[6092]。

随着年龄的增长，胶原蛋白和弹性蛋白的合成每年减少约1%[6093]，皮肤的总厚度也是如此[6094]。皮肤的更新速度会逐渐减缓，从年轻人的每28天更新一次到老年人的每40～60天更新一次[6095]。事实上，皮肤菌群也会发生变化，这种变化是可以预测的，只要用取样自皮肤上的细菌，就可以在大约4年的精确度内猜测出人们的年龄[6096]。然而，我们对这些细菌的了解还远远不够，无法评估它们在皮肤衰老过程中的作用，皮肤衰老似乎与氧化应激有关。这就是导致老年斑的原因，老年斑也被称为肝斑或黄褐斑，是皮肤下被称为老年色素或脂褐素的氧化型脂肪和蛋白质团块[6097]。（脂褐素的英文"lipofuscin"来自拉丁语"lipo"和"fuscus"，意思是"棕色脂肪"。）

## 皮肤防晒很重要

只有3%的皮肤老化是由遗传因素造成的，也就是所谓的内源性衰老（intrinsic aging），其余的则来自生活方式，也就是我们对皮肤所做的事情，被称为外源性衰老（extrinsic aging）[6098]。可以通过比较通常受保护的区域的皮肤和暴露在阳光下的皮肤的老化程度来了解其中的区别，例如，比较屁股或上臂内侧的皮肤与脸部或手部皮肤的老化程度[6099]。内源性衰老的皮肤确实会失去弹性并产生细小的皱纹，但总的来说，皮肤是光滑和无瑕疵的，色素逐渐减少而趋于苍白。外源性衰老的皮肤会变得粗糙、凹凸不平和斑驳并出现皱纹[6100]。

在肤色较浅的人群中，80%~90%的面部老化是由日晒造成的[6101,6102]。那些肤色较深的人也会受到影响，但由于他们内置的黑色素的"防晒"作用，他们受到了相对的保护[6103]。因此，皮肤科医生现在一致认为，要减缓衰老的迹象，没有什么比保护皮肤免受阳光照射更重要的了[6104]。为了说明这一点，《新英格兰医学杂志》上发表了一张引人注目的照片[6105]，照片的主角是一名卡车司机，几十年来，通过驾驶座侧的窗户，他的左脸受到了更多的阳光照射，看起来有点像蝙蝠侠中的反派。日晒和吸烟等因素会使人看起来老11岁。另一方面，整容手术能让人看起来年轻8岁[6106]。健康的生活方式可能更有助于我们保持年轻的容貌。

我们一生都应该努力保护皮肤免受阳光照射，包括涂防晒霜、穿防晒服、戴帽子和太阳镜，在上午10点到下午4点的高峰时间寻找阴凉的地方，避免阳光直射[6107]。即使使用氧化锌或二氧化钛等防晒霜，可以帮助防护紫外线A和B，我们也不赞成日光浴[6108]。我们现在知道，其他没有被防晒霜覆盖的波长，如近红外线，也会导致皮肤老化[6109]。人工晒黑的男性和女性比不人工晒黑的人显得老很多，而那些晒日光浴的人看起来比实际年龄要老好几岁，与吸烟的人相当[6110]。

## 空气污染物与皮肤老化

除了太阳光的氧化作用，空气中的氧气、香烟烟雾、汽车尾气和其他环境污染物也有氧化作用[6111]。吸烟者会长出一种独特的明显的皱纹，被称为"抽烟脸"（smoker's face）[6112]。这种显著的衰老效应可以帮助吸烟的青少年戒烟。对照组80名青少年中只有1人成功戒烟，而通过数字化衰老软件展示吸烟和不吸烟的未来面孔后，80名青少年中有11名成功戒烟[6113]。一项类似的研究显示，紫外线对人脸图像的有害影响似乎也会影响晒黑习惯方面的持续行为改变[6114]。

甚至周围环境空气污染也与皮肤老化的迹象有关[6115]。空气质量指数差与老年斑、皱纹增加和皮肤松弛有显著关联[6116]。多环芳烃（PAHs）可能是罪魁祸首[6117]。这些燃烧产物覆盖在柴油尾气颗粒物上，也在烧煤、吸烟和烤肉时形成[6118]。

吸烟者大约一半的多环芳烃暴露来自香烟，另一半则来自食物。然而，对于不吸烟的人来说，99%的多环芳烃暴露可能来自他们的饮食。这些化学物质在肉类中含量最高，猪肉比牛肉更糟糕[6119]，即使是深绿色叶菜类蔬菜，也会被空气中的污染物污染。所以，不要在高速公路旁采摘蒲公英，一定要用流水冲洗蔬菜[6120]。

由于多环芳烃是脂溶性的，所以吃脂肪含量较低的食物可能会减少这些化学物质的吸收[6121]。然而，它们似乎不会在我们体内积累，这一点不像多氯联苯这样的持久性污染物。例如，在吃了养殖的三文鱼后，可能需要50～75年才能将多氯联苯从体内清除[6122]，而多环芳烃可以在一天内就被排出体外。在吃一顿烤鸡之后，食用者体内这些化学物质的含量会大幅上升，可高达百倍。然而，人体可以在大约20小时内将大部分多环芳烃"解毒"[6123]。与其"解毒"，不如从一开始就不"中毒"。最近的一篇皮肤病学综述的结尾是这样总结的："总之，当患者询问可能让皮肤看起来更年轻的饮食时，有证据支持全蔬食饮食[6124]。"

## 医学护肤

抗衰老药学是发展最迅速的医学专业之一[6125]，目标人群通常为女性，她们被"唆使"通过"任何可行的方法"来恢复青春容颜[6126]。92%的整容手术是在女性身上进行的，最常见的是注射肉毒毒素、填充、激光皮肤磨削术或化学剥脱术。每年，美国有数百万人接受整容手术，其中包括数十万例面部拉皮手术——技术上被称为"除皱术"（rhytidectomies）[6127]。

### 整容手术的有效性和安全性

在视频"肉毒毒素和面部拉皮手术的有效性、安全性和副作用（faceliftsbotox）"中，我详细介绍了整容手术。从根本上说，没有一种被证明比其他技术更好[6128]，而且如果是由有执照的整形外科医生来做的话，那么它们可能被认为是相对安全的[6129]。在这段视频中，我讨论了所有可能的并发症发生率[6130]以及调整期望值的重要性[6131]。

### 注射肉毒毒素靠谱吗？

在同一视频中，我还介绍了肉毒毒素的注射，这是最常见的非手术美容整形[6132]。总之，不良反应是短暂的和自限性的[6133]，但非医务人员注射的增加引发了人们的担忧[6134]——注射后数小时甚至数周里发生极其罕见的呼吸衰竭和死亡的可能性会增加[6135]。

### 面部填充的有效性和安全性

在视频"整容填充、化学剥脱术和激光皮肤磨削术的有效性和安全性（fillers）"中，我介绍了第二常见的整容手术——软组织填充剂注射[6136]。

大约四十分之一的手术可能出现不良后果，最常见的是瘀斑[6137]、肿胀或肿块[6138]。最具破坏性的填充剂并发症是因意外注射到动脉而导致的永久性失明[6139]。视频中有更多关于这方面的内容，以及对非医疗场所[6140]可能使用非法（非FDA批准）填充剂的担忧。有报道称，有人由于注射从橡胶胶水到轮胎修补密封剂等的各种非法填充剂，而被毁容甚至死亡[6141]。

### 化学换肤和激光焕肤

另一种常见的整容手术是化学剥脱术。每年约有100万例化学剥脱术，此外还有100万例激光皮肤磨削术[6142]，以使面部皮肤产生"可控损伤"[6143]。原因是对皮肤损伤的再生、修复和重塑会使皮肤看起来更紧致[6144]，然而，化学剥脱术和激光皮肤磨削术对消除皱纹可能有帮助，也可能没有帮助[6145]。这些类型的面部护理引起的炎症会导致面部水肿，由于肿胀，细小皱纹可能得到短暂改善，但最终可能弊大于利[6146]。短期的副作用包括瘀斑、肿胀、瘙痒、硬皮、发红、感染、痤疮和粟粒疹（白色小囊肿）[6147]。长期的副作用包括持续发红、色素改变和出现瘢痕[6148]。

## 营养护肤

有些动物通过饮食来增加它们的性吸引力。大山雀是一种有着独特的橄榄色和黑色相间羽毛的鸣禽，在欧洲和亚洲随处可见，它们倾向于选择富含类胡萝卜素的毛毛虫，这使得它们胸部的羽毛呈亮黄色，从而使它们对求偶的对象更有吸引力[6149]。人类身上是否也有类似的现象呢？

### 绿叶蔬菜，吃出好肤色

研究人员向受试者展示了亚洲、非洲和高加索女性和男性的数码照片，并要求他们将照片人物的面部肤色调整至他们认为最健康的肤色[6150]，结果是，不管男性还是女性都比较喜欢"金黄光泽"，这可以通过"膳食类胡萝卜素在皮肤中沉积"来实现[6151]。我在视频"通过富含类胡萝卜素的饮食来让皮肤看起来更健康（glow）"中评论过，吃得越健康，看起来就越健康，但一旦停下来，多吃水果和蔬菜所增加的面部吸引力[6152]便可能在几周内下降[6153]，所以必须坚持下去。

整个美黑行业都认为，肤色更深的高加索人看起来更健康、更有吸引力，但研究表明，美黑后肤色的改善是由于皮肤黄度增加了。当暗调和色相分开时，受试者实际上更喜欢浅色但偏黄的皮肤[6154]。当大量吃羽衣甘蓝的模特与高度晒黑的模特进行比较时，摄入类胡萝卜素等植物营养素产生的金黄光泽胜出了[6155]。所以，我建议多吃绿叶蔬菜，让自己拥有健康的肤色。

## 由内而外保护我们的皮肤

我当然不认为外表更重要，尤其是对年轻人来说，调查显示，他们认为为了改善外表而吃比为了健康而吃更重要[6156]。所以当看到标题为"让你更美的绿叶蔬菜"这样的研究时，我总是很兴奋[6157]。然而，水果和蔬菜不仅仅会改变肤色。正如我在视频"可食用护肤品：由内而外的防晒（internalsunscreen）"中所记录的那样，被随机分配到每天吃菠菜沙拉组的女性，其皮肤组织活检显示胶原蛋白的产生显著增加，皮肤弹性增加，面部皱纹减少[6158]。这在一定程度上可能归因于"由内而外"的防晒效果，因为在同样程度的紫外线照射下，DNA损伤更少。羽衣甘蓝[6159]、苹果[6160]以及迷迭香和葡萄柚提取物的组合[6161]也有类似的效果。即使是在泳装季节开始前10周（而不是4周），吃大量富含抗氧化物的食物，如番茄酱，可以将晒伤后的红肿减少40%[6162]。

局部涂抹防晒霜以及吃绿叶蔬菜[6163]和红薯[6164]等食物提供的膳食光

保护作用，在保护皮肤方面相辅相成。防晒霜的优点是几乎立即发挥作用，提供更强的防护，而绿叶蔬菜的保护作用需要几周的时间慢慢积累，且防晒系数（SPF）只能达到4（典型的防晒霜的防晒系数为10～40甚至更高）。另一方面，防晒霜必须小心涂抹，用量要足够，覆盖范围也要足够，得包括所有难以触及的地方，即便如此，仍然有可能被擦掉、洗掉或冲掉，而植物的保护作用无处不在。

## 抗氧化让皮肤更年轻

皮肤中的抗氧化物水平每时每刻都在变化。还记得第129页的氩激光研究吗？类似的技术也证明皮肤中抗氧化物水平低与面部皱纹的出现之间存在密切联系[6165]。这一结果与其他研究的数据是一致的，在15年的时间里吃高抗氧化食物的人比吃低抗氧化食物的人的皮肤衰老明显更少[6166]。饮食中沉积在皮肤中的抗氧化物和每天的氧化应激消耗储备之间不断波动的平衡，可以提供一些影响皮肤健康的其他生活方式的知识。

例如，别忘了美容觉。与每天睡8小时的人相比，连续坚持31小时不睡觉，然后只被允许睡5小时的人眼睛更红、更肿，眼圈更黑，眼皮下垂，皮肤苍白，细纹和皱纹更多，嘴角下垂[6167]。睡眠不足的人也比休息充分的人更累，更不健康，更没有吸引力[6168]。随着时间推移，睡眠剥夺相关的氧化应激可能会转化为皮肤衰老参数的长期差异[6169]。

心理压力也可能影响皮肤老化[6170]。较高的应激激素水平与感知年龄的增加有关[6171]。想想美国总统在1～2届任期前后的样子[6172]。在波士顿的一项衰老研究中，数百名受试者拍摄了10年跨度内的照片。那些有经济压力的人，即使在控制了收入（以及健康和吸引力）因素之后，也明显比基线时显得老，而且随着时间的推移，衰老的情况也明显更糟[6173]。

抗氧化物动力学也可以解释为什么饮酒不仅与消化道恶性肿瘤有关，还与皮肤癌有关[6174]。我在视频"由内而外预防皮肤癌（sunalcohol）"中提到过，喝下大约3口伏特加后，皮肤中的类胡萝卜素等抗氧化物水平在8分钟内会急剧下降[6175]，增加皮肤被晒伤的风险，但喝酒的同时喝橙汁可以调节皮肤对晒伤的敏感性[6176]。浆果更好，所以草莓代基里酒可能比伏特加橙汁鸡尾酒更能降低晒伤风险。

然而，饮酒似乎不会影响皮肤老化。一项研究发现，皮肤皱纹和饮酒之间存在显著关联[6177]，但其他10项研究并没有发现两者之间存在显著关联[6178]。那么其他饮料呢？

## 美容养颜抗衰老的饮品

也许并不出人意料，全身脱水与干燥综合征有关[6179]，这是一种严重影响老年人的疾病[6180]。那么，脱水和皮肤干燥有关系吗？一篇系统综述发现，每天多喝1~2升水，持续4~7周，可能会改善皮肤的水合作用，减轻皮肤干燥和粗糙的症状[6181]。

茶或咖啡怎么样？喝茶前后的皮肤组织活检显示，绿茶化合物会沉积在人体皮肤中，但有什么效果呢[6182]？喝咖啡[6183]或者既喝茶又喝咖啡[6184]的日本女性，其脸上的色素斑较少，但干预性研究结果要么显示没有效果（喝咖啡的情况），要么令人失望（喝茶的情况）。

皮肤组织活检显示，与安慰剂相比，口服和皮肤局部外用绿茶提取物联合处理在8周内增加了皮肤的弹性组织含量，但不足以被肉眼察觉到[6185]。绿茶中的一种活性成分EGCG可以减少紫外线对大鼠皮肤的伤害[6186]，在人体上进行的为期3个月的试验发现，每天摄入相当于11杯绿茶所含的EGCG的绿茶提取物具有明显的光保护作用[6187]，而每天摄入相当于5杯茶所含的EGCG的绿茶提取物则没有影响[6188]。也许是因为试验时间不够长？一项为期两年的双盲、随机、安慰剂对照试验发现，每天摄入两杯半绿茶的女性，其被阳光照射的手臂皮肤的整体损伤、红肿和毛细血管扩张有了显著改善，但安慰剂组也有同样的发现。换句话说，仅仅

★译者注：痣样基底细胞癌综合征，又称戈林综合征（Gorlin Syndrome），是一种罕见的常染色体显性遗传性疾病，该病可表现为皮肤损害、口腔损害、骨骼损害、眼睛损害及中枢神经系统损害等。

★译者注：基底细胞癌是发生于皮肤基底细胞层的肿瘤，它与日光照射有密切关系，所以它好发于日光照射的头、面、颈部或手背等处，尤其是面部较突出的部位。

是临床试验的一部分，就可能让女性改变她们的阳光照射活动并从中受益[6189]。

在视频"用绿茶治疗痣样基底细胞癌综合征*（topicaltea）"中，我提到了一个特别的案例报告，它表明局部使用绿茶可以预防皮肤癌[6190]，可能是因为减少了紫外线引起的DNA损伤[6191]，但对于那些皮肤癌风险不是特别高的人，局部使用绿茶被认为太刺激，不建议经常使用[6192]。如果已经患有基底细胞癌*，那么使用10%的绿茶软膏似乎没有帮助[6193]。

一种名为蜜树茶（honeybush或Cyclopia）的南非花草茶可能会有所帮助。在发现它可以保护"裸"（无毛）小鼠的皮肤免受紫外线伤害后[6194]，研究人员对蜜树水提取物进行了一项随机、双盲、安慰剂对照试验。由于没有外观和味道都一样的安慰剂茶，所以研究人员将蜜树茶晒干并碾成粉，然后装进胶囊中，然后与毫无区别的安慰剂胶囊进行比较。所以，不清楚到底测试了多少茶，但12周后，与安慰剂相比，蜜树茶粉减少了约28%的眼部皱纹[6195]。

另一种抗皱饮料可能会让你大吃一惊：热可可。在喝了含有约两茶匙半天然可可粉的饮料后，受试者皮肤血流量在两小时内显著增加[6196]。每天都喝，持续6周，同样剂量的紫外线照射下的红肿减少了15%，12周后，减少了25%。与对照组（饮用去除了大部分黄烷醇的安慰剂可可）相比，皮肤厚度、密度和水合作用也有所改善。12周后未发现皱纹程度的变化[6197]，但一项为期24周的研究发现，仅仅日常饮食中添加不到一汤匙的可可粉，就能使皮肤弹性有显著的改善，皱纹的深度也会有所减少[6198]。

"皱纹应该只是微笑留下的印记。"

——马克·吐温

> 皱纹发生在老化的皮肤上出现断层的地方[6199]，这个过程堪比皮手套的破裂[6200]。日常面部表情会引起相关肌肉周围的皮肤出现褶皱，随着时间的推移，这些暂时的褶皱会被"蚀刻"成永久的皱纹[6201]。在视频"皱纹是怎么形成的（wrinkleformation）"中，我介绍了肉毒毒素、"抗皱"枕头和贴片、遗传学，甚至智能手机屏幕发出的光的作用。当然，孩子们可以随心所欲地把脸揉成一团，因为儿童的皮肤结构还没有受到不可修复的损伤，因此，预防皱纹的关键是通过避免吸烟和定期防晒等选择来防止潜在的结构性损伤，这些损伤会使皮肤容易受到皱纹的影响[6202]。

## 饮食之中，轻松赶走鱼尾纹

如果你已经有了一些皱纹，那么有没有什么饮食可以减少它们呢？虽然以肉类和垃圾食品为主的饮食模式与更多的皱纹有关[6203]，但以水果为主的饮食模式和多吃水果、蔬菜和坚果的饮食模式都能显著减少皱纹[6204]。在视频"如何通过食物自然减少皱纹（antiwrinkle）"中，我浏览了所有与皱纹或多或少有些关联的特定食物，杏仁、亚麻籽、大豆和坚果的干预性结果分别为有效[6205]、有效[6206]、有效[6207,6208]和无效[6209]。

干预试验的缺乏使人们没有足够的信心来推荐它们，但是2020年一篇题为《抗皱饮食》的皮肤病学综述做了最好的总结。饮食防御策略包括富含抗氧化物的食物（见"氧化"一章）、抗炎食物（见"炎症"一章）、抗糖化食物（见"糖化"一章）、有益于肠道菌群的富含膳食纤维的食物、促进DNA修复的食物（如西蓝花），以及被证明能够阻断（至少在体外）胶原蛋白和弹性蛋白分解酶的食物，如大蒜，姜黄和生姜。换句话说，最好的抗皱饮食是全蔬食饮食[6210]。

## 纯素食不利于伤口愈合

人们会认为蔬食可能是预防和逆转皮肤衰老的理想选择[6211]，但一系列研究揭示了一些潜在的缺陷。例如，一项针对银屑病的光疗研究发现，纯素食主义者的皮肤更容易受到炎症的影响。光疗通常涉及将光敏药物与紫外灯或激光相结合。经过8周的治疗，与蛋奶素或鱼素者（17%）及杂食者（10%）相比，更多的纯素食主义者（42%）最终遭受严重红肿的副作用。为什么会这样呢？因为纯素食主义者预先摄入了太多的呋喃香豆素，这是一种天然存在于某些水果和蔬菜中的光敏化合物，如西芹、欧洲萝卜、芹菜和柑橘类水果中。据报道，研究中的纯素食主义者每周吃1.3磅（600克）西芹。他们每周还吃10磅柑橘类水果（包括2磅柠檬），以及数磅欧洲萝卜和芹菜。能吃到这么健康的农产品是件好事，但这些富含呋喃香豆素的食物无疑会让皮肤更容易被晒伤[6212]。

另一项光疗研究是为了摧毁癌前皮肤病变，它也发现纯素食主义者的皮肤炎症更严重，愈合时间更长。杂食者伤口愈合的平均时间约为10天，这是正常的。然而，纯素食主义者的皮肤完全愈合平均需要22天的时间，是杂食者的两倍多[6213]。在接受文身激光祛除术和剥脱性激光除皱术后，与杂食者（平均愈合时间为19天）相比，纯素食主义者的愈合时间也延长了（平均为23天），且效果更差[6214,6215]。这可能部分归因于摄入更多光敏性农产品所造成的过度光损伤，纯素食主义者在光照无关的伤口愈合方面也有所延迟。

对纯素食主义者和杂食者之间皮肤癌切除后留下的瘢痕的比较发现，纯素食主义者似乎愈合得不太好。这可能是因为胶原蛋白合成减少了。胶原蛋白不仅是皮肤的主要成分，也是直接参与伤口愈合的主要结缔组织成分[6216]。胶原蛋白合成受损也可以解释为什么美容填充物在杂食者身上更持久，因为填充剂注射的机械应激可以促进胶原蛋白的合成[6217]；也可以解释为什么杂食者微聚焦超声皮肤治疗效果似乎更好。强聚焦超声通过产生高达140℉（60℃）的温度来触发涉及新胶原蛋白形成的修复过程，用于治疗皮肤松弛。研究人员认为，胶原蛋白产生的减少可以解释为什么纯素食主义者的改善程度明显较低[6218]。

那些吃蔬食的人真的产生更少的胶原蛋白吗？显然如此。素食主义者的胶原蛋白合成率似乎要低10%[6219]。为什么会这样呢？前面提及的每一项测量维生素B12水平的研究都发现，纯素食主义者缺乏维生素B12（平均＜200pg/mL）[6220,6221,6222,6223,6224]，而人类和动物研究表明，维生素B12对胶原蛋白合成[6225,6226]和伤口愈合都很重要[6227,6228]。同型半胱氨酸是因维生素B12缺乏而产生的一种有毒副产物，它似乎会损害胶原蛋白交联[6229]，而胶原蛋白交联赋予结缔组织机械完整性[6230]。所以对坚持蔬食的人来说，定期获取可靠来源的维生素B12至关重要。（见第246页。）

另一个潜在的因素是伤口愈合过程中蛋白质需求的增加。例如，对于那些试图修复压力引起的皮肤溃疡的人来说，推荐的蛋白质摄入量从每天每公斤体重0.8克增加到每公斤体重1.25~1.5克[6231]。这就解释了为什么十几项关于补充蛋白质治疗压力性溃疡的研究会发现大多数人补充蛋白质后溃疡面积减少更多[6232]。纯素食主义者平均每天摄入1.0克/公斤体重的蛋白质，这已经能够满足日常需要了[6233]，但杂食者平均每天摄入1.3克/公斤体重的蛋白质，所以可能他们摄入了更多的蛋白质，更有助于伤口愈合[6234]。如果纯素食主义者希望下一次能从文身去除中快速恢复，那么我建议增加豆类的摄入量。

## 胶原蛋白延缓皮肤衰老的神话

口服胶原蛋白补充剂已经成为治疗皮肤老化的时髦疗法[6235]，有一系列药片、粉剂，以及从巧克力棒和软糖到胶原蛋白强化咖啡和啤酒等的产品[6236]。据说，社交媒体上"充斥着未经证实的付费广告"[6237]。如果有的话，有什么说法是可以被证实的呢？

我在视频"补充胶原蛋白可以延缓皮肤衰老吗（collagen）"中回顾了所有相关的研究。简而言之，大多数研究是由胶原蛋白补充剂制造商资助的[6238]，而且证据的整体质量是"有限的、相互矛盾的"[6239]或"不是特别有力的"[6240]。2022年，发表在《美容皮肤病学杂志》上的一篇题为《口服补充胶原蛋白对皮肤、指甲和头发有益的神话》的综述总结道，"皮肤科医生应该意识到，企业对胶原蛋白未经证实的宣传……超过了目前文献所支持的任何证据"，而且鉴于证据不足，"不能经常向患者推荐胶原蛋白……"[6241]。另一篇综述认为，与使用防晒霜、戒烟和健康饮食等更明确地显示对皮肤胶原蛋白有积极影响的方法相比，这些证据"特别缺乏说服力"[6242]。

在视频"如何通过饮食促进胶原蛋白合成（collagendiet）"中，我描述了如何刺激自己的胶原蛋白合成，例如，确保每天摄入至少95毫克维生素C[6243]，这高于目前的每天推荐摄入量[6244]。

虽然没有证据表明胶原蛋白在延缓皮肤衰老方面优于其他蛋白质[6245]，但如果你真的想试试，建议你联系制造商，以明确胶原蛋白的来源。大多数胶原蛋白补充剂制造商不会透露这一信息，这是有充分理由的[6246]。陆地来源包括鸭掌、青蛙皮、袋鼠和大鼠尾巴、鳄鱼骨头和马肌腱[6247]。水产来源主要包括鱼皮、鱼骨、鱼头、鱼鳞、鱼鳍和鱼内脏[6248]。

建议咨询制造商如下问题：采取了哪些措施防止污染或掺假？如果来自鱼类，那么是否使用的是低汞鱼类？如果来自牛，又采取了什么措施来确保其中不包含脑或神经系统物质，以防止感染朊病毒病[6249]？在美国，胶原蛋白不受FDA关于禁止使用的危险组织（如脑）的条款的约束——FDA禁止使用这些危险组织是为了保护消费者免受牛海绵状脑病（疯牛病）的侵害[6250]。

出于食品安全、宗教、道德和过敏的原因，有人呼吁使用非动物原料[6251]。例如，2%~4%的人对牛胶原蛋白过敏[6252]。为了解决疯牛病的难题，有人呼吁培育不感染朊病毒的转基因牛，以"提供安全来源的胶原蛋白原料"，但为什么不直接让植物来制造呢？人们已经开发出了一种利用植物生产胶原蛋白的技术[6253]，但该技术尚未达到商业推广的程度，且成本与蹄类来源的胶原蛋白无法相比。

## 局部皮肤护理产品的有效性

非处方"抗衰老"产品也是一个价值数十亿美元的产业[6254]。一篇关于抗衰老护肤神话的综述指出，"花更多的钱会产生心理效应"，但"不要被精美的包装和高昂的价格所迷惑"[6255]。许多产品所宣传的效果往往被夸大和误导[6256]，而且很少有科学依据[6257]。一家独立的产品测试机构质疑抗衰老面霜的功效，它发现只有使用敏感仪器才能发现有益的效果，而临床上检测不到这些变化，这暗示这些产品可能并不比普通润肤霜更好[6258]。

对中国女性[6259]和英国女性的横断面研究发现，经常使用润肤霜的女性比不使用的同龄女性看起来年轻两岁左右。然而，第三项规模更大的（荷兰的）研究却没有发现差异。无论如何，这类研究永远无法确定因果关系[6260]。关于润肤霜的研究很有限，但它们可以改善皮肤干燥，否则皮肤可能会变色、脱皮和变得粗糙[6261]。润肤霜可以滋润皮肤，减少15%~20%的细纹，这是"化妆品行业最老套的伎俩"，但它可能对治疗根本原因没有任何作用[6262]。

### 阻止皮肤衰老，防晒很重要

无论粉底液、晚霜还是抗衰老"精华液"，大多数护肤产品的配方是一种润肤霜结合所谓的活性成分，以吸引市场[6263]。哪些成分是真的活性抗衰老剂呢？我敢打赌，当我提醒你高达90%的面部可见老化是由于日晒时，你可以猜到哪一种是最有效的护肤成分[6264]。从抗衰老的角度来看，护肤产品中最具生物活性的成分是防晒霜[6265]。

保持皮肤年轻最重要的做法是每天涂抹防晒霜，并采取其他保护措施，如戴帽子。相比之下，你可以为你的皮肤做的任何事情都相形见绌，尤其是对那些皮肤苍白的人来说[6266]。紫外线A是导致皮肤老化的主要原因，而紫外线B则会导致晒伤。因为两种类型的紫外线都会增加癌症风险，所以建议使用广谱防晒霜来抵挡这两种紫外线[6267]。为了预防皮肤癌，美国皮肤医学会建议使用防晒系数为30或更高的防晒霜[6268]，但防晒系数为15的防晒霜就可以防止皮肤老化[6269]。怎么知道的呢？因为它已经经受了考验。

900名成年人被随机分为两组，一组按建议每天使用防晒霜，另一组继续按他们自己的意愿酌情使用。（给人们提供安慰剂防晒霜而不提供保护被认为是不道德的。）最后，在每日涂抹防晒霜组中，77%的人每周至少涂抹3~4天防晒霜，而在酌情涂抹组中，这一比例仅为33%。这种差异是否足以产生影响呢？是的，在每日涂抹防晒霜组中，皮肤老化明显减少。事实上，在为期4年半的研究中，每日涂抹防晒霜组的人的皮肤衰老没有明显增加。研究人员得出结论："经常使用防晒霜可以延缓健康中年男性和女性的皮肤衰老[6270]。"

虽然防晒霜主要是为了防止面部进一步老化，而不是逆转已经存在的光损伤[6271]，但一些每天使用防晒霜的人的皮肤质地确实有所改善。考虑到对照组被告知，只要他们认为有必要，就继续使用防晒霜和戴帽子，所以研究结果就更加惊人了，当人们不受干涉时，他们对过度紫外线照射的判断或计划都很糟糕。因此，即使是阴天或下雨，也建议每天使用防晒系数为15的面部保湿霜[6272]。"每天白天使用防晒霜，晚上使用维A酸……"被认为是抗衰老皮肤护理的"黄金标准"[6273]。

## 白天防晒霜，晚上维A酸

虽然防晒霜可以防止皮肤进一步光老化，但维A酸可以逆转一些已经发生的事情。维A酸也被称为全反式视黄酸，并以各种品牌出售，包括Retin-A。维A酸是一种处方形式的维生素A，可以明显改善轻度至中度的光损伤，包括细纹和皱纹、雀斑和其他色素沉着，几个月的常规使用便可以改善整体皮肤质地[6274]，但在很大比例的患者中它可能会导致红肿、刺痛、灼烧、瘙痒和脱皮[6275]。也有更温和的、不太有效的、非处方的外用维A酸，如视黄醛、视黄醇、视黄醇酯（乙酸、棕榈酸或丙酸酯）。我在视频"外用维A酸逆转皮肤老化（retinoids）"中对它们进行了比较。

在所有的非处方维A酸选择中，视黄醇可能是首选[6276]，但迄今为止，维A酸的疗效记录最为稳健[6277]，所以为什么不向医生开个处方呢？因为，正如我在视频中详细介绍的那样，长期局部使用维A酸可能会增加更严重的副作用——过早死亡的发生风险[6278]。

## 烟酰胺的抗皮肤老化作用

还有哪些护肤成分被证明有助于防止皮肤老化呢？虽然安慰剂对照试验是大多数医学研究的标准，但对于化妆品来说，它们仍然非常罕见[6279]。这引发了人们对功效的质疑，因此许多人可能只是在购买"希望"[6280]。这也引发了对安全性的担忧。时至今日，化妆品仍含有一系列有毒化学物质。在化妆品所使用的超过12000种合成化合物中，只有不到20%被认为是安全的[6281]。当然这也并不意味着天然成分就一定无害。毒藤（poison ivy）是你能得到的最天然的东西，但你不会想把它擦在脸上[6282]。然而，也有一些相对安全的天然选择，其功效各不相同。

外用烟酰胺，又称尼克酰胺，是维生素B3的一种衍生物，没有刺激性[6283]，被描述为"研究得最充分的抗衰老药妆成分之一"[6284]，但看起来只有3项人体安慰剂对照研究[6285]，药妆科学的现状可想而知。

皮肤光老化主要是由紫外线诱导的自由基形成介导的。过度暴露在阳光下的后果之一是皮肤中的糖和蛋白质被氧化成黄褐色色素，使老化的皮肤看起来呈土黄色。由于烟酰胺是两种强效抗氧化物的前体，所以人们希望这一氧化过程可以被中断[6286]，正如题为"外用烟酰胺可减少老化面部皮肤的发黄、皱纹、红斑和色素沉着斑"的研究所揭示的那样[6287]。

这是在中年女性中进行的一项为期12周、双盲、安慰剂对照、分脸、随机临床研究。在分脸（split-face）研究中，每个受试者都是她自己的对照。活性配方（在这一研究中为含有5%烟酰胺的润肤霜）被涂在她的一侧脸上，而安慰剂（不含烟酰胺的润肤霜）被涂在她的另一侧脸上，但是受试者和研究人员都不知道哪一侧涂的是什么，直到试验结束。这对皮肤类型和应用技巧也进行了控制，因为不同的人使用护肤产品的方式不同。人们经常用同一只手在脸的两侧涂面霜。所以，除非有特别说明戴不同的手套或中间洗手，否则可能会有交叉污染[6288]。

12周后，涂抹烟酰胺一侧的脸上皱纹和细纹略有减少（约5%），斑点和黄变的发生也有所减缓[6289]。随后发表的一篇文章也指出了皮肤弹性的改善[6290]。其效果可能只有维A酸的三分之一到五分之一[6291]，但没有过度刺激皮肤的报告[6292]。

另外两项研究也是类似的分脸试验，但使用的是含4%的烟酰胺的产品。一项研究发现，与安慰剂相比，烟酰胺对面部皱纹没有显著影响[6293]；另一项研究仅限于眼睛周围的鱼尾纹，研究发现，在为期8周的研究结束时，主观和客观指标都有了显著改善。与安慰剂组的0相比，烟酰胺组有64%的眼部皱纹有中度或显著改善[6294]。

### 维生素C，养颜又抗皱

如果皮肤老化是由氧化应激介导的，那么为什么不直接使用维生素C等抗氧化物呢？局部应用抗氧化物可导致皮肤中的抗氧化物水平是口服的

10倍（至少在小鼠皮肤中是这样的）[6295]。根据贝弗利山\*一位著名整形外科医生最近对局部抗衰老护肤的综述，"至少应该鼓励人们每天使用防晒霜，每晚使用维A酸，每天局部外用抗氧化物"[6296]。然而，该用哪种抗氧化物呢？只有一种被清楚地证明是有效的。

尽管维生素E在护肤品中无处不在，但没有证据表明外用维生素E在防止皮肤老化中有任何作用，无论皱纹、黄变还是质地[6297]，而一项关于外用辅酶Q10的研究也没有发现它的效果明显好于安慰剂[6298]。然而，有一种类型的维生素C被证明有帮助[6299]。

皮肤组织活检研究表明，与安慰剂相比，局部应用5%的左旋抗坏血酸（这是食物中天然存在的维生素C形式）溶液，可以显著增加绝经后女性真皮细胞中胶原蛋白的表达，因此"绝经后女性真皮细胞的功能活性并不是最大的，还可以提高"[6300]。一项分脸研究使用3滴10%的左旋抗坏血酸溶液，持续3个月，结果发现，与安慰剂相比，其在细纹和皱纹、黄度和肤色（紧致度）方面有显著改善[6301]。受试者不知道哪一侧涂的是维生素C，但19名患者中有16名（84%）正确地指出了涂抹维生素C的一侧，即表现出改善的那一侧。

遗憾的是，左旋抗坏血酸在面霜中不稳定。它被氧化时会变成难看的棕色，这限制了它的保质期[6302]。因此，化妆品行业转而使用更稳定的维生素C酯或衍生物，如抗坏血酸棕榈酸酯、抗坏血酸硬脂酸酯、抗坏血酸磷酸酯镁或抗坏血酸硫酸酯[6303]。遗憾的是，没有证据表明这些化合物具有类似的效果，可能是因为它们吸收不良，只能最低限度地转化为活性形式。好消息是你可以自己做。

尽管低至3%[6304]和5%[6305]的维生素C浓度在分脸研究中已被证明具有抗皱效果，但研究人员还是建议至少添加10%。在前面提及的分脸研究中使用的10%的维生素C溶液，其零售价为每盎司127美元[6306]。你可以自制，只需购买大量左旋抗坏血酸，将3克混合于30克水中，价格便能降至数千分之

★译者注：贝弗利山位于美国加利福尼亚州洛杉矶市西部，在好莱坞附近，有"全世界最尊贵住宅区"的称号，被人们称为财富名利的代表和象征，以其高档的购物、餐饮和娱乐场所而闻名。

一。你可以把它们混合在一个滴管瓶里。每天在手掌上滴4~5滴，然后用指尖涂抹在脸部、颈部和上胸部。不过要小心别弄到眼睛里。

> **果酸美容的利与弊**
>
> 果泥做面膜的历史由来已久，这是有原因的[6307]。α-羟基酸，也被称为果酸，在化学剥脱术中被高浓度使用，但柜台上以去角质剂的形式低浓度出售[6308]。我在视频"果酸美容的利与弊（alpha）"中回顾了4项安慰剂对照研究。总之，果酸可以帮助修复过去的光损伤，但也会增加皮肤的光敏性，使未来的损伤更严重[6309]。

## 皮肤癌

每年有超过100万个皮肤癌新病例被诊断出来，大约三分之一的美国人在一生中可能受到影响[6310]。皮肤癌的风险会随着年龄的增长而增加[6311]，发病率也逐年上升[6312]。我们应该定期做全身体检来筛查皮肤癌吗？皮肤癌基金会建议每年进行一次筛查[6313]，但美国预防服务工作组的官方立场是，没有足够的证据支持定期皮肤筛查[6314]。这在一定程度上基于德国的一项全国性实验。

2003年，德国石勒苏益格-荷尔斯泰因州开展了一项全身皮肤检查筛查活动。到2008年，黑色素瘤的死亡率下降了近50%[6315]。由于这一轰动的成功，该项目于2009年扩展到全国。遗憾的是，5年后，黑色素瘤的死亡率没有显著变化。事实上，全国的死亡率甚至还上升了一个百分点，石勒苏益格-荷尔斯泰因州所获得的益处也消失了，死亡率又回到了基线水平[6316]。一开始的下降只是偶然吗[6317]？邪恶的是，一些人认为德国医生受到了经济利益的驱使——每次筛查可获得15欧元（约20美元）的补贴，开始有意或无意地在死亡证明上少报黑色素瘤,以使该项目看起来有效[6318]。不管怎样,皮肤筛查还没有被证明能够挽救生命[6319]。

请注意,美国预防服务工作组对定期医学皮肤筛查不做背书,针对的仅仅是无症状的健康个体的大规模筛查。如果有可疑的痣,或者由于个人或家族的皮肤癌病史而有着更高的风险,那么请你一定要把它告诉医疗保健机构。黑色素瘤是最致命的一种皮肤癌,有一个判断痣是否为疑似恶性黑色素瘤的ABCDE原则,A(Asymmetry)表示不对称,B(Border)表示边界不规则,C(Color)表示颜色多样化,D(Diameter)表示直径(大于铅笔橡皮擦直径),E(Evolving)表示进行性变化,包括大小、形状、颜色或症状(如出血、瘙痒或结痂)的变化。基本上,任何新的、变化的或不寻常的病变(与其他痣相比)均为可疑症状[6320]。

## 澳大利亚的5S防晒攻略

如果全面筛查不能让我们远离皮肤癌,那什么能呢?降低所有常见癌症风险的最佳方法是一级预防。换句话说,从一开始就预防癌症的发生。澳大利亚的5S防晒法可以帮助你,即Slip(穿长袖长裤)、Slop(涂防晒霜)、Slap(戴遮阳帽)、Seek(待在阴凉处)、Slide(戴太阳镜)[6321]。

儿童的一次晒伤可能会使日后患基底细胞或鳞状细胞皮肤癌的风险增加1倍[6322],而据估计,儿童时期经常使用防晒霜可以将这些癌症的发病率降低78%[6323]。

理想情况下,防护服应该完全覆盖胳膊和腿[6324]。对于没有紫外线防护系数(UPF)标签的普通衣服,织得更密、更厚且颜色更深的布料往往更具保护作用[6325]。(把衣服放在灯光下,看光能否照进来。)帽子应该遮住整个头部[6326]。全框架太阳镜可以更好地保护眼睛周围可能没有防晒霜保护的娇嫩皮肤,应该使用防晒系数在30以上的唇部产品保护好嘴唇[6327]。

> ### 口服烟酰胺，预防皮肤癌
>
> 在化妆品行业使用烟酰胺防止皮肤老化数十年之后[6328]，研究人员决定对烟酰胺进行皮肤癌预防试验。通常情况下，要资助每天只花几美分的非专利产品的研究是很困难的，但初步发现[6329]令人惊讶，所以ONTRAC试验诞生了。口服烟酰胺减少光化性癌症（Oral Nicotinamide to Reduce Actinic Cancer，ONTRAC）是一项公共资助的Ⅲ期临床（疗效确定）试验，数百名有皮肤癌病史者被随机分配口服500毫克烟酰胺或安慰剂，每天两次，持续1年。到最后，安慰剂组有463例新发皮肤癌病例，而烟酰胺组只有336例。癌症发生率大约减少了25%，且没有明显的副作用，每天只需几分钱[6330]。更多信息请查看视频"预防皮肤癌的最佳补充剂（cancernic）"。

## 适当晒太阳的风险和益处

阳光中的紫外线被认为是一种完全致癌物质，这意味着它们不仅可以引发癌症，还可以促进癌症的发展和扩散[6331]。黑色素瘤是一种最可怕的皮肤癌[6332]，其发病率在近几十年里增加了两倍[6333]，部分原因可能是日晒沙龙*的使用增加[6334]。日光浴床及其紫外线与烟草、石棉、钚和加工肉类一样，被认为是一类致癌物[6335]。更多关于日光浴的信息，请查看视频"获得维生素D的最好方法（tanning）"。

与自然光不同，日光浴床灯释放的主要是紫外线A，这两面不讨好：既不能产生任何维生素D，还会增加癌症风险[6336]。阳光为大多数人提供了90%~95%的维生素D[6337]。事实上，正如我在视频"适当晒太阳的风险和益处（sun）"中详细介绍的那样，模型研究表明，避免阳光照射导致的维生素D水平低下可能比过度阳光照射引起的皮肤癌杀死的人更多[6338,6339]。所以

★译者注：日晒沙龙是一种提供人工晒黑服务的商业机构，通常使用紫外线灯来模拟阳光照射。

总的来说,"适当晒太阳"[6340]利大于弊,如果可以从补充剂中获得所需的维生素D,为什么还要冒任何风险呢?事实上,该模型通过干预性研究得出了用维生素D预防内部癌症的估计,这些研究是让人们补充维生素D,而不是暴露在紫外线下[6341]。关于晒太阳的争论被定义为需要两害相权取其轻:要么皮肤癌,要么维生素D缺乏。它忽略了还有第三种方法:维生素D补充剂。

### 黑药膏治疗皮肤癌的骗局

皮肤癌通常只要手术切除就好了,但用"黑药膏"(black salve)代替怎么样呢?黑药膏已被美国FDA列为"假抗癌治疗"药物,同样受到美国皮肤医学会的谴责,但在互联网上仍被宣传为"治疗皮肤癌的天然替代疗法"。我在视频"黑药膏作为皮肤癌替代疗法的骗局(salve)"中详细说明了它的破坏性和危险性。

一些癌症患者被虚假信息欺骗,但许多拒绝接受传统治疗的人形容他们的肿瘤医师"缺乏人情""令人生畏""冷漠""漠不关心""不必要的苛刻""认为自己是上帝""甚至不知道他们的名字",或在当推荐的治疗方法被质疑时变得"敌对"。很少有人相信医生会考虑到他们的最佳利益,许多人说,如果觉得医生尊重他们,他们最初更有可能接受传统治疗[6342]。

## 防晒霜可预防皮肤癌

我之前提到过,随机对照试验表明,经常使用防晒霜可以阻止皮肤老化[6343],包括经组织活检证实的紫外线相关皮肤损伤的减少[6344]。然而,有干预试验证明防晒霜可以预防癌症吗?确实有[6345]。事实上,它可以逆转癌前皮肤生长的进程,使其自行消退和消失。我在视频"防晒霜会导致皮肤癌还是会预防皮肤癌（sunscreenuse）"中简明扼要地介绍了这一令人兴奋的研究。一旦阻止这么多致癌射线轰炸我们的身体，我们的身体就可能自愈[6346]。

### 正确使用防晒霜很重要

为了达到最佳效果，需要正确使用防晒霜。一些研究表明，能正确使用的人很少[6347]，只有二十五分之一的人能够听从建议[6348]。在同一视频中，我对以下问题进行了详细说明：使用"茶匙规则"[6349]说明正确的剂量；理论上防晒系数为15的防晒霜就足以预防癌症，为什么仍推荐防晒系数50以上的[6350,6351]；为什么多云的天气有时会更糟[6352]；接触水和沙子之前和之后的使用时间[6353,6354,6355]。

#### 黑皮肤和白皮肤，哪个更应该防晒？

黑皮肤［在医学文献中也被称为"种族皮肤"或"SOC"（有色皮肤）］[6356]的平均内置防晒系数为13，而白皮肤的只有3[6357]。虽然目前还没有关于防晒霜在深色皮肤人群中预防皮肤癌的有效性的干预性研究，但防晒系数13被认为是不够的，因此美国皮肤医学会建议所有肤色的人经常使用防晒系数30或更高的防晒霜[6358]。遗憾的是，只有约12%的非拉美裔黑人和31%的拉美裔黑人经常使用防晒霜，而非拉美裔白人的这一比例约为44%[6359]。尽管如此，致命的黑色素瘤的发病率在拉美裔黑人中仅为白人的五分之一，在黑人中仅为白人的二十五分之一。然而，如果发生黑色素瘤，黑人的死亡率会更高，可能是由于诊断被延误了[6360]。

深色皮肤的光老化不太可能表现为皱纹，而更可能表现为色素沉着，如肤色不均匀、黄褐斑（黑斑点）[6361]和黑色丘疹性皮肤病（脸上的黑色小疙瘩）[6362]。为了对抗皮肤老化和癌症风险，透明的化学防晒霜的销售对象通常是肤色较深的人，因为矿物防晒霜（二氧化钛和氧化

> 锌）通常会留下白色残留物。然而，现在有微粉矿物防晒霜，使用后不太明显。

## 哪种防晒霜更可取？

应该使用哪种防晒霜呢？霜比喷雾更可取，因为这样更容易看到你涂抹的地方[6363]。为了达到足够的覆盖范围，在喷完防晒喷雾后，应该立即到处揉搓[6364]。我不推荐防晒喷雾。它们易燃，即使干了之后，暴露在明火下也会引起皮肤燃烧[6365]。更重要的是，吸入雾化的防晒化学物质的安全性还没有得到充分的研究[6366]，但坦率地说，在皮肤上涂抹也是如此。

我在视频"最好的防晒霜（safestsunscreen）"中详细介绍过，2019年FDA的重磅提示强调，防晒霜中的化学物质没有一种被普遍认为是安全的，这引发了人们对防晒霜中化学物质被全身吸收的担忧。只有两种有效成分显示绿灯，即两种非化学"矿物质"——二氧化钛和氧化锌。越来越多的证据表明，防晒霜化学物质的经皮肤吸收比想象的要多，这引发了人们对"以前未经评估的安全性的担忧"[6367]。未经评估是因为之前人们不认为会有这么多物质进入血液。

## 低脂饮食可预防皮肤癌

除了烟酰胺，还有其他方法从内到外预防皮肤癌吗？动物研究表明，高脂饮食会加速小鼠皮肤癌的形成[6368]；人群研究表明，高脂饮食与更高的癌症发生率有关[6369]。基于这些研究，美国国家癌症研究所和退伍军人事务研究小组将有皮肤癌病史的人随机分配到低脂饮食组，结果发现，皮肤癌发生率降低至原来的十分之一，这一惊人的结果发表在《新英格兰医学杂志》上[6370]。更多信息请查看视频"如何通过饮食预防皮肤癌（lowfatskin）"。

## 静脉曲张

静脉曲张不仅仅是一个美容问题。它们可能与疼痛和瘙痒有关[6371]。传统上,弹力袜是静脉曲张症状的标准疗法[6372],但在过去的10年中,由于缺乏压缩效果的证据,再加上微创静脉内消融技术的发展,治疗建议已经发生了改变[6373][详细信息请查看视频"静脉曲张的预防和治疗(varicose)"]。然而,两者都没有解决根本原因。

### 苹果醋可治疗静脉曲张吗?

在视频"苹果醋治疗静脉曲张(vein)"中,我简明扼要地介绍了一项题为"外敷苹果醋对静脉曲张症状、疼痛和容貌焦虑的影响:一项随机对照试验"的研究[6374]。外敷醋[6375](而不是尿液[6376])可以帮助缓解水母蜇伤,但不能缓解湿疹[6377]。那静脉曲张呢?请观看视频了解更多细节,但使用未稀释的醋的潜在危害[6378]可能超过其值得怀疑的好处[6379]。

### 多吃蔬果,缓解静脉曲张

一项调查发现,在乌干达,5000名成年人中只有6例静脉曲张[6380]。非洲农村人患静脉曲张的风险不足其他人群的五十分之一,也许这与他们患心脏病的概率和患结肠癌的风险均为其他人群的五十分之一,以及患其他"压力性疾病"(如憩室病、裂孔疝和痔疮)的风险不足其他人群的五十分之一出于同样的原因[6381]。因为他们的饮食富含全蔬食,非洲农村人是已知唯一有记录每天摄入超过100克膳食纤维的人群之一,这才是我们人类的正常摄入量[6382]。

我在"保护肠道和膀胱功能"一章中和在视频"静脉曲张的预防和治

疗（varicose）"中均详细介绍过，排便费力会使血液回流到腿部，导致腿部静脉瓣膜功能不全[6383]。可以通过吃富含膳食纤维的全蔬食来解决问题，让大便变得又大又软，从而被毫不费力地排出。由于膳食纤维的作用，西方素食主义者患憩室病[6384]、痔疮和静脉曲张[6385]等压力性疾病的概率较低也就不足为奇了，但这可能不是唯一的原因。一项针对老年素食主义者的研究发现，他们舌下静脉曲张（也称为"鱼子酱舌"）的发生率也要低得多，舌下毛细血管出血的情况也更少。因为坏血病通常表现为静脉扩张和血管壁变薄，所以研究人员怀疑素食主义者静脉曲张发生率低可能与摄入更多的维生素C有关[6386]。

## 指甲健康

根据美国皮肤医学会的说法，每个人在一生中几乎都会经历某种指甲异常。随着年龄的增长，指甲生长得越来越缓慢，也变得越来越脆弱，开始变得苍白、暗沉或不透明。从25岁左右开始，指甲的生长速度每年放慢大约0.5个百分点，这也许是我们随着年龄的增长更容易受到指甲真菌感染的原因之一。指甲真菌感染，也被称为甲癣，是最常见的指甲疾病[6387]。其发病率从年轻时的2%上升到60岁以上的20%，影响大约一半的70岁老人[6388]。

### 如何治疗甲癣

甲癣通常攻击趾甲，会导致趾甲变色、畸形、脱离、增厚、破碎和隆起。很难治疗是因为真菌可以藏在趾甲深处，既不受血液供应的影响，也不受涂抹的任何东西的影响。所以，即使能够把真菌击退，感染也会因为残留部分而复发[6389]。

治疗甲癣最常用的方法是口服抗真菌药物[6390]，因为它们比局部外用抗真菌药物更有效，但也会产生更多的副作用和药物相互作用[6391]。特比萘芬

［Terbinafine，商品名为兰美抒（Lamisil）］，通常是治疗老年人甲癣的首选药物[6392]。在治疗的第二个月，它会导致口腔中产生金属味，皮疹也很常见，有时甚至很严重[6393]。其他常见的副作用包括头痛和胃肠道症状，以及罕见的肝、肾和心力衰竭[6394]。老年人口服抗真菌药物的治愈率只有64%左右，但这比局部外用药要好得多[6395]。

对于趾甲感染，口服抗真菌药物通常需要12周，而局部外用抗真菌药物可能需要12个月。（手指甲感染的治疗时间通常仅为前者的一半。）如此漫长的疗程可能会限制患者的依从性，尤其是那些想用指甲油来掩盖的患者，即使坚持一整年的日常应用之后，大多数局部外用药物的治愈率也只有9%左右，而安慰剂组的治愈率约为1%[6396]。有一些较新的局部外用药物可以每周使用1～2次，效果也可能更好，但很显然效果并没有显著提升[6397]。由于反应率较差，局部外用治疗通常只推荐给轻度病例或口服药物禁忌者[6398]。（例如，肝病患者不推荐使用特比萘芬[6399]。）为了提高治愈率，可以结合使用口服和局部外用治疗[6400]。基于酸性pH的体外抗真菌作用的试验数据[6401]，有些人建议在局部外用抗真菌治疗前，每晚用一半水一半醋的稀释醋进行足浴[6402]。

还有其他自然疗法吗？稀释的茶树油似乎有助于对抗头皮上滋生的会导致头皮屑[6403]和脚趾间会导致脚癣的真菌，那么局部外用对甲癣有用吗[6404]？正如我在视频"茶树油对甲癣有用吗（teatree）"中详细介绍的那样，在一项双盲、随机、对照试验中，它与流行的抗真菌药物克霉唑（商品名Lotrimin）进行了正面竞争，结果显示两者在疗效、临床评估、主观改善甚至成本方面都不分伯仲[6405]。不过，更好的办法是治疗潜在的病因。

## 预防和治疗嵌甲

随着年龄的增长，手指甲往往会变薄[6406]，而趾甲却会变得更厚、更硬、更难修剪[6407]。为了防止趾甲向内生长（嵌甲），当趾甲的侧缘或拐角深入到邻近的肉里时，就应该及时修剪，尤其是大脚趾的趾甲[6408]。与将手指甲修剪成圆弧形不同，趾甲的顶端应该修剪成直线形。你可以把趾甲的边角修剪圆润[6409]，但趾甲的两侧都要超出皮肤[6410]。嵌甲的另一个主要原因是鞋不合脚[6411]。太紧或太小的鞋会把脚趾的皮肤挤压到趾甲里。

轻微的嵌甲可以在家里用棉花填充治疗[6412]。一旦觉得趾甲发炎了，就从棉签或棉球上拧下一缕棉花，试着塞进趾甲的侧边，以保护下面的皮肤[6413]。虽然塞进去会很痛苦，但当它就位后，疼痛感应该会立即得到缓解[6414]。显然，如果情况继续恶化，就得马上去看专业医生。

## 如何预防甲癣？

首先是病原体。罪魁祸首是引起腹股沟癣、皮癣和脚癣的同一种真菌[6415]。因此，保持脚的清洁和干燥可以帮助防止脚成为真菌的温床[6416]。之后我们可以通过确保修剪工具的清洁来防止真菌侵入趾甲。即使是共用指甲油也有风险，因为这种真菌可以在指甲油这样的涂料中存活数月[6417]。人工指甲会让指甲处于危险之中[6418]，因为丙烯酸甲酯指甲会留住原本会通过指甲蒸发掉的湿气[6419]。（指甲的脂肪含量低，其对水的渗透性通常是皮肤的1000倍[6420]。）

其次是宿主。甲癣可能是外周血液循环不良的表现，正常情况下，良好的外周血液循环会让身体的自然防御系统从一开始就阻止真菌扎根。一项针对400名患者的研究发现，与没有脚癣和甲癣的人相比，脚癣和甲癣患者的血流量减少了50%以上。因此，甲癣可能只是免疫力或血液循环下降等潜在过程的症状之一，这可以帮助解释为什么根除感染是"不切实际的"。这导致了一种宿命论的反应："更合适的目标可能是改善症状……"[6421]如果是血液循环的问题，那为什么不尝试改善血液循环呢？

20世纪50年代首次发表饮食逆转心血管疾病的研究以来，我们就已经知道，只需要让人们在低脂的蔬食和更传统的饮食之间切换，就可以有效地打开和关闭外周动脉疾病循环，就像电灯开关一样，因为这是导致问题的罪魁祸首[6422]。

### 指甲脱落是怎么回事？

许多非处方产品声称可以改善指甲质量，但几乎没有证据支持这些说法，而且这些产品有时甚至会使情况变得更糟。角质层作为病原体的屏障，发挥保护作用，应该留在原地，而不是被剪掉或挤压。指甲表面不应该被锉平，因为指甲变薄可能会使指甲更容易裂开，指甲下面不应该有尖锐的物体，因为它们会破坏甲皮带（onychodermal band），这是密封甲床以防止感染的天然微笑线，甲皮带的破坏会增加指甲脱落的风险[6423]。

人工指甲也可能是指甲脱落的一个诱发因素，因为胶黏剂可能比指甲和甲床之间的自然结合更强[6424]。人工指甲下面的水分积累也会使指甲更容易脱落。指甲硬化剂是另一个潜在的原因，因为它们含有高达5%的甲醛（在标签上也被标为"福尔马林"或"亚甲二醇"）[6425]，会引起炎症，导致指甲脱落[6426]。

## 如何预防脆甲症？

脆甲症影响大约五分之一的人，其中女性是男性的2倍[6427]。报道的危险因素包括脱水、某些化学物质和创伤[6428]。指甲的硬度通常取决于指甲的水合作用。指甲在水分过多时会变软，而在过于干燥时会变脆[6429]，因此建议每天浸泡变脆的指甲[6430]并涂抹指甲保湿霜、保湿油或保湿膏[6431]。然而，当真正进行测试时，脆甲的含水量似乎与正常指甲的含水量没有显著差异。事实上，脆甲的含水量甚至更多。然而，与这种风险有关的似乎是专业美甲，它使脆甲症的发生率增加了3倍[6432]。

难道是得脆甲症的人更有可能去美甲，而不是美甲导致了脆甲症[6433]？指甲化妆品，包括指甲油清洗剂、指甲硬化剂、去角质剂和预混丙烯酸凝胶，以及美甲雕花等程序，都会削弱指甲结构。你可能认为指甲硬化剂会有帮助，但从长远来看，这些产品中的甲醛可能弊大于利。

在家里，选择不含丙酮的指甲油清洗剂（如乙酸），并尽量减少使用频率，每周一次或更少[6434]，因为它们被认为是导致脆甲症的主要原因[6435]。人工指甲可以保护脆甲，但问题是，移除时总会对指甲造成伤害，长时间使用可能会减少氧气运输，从而削弱指甲[6436]。最后，通过避免锉削指甲表面或让它们反复受压（如打字带来的压力）来防止创伤。

## 生物素可促进指甲生长吗？

促进指甲生长的生物素补充剂很受欢迎[6437]，但正如我们在第338页所探讨的那样，促进头发生长的生物素补充剂也很受欢迎，在那种情况下，生物素彻底失败了。生物素对指甲是否也一样呢？我们对此没有很好的判断，因为目前还没有一项关于这一问题的安慰剂对照研究发表[6438]。

人们是如何觉得生物素有帮助的呢？严重的生物素缺乏与指甲质量差有关[6439]，但这往往只发生在那些吃生蛋清的人身上[6440]。生物素对小马有用，能使其蹄角的生长速度提高15%[6441]（它们的蹄子和我们的指甲是由同样的物质构成的。）。那么，生物素对人类的指甲有用吗？

两项没有对照的研究表明，每天服用2.5毫克生物素可能有所帮助[6442]。其中一项研究显示，6～15个月后，指甲厚度增加了25%[6443]。不过，目前只有一项对照试验。脆甲患者在使用指甲油的同时补充或不补充10毫克生物素，每天1次，持续4个月。生物素组80%的患者指甲外观明显改善，而对照组中只有53%[6444]。遗憾的是，在这个剂量下，生物素可能会干扰某些实验室检测结果。

对于预先计划好的血液测试，如甲状腺功能或怀孕，可能需要在抽血前1～5天停止使用生物素，这取决于服用量[6445]。有一个案例报道，生物素严重干扰了肌钙蛋白的检测，影响了心脏病发作的临床判断，从而导致患者死亡，FDA因此发布了警告信息[6446]。那些都是你无法预见的。

一项对补充生物素的皮肤科门诊患者的调查发现，只有7%的人听说过FDA的警告[6447]，一项针对医生的全国性调查也显示存在显著的专业知识空白[6448]。每天2.5毫克的剂量不会影响实验室的检测结果[6449]，因此，尽管没有确凿的证据表明它会有所帮助，但对于患脆甲症的人来说，可能值得一试[6450]。

# 第13章

# 保护牙齿

超过65%的65岁以上美国人患有牙周炎[6451]。"牙周炎"一词的英文"periodontitis"来源于希腊语"peri-"（意思是"周围"）、"-odont"（意思是"牙齿"）和"-itis"（意思是"疾病"）。牙周病是一种围绕和支撑牙齿的组织的疾病，也是牙齿脱落的主要原因[6452]。

不良的饮食质量与牙周炎和牙齿脱落等口腔健康问题有关，而且这种关系可能是双向的。例如，作为一种促炎食物成分，饱和脂肪酸可能直接导致牙齿脱落。相反，牙齿脱落也可能会导致人们吃更多高脂食物，如加工肉类，因为这样的食物更容易咀嚼。同样，与牙齿脱落减少有关的食物，如水果和蔬菜，具有抗炎作用，但需要更多的咀嚼[6453]。不健康的饮食导致不健康的牙齿，还是不健康的牙齿导致不健康的饮食，还是两者兼而有之呢？

## 牙齿健康与长寿

随着年龄的增长，人们会吃得越来越少，吃得越来越不健康。在40~70岁，由于食欲下降，人们的食物摄入量减少了大约四分之一，人们也开始失去味蕾，甜味和咸味往往是最先消失的，这可能导致饮食中糖和盐的含量过高[6454]。由于牙齿不好而转向预处理的食品，你可以想象恶性循环开启，但纵向研究并没有提供明确的证据表明牙齿脱落确实会导致营养状况恶化[6455]。然而，牙齿脱落与过早死亡和痴呆有关。

系统综述和荟萃分析发现，牙周炎和牙齿脱落都是寿命缩短的预测因素。并不是所有的研究都考虑到了干扰因素，如吸烟，这很容易增加出现这两种问题的风险[6456]，但控制了其他因素的研究仍然发现，缺牙与过早死亡有关[6457]。牙齿可能只是整体健康状况或遗传系统健壮性的标志[6458]。例如，百岁老人的口腔健康状况比40年前就去世的同一代人要好，百岁老人的子女的口腔健康状况也比同龄人要好[6459]。然而，潜在的因果关系是牙周病会缩短生命。

牙周炎是一种慢性炎症性细菌疾病，它会导致牙齿支撑结构（如牙龈以及潜在的韧带和骨骼）的破坏[6460]。这些细菌可以侵入血液，引发全身炎症[6461]。这可以解释即使只是少几颗牙齿也会增加心脏病发作的风险[6462]，以及牙周病和其他血管炎症（如勃起功能障碍）之间的联系[6463]。（通过观察你的口腔，你的牙医可能会发现比你所意识到的更多关于你的事情！）这也能解释其与痴呆的关联吗？

## 牙掉了，影响脑子

系统综述和荟萃分析发现，牙齿脱落或牙周炎与认知障碍[6464]和痴呆都有关[6465]。反向因果关系也成立，痴呆会导致口腔卫生水平下降[6466]。长期追踪调查的前瞻性研究发现，牙齿脱落似乎预示着未来的认知能力下降，而且牙齿脱落越多，相关风险越高[6467]。

我在视频"覆盖义齿与认知功能（overdentures）"中详细介绍了一系列引人入胜的试验。例如，在一项副标题为"新牙让脑更聪明"的研究中，研究人员发现，用牙冠代替缺失的磨牙会影响瞳孔的大小，这表明牙齿相互挤压的感觉差异会对脑功能产生不利影响[6468]。如果你认为这很疯狂，看看这一研究：10个牙齿脱落的人（其中9人有认知障碍，6人情况严重），先戴上传统假牙一个月，再装上覆盖义齿。义齿被扣在通过手术固定在颌骨上的钛植入物上。传统的假牙是用胶黏剂和自然吸力固定的，对认知功能没有明显的影响，然而，牢固固定到颌骨上的假牙似乎具有显著的效果。覆盖义齿可能会将同样的咀嚼压力感传递给下颌神经，就像天然牙根一样。10名受试者中有9人在开始研究时认知受损，但到研究结束时，有8人认知完好无损[6469]。因此，合适、安全的义齿不仅能提高自信心、社交能力和生活质量，还能改善脑功能。所以，更好的办法是保护好你的牙齿。

> ### 自己制作最好的漱口水
>
> 如果蛀牙是一种细菌性疾病，那为什么不直接使用抗生素来杀死引起蛀牙的细菌呢？人们已经做了许多这样的尝试。然而，一些不良反应，如抗生素耐药性、呕吐、腹泻和牙齿变色，限制了它们的使用[6470]。一些含氯己定等化学物质的抗菌漱口水，被认为是抗牙菌斑的"黄金标准"，但正如我在视频"最好的漱口水（mouthwash）"中所展示的那样，有一个更便宜、更安全、更好的选择，那就是用绿茶作为漱口水[6471]，添加或不添加余甘子都可以[6472]。

## 向添加糖说拜拜

我们的祖先生活在牙刷发明之前的一万多年，他们几乎没有蛀牙[6473]。为什么呢？因为那时也没有糖果。现在，龋齿可能是人类最普遍的疾病之一[6474]，正如我在视频"如何预防龋齿（sugar）"中所展示的那样，糖的摄入被认为是唯一的原因[6475]。

针对幼儿，推荐的每日添加糖总摄入量上限为总能量的3%[6476]，这甚至都不到一份早餐麦片所含的量，广告宣传最多的10种早餐麦片中的任何一种都是如此[6477]。很明显，含糖汽水也不能喝。一罐汽水的含糖量相当于将近两天的添加糖推荐摄入量。

美国儿童牙科学会的官方立场曾经是，经常喝含糖饮料可能是龋齿发生和发展的一个重要因素[6478]，这是其在接受可口可乐公司100万美元的资助之前的官方立场[6479]。在获得资助后，它的调子变成了"科学证据当然不清楚软饮料所起的确切作用……"[6480]。正如公共利益科学中心的科学诚信项目所言："100万美元能带来多大的改变啊[6481]！"

如果真对减少疾病感兴趣，理想的目标是将添加糖的摄入量降至零[6482]。家乐氏*资助的项目的研究人员写道，尽管这可能能够消除蛀牙，但"这种理想不切实际"[6483]。"只吃'对牙齿友好'的食物"可能会导致"饮食禁欲"，这不是"所有人都能接受的"[6484]。

制糖业并不建议"严格"限制糖的摄入量，而是回应说"最好把注意力集中在含氟牙膏上"[6485]。这是医学应对生活方式疾病的完美诠释：当你能治疗结果时，为什么要治疗原因呢？

★ 译者注：家乐氏（Kellogg's）是美国一家因生产谷物早餐食品和零食而闻名的食品公司。

### 牙科 X 射线检查安全吗？

CT扫描期间的X射线每年会导致约2.9万例癌症[6486]。那牙科X射线检查呢？牙科X射线是最常见的人工高能辐射源[6487]，每年有数千万名美国人暴露在这种辐射下[6488]。铅衣和铅围脖不是可以保护重要器官吗？确实可以，但除了脑！

正如我在视频"牙科X射线检查会导致脑瘤吗（dentalxrays）"中详细介绍的那样，牙科X射线检查似乎会增加患最常见脑肿瘤的风险[6489]。几乎没有证据支持对无症状患者进行X射线检查，以寻找隐藏在口腔中的问题[6490]。因此，牙科医生应该只在有特定的理由相信影像学将提供影响诊断或治疗的独特信息时才进行X射线检查[6491]。

## 保护牙齿健康的饮食

饮食在牙周病中发挥什么作用呢？我在视频"如何通过饮食治疗牙周病（periodontitis）"中回顾了相关证据，有干预性研究表明，素食主义者的牙周健康状况较好[6492]，可能是因为他们促炎食物摄入量低[6493]，或者膳食纤维等抗炎成分摄入量高[6494]。我在视频"预防口臭和牙龈炎最好的食物（chewing）"中详细介绍了一项引人注目的试验，1000多名受试者从出生起就随机接受了几十年的健康饮食干预。那些饱和脂肪酸和胆固醇摄入较低的人最终有更好的唾液流动，这对维持口腔健康至关重要。这被认为是由于富含膳食纤维的食物需要更多的咀嚼[6495]。被更仔细咀嚼的食物对改善口臭更有效[6496]。

> ### 刷牙之前先使用牙线
>
> 正如我在视频"刷牙前还是刷牙后使用牙线（flossing）"中回顾的那样，虽然在刷牙时使用牙线可以减少牙龈炎症的证据有限[6497]，但仍建议每天使用[6498]。研究人员比较了不含蜡牙线与防撕裂牙线，发现二者去除牙菌斑的效果差不多[6499]。应该在刷牙之前还是之后使用牙线呢？为了平息这场争议，研究人员开展了一项关于刷牙和使用牙线的顺序的随机对照试验，结果刷牙之前使用牙线毫无悬念地胜出[6500]。

## 多吃绿叶蔬菜，保护牙龈健康

研究人员充分利用一档荒岛求生类真人秀节目（参赛者同意在石器时代的条件下生活），研究在不刷牙的情况下牙齿疾病的自然发生情况，结果他们惊讶地发现参赛者并没有患上牙龈炎。正如我在视频"预防牙周病和牙龈炎最好的食物（plaque）"中所回顾的那样，在通常情况下，紧随牙菌斑积聚之后的便是牙龈炎，但这可能只在摄入大量富含糖的加工食品以及摄入较少的抗炎全蔬食的情况下发生[6501]。随机、双盲、安慰剂对照试验发现，每天只需摄入1个番茄（相当于1汤匙番茄酱）中所含的番茄红素[6502]，坚持一周就可以显著减少牙龈炎[6503]，同时改善慢性牙周炎患者的牙龈出血[6504]。然而，一半的剂量似乎没有帮助，所以看起来必须吃掉整个番茄[6505]。一些植物，特别是绿叶蔬菜和甜菜，还有另一个秘密武器：硝酸盐。

除了改善血液循环，硝酸盐还可能在唾液中发挥重要的抗菌作用[6506]，一项随机、双盲、安慰剂对照试验证明，硝酸盐可以缓解牙龈炎[6507]。请查看视频"预防口臭和牙龈炎最好的食物（chewing）"来了解完整的故事。

### 椰子油漱口有用吗？

将椰子油涂在头发或皮肤上是安全的[6508]，但根据美国心脏协会[6509]和美国心脏病学会[6510]的说法，你不会想吃椰子油。事实上，当椰子油被加热时，你甚至可能不想待在厨房里。我不知道人们是从哪里获得的"椰子油做饭安全"的信息。椰子油是烟点最低的油之一，在典型的油炸温度下会释放出一系列有毒物质[6511]。用椰子油漱口怎么样呢[6512]?

有一种历史悠久的民间疗法叫作"油拔法"——在刷牙前含一口椰子油，让油在齿间转动几分钟，然后把它吐出来，以获得各种所谓的"口腔和全身健康益处"。我为此制作了4集系列视频"油拔对癌症有帮助吗（oilpulling）"。似乎并没有这样的全身益处[6513]，对口腔健康的影响也好坏参半（有好[6514]，有坏[6515]，也有中性[6516]）。应该完全避免它的原因是类脂性肺炎的风险，这是任何少量油性物质被吸入肺部所导致的潜在后果[6517]。事实上，其中一些牙科研究是在"储存的人类离体牙"上进行的（听起来像是恐怖电影里的情节），而不是在现实生活中进行的，因为研究人员认为"进行油拔人体试验是不符合伦理道德的……志愿者有可能患上类脂性肺炎"[6518]。

## 如何削弱酸性食物对牙釉质的腐蚀作用

对18项关于素食对口腔健康影响的研究的荟萃分析表明，素食主义者的蛀牙、缺牙和补牙明显更少[6519]。这一点也不奇怪，因为素食主义者会吃更多的抗氧化[6520]和抗炎[6521]食物。迄今为止关于这一主题的每项研究都表明，吃蔬食的人患口腔癌的风险明显更低[6522,6523,6524,6525]，因此，一篇发表在《美国牙科协会杂志》上的关于口腔癌预防的综述总结道："有证据支持多吃富含新鲜水果和蔬菜的饮食的建议……"[6526]然而，素食主义者似乎确实有一个致命弱点：发生牙釉质腐蚀的风险更高[6527]，这可能是由于摄入了更多的酸性水果和蔬菜，如柑橘类水果和番茄[6528]。

我在视频"蔬食与牙齿健康（sour）"中介绍过，解决办法是，在吃了酸性食物或饮料后用水漱口[6529]，然后至少30分钟，最好是60分钟后再刷牙，这样做可以让牙齿先重新矿化，避免在牙齿处于软化状态时刷牙，以保护牙釉质[6530]。

### 氟化物的安全性和有效性

有一项研究逆市而行，发现素食主义者有更多的蛀牙，并将其归咎于素食主义者明显不太可能选择含氟牙膏上[6531]，而含氟牙膏已被明确证明可以减少蛀牙[6532]。在饮用水中添加氟化物的争议更大。尽管美国疾病控制与预防中心将氟化物列为20世纪十大公共卫生成就之一[6533]，但关于氟化物影响脑发育的证据越来越多[6534]，因此，美国国家毒理学计划（National Toxicology Program）得出结论草案，认为氟化物现在应该"被认为对人类认知神经发育有危害"[6535]。

具有讽刺意味的是，反对氟化物的人被指责持有"反科学"态度，但现在的情况可能是支持氟化物的人忽视了与他们信念不符的证据[6536]。社会如何在没有风险的情况下获得氟化物预防蛀牙的好处呢？由于主要的风险来自全身吸收，而主要的好处来自局部接触牙釉质，所以我们可以通过使用含氟牙膏和漱口水安全地获得回报[6537]。要深入了解为什么我改变了对饮用水加氟的看法，请查看我的5集系列视频"为什么水里有氟化物（fluoride）"。

# 第 14 章

# 保护视力

美国有超过100万名"法定"盲人。好消息是，健康的饮食可以帮助预防4种最常见的视力丧失原因——黄斑变性、糖尿病视网膜病变、青光眼和白内障。

## 黄斑变性

在发达国家，老年性黄斑变性是导致失明的主要原因。黄斑是我们眼睛后部视网膜的中央靶心，负责高分辨率视觉。是什么导致了它变性呢？

视网膜是我们眼球壁的内层，将光信号转化为视觉信号。这一持续的过程需要大量的氧气和能量，使视网膜成为身体中代谢最活跃的组织之一，按重量计算，甚至比脑还要活跃。由于这场风暴般的活动而产生的氧化应激，以及太阳光线像放大镜一样聚焦到黄斑上而产生的自由基，情况变得更加复杂。累积的氧化压力被认为是老年性黄斑变性的核心因素。

老年性黄斑变性患者死后捐赠给科学研究的眼睛，与非老年性黄斑变性者的眼睛相比，氧化应激增加[6542]，自由基DNA损伤更多[6543]。甚至老年性黄斑变性患者的血液也显示出了更高水平的氧化损伤，这表明抗氧化防御系统遭到了破坏[6544]。香烟中的促氧化剂[6545]有助于解释为什么吸烟者患病的风险最高可达不吸烟者的4倍[6546]。为了减缓病情发展，强烈建议吸烟的黄斑变性患者戒烟，并在饮食中加入一种特殊的抗氧化色素混合物，这种混合物可以直接进入黄斑[6547]。

"黄斑"（macula lutea）这一术语，来自拉丁语"macula"（意思是"斑点"）和"lutea"（意思是"黄色"）。这就是医生用强光观察到的眼底的样子。这种颜色来自两种黄色植物色素，它们像激光束一样集中到黄斑上，浓度比其他组织中的高1000倍。即使离视觉中心只有一两毫米的距离，色素浓度也会下降到百分之一。身体知道该把它们放在哪里。这两种色素是叶黄素和玉米黄质，它们通过吸收蓝光来保护视网膜免受光氧化损伤[6548]。

患白内障时，晶状体变黄可能是身体保护视网膜的防御机制。事实上，当白内障被摘除时，因为也去掉了保护，黄斑变性导致失明的风险可能会上升[6549]。与其用一种类型的视力丧失来换另一种，不如通过饮食给我们的眼底着色，而不是用白内障给眼睛前部着色。眼底的色素完全来自饮食。

## 黄玉米、绿叶蔬菜和枸杞

从哪些食物中获得这些色素呢？为了转移人们对鸡蛋中胆固醇含量的关注，蛋类行业争相吹嘘鸡蛋中含有叶黄素和玉米黄质，可以保护视网膜免受光氧化损伤[6550]。这确实是真的。鸡蛋中这两种色素的含量最高可达250微克，但一份芥蓝叶中的含量接近18500微克，一份羽衣甘蓝中的含量接近44700微克，位居榜首[6551]。虽然蛋黄的黄色可能会迷惑你，但这两种黄色色素主要存在于绿叶植物中。（在灿烂的金秋可以看到绿叶变黄，这是因为叶绿素消失了，一些黄色色素便显露了出来。）

一勺菠菜所含的色素相当于8个鸡蛋所含的量[6552]。为了保护眼睛，建议每天摄入10000微克，大约是三分之一杯菠菜或40个鸡蛋。鸡蛋中的这些植物色素是鸡吃玉米或草叶而获得的。可以去掉这些中间环节，直接从玉米和蔬菜中获取色素。在美国农业部的营养数据库中，这些重要的、能保护视力的营养物质的前十大来源都是绿叶蔬菜。鸡蛋甚至排不进前100名。要找到鸡蛋必须向下翻好几页，根据美国农业部的说法，鸡蛋排在那款有脆浆果的脆脆船长麦片（可能是因为它含有黄玉米）之后[6553]。

经过检验，这种差异得到了证实。当受试者连续3个月每周吃大约6个富含叶黄素的散养有机鸡蛋时，他们眼睛里的色素几乎没有变化[6554]。当直接从植物中获取这些营养素——每天一杯玉米和半杯菠菜，而不是从鸡蛋中获取时，大多数受试者在一个月内就有了保护性黄斑色素沉着的显著增加[6555]。

在受试者停止吃玉米和菠菜3个月后，这些色素的水平仍然相对较高，因此，一旦通过健康的饮食积累了黄斑色素，眼球就会试图保持它。所以，即使你去度假，吃的圆生菜比菠菜多，你的眼睛也会一直撑到你回来。

黄玉米的叶黄素含量大约是白玉米的70倍[6556]，但菠菜的叶黄素含量是黄玉米的60倍。不过，玉米中的玉米黄质比绿叶蔬菜中的丰富。玉米黄质的英文"zeaxanthin"来自现代拉丁语"zea"（意思是"玉米"）和"xanthin"（意思是"黄色"）。然而，一些食物来源可能会让玉米深受打击。橙甜椒中的玉米黄质是玉米中的8倍[6557]，而枸杞中的含量最高，是橙甜椒中的12倍[6558]。在视频"饮食预防老年性黄斑变性（gojis）"中，我介绍了一项双盲、随机、安慰剂对照研究，研究发现枸杞甚至可以帮助已经患有黄斑变性的人。

在天然食品商店里，枸杞每磅的售价为20美元左右，但在亚洲超市里，枸杞比葡萄干还便宜。我建议把早餐麦片里、零食里、松饼里和其他任何东西里的葡萄干换成枸杞。正如一篇综述所总结的那样，枸杞提供了一种"天然膳食补充剂，用于维持视网膜健康以及预防或延缓临床中常见的视网膜疾病的进展"[6559]。

### 如何轻松获得更多的黄斑色素？

叶黄素和玉米黄质都是脂溶性的，所以绿色蔬菜搭配着坚果、种子类或任何其他绿灯食物来源的脂肪食用会更好吃，可以最大限度地吸收这些重要的黄斑色素。可以在香蒜沙司中加入核桃，制作奶油芝麻沙拉酱，或者在清炒羽衣甘蓝时撒上芝麻，或者选择含有脂肪的牛油果。

在视频"牛油果对你有好处吗（avocados）"中，我介绍了所有的试验，证明牛油果与洋葱调味汁或沙拉搭配食用可以显著增加蔬菜中类胡萝卜素的吸收[6560]。另一种提高绿叶蔬菜中黄斑色素生物利用率的方法是蒸煮[6561]，但加热并不是使绿叶蔬菜释放叶黄素的唯一方法。如果把菠菜切碎，它便可以在消化过程中释放出双倍的叶黄素。如果将蔬果昔、香蒜沙司或某种菠菜泥混合在一起，生物利用率可能会提高3倍[6562]。

### 将植物色素付诸实践

衰老相关眼病研究（Age-Related Eye Disease Study，AREDS）将数千名至少有老年性黄斑变性初期症状的男性和女性随机分组，一组补充抗氧化物和锌，一组补充安慰剂，为期5年以上[6563]，结果显示抗氧化物和锌能够将发展为晚期黄斑变性的风险降低25%[6564]。AREDS的配方很快成为治疗黄斑变性的医学标准。在视频"治疗老年性黄斑变性的食物和补充剂（areds）"中，我详细介绍了从那时起AREDS配方的所有变化。鱼油试验失败了，锌的剂量降低了，叶黄素和玉米黄质比原来的β-胡萝卜素更合适[6566]。

专业眼健康协会和指南一致认为，黄斑变性患者应该服用这类补充剂[6567]，但目前尚未发现它们对初级预防有效。事实上，哈佛医生健康研究Ⅱ发现，与安慰剂相比，随机服用复合维生素（善存银片）的人患黄斑变性的风险更高[6568]。为了从一开始就预防这种疾病，建议"多吃绿叶蔬菜"，而不是服用补充剂[6569]。

为了保护眼睛，建议每个人在日常饮食中加入2～3份绿叶蔬菜[6570]。除了每天午餐或晚餐都吃绿叶蔬菜，也可以在早餐里加入（也许是加在蔬果昔或美味的燕麦粥里），这样可以获得额外的加分。对白人来说，吃绿叶蔬菜可能尤其重要，他们患老年性黄斑变性的风险要高得多。这可能是由于眼睛颜色的差异。蓝眼睛的透光能力强100倍，所以蓝眼睛或灰眼睛的人比褐色或黑色眼睛的人更容易受到伤害[6571]。（绿眼睛和淡褐色眼睛介于两者之间。）

### 我能看到27英里远

叶黄素和玉米黄质不仅可以保护我们的视力，还可以改善我们的视力。它们的峰值吸光度恰好是天空颜色的波长。据说在晴朗的日子里站在山顶上，那些用大量绿叶蔬菜强化视网膜的人，比那些只有少量黄斑色素（叶黄素和玉米黄质）的人，能够多分辨出远至27英里的山脊[6572]。

有9项随机对照试验研究了补充黄斑色素对正常健康受试者视觉功能的影响。它们都发现了显著的改善[6573]，包括视觉灵敏度、对比灵敏度（对弱光环境很重要）[6574]、色彩对比（色彩的鲜艳度）和光应力恢复时间（强光后恢复视力所需的时间）的改善[6575]。

还有其他食物可以改善健康人的视力吗？考虑到可可粉可以急剧促进脑血流量[6576]，研究人员比较了吃Trader Joe's*的黑巧克力棒（72%可可）和牛奶巧克力棒（31%可可）的效果[6577]。食用两小时后，与牛奶巧克力棒组相比，黑巧克力棒组成员的对比灵敏度和视觉灵敏度明显提高，这意味着他们能够更好地识别出小的、低对比度的目标。研究人员认为，这可能是由于流向新陈代谢旺盛的视网膜的血液量得到了改善，增加了氧气和营养物质的可用性。

脉络膜毛细血管是滋养视网膜的巨大的微血管网络，血流量实际上可能是人体中最高的[6578]。这可能有助于解释为什么高肉类摄入量与患

★译者注：Trader Joe's是美国最受欢迎的超市之一，80%以上的商品是自有品牌，所以物美价廉，昵称"缺德舅"。

黄斑变性的风险显著增加有关[6579]。胆固醇摄入量高的人患早期黄斑疾病的风险高出60%，而饱和脂肪酸摄入量高的人的风险高达80%[6580]。玻璃膜疣是眼后部的斑点，是黄斑变性的标志，它实际上是富含胆固醇的沉积物，其成分与动脉粥样硬化斑块相似[6581]。玻璃膜疣中的氧化型胆固醇水平非常高，以至于在大多数细胞系统中是致命的[6582]。将低密度脂蛋白胆固醇注射到大鼠体内7天，会引起大鼠的视网膜发生与人类早期黄斑变性"非常相似"的变化[6583]，但目前关于使用他汀类药物预防或治疗人类黄斑变性的证据尚不明确[6584]，这质疑了关于血液胆固醇在黄斑病变中发挥重要作用的理论。

## 藏红花的神奇力量

除了每天吃2~3份绿叶蔬菜，浆果也被认为是保护视力的健康选择[6585]。正如我在视频"藏红花治疗老年性黄斑变性（saffronvision）"中详细介绍的那样，有一些干预性研究表明浆果可以改善我们视力的各个方面[6586,6587]，但只有一种有色食物被用于测试黄斑变性，那就是香料藏红花。我在视频中介绍了所有相关研究，基本上，每天一小捏藏红花（20毫克）就可以使患有轻度或中度老年性黄斑变性的老年人的视力发生显著且适度的改善[6588]。

### 糖尿病视网膜病变

糖尿病是导致失明以及截肢和肾衰竭的另一个主要原因。值得庆幸的是，2型糖尿病是可以预防甚至逆转的，正如我在《救命》一书"远离糖尿病"一章中详细讨论的那样。

# 青光眼

青光眼是目前世界上不可逆视力丧失的主要原因。它是由连接眼睛和脑的视神经退化引起的。最常见原因是眼球内部压力过大。高达40%的青光眼患者最终至少有一只眼睛失明[6589]。为了防止这种情况发生，大多数治疗集中在降低眼压上[6590]。

## 羽衣甘蓝再次捧起圣杯

绿叶蔬菜会再次成为首选吗？蔬菜中的硝酸盐会促进一氧化氮的产生，有助于通过减少房水（充盈眼球并使之膨胀的液体）的过量产生并改善任何多余房水的流出来平衡眼内压[6591]。制药行业一直致力于开发新型药物来增加眼睛中一氧化氮的含量[6592]，其实已经有可以提高一氧化氮含量的蔬菜了。

只有约十分之一的白人每月吃一份深绿叶蔬菜。为了研究绿叶蔬菜和青光眼之间的关系，研究人员找到了一组黑人女性，其中近九成的人经常吃绿叶蔬菜[6593]。与那些每月只吃一份甚至更少的羽衣甘蓝或芥蓝叶的人相比，每月吃一份以上的人患青光眼的风险不到一半[6594]。这似乎并不需要摄入太多。由于一个月才吃这么点儿，即使是对白人的研究也可能提供信息，因此波士顿的研究人员将目光投向了哈佛护士健康研究（97%是白人）[6595]和哈佛健康专业人员随访研究（只有1%是黑人）[6596]。根据对10万多名男性和女性为期数十年的追踪调查，摄入更多硝酸盐（主要来自绿叶蔬菜）确实与显著降低青光眼的风险有关[6597]。

## 倒立可能加重青光眼

还能做些什么吗？有氧运动至少可以暂时降低眼压[6598]，一项研究表明，加强身体锻炼可以长期保持较低的眼压[6599]。然而，蹦极[6600]、潜水[6601]

和倒立（头朝下）瑜伽体式可能会产生相反的效果[6602]。

一项对近3万名跑步者的研究发现了一种剂量依赖效应，距离越远，时间越快，青光眼的发病率越低[6303]。当然，这种观测数据也可能由于反向因果关系而变得复杂。也许那些保持视力的人更有可能运动，而不是通过运动来保护视力。事实上，青光眼患者确实比同龄人运动得少[6304]。目前没有随机对照试验来测试运动的效果，但有浆果的干预性数据。

## 黑加仑可能有助于阻止青光眼的发展

日本研究人员证明了黑加仑色素可以减缓青光眼视力丧失。［详细信息请查看视频"饮食治疗青光眼（currants）"。］这伴随着眼血流量的增加，但眼压没有变化，因此，浆果也可能对正常眼压青光眼有效，在这种类型的青光眼中，即使在正常眼压下，视神经也在恶化[6605]。请注意，在美国销售的大多数黑加仑为小葡萄干，并不是真正的黑加仑，直到最近，由于木材行业的压力（因为会携带白松疱疹锈病），种植黑加仑才变成非法行为[6606]。

## 银杏治疗青光眼？

正如我在视频"银杏和烟酰胺治疗青光眼（gingkonic）"中所详细介绍的那样，一项研究发现银杏叶提取物对开角型青光眼有益[6607]，而另两项中有一项发现其对闭角型青光眼有显著的益处[6608,6609]。尽管结果不那么尽如人意，但如果你想尝试，建议你先与保健医师讨论，因为它可能会增加出血的风险[6610]。

## 烟酰胺治疗青光眼

同样是在视频"银杏和烟酰胺治疗青光眼（gingkonic）"中，我详细介绍了一项随机、双盲、安慰剂对照的交叉试验，该试验显示B族维生素烟酰胺可以在几个月内将青光眼患者视野进一步恶化的风险从12%降低到4%[6611]。2022年的一项研究发现，两个月逐渐增加烟酰胺剂量，从每天1克增加到每天3克，与安慰剂相比，视觉功能有了显著改善，但由于能量代谢的另一个重要组成部分丙酮酸也增加了，因此无法直接进行比较[6612]。请参阅第710页，了解我对服用烟酰胺潜在副作用的讨论。

## 白内障

老年性白内障是指正常情况下透明的晶状体变得混浊，通常发生在45岁到50岁之间。它是低收入和中等收入国家的人致盲的主要原因，但在高收入国家，由于白内障手术（目前的护理标准）的普及，它只占致盲人数的5%左右。如今，高科技白内障手术是一种相对快速、安全、简单的手术，恢复迅速。它包括摘除浑浊的晶状体并植入通常由硅胶或丙烯酸制成的人工晶状体[6613]。

总的来说，大约一半的患者在白内障手术后恢复的视力不超过20/40——患者看20英尺外的物体，比健康成年人看40英尺外的物体清楚——但最常见的抱怨是术后眩光幻影问题，即人工晶状体植入后引起的光学干扰现象。大约33%～78%的白内障患者会受到影响[6614]，通常情况下，如果不进行手术替代，情况不会好转[6615]。最严重的影响视力的并发症是眼内炎，即感染进入眼睛。尽管这种情况极其罕见（每2500例手术中不到1例），但为了避免双眼感染导致完全失明的风险，双侧白内障手术是通过两个单独的手术完成的，而不是同时进行的[6616]。

### 绿叶蔬菜再次出圈

如何从一开始就防止变浑浊呢？白内障是氧化应激的直接结果[6617]，自由基会破坏构成我们眼睛晶状体的透明晶体蛋白[6618]。氧化应激可能来自高压氧治疗、太阳的天然紫外线、日光浴床的人工紫外线或其他形式的高能辐射[6619]。例如，所有21项对接触X射线的医护人员（如那些做血管造影的医护人员）的研究，都发现了更高的白内障发病率，其中16项研究发现发病率显著升高[6620]。

如果白内障是由氧化应激引起的，那么多吃抗氧化物怎么样呢？人体晶状体中的维生素C含量比血液中高50倍，以抵御氧化攻击[6621]。在补充维生素C的白内障患者手术时获取的眼液样本证实，改变进入嘴里的东西会改变最终进入眼睛的东西[6622]，但这是否意味着风险降低呢？

那些饮食中总抗氧化物含量较高的人，患老年性白内障的风险确实较低[6623]。摄入某些抗氧化物也是如此，如维生素C、β-胡萝卜素、叶黄素和玉米黄质，但其他抗氧化物，如维生素A、维生素E或α-胡萝卜素，则没有作用[6624]。就维生素C而言，较高的摄入量和血液中的维生素C含量都与较低的白内障风险相关[6625]。那些每天摄入相当于两个橙子的维生素C含量的人，其患病风险似乎降低了约40%[6626]。研究人员得出结论，饮食摄入维生素C"应该被提倡用于白内障的初级预防"，这与一项关于膳食叶黄素和玉米黄质与白内障风险的荟萃分析的建议类似："眼科医生应该建议个人增加富含叶黄素的食物的摄入，如深绿叶蔬菜[6627]。"为什么不推荐抗氧化补充剂呢？

## 抗氧化补充剂怎么样呢？

我在视频"抗氧化物或复合维生素补充剂预防白内障（antioxmulti）"中进行了详细介绍，含有维生素C、维生素E和β-胡萝卜素的补充剂（含锌或不含锌）对白内障的形成率没有影响[6628,6629,6630]。也许存在阈值效应，补充剂只有在饮食缺乏的情况下才能发挥作用[6631]。以叶黄素和玉米黄质为例，它们是人类晶状体中唯一存在的类胡萝卜素[6632]，所以β-胡萝卜素不能发挥作用也就不足为奇了[6633]。补充叶黄素和玉米黄质也失败了，但仅限于那些已经从饮食中摄入足够量的人。那些膳食摄入量最低的人似乎确实可以从补充剂中获益[6634]。想必绿叶蔬菜摄入量不足的人也可以从多吃绿叶蔬菜中获益。

## 复合维生素怎么样？

仅仅将服用补充剂作为一种"保险政策"，这是关于复合维生素最常见的一种观点，但正如我在视频"抗氧化物或复合维生素补充剂预防白内障（antioxmulti）"中所提到的那样，其预防白内障的效果喜忧参半。例如，一项研究表明，经随机分配补充善存大约10年的人，其一种类型的白内障发生或加重的风险降低了34%，但另一种类型白内障发生或加重的风险增加了100%。研究人员总结说，这种形成鲜明对比的结果"阻止了我们提出建议……"[6635]。

## 如何看得更清楚？

除了富含抗氧化物的食物[6636]，多吃抗炎食物也能降低白内障的发生风险[6637]。此外，衰老毒素AGEs（见第54页）可能通过交联晶状体蛋白来加速白内障的形成[6638]。这可能有助于解释为什么肉类（包括禽肉）的摄入与白内障风险增加有关[6639]。相比之下，那些每天至少吃1盎司豆类的人患后囊下白内障的风险不到每天吃少于1盎司豆类的人的一半，但研究人员没有调整肉类的摄入量，所以很难知道这是否只是少吃肉的间接好处[6640]。

欧洲癌症和营养前瞻性调查（The European Prospective Investigation into Cancer and Nutrition）的规模足够大，分组也更加细化。这一研究比较了"高"肉食者、"低"肉食者、鱼素者与素食主义者和纯素食主义者的白内障发生率。研究人员特意选择了有健康意识的受试者，以帮助排除吸烟、运动和其他非饮食因素的影响，因此"高"肉类摄入组也只是每天吃1份（100克）或更多肉类[6641]。然而，即使与注重健康的少吃肉的人相比，进一步减少吃肉（每天吃少于100克）的人的白内障发生率也降低了15%。

与每天吃1份或更多肉类的人相比，不吃除鱼以外的所有肉类的人（鱼素者）患白内障的风险降低了21%，不吃所有肉的人（素食主义者）患白内障的风险似乎降低了30%，而更进一步不吃鸡蛋和乳制品的人（纯素食主义者）患白内障的风险降低了40%[6642]。随着人们的饮食越来越多地以蔬食为中心，其他疾病的风险也会逐步降低，如糖尿病、高血压和肥胖[6643]。中国台湾随后的一项研究证实，与平均每天只吃半份肉的人相比，不吃肉的人患白内障的可能性要小得多[6644]。

为什么素食主义者的白内障发病率比纯素食主义者高呢？可能是乳制品的原因。1935年一项题为"酸奶使大鼠患上白内障"的研究便已经告诉我们，乳糖的分解产物半乳糖会导致白内障[6645,6646]。半乳糖在眼睛里的积聚会导致晶状体肿胀[6647]。值得庆幸的是，人类肝脏对半乳糖的解毒能力比大鼠肝脏强[6648]。有些天生就有遗传缺陷的孩子不能很好地处理它，随后可能患上白内障[6649]，但那些解毒酶活性正常的人，如果终生食用乳制品是否也会增加患白内障的风险呢？[6650]毕竟，成年后喝牛奶是一种进化上的新行为。

在一般人群中，喝牛奶似乎不会增加患白内障的风险，但有些人可能更容易受到影响[6651]。人们解毒半乳糖的能力天生就有不同。对于那些解毒半乳糖的半乳糖激酶水平正常但偏低的人来说，从牛奶和其他乳制品中摄入大量乳糖可能会使其日后患白内障的风险增加4倍[6652]。这也可以解释为什么女性的白内障发生率要高于男性，因为女性的半乳糖激酶活性往往较弱[6653]。

## 保护我们的尊严

第3部分前面的章节是按照英文单词的首字母顺序排列的，这里我要打破字母顺序，把这一块放在最后。

## 如何善终？

有各种各样关于死亡的详细数据，但关于死亡体验的数据却很少。对于少数在接受安宁疗护期间死亡的人来说，死亡可以说是一件好事，但是人们怀疑，对于大多数在医院或养老院死亡的人来说，这种体验很糟糕[6654]。遗憾的是大多数人死在医院或养老院[6655]。

尽管普遍倾向于在家中死亡，但在几乎所有人群中，大多数死亡发生在医院。大约80%的美国人说他们宁愿死在家里[6656]，但是实际上这样做的只有不到30%[6657]。高度医疗化的机构死亡不仅对病人有影响，对失去亲人的照顾者也有影响。相比而言，死于医院的癌症患者，不仅自己会经历更多的身体和精神上的痛苦，临终时的生活质量更差，而且照顾者患上创伤后应激障碍的风险达到5倍，严重的、长期的、致残的悲伤的风险接近9倍。这是一项观察性研究[6658]，并将病人随机分配在不同的地方死亡，所以并不能证明因果关系，但确实引起了人们的关注。

当研究人员调查医院对临终病人的护理时，情况并不乐观。维持病人舒适的基本干预措施通常不被提供，与临终病人的接触很少，随着死亡的临近，这种疏远和孤立加剧。例如，在一份令人心碎的病例报告中，一名癌细胞扩散至肝脏的52岁女性，有明显的腹胀和黄疸，呼吸非常急促，但仍有意识。她的眼睛肿了，流下了黄色的眼泪。她没有得到被委派来陪伴她的护士的照顾。然而，护理日志显示护士注意到了她的个人卫生、受压区域、口腔卫生和眼睛，可这都是谎言。她得到的唯一关注是从一名助理护工那里得到一个便盆。在研究人员追踪的4个半小时中，护士与她的接触时间总计为6分钟[6659]。

善终是什么样子的？看起来像是保持支配权、尊严和隐私；有止痛剂、情感支持，尊重自己的意愿；可以选择在哪里以及如何度过最后的日子；能够说再见，能够在该走的时候离开，不会让生命毫无意义地延长[6660]。

确保自己有尊严地离世的最好选择是获得临终关怀。安宁疗护包括缓解症状和改善生活质量的舒适措施，可以在严重疾病的任何阶段使用，而临终关怀只是安慰措施，体现了从治疗疾病到改善临终前生活质量的转变[6661]。大约一半的医疗保险病人会接受一些临终关怀，但对许多人（28%）来说，他们仅仅在死亡前几天才被纳入[6662]。

安宁疗护通常被定义为"放弃"，但讽刺的是，当比较安宁疗护和非安宁疗护病人的存活率时，你会发现安宁疗护的病人实际上活得更久。选择安宁疗护的病人比不选择安宁疗护的病人平均多活一个月[6663]。一项研究发现，随机接受早期安宁疗护的肺癌患者的寿命延长了两个半月[6664]。这是可能从标准的化疗方案中获得的生存益处[6665]，事实上这也是临终关怀延长癌症患者生存时间的方法之一：避免过度化疗及其相关毒性的风险[6666]。

## 医疗辅助死亡

安宁疗护也有局限性。即使人们认为这样的临终关怀非常好，但仍有一些人在这最后几个月会经历无法控制的疼痛[6667]。尽管尽了最大的努力，但这种难以忍受的痛苦还是会导致病人提出提前结束生命的要求[6668]。医助自杀（physician-assisted suicide），或者更准确地说是医助死亡（physician-assisted dying）[6669]或医疗辅助死亡（medical aid in dying），允许绝症患者通过自愿自行服用医生为此目的明确开出的致命剂量的药物来结束其生命[6670]。正如我在视频"医疗辅助死亡（aid）"中所讨论的那样，在美国的40个州，任何医助死亡都是非法的，并且要受到法律的惩罚。相比之下，自愿停止进食和饮水（Voluntarily Stopping Eating and Drinking，VSED）在美国是合法的[6671]。

## VSED 的好处

在理想世界，每个患有生命限制性疾病的人都能得到最佳的临终关怀和安宁疗护，这样就没有人会希望加速自己的死亡。遗憾的是，现实情况中，尽管我们尽了最大的努力，但一些绝症患者仍然遭受痛苦[6672]，这导致越来越多的患者探索VSED来逃避无法忍受的痛苦[6673]。在欧洲，1%～2%的死亡可归因于这种做法[6674]。

VSED可以被定义为有意识的决定，自愿和故意选择停止进食和饮水，主要目的是加速死亡，逃避持续的无法忍受的痛苦[6675]。在视频"禁食结束生命的好处（vsed）"中，我讨论了所有的好处：在家里离世、无须等待批准、合法、可以随时改变主意以及不需要任何人的许可。仅仅是知道有"出路"便能使绝症患者从绝望和被困的感觉中解脱出来，产生一种控制感，这本身就有治疗作用[6676]。这样一来还可以防止人们考虑更暴力的解决办法，或者阻止他们在尚有能力的情形下因感到压力而被迫过早结束自己的生命[6677]。

## 死于 VSED 是什么感觉？

死于VSED是什么感觉？坊间有很多传闻，说死于VSED是安详、无痛和有尊严的[6678]。幸运的是，已经有一些独立的研究来评估这些说法[6679]，我在视频"VSED的好处（vsed）"中进行了探讨。

停止进食和饮水后的平均死亡时间约为7天，但有8%的人活过两周以上。生命的最后几天很安详，痛苦和折磨的程度很低，甚至比医助死亡还要好[6680]。大多数临终关怀工作者表示，如果他们得了绝症，他们会考虑使用VSED[6681]。

最终脱水的状态甚至可能有一些镇痛作用[6682]，这可能是由于内啡肽的释放，它是天然的止痛剂[6683]。因此，一篇发表在安宁疗护期刊上的系统综述得出结论，VSED可能反映了"善终"的全部12项原则，重点是保持了尊严和支配权[6684]。

关于VSED最著名的报道之一是一位医生在《美国医学会杂志》上对自己母亲死亡的描述[6685]。我征求了杂志的许可，转载了两段特别令人感动的文字，它很高兴地答应了——以12867.28美元的价格。我将它放到了视频"VSED的好处（vsed）"里。（请确保手边有纸巾。）

### VSED 的弊端

脱水过程还有其他的好处[6686]。不用担心尿失禁、导尿或便盆，也不用担心恶心和呕吐，因为消化分泌物减少了。脱水还可以减少肿胀，这可能是晚期癌症的一个问题。它可以通过减轻神经压力来缓解疼痛。心理意识也可能下降，这也可以带来一些缓解，但也可能带来严重的伦理困境。如果变得神志不清，忘了曾经做过的决定，并开始要求喝点什么，怎么办呢？我在视频"VSED的弊端（dignity）"中介绍了这一点以及如何预先建立指令文件专门来解决需要手工喂养的问题。

## 有尊严地离世

多亏了美国宪法第十四修正案，美国每个人都有拒绝医疗的权利。批评者声称，食物之所以不同，是因为它是必需品[6688]。然而，相反的观点认为，如果你可以拒绝戴上呼吸机来挽救你的生命，那么你也应该能够拒绝食物和饮料。（毕竟，没有什么比呼吸更重要了！）在视频"VSED的弊端（dignity）"中，我列举了其他常见的批评和潜在的陷阱，包括如何控制相关的渴望。最重要的是，VSED似乎可以让大多数病人安详而又舒适地离世。

# HOW NOT TO AGE

第 4 部分

## 格雷格医生的抗衰老八妙方

## 导　语

抗衰老骗术由来已久，但是最近的激增被归咎于三个因素：婴儿潮一代*迈入老龄化、互联网的大肆宣传，以及1994年《膳食补充剂健康与教育法案》的通过。

★译者注：婴儿潮一代（baby boomers）是指出生于1946年至1964年之间的人，其命名源于二战后出生的婴儿数量激增的现象。

## 抗衰老骗局

在调查中，大多数人错误地认为补充剂必须经过政府机构（如FDA）的安全认证才能向公众出售，或者至少必须在标签上注明潜在副作用的警告。近一半的人甚至认为补充剂制造商必须标明某种效果[6690]。然而，"多亏"了《膳食补充剂健康与教育法案》，人们才知道，原来这些都没有。该法案免除了补充剂制造商对质量控制、安全性或有效性的举证责任，补充剂市场从法案通过前价值40亿美元、产品约4000种的行业激增至价值400亿美元、产品超过5万种的行业[6691]。到2012年，美国膳食补充剂的人均年销售额超过100美元[6692]。

根据法律规定，非处方药物必须符合安全性、有效性和质量控制的标准，但膳食补充剂可以豁免[6693]。在《膳食补充剂健康与教育法案》之前，补充剂像食品添加剂一样受到监管，因此制造商必须在产品推向市场之前证明产品是安全的，但现在不再需要这样了。有什么危害呢？请观看我的视频"补充剂安全吗（dshea）"。

由于缺乏政府监管，我们甚至不能保证补充剂瓶中含有标签上列出的成分。一项研究发现，12家补充剂公司中只有两家的产品标签准确[6694]。

FDA的检验员甚至发现70%的补充剂制造商违反了良好生产规范，这是最低的质量标准[6695]，如成分鉴定和基本卫生。不是7%，而是70%违规。

这个问题并不局限于潜伏在互联网某个黑暗角落的不可靠的"伪君子"。纽约州总检察长委托对健安喜（GNC）、沃尔格林（Walgreens）、塔吉特（Target）和沃尔玛（Walmart）销售的78瓶商业草药补充剂进行了DNA测试，结果五分之四的产品不含标签上列出的任何草药。相反，这些胶囊通常只含有廉价的填充物，如大米粉和"室内盆栽植物"[6696]。

如果只是室内盆栽植物还好，更可怕的是，一些补充剂掺入了药物成分，有时甚至是已经从市场上撤下的违禁物质。正如我在视频"补充剂有效吗（adulterated）"中所指出的那样，被召回的补充剂可能会立即回到商店货架上，有时甚至含有更多的违禁成分[6697]。正如医学科学研究所的一位创始成员所说："违规罚款与利润相比微不足道[6698]。"

## 服用补充剂是花钱当冤大头？

针对数千名60岁以上美国人的全国代表性样本显示，70%的人使用膳食补充剂[6699]。也许应该是100%，因为医学研究所官方建议每一个50岁及以上的人服用维生素B12补充剂（或食用维生素B12强化食物）[6700]，但最常见的补充剂是复合维生素。这对寿命有什么影响呢？

正如你在视频"复合维生素补充剂如何影响寿命（multi）"中所看到的那样，有9项关于复合维生素和矿物质补充剂的随机对照试验，随机选取了5万多名男性和女性，让他们服用这种补充剂数年，但没有显示出补充剂对死亡率有什么影响[6701]。《内科学年鉴》上发表的一篇题为《够了就是够了：不要把钱浪费在维生素和矿物质补充剂上》的社论写道："我们相信这个官司已经结案[6702]。" 2021年，一篇关于维生素和矿物质补充剂的综述得出结论：不应该试图从药丸中获取营养，而应该"像现在国际上建议的那样,多吃蔬食"[6703]。

至少复合维生素似乎是安全的[6704]。在艾奥瓦州妇女健康研究（Iowa Women's Health Study）的调查结果显示复合维生素与较高的过早死亡风险相关之后,它们与死亡率无关的事实应该算是个好消息[6705]。然而,有一些补充剂似乎是人们积极花钱买来折寿的。随机对照试验的荟萃分析发现,与安慰剂相比,高剂量的维生素A、β-胡萝卜素[6706]和烟酸缓释片[6707]都能增加死亡风险。

任何补充剂伤害的都不只是消费者的钱包,其中一种方式是通过一种叫作自我许可*的有趣的人类心理现象[6708]。在视频"选择健康的快餐会促进更健康的选择吗（glitch）"中,我探讨了为什么被随机分配服用实际上是安慰剂的"补充剂"时,吸烟者吸烟更多[6709],节食者吃得更多[6710]。

★译者注：所谓自我许可（self-licensing）就是人们先做一些积极的事情之后就会开始放纵自己。

## 维生素D能做什么？不能做什么？

那些所谓的长寿配方怎么样呢？研究人员给小鼠喂了相当于人类剂量的高质量长寿补充剂,这些补充剂含有100多种成分,却没有一种能延长寿命。一种混合物甚至缩短了它们的生命[6711]。（研究人员怀疑,鱼油至少是导致寿命缩短的部分原因。）

有一种补充剂在随机对照试验中被证明可以延长人类寿命,那就是维生素D[6712]。那为什么它没有被列入我的"抗衰老八妙方"清单呢？维生素D被吹捧为真正的万灵药[6713],但正如我在视频"维生素D补充剂有用吗（dpanacea）"中所提到的那样,当真正进行随机对照试验时,维生素D补充剂被发现对预防和治疗大多数测试的疾病无效[6714]。它对心血管疾病[6715]、2型糖尿病[6716]、多发性硬化[6717]、肥胖症[6718]、前列腺癌[6719]都没有帮助。这是关于反向因果关系和干扰因素的老生常谈了。生病的人往往不愿出去晒太阳,维生素D水平低可能只是缺乏运动的一个标志[6720]。仅仅是低维生素D水平与高发病率相关，并不意味着低维生素D水平会导致疾病。

也有一些例外。除了明显的维生素D缺乏症（如佝偻病和软骨病[6721]），补充维生素D可以有效预防维生素D基线水平低的人群的哮喘[6722]和慢性阻塞性肺疾病（如肺气肿）的恶化[6723]。虽然维生素D对预防抑郁症无效[6724]，但它似乎对治疗抑郁症有帮助[6725]；对急性呼吸道感染来说，情况正好相反，它对预防有效[6726]，但对治疗无效[6727]。

## 维生素D能对抗死亡？

绝大多数观察性人群研究也表明，血液中维生素D含量较高的人过早死亡的风险较低[6728]。然而，一旦进行测试，寿命延长方面的益处也会消失吗？充足的维生素D当然不是长寿所必需的[6729]。一项针对百岁老人的研究发现，百岁老人体内的维生素D含量低得惊人，事实上，大多数甚至用标准测试方法都检测不到[6730]。然而，服用维生素D补充剂能让我们长寿吗？

一项孟德尔随机化研究发现，那些维生素D水平天生就较低的人确实倾向于寿命较短[6731]，但是针对我们的主要杀手的中间风险因素（如动脉硬化[6732]）的干预试验未能显示出维生素D补充剂的益处[6733]。然而，我们真正想要的是随机、双盲、安慰剂对照的研究，着眼于它们对过早死亡风险的影响。别担心，已经有了[6734]！

我之所以制作视频"补充维生素D能让人活得更久吗（dlongevity）"来告诉人们服用维生素D补充剂可以延长寿命，是因为2014年科克伦系统综述数据库发表了对最初的56项此类试验的综述。到2019年，又有17项随机对照试验发表了，其中一些试验规模非常大，以至于改变了局势[6735]。例如，VITAL研究将25000多名男性和女性随机分配至补充维生素D、补充鱼油、两者都补充和两者都不补充（安慰剂）的组里。维生素D[6736]和鱼油[6737]

都不能预防主要的心血管事件或癌症，也不能预防过早死亡。批评人士认为，只有一小部分（12.7%）受试者一开始就缺乏维生素D[6738]，而所有受试者（甚至是安慰剂组的受试者）都被允许自行补充额外的维生素D。随机让那些可能缺乏营养的人放弃一种他们本来可能摄入不足的重要营养素，被认为是不道德的。这是维生素D试验中常见的问题[6739]。在VITAL研究中，安慰剂组的受试者比实际补充维生素D组的受试者更多地自行服用维生素D，大概是因为他们的维生素D水平较低[6740]。你可以想象这将如何影响结果。

加上VITAL研究的结果，以及所有未能发现死亡率益处的大型新研究，更新的荟萃分析发现，死亡率风险的降低不再具有统计学意义[6741]。不过，补充维生素D3似乎确实能够降低死于癌症的风险。效果很小，250人补充一年的时间才能防止一个人死于癌症[6742]。有人可能会说，死于第二大常见杀手的风险降低，可能意味着那些死于头号杀手心脏病的风险降低（或癌症风险特别高）的人的寿命延长，但没有足够的证据证实这一假设。按照目前的速度，未来10年将有多达1000项关于维生素D补充剂的新试验被报道出来，所以情况可能会发生变化[6743]。不过，在写这本书的时候，已经有超过60项随机对照试验，对这一方面的研究最新的、规模最大的荟萃分析显示，总体上没有统计学上显著的降低死亡率的益处[6744]。所以，我开始写这本书的时候，希望能够推荐一些延长寿命的方法，维生素D3补充剂并没有出现在最后的清单上，但有八种东西可以做到。

# 第 1 章

# 坚 果

根据世界卫生组织的说法，健康饮食的组成成分是蔬菜、水果、豆类（如黄豆、小扁豆和鹰嘴豆）、坚果和全谷物，同时要减少添加糖、盐、饱和脂肪酸和反式脂肪酸的摄入，它们主要存在于垃圾食品、肉类和乳制品中[6745]。前瞻性研究的荟萃分析显示，健康饮食的这些组成成分可以降低总体死亡风险。每天多吃一份蔬菜，早死风险降低4%；每天多吃一份水果，早死风险降低6%；每天多吃一份全谷物，早死风险降低8%；每天多吃一份豆类，早死风险降低10%；每天吃半份坚果，早死风险降低15%。半份坚果只有大约15克（0.5盎司），而其他4组的量都更大，每份高达100克，这一事实强调了坚果在降低死亡风险方面的卓越性。在所有十几种被定义的食物中，没有什么能比坚果更能降低早死的风险[6746]。

## 健康的坚果

一篇发表在顶级营养杂志上的综述总结说，很少有食物像坚果这样经历过如此多的证明[6747]。吃坚果可以降低死于脑卒中、心脏病、呼吸系统疾病、感染、糖尿病甚至癌症的风险，这些疾病占了十大杀手的一半以上[6748]。（一项研究发现，与从不吃坚果的3期结肠癌患者相比，每周至少吃两次坚果的患者平均存活6年半的机会增加了1倍多[6749]。）所以，吃坚果能降低过早死亡的风险也就不足为奇了。一项针对84~107岁人群的研究发现，每天吃坚果与延长寿命的关系，就像经常吃甜甜圈与折寿的关系[6750]。《美国心脏病学会杂志》上一篇社论的标题简洁明了地提出建议："多吃坚果，更长寿[6751]。"坚果是为数不多的能让你延年益寿的食物之一[6752]。

根据对大约50万人的饮食习惯和死亡情况的长期追踪研究[6753]，坚果摄入不足可能是全球每年数百万人过早死亡的原因[6754]。这对我们个人来说意味着什么呢？与几乎从不吃坚果的人相比，每周至少吃两次坚果的人的死亡率似乎降低了一半[6755]。因此，每周吃两把坚果的长寿效果相当于慢跑4小时[6756]。从另一个角度来看，不吃坚果可能会使我们过早死亡的风险增加1倍。不过，相对风险和绝对风险是有区别的。

一个健康的中年人在未来10年的死亡风险可能只有2%左右。这句话的意思是，在接下来的10年里他有五十分之一的概率死亡，但前提是不吃坚果[6757]。如果吃坚果，他的死亡风险可能会降至1%。所以，准确地说，风险降低了一半，从2%下降到1%，但绝对死亡风险只下降了一个百分点。这听起来可能不那么令人印象深刻，但对我来说，过早死亡是一场悲剧，因此改变生活方式以尽可能地降低风险是值得的，尤其是当这样的策略之一是简单、美味的饮食调整时就更值得一试了。

这一切都假设坚果摄入和死亡率之间存在因果关系，其实有许多潜在的干扰因素。例如，爱吃坚果的人往往运动更多，不吸烟，少吃肉，多吃蔬菜和水果。然而，在控制了这些干扰因素之后，降低死亡率的好处似乎仍然存在[6758]。随机对照试验表明，坚果确实可以改善一些主要杀手的关键风险因素，如胆固醇水平[6759]，核桃还可以改善动脉功能[6760]。没有其他食物能如此有效地降低低密度脂蛋白胆固醇水平[6761]。不过，即便如此，也可能存在置换效应。当研究人员要求受试者在日常饮食中加入数百卡路里的坚果时，受试者最终自然地减少了动物蛋白、饱和脂肪酸和钠的摄入量[6762]，不管添加坚果有什么好处，这些本身都是有帮助的[6763]。然而，这不仅仅是因为人们吃坚果而不吃肉。经常吃坚果的人心脏病发作风险的下降程度与素食主义者一样高,甚至更高[6764]。

应该吃多少坚果才能获得最大的益处呢?值得注意的是,大部分的生存优势可以通过仅仅每周吃3份坚果来实现,也就是平均每天吃12克[6765],而每天吃0.5盎司或15~20克,死亡风险并不会进一步降低[6766]。所以,每天最多一把,如9颗榛子、10颗半核桃、13颗腰果、17颗杏仁或25颗花生[6767]。

### 多少坚果算多?

令人惊讶的是,在数十项研究中,每天在人们的饮食中平均增加数百卡路里的坚果,持续15周,结果没有一项研究导致体重增加[6768]。然而,这也是有限度的。不要每天吃超过一杯的坚果,这与应该避免每天吃多杯菠菜、甜菜叶或牛皮菜,多一些的杨桃[6769],多杯大黄[6770],甚至是多勺白桦茸粉[6771]的理由是一样的,那就是草酸。

请参考视频"我们应该担心菠菜中的草酸和肾结石吗(oxalaterisk)"来看看哪些人特别危险,查看视频"不要吃太多菠菜、牛皮菜和甜菜叶(oxalatefood)"了解其他危险剂量,包括每天16杯冰茶[6772,6773]、经常每天吃1杯以上的腰果[6774]或杏仁[6775],或者每天吃5把杏仁和6汤匙奇亚籽[6776]。请参阅第143页的内容,了解更多有关从巴西坚果中摄取过多硒的警告。

## 哪种坚果最健康?

花生酱怎么样呢?详细信息请查看视频"花生酱的健康益处包括长寿吗(pblongevity)",从根本上说,坚果(包括花生)对长寿的好处似乎并不适用于花生酱,可能是因为花生酱缺乏完整的细胞结构,而这些细胞结构可以为我们的肠道菌群提供大量的益生元。（见第653页。）然而，最健康的坚果可能是核桃。核桃不仅抗氧化物[6777]和ω-3脂肪酸[6778]含量丰富，而且是唯一已知能显著改善动脉功能的坚果[6779]，在体外研究中，核桃在抑制癌细胞生长方面也击败了其他坚果[6780]。

在哈佛护士健康研究中，尽管总体而言，坚果摄入与老年男性敏捷性和行动能力受损的风险较低有关，与老年女性整体功能受损的风险较低有关[6781]，但在控制了干扰因素之后，只有核桃与健康衰老显著相关[6782]。在PREDIMED研究调查的所有坚果中，研究人员发现核桃的益处最大，尤其是在癌症方面[6783]。每周吃3份以上核桃的人，死于癌症的风险似乎降低了一半。一篇对现有证据的综述得出结论："包括核桃在内的蔬食具有的深远的积极影响，可能是向大众传达的最重要的信息[6784]。"

# 第2章

# 绿叶蔬菜

在与长寿相关的食物组中,坚果似乎击败了蔬菜,但这是与一般蔬菜相比较而言的。绿叶蔬菜可以与坚果媲美,潜在地降低过早死亡的风险[6785],降低患心脏病、脑卒中和一些类型的癌症的风险,还可能有助于预防一些衰老相关视力丧失的主要原因[6786](参阅"保护视力"一章。)。绿叶蔬菜还可以增强免疫力,减缓新陈代谢,保护身体免受空气污染的影响,空气污染也是全球最主要的死亡原因之一。

## 用西蓝花增强肠道防御

肠道是我们与外部世界接触最多的器官。如果考虑到肠道内壁上所有的小褶皱,它的总表面积相当于半个羽毛球场的大小[6787]。然而,肠道内壁非常薄,只有约50微米厚。换句话说,我们的血液和外部世界之间的屏障比一张面巾纸还要薄。如果肠壁再厚一些,营养物质就很难通过。皮肤需要防水,这样就不会渗漏,但肠道内壁必须允许营养物质和液体被吸收。既然将内部核心与外部混乱分开的肠壁如此脆弱,我们就需要有一个良好的防御机制,以将坏的东西挡在外面。

我们的免疫系统,特别是上皮内淋巴细胞——一种特殊类型的白细胞,具有两大功能:一是作为肠道抵御病原体的第一道防线,二是调节和修复肠道内壁[6788]。淋巴细胞表面覆盖着很多芳香烃受体,它们参与这些细胞的激活[6789]。这些重要的受体的表达在百岁老人体中显著上调，而其缺失会导致过早衰老（至少在小鼠中是这样的）[6790]。多年来，科学家一直无法找到打开芳香烃受体的钥匙。只要发现如何激活这些细胞，就能提升免疫力[6791]。事实证明，这把钥匙就藏在西蓝花中。要了解更多细节，请查看视频"芳香烃受体与肠道防御（gutdefense）"。

食用西蓝花和其他十字花科蔬菜不仅能增强免疫力，使人体免受食物中病原体的侵害，还能抵御环境中的污染物，如汽车尾气或烟草烟雾。由于二噁英和某些其他化学污染物通过芳香烃受体系统发挥毒性作用，所以十字花科化合物可以阻止它们[6792]。也许你认为对有毒化学物质的担忧是一种过分夸大的嬉皮士妄想症，但实际上，它们很可能是第五大死因[6793]。

## 空气污染缩短预期寿命

根据著名的全球疾病负担研究，空气污染是人类的第五大杀手，每年导致约400万人[6794]死于肺癌、肺气肿、心脏病、脑卒中和呼吸道感染[6795]。

90%的人生活在违反世界卫生组织空气污染准则的地区[6796]。据估计，将空气质量改善到这一标准将使全球平均寿命延长两年。因此，空气污染每年似乎会减少数十亿年的预期寿命[6798]。交通相关的空气污染暴露也与皮肤过早老化[6799]和痴呆[6800]有关。我们能做些什么呢？

2014年，中国宣布"向污染宣战"，自那以后，颗粒污染物水平下降了29%，这可能会增加人们的平均预期寿命[6801]。然而，在其他地方，这种严格的政策行动"可能在政治上不被接受"，因为它们"可能间接影响民众的舒适度"[6802]。在有更好的车检、公共交通、公交专用车道、自行车专用道，甚至城市通行费来促进空气净化工作之前，我们能做些什么来保护自己呢？

减少空气污染影响的个人策略包括在空气污染严重的日子和靠近交通

繁忙的地区减少户外活动[6803]。一项针对老年男性和女性的随机交叉试验发现，在繁忙的街道上行走"会削弱甚至逆转运动对心肺的好处"[6804]。空气严重污染的时候甚至应该考虑使用防颗粒物呼吸口罩，如N95口罩[6805]。

部分归因于不断变化的气候，即使举家迁往乡下，不断恶化的森林火灾也会把污染带回家，无论你在哪里生活和呼吸。在火灾烟雾事件期间，越来越多的人被推荐使用家用空气净化器[6806]。大量研究表明，它们可以降低颗粒物暴露，有益于呼吸和心血管健康[6807]。我建议使用HEPA过滤器，避免使用可能排放有害副产品的空气净化技术[6808]，如静电除尘器[6809]和负离子发生器[6810]。

然而，饮食造成的死亡人数是空气污染的两倍多[6811]。幸运的是，也许能够利用饮食的力量来对抗空气污染的影响。

## 十字花科蔬菜有助于解毒

我详细介绍过十字花科蔬菜如何提高肝脏中解毒酶的活性（见第136页），以至于大量食用西蓝花的人必须喝更多的咖啡才能获得同样的咖啡因[6812]。呼吸道里也有解毒酶，研究发现，那些解毒酶效率天生较低的人对柴油排放物的过敏反应更严重，因此这些解毒酶能够积极对抗空气污染物引起的炎症[6813]。西蓝花是否也能促进这些酶的活性呢？

由于十字花科化合物萝卜硫素是一类主要解毒酶的"已知最有效的诱导剂"，所以研究人员想看看它能否对抗污染物的促炎影响[6814]。更多信息请查看视频"对抗空气污染影响的最好食物（pollutiondetox）"，从根本上说，通过将柴油排放物或流感病毒喷到人们的鼻子里，研究人员发现，每天吃一两杯西蓝花可以达到两全其美的效果，既能减少污染引起的炎症[6815]，也能提高抗病毒免疫反应[6816]。西蓝花还能够降低吸烟者的炎症水平[6817]，显著加快人体对苯等致癌污染物的清除[6818]。

> **西蓝花补充剂怎么样？**
>
> 如果你不喜欢十字花科蔬菜的味道，但仍然希望获得它们的好处，该怎么办呢？研究人员对一种主要的市售西蓝花补充剂BroccoMax进行了测试。它的制造商吹嘘说，每颗BroccoMax胶囊含有相当于半磅西蓝花所含的萝卜硫素。受试者要么每天吃6粒胶囊，要么吃一杯左右的新鲜西蓝花芽。最终，补充剂几乎没有任何作用，而西蓝花芽能使血液中萝卜硫素的水平提高约8倍，而成本也仅为补充剂的八分之一[6819]。用芥子酶处理的西蓝花芽提取物补充剂声称可以提高萝卜硫素的生物利用率，与新鲜西蓝花芽相当，但研究发现，它们根本无法与天然的西蓝花芽相比[6820]。

## 绿叶蔬菜减缓新陈代谢

热量限制可以延长动物寿命的方法之一是减缓动物的新陈代谢[6821]。就像蜡烛一样，燃烧的火焰越小，蜡烛持续时间就越长。多亏了绿叶蔬菜中的硝酸盐，可以通过每天吃一大份蔬菜沙拉来获得类似的代谢益处。

绿叶蔬菜和甜菜中天然存在的硝酸盐可以提高线粒体的效率。线粒体是细胞内的小发电站，通过从每次呼吸中提取更多的能量来提高运动表现[6822]。这就是为什么一小杯甜菜汁可以让自由潜水者比平时多屏住呼吸30秒[6823]。请查看视频"甜菜提高运动表现（nitrates）"，了解蔬菜兴奋剂提高运动表现的最新发现。没有任何药物、补充剂、类固醇或其他干预措施具有蔬菜中硝酸盐的作用[6824]。

## 硝酸盐的十大常见食物来源

1. 芝麻菜
2. 大黄
3. 香菜
4. 奶油生菜
5. 嫩卷心菜叶
6. 罗勒
7. 甜菜叶
8. 橡叶生菜
9. 牛皮菜
10. 甜菜根

甜菜根勉强进入了硝酸盐的十大常见食物来源清单。前十名中有八个是绿叶蔬菜，芝麻菜的硝酸盐含量是甜菜根的4倍，每100克芝麻菜的硝酸盐含量高达480毫克[6825]。

总的来说，绿叶蔬菜贡献了我们硝酸盐摄入量的80%[6826]。所以吃大量的绿叶蔬菜是否能够减缓新陈代谢呢——因为我们的身体能够更有效地运作，从而更有效地从每卡路里热量中吸收更多的能量？确实，研究人员发现，在摄入了相当于几份绿叶蔬菜或甜菜根所含剂量的硝酸盐后，受试者的基础代谢率平均下降了约4%[6827]。这相当于每天减缓了近100卡路里的能量消耗[6828]。研究人员推测，这可能是身体进化的一种方式，在远古时代的营养匮乏时期，人类的身体利用蔬菜来帮助保存能量。不管怎样，减缓新陈代谢可能对长寿有好处[6829]，这也解释了为什么那些吃更多绿叶蔬菜的人往往比那些吃得少的人更长寿[6830]。

## 蔬菜中的硝酸盐对抗肌肉衰老

补充硝酸盐可以显著提高运动耐量[6831]和运动表现[6832]，不仅因为它能使身体从氧气中提取更多的能量[6833]，还因为它有助于扩张动脉，使动脉能够向肌肉输送更多的含氧血液[6834]，甚至还能通过一种未知的机制直接改善肌肉功能（收缩能力）[6835]。富含硝酸盐的饮食与改善肌肉力量和身体功能有关，研究人员因此得出结论："蔬菜可能是减少任何衰老相关的肌肉功能下降的有效方法。"然而，由于研究人员所做的是横断面研究，因此无法推断其中的因果关系[6836]。

请查看视频"蔬菜中的硝酸盐对抗肌肉和动脉衰老（nitrateaging）"来了解更多信息，但也有一些急性干预性研究。比如，在一项研究中，研究人员让平均年龄71岁的老年男性和女性服用相当于一杯煮熟蔬菜的甜菜汁补充剂。受试者的膝关节伸展（股四头肌）力量和速度有了显著的提升。根据肌肉每年稳定下降的速度，硝酸盐增强的程度据说"在功能上相当于急剧逆转几十年衰老的影响"[6837]。一组服用同样剂量的年龄相仿的人，在上肢力量恢复（前臂握力）方面有了显著的改善[6838]。

## 蔬菜中的硝酸盐对抗动脉老化

在一篇题为《心脏老化和青春之泉》的社论中，梅奥诊所的一位研究主席评论说："一系列令人印象深刻的试验表明，逆转心脏衰老的梦想可能并不像曾经认为的那样神秘[6839]。"在老年小鼠的饮水中加入硝酸盐，能够逆转其衰老相关的心脏和动脉硬化[6840]，那么对于人类呢？

针对12项随机对照人体试验的荟萃分析发现，三分之二杯到两杯煮熟的绿叶蔬菜所含的硝酸盐可以显著改善手臂[6841]或腿部[6842]的动脉功能，正如我在视频"蔬菜中的硝酸盐对抗肌肉和动脉衰老（nitrateaging）"中详细介绍的那样，这可以转化为临床效益，例如，使外周动脉疾病患者在没有疼痛的情况下多走18%的路[6843]。

摄入硝酸盐最健康的方式就是每天吃一大份蔬菜沙拉。与吃用黄瓜、青豆和圣女果做成的无绿叶蔬菜沙拉的人相比，随机选择吃用芝麻菜和菠菜做成的绿叶蔬菜沙拉的人，其血压在数小时内就降低了[6844]。可以服用硝酸盐和一氧化氮增强补充剂，但它们的安全性[6845]和有效性[6846]值得怀疑。像V8这样含有甜菜汁和菠菜汁的蔬菜汁怎么样呢？这两种东西的含量都不会太多，你每天需要喝差不多18升才能达到每日硝酸盐的目标摄入量[6847]。[更多信息请查看视频"食用含硝酸盐蔬菜的最佳时间和剂量（nitratetarget）"。]

## 喂养口腔里的微生物

如果把所有研究放在一起，我们会发现，平均而言富含硝酸盐的蔬菜能显著降低血压[6848]，但也有些研究显示它们没有任何好处[6849]。要理解这种差异以及为什么随着年龄的增长吃绿叶蔬菜愈发重要，就必须首先了解硝酸盐在口腔中的激活步骤，这多亏了舌头上的有益菌。在视频"刷舌头如何影响心脏健康（scrape）"中，我解释了整个迷人的过程，但最重要的是，应该通过经常吃富含硝酸盐的蔬菜来促进硝酸盐代谢细菌的生长[6850]，而不要使用抗菌漱口水[6851]和每天清洁舌头[6852]（除非你有心脏瓣膜问题或者其他可能导致心内膜炎的风险因素[6853]）。

## 如何防止硝酸盐变成有害的亚硝胺？

请注意，硝酸盐可能只在健康饮食的情况下才能发挥作用[6854]。研究发现，在富含蔬菜的地中海饮食中加入饱和脂肪酸（以肉类和乳制品的形式）会升高血压，而不是降低血压[6855]。

舌头上发生的激活过程是将硝酸盐转化为亚硝酸盐。什么，亚硝酸盐？这不是加到腌肉里的东西吗？为什么蔬菜中的硝酸盐和亚硝酸盐没有问题，而肉类中同样的物质却会致癌呢[6856]？这是因为亚硝酸盐本身不会致癌，但它们会转变为致癌物。要做到这一点，亚硝酸盐必须与胺或酰胺结合，而这两种物质在动物性食物中含量丰富。

所以，在肉中添加亚硝酸盐会导致致癌物的形成[6857]（对于"非腌制"的培根，你可能会在配料表上看到"发酵芹菜汁"或类似的东西，这只是一种避免使用"亚硝酸盐"这个词而偷偷摸摸添加亚硝酸盐的方法。）。加工肉类的威胁如此之大，以至于有史以来的第二大规模的有关癌症和饮食的前瞻性研究认为，将加工肉类的摄入量减少到每天20克以下（相当于一个火柴盒的大小），可以减少欧洲至少3%的死亡[6858]。美国历史上最大规模的关于饮食和健康的前瞻性研究——NIH-AARP研究，对50多万名美国人进行了追踪调查，结果发现，可预防的死亡比例可能更高。研究人员认为，如果加工肉类的最高消费群体将他们的摄入量减少到相当于每天不到半条培根的量，就能使20%的美国女性避免死于心脏病[6859]。难怪美国癌症研究所建议"避免食用加工肉类，如火腿、培根、意大利腊肠、热狗和香肠"[6860]。

所以，含亚硝酸盐的加工肉类尽量不吃，但是如果未加工肉类中的胺和酰胺与蔬菜硝酸盐所产生的亚硝酸盐相遇会怎样呢？记住，亚硝酸盐本身不会致癌，只有在胺和酰胺存在的情况下才会转变成亚硝胺和亚硝酸胺。如果吃一大份蔬菜沙拉，两三个小时后又吃了未加工的肉类，会发生什么呢？蔬菜沙拉中的硝酸盐在舌头上转化为亚硝酸盐，它们被吞下后可能会在胃里与肉中的胺和酰胺混合。研究人员对这种可能性进行了测试，他们让受试者饮用富含硝酸盐的水，同时食用鳕鱼、三文鱼、秋刀鱼或虾。（海鲜的胺含量很高。）在他们被要求吃鱼的一周内，流经身体的致癌性亚硝胺水平急剧上升，一旦停止吃海鲜，亚硝胺水平就会下降[6861]。另一项研究用未加工的鸡肉和火鸡胸肉代替海鲜，也发现了类似的反应[6862]。这就解释了为什么杂食者喝一瓶甜菜汁会在24小时内导致尿液中这些致癌化合物显著增加[6863]。

此外，蔬食中天然存在的维生素C和其他抗氧化物有助于阻止胃中这些致癌物的形成[6864]。这有助于解释为什么从加工肉类中摄入的硝酸盐和亚硝酸盐与癌症有关，而植物来源的硝酸盐和亚硝酸盐却不会增加患癌症的风险[6865]。不过，这可能需要的不只是一份配菜。在海鲜研究中，受试者在吃鱼的同时也吃了一些蔬菜，但显然这些蔬菜不足以阻止致癌物的形成[6866]。因此，那些想要充分利用富含硝酸盐的蔬菜的人可能最好以全蔬食为中心。

## 把绿叶蔬菜加进一日三餐里

1777年，乔治·华盛顿将军发布了一项命令，要求美国军队在营地周围寻找野菜，"因为这些野菜对健康非常有益，而且可以预防……所有组织腐烂病"[6867]。今天，只有大约二十五分之一的人在一个月的时间里吃十几份绿叶蔬菜[6868]，而我建议每周吃十几份。

绿叶蔬菜被认为是冲绳人长寿的秘诀之一[6869]。保证每天都吃绿叶蔬菜可能是我们可以采取的延长寿命的最有力措施之一。一项题为"健康生活方式和可预防的死亡"的研究，确定了6种生活方式因素，这些因素与六七十岁的男性和女性在12年内将死亡风险降低一半有关。除了非饮食因素，如不吸烟和每天步行1小时或更长时间，研究人员所使用的饮食质量的唯一标准是至少保证"几乎每天"都吃绿叶蔬菜[6870]。

在哈佛大学的一个研究小组分析的所有食物组中，绿叶蔬菜具有预防主要慢性疾病的最强保护作用[6871]，每天每多吃一份绿叶蔬菜，心脏病发作[6872]和脑卒中[6873]的风险就会降低20%。

这也难怪，在所有不同类型的水果和蔬菜中，最能降低死亡风险的是绿叶蔬菜[6874]。想象一下，如果有一种药丸可以延长生命，而且只有好的作用，相信每个人都会吃它；它将为制造它的制药公司赚取数十亿美元；法律规定所有的健康计划都必须涵盖它；来自各行各业和世界各个角落的人们都将为此大声疾呼。然而，当这个"药丸"只是吃绿叶蔬菜时，人们会惊呆。

> **重要警告：绿叶蔬菜与药物华法林**
>
> 如果你正在服用华法林（也被称为香豆素），那么在增加绿叶蔬菜的摄入量之前，一定要和你的医生谈谈。该药物具有对抗维生素K的作用，可以抑制维生素K参与的凝血因子的合成。如果身体通过绿叶蔬菜获得了大量新鲜的维生素K，就可能会破坏药物的效果[6875]。你应该仍然可以享受绿叶蔬菜，但你的医生需要调整药物剂量，以匹配日常绿叶蔬菜的摄入量。

# 第3章

# 浆 果

世界各地的国家膳食指南里最常见的关键信息很简单：多吃水果和蔬菜[6876]。然而，并不是所有的水果和蔬菜都是一样的。那些认为浆果最好的人活得更长久，但那些为香蕉疯狂的人却没有[6877]。我已经在"保护大脑"一章中谈到了浆果对认知的好处，在"保护免疫系统"一章中谈到了浆果对免疫力的好处，在"保护视力"一章中谈到了浆果对视力的好处。很少有研究将浆果从普通水果类别中分离出来[6878]，但结合3项关于吃浆果和整体寿命的前瞻性研究，很明显，吃浆果更多的人往往比吃浆果少的人活得更长久[6879]。浆果不但好吃，还可以帮助我们延年益寿？没错，这就是全蔬食的好处。

## 浆果是抗氧化小能手

浆果似乎和绿叶蔬菜一样能降低全因死亡风险[6880]。绿叶蔬菜是最健康的蔬菜，浆果是最健康的水果，部分归因于它们各自所含的不同植物色素。绿叶蔬菜中含有叶绿素，这是一种绿色色素，光合作用一触即发，所以绿叶蔬菜肯定富含抗氧化物，以应对形成的自由基。与此同时，浆果有着色彩缤纷、对比鲜明的颜色，吸引吃水果的动物来帮助它们散播种子，而赋予浆果如此鲜艳的色彩的相同分子特性，也是它们具有强大抗氧化能力的原因[6881]。

美国人最喜欢吃的水果是苹果和香蕉，它们的抗氧化能力分别约为60单位和40单位（使用改良的FRAP法测定，每10克含抗氧化物的微摩尔数为1个单位）。杧果是其他地方最受欢迎的水果，抗氧化物含量更高，它的抗氧化能力大约为110单位。（想想杧果那鲜艳诱人的果肉，这就说得通了。）这些水果都无法与浆果媲美：一杯草莓的抗氧化能力大约为310单位，蓝莓约为380单位，树莓约为430单位，蔓越莓约490单位，黑莓则为惊人的680单位。在北极冻原上还有一些野生品种，如红越橘，它们的抗氧化能力更强，但要说到店里能买到的浆果，那还得是黑莓。吃黑莓的抗氧化效果比吃草莓的要好1倍[6882]。

### 巴西莓的抗氧化作用被夸大

巴西莓对小鼠具有抗衰老作用[6883]，但不会延长秀丽隐杆线虫的寿命[6884]。巴西莓确实提高了被喂食高脂食物的果蝇的存活率，但对人类有什么好处呢[6885]？我在视频"巴西莓和苹果的抗氧化作用（acai）"中概述了令人失望的临床结果。甚至连它的抗氧化作用也被夸大了。那些兜售补充剂的人喜欢谈论巴西莓如何使血液"抗氧化能力提高3倍"。然而，如果你看一下他们引用的研究，你就会发现，虽然受试者的血液抗氧化能力确实提高了3倍，但食用普通苹果酱的对照组的血液抗氧化能力同样提高了3倍[6886]。

## 浆果的抗氧化作用

正如我在第138页所提到的，胃就像一个"生物反应器"[6887]。从动物被屠宰的那一刻起，肌肉中的脂肪就开始氧化，但当肉碰到胃酸时，就会产生大量的自由基[6888]。在摄入后的几小时内，氧化脂肪的副产物［如丙二醛（MDA）]就会产生，然后这些物质被吸收到血液中[6889]，在那里，它们会破坏蛋白质并使DNA发生突变[6890]。不过，浆果能提供帮助。

多不饱和脂肪酸最容易被氧化，这就解释了为什么消化后的鸡腿产生的丙二醛是牛肉或猪肉的6倍多，三文鱼产生的丙二醛是它们的14倍多。那么，像山核桃这样富含多不饱和脂肪酸的蔬食怎么样呢？在饮食中加入一把山核桃，MDA水平会下降[6891]。为什么呢？因为全蔬食也含有大量抗氧化物，可以防止氧化。平均而言，蔬食的抗氧化物含量是动物性食物的64倍。即使含水量达96%的圆生菜，也比肉类含有更多的抗氧化物[6892]。这就是为什么从饮食中摄取的大部分氧化脂肪来自肉制品和高脂肪的加工食品[6893]。

如果植物中的抗氧化物可以对抗胃中的脂肪氧化，那么植物和肉一起吃怎么样呢？这在猪身上是有效的。当猪被喂食油和牛肉的混合物时，它们的MDA增加了5倍，但当它们被喂食同样的油和牛肉加上水果和蔬菜（李子、苹果和朝鲜蓟）时，其MDA水平似乎只增加1倍[6894]。意大利的研究人员决定在人类身上进行试验，他们让人们在吃麦当劳Big Tasty培根和炸薯条的同时，喝或不喝一杯半发酵浆果汁（红酒）。在不喝浆果汁的情况下吃完Big Tasty培根和炸薯条的4小时内，血液中的氧化型低密度脂蛋白胆固醇水平显著上升，但如果同时配上浆果汁，情况就不同了[6895]。两杯浆果汁配双层芝士汉堡对血液中的氧化脂肪和胆固醇也能起到同样的中和作用[6896]。

香料比浆果具有更强的抗氧化能力。几千年来，人们一直使用香草和香料来保存肉类，以减少腐败[6897]。研究人员准备了一种混合香料，其中包括大约一茶匙辣椒粉、一茶匙半牛至、半茶匙大蒜粉、半茶匙生姜，以及各四分之一茶匙黑胡椒、丁香、肉桂和迷迭香，并将香料加入牛肉碎中进行调味制作汉堡。与没有添加香料调味的汉堡相比，添加香料调味的汉堡使流经受试者身体的MDA减少了大约一半（通过尿液测量）[6898]。只是在半磅牛肉碎中加入半茶匙姜黄，就能将MDA含量降低20%左右。虽然单独使用黑胡椒似乎没有帮助，但将姜黄与八分之一茶匙的黑胡椒混合似乎可以使姜黄的效果翻倍[6899]。

火鸡是一个更严峻的挑战。虽然浆果汁可以完全停止双层芝士汉堡所导致的脂肪氧化，但在吃火鸡肉饼后，它只能将血液中的MDA水平降低40%~75%[6900]。然而，如果预先将肉排用浆果汁腌制，再在用餐时饮用浆果汁，便可以完全阻止MDA的增加[6901]。蔓越莓、黑莓、蓝莓、树莓、智利番石榴的浓缩物也是如此。将浆果混合到火鸡肉碎中，可以将吃火鸡肉汉堡导致的MDA峰值降低近一半，同时在用餐时喝两杯混合浆果饮料，便可以完全抑制MDA水平的上升[6902]。

与其做浆果汉堡，不如只吃配菜沙拉？研究人员将大约四分之一磅火鸡胸肉和半杯由番茄、生红洋葱、黑橄榄、特级初榨橄榄油和新鲜罗勒制成的地中海式沙拉放入体外消化器中，结果显示氧化脂肪的形成减少了一半。一整杯沙拉可以完全阻止脂肪氧化。如果分别测试不同的沙拉成分，最有效的似乎是洋葱和橄榄油[6903]。

不像金枪鱼脂肪或鱼油补充剂会使消化火鸡肉后产生的MDA增加5倍，特级初榨橄榄油中的抗氧化物可以使MDA减少一半[6904]。然而，在较高浓度下可能会产生相互矛盾的结果。特级初榨橄榄油的浓度为2.5%（相当于一份3盎司的火鸡胸肉使用半茶匙油）时，它具有强大的抗氧化作用。当浓度为5%（一整茶匙）或10%时，它则有促氧化作用，使消化火鸡后的MDA生成情况更糟[6905]。在全蔬食中从未有过这样自相矛盾的效果。然而，只有大约五分之一的美国人会在某一天吃份沙拉[6906]。那么来杯简单的咖啡怎么样呢？

考虑到标准美国饮食的糟糕状况，咖啡实际上是抗氧化物的主要来源之一[6907]。土耳其咖啡就像咖啡王国的抹茶，因为喝的是粉状的咖啡豆，一杯这样的咖啡可以使血液中由肉类引起的MDA水平降低一半以上，与浆果汁的效果相当。速溶咖啡是最无效的。喝4杯半速溶咖啡才能达到1杯土耳其咖啡的效果[6908]。

为了量化需要多少蔬食来中和食用动物性食物后胃中产生的自由基，研究人员创建了餐后氧化应激指数（Postprandial Oxidative Stress Index），被定义为"以克为单位的蔬食在模拟胃液中37℃孵育180分钟完全（100%）抑制200克火鸡肉所形成的MDA的能力"。你要在火鸡三明治上放多少番茄才能避免血液中含有致突变的氧化脂肪呢？31片，相当于5个番茄。按克算，菠菜具有6倍以上的抗自由基能力，但它太轻了，你需要3杯菠菜才够，这可能会让三明治倒塌，但是做一大份配菜沙拉是可以的。吃一个大苹果也可以，但浆果是最好的。仅仅八分之一杯黑莓，或者四分之一杯蓝莓、二分之一杯树莓、一整杯草莓，便能吸收掉火鸡大餐在胃里产生的自由基[6909]。

金枪鱼或三文鱼等高脂鱼类比火鸡更糟糕，因为鱼类含有更多的多不饱和脂肪酸，牛肉和猪肉会好一些。最糟糕的莫过于禽肉（火鸡）和鱼类脂肪（金枪鱼油）的组合，它们在胃里产生的氧化脂肪比单独吃火鸡多5倍。不过，这只要一杯黑莓就能解决[6910]。所以，当你吃肉类或高脂肪的垃圾食品时，你应该确保胃里同时有强大的植物来处理促氧化的后果。

如果你打算购买大量的维生素C来自制面部青春精华液（见第542页），那为什么不直接在饭菜上撒一些呢？因为这会让事情变得更糟糕。胃里的纯维生素C可以将肉中的三价铁离子（$Fe^{3+}$）转化为二价的亚铁离子（$Fe^{2+}$），这会产生有毒的羟基自由基[6911]，在消化过程中与高脂肪牛肉混合时，所有测试的维生素C剂量都会产生净促氧化作用[6912]。

## 余甘子的抗氧化作用

作为一名接受西方教育的医生，我从未听说过余甘子（amla），它是一种晒干的、粉末状的印度醋栗果实。我惊讶地发现，在医学文献中有700多篇关于它的文章。更令人惊讶的是，有一些论文的标题是《余甘子，治疗和预防癌症的神奇浆果》。余甘子可以说是阿育吠陀医学中最重要的植物，传统上被用于从养发护发到中和蛇毒等几乎所有用途[6913]。我吃它，因为它显然是地球上最富含抗氧化物的天然食物[6914]。请查看视频"更好的早餐（breakfast）"，看看价值4美分的蔬果昔的抗氧化能力能带来什么改变。

在阿育吠陀词典中，余甘子被认为是"延长寿命的最佳药物"[6915]和"强效催情药"，但支持这些说法的证据来自果蝇[6916]。我在视频"余甘子与降胆固醇和稀释血液的药物（amla）"中详细介绍的Elens-Wattiaux果蝇交配室已经被Copulatron*所取代。当你读到催情作用时，你可能会联想到更多的蛆虫。在人类身上有什么影响呢？

鉴于我在视频中提到的余甘子的降胆固醇水平益处[6917]，它能够延长寿命也就不足为奇。余甘子还被证明可以降低甘油三酯[6918]水平，改善血液流动性，减少氧化DNA损伤[6919]和全身炎症标志物水平[6920]，改善糖尿病患者的血糖控制[6921]，并可能减小压力对心脏的影响[6922]。正如我在视频"治疗胃部不适的最佳饮食（dyspepsia）"中所提到的那样，除了显著减少胃灼热和反流，它还可以和抗酸药一样缓解胃部不适[6923]。请查看我的《救命》一书中"余甘子"那部分内容中关于购买和使用余甘子的建议。

★译者注：Copulatron是用来观察果蝇求偶行为的多室仪器。

## 彩虹饮食给健康添色彩

美国心脏协会和美国癌症研究所等领先的健康组织鼓励人们"吃彩虹饮食"，即各种色彩丰富的天然食物[6924]。94%的美国人甚至没有达到建议的最低水果和蔬菜摄入量（根据性别、年龄和活动的不同，每天5～13

份），除此之外，还有一个"植物营养素缺口"。他们摄入的蔬果种类也不够丰富。如果美国人平均每天应该吃10份蔬果，那么可以每种颜色吃两份，然而，80%的美国人做不到。最糟糕的是紫色/蓝色蔬果，这是花青素的来源，90%的人缺乏这种色素[6925]。蓝莓是美国饮食中花青素的主要来源，但美国人平均每天只吃一颗蓝莓[6926]。

花青素的英文"anthocyanin"来自希腊语"anthos"（意思是"花"）和"kyanos"（意思是"蓝色"）[6927]。同样的色素可以使浆果呈红色、蓝色和紫色，但它们的名字仍然暗示着它们的花卉来源，例如，蓝莓中的矮牵牛花素或蔓越莓中的芍药素[6928]。花青素能够穿过血脑屏障，被认为是浆果具有改善脑灌注、记忆、执行功能、处理速度、注意力和整体认知表现的认知益处的原因[6929]。它们也有益于保护视力。

在"保护视力"一章中，我谈到了它们对黄斑变性、青光眼和白内障的潜在帮助，但浆果也可以以其他方式有益于我们的视力。随机、双盲、安慰剂对照试验表明，浆果中的花青素可以显著改善眼疲劳的客观和主观体征[6930]，并改善明适应[6931]和暗适应[6932]。花青素似乎对视网膜中一种被称为"视紫红质"的受体蛋白的再生很重要，这种受体蛋白有助于将光信号转化为脑的电信号，加快视觉对不断变化的光线水平的适应速度[6933]。

正如我在"炎症"一章所讨论的那样，浆果具有全身性的抗炎作用，它们也可以直接抑制肠道内的炎症[6934]。90%的溃疡性结肠炎患者对欧洲越橘有反应，其症状在6周内得到缓解；然而，一旦停止食用浆果，疾病活动就会迅速恢复[6935]。部分原因可能是花青素对肠道菌群的益生元作用。吃浆果会增加肠道中有益菌的数量，减少有害菌的数量[6936]。例如，每天吃蓝莓会增加肠道中乳酸杆菌和双歧杆菌的数量[6937]。黑加仑[6938]和酸樱桃[6939]也有类似的效果。

花青素还可以改善短期和长期的血糖控制[6940]，部分是通过改善胰岛素敏感性实现的[6941]，因此毫不奇怪，摄入更多的浆果可以降低患2型糖尿病的风险[6942]。哈佛大学的两项著名研究记录了数百万人的数据，数据显示每周吃两次或两次以上浆果，患病风险会降低23%[6943]。

浆果还可以显著改善动脉功能[6944]，这可以帮助解释为什么较高的花青素摄入量与心血管疾病死亡风险[6945]和全因死亡风险显著降低相关[6946]。一碗蓝莓甚至可以缓解吸烟引起的动脉功能障碍。只要抽一支烟，动脉的自然放松能力便会在两小时内下降25%[6947]。然而，如果吸烟前100分钟吃两杯蓝莓，同样的一支烟所造成的损害就会减少一半以上。（当然，所有的损害都可以通过从一开始就不吸烟来预防。）

我们怀疑主要是花青素成分的作用，因为单独使用纯化的花青素也可以改善动脉功能[6948]，但不如整个浆果那么好[6949]。每天摄入超过300毫克的花青素，还可以降低低密度脂蛋白胆固醇的水平[6950]。也就是说，每天只需要吃一份，如半杯富含花青素的浆果（如蓝莓）[6951]。即使每天只是饮用蓝莓茶——将蓝莓粉放在茶包里浸泡5分钟，也能降低胆固醇水平，但要过3个月才能有明显的效果[6952]。

花青素会在大约6小时内从血液中被清除，所以，到了下午，你在早餐燕麦片里吃的浆果可能已经完成了它们的使命[6953]。在我看来，浆果是任何一餐的完美甜点。还有其他富含花青素的水果，如李子、石榴、红葡萄或黑葡萄。由于有红洋葱、紫土豆、紫甘蓝或紫小麦，花青素也可以通过主菜获得。我喜欢将紫爆米花当零食，或者将空气炸紫薯薯条当配菜。作为饮品，你认为是什么让洛神花茶像《绿野仙踪》中多萝西的拖鞋那样具有红宝石的红色呢？花青素也可能是洛神花具有降血压作用的原因[6954]。在动物模型中，黑米中的花青素有助于改善半乳糖引起的小鼠加速衰老[6955]，而紫小麦中的花青素可以将秀丽隐杆线虫的寿命延长约10%[6956]。

## 樱桃、蔓越莓、枸杞和葡萄

大约半个世纪以来，我们已经知道酸樱桃具有很强的抗炎作用，它们可以成功地用于治疗痛风，正如我在"炎症"一章所提到的那样[6957]。樱桃还可以减少健康人的炎症，表现为C反应蛋白水平降低[6958]。总的来说，16项关于樱桃（包括酸樱桃和甜樱桃）的干预试验中有11项发现炎症减少，10项研究中有8项发现氧化应激下降，9项中有8项发现运动诱导的肌肉酸痛和力量损失减少，7项中有5项发现血压下降，5项研究全部发现关节炎改善，4项研究全部发现睡眠改善［可能是因为其褪黑素含量，请查看视频"如何用富含褪黑素的食物改善时差反应（melatoninfoods）"］。这些研究的持续时间不到两周，每天给受试者食用相当于45～270颗樱桃的量[6959]。

在非应季的时候，有酸樱桃罐头和冷冻的甜樱桃可选。（我仍然喜欢像吸冰棒一样吮吸冷冻的黑樱桃，这是妈妈教我的一个小技巧。）在《救命》一书中，我推荐用樱桃罐头沥出来的水制作洛神花茶，并将樱桃加入早餐燕麦片中，还可以调入可可粉，就像吃一份裹上巧克力的樱桃一样。

正如我们在"保护肠道和膀胱功能"一章中所看到的那样，蔓越莓对男性和女性的泌尿系统健康都有好处。蔓越莓可以延长果蝇[6960]和线虫[6961]的寿命，减缓大鼠衰老相关的胰岛素分泌下降[6962]，但它们对哺乳动物的寿命的影响还没有被测试过。

我在"保护免疫系统"和"保护视力"两章中都强调了枸杞。枸杞在传统中医中一直被认为是一种"有效的抗衰老剂"，被用来防止头发过早变白[6963]。然而，几乎没有科学证据证实这种影响。枸杞确实能延长果蝇的寿命，但对果蝇有好处并不能完全说明问题[6964]。然而，枸杞的抗氧化活性至少是其他干果的4倍[6965]。枸杞在体外对脐静脉内皮细胞具有抗炎作用[6966]，在随机、双盲、安慰剂对照试验中[6967]，甚至可能有助于减肥，我在《吃饱瘦身》一书"炎症淬灭者"一章中详细介绍过。

不管你怎么吃葡萄干，我都强烈建议你用枸杞代替。6000多年前被驯化的葡萄藤现在是世界上种植面积最大的单一水果作物[6968,6969]。它们能为我们做些什么呢？涉及数千名受试者的50多项随机对照试验的荟萃分析发现，各种葡萄都可以小幅降低低密度脂蛋白胆固醇水平（约5个百分点），但葡萄干似乎没有作用[6970]。这可能是因为大多数葡萄干是由"白"葡萄，即一种普遍存在的淡绿色汤普森葡萄制成的。在红葡萄和绿葡萄的正面较量中，每天吃3杯红葡萄，持续8周，可以显著降低低密度脂蛋白胆固醇水平，但同样数量的绿葡萄不能[6971]。

同样，葡萄干也不能显著改善动脉功能[6972]，但一又四分之一杯新鲜葡萄，包括红葡萄和蓝黑色葡萄，甚至可以减轻麦当劳麦满分早餐引起的动脉功能障碍[6973]。一项使用红葡萄粉的随机、双盲、安慰剂对照试验也证明了葡萄对动脉功能的长期改善[6974]。

### 葡萄籽提取物怎么样？

麦满分的研究包括了有籽葡萄，其中含有大量的多酚——果肉中只有1%，果汁中有5%，葡萄皮中含有30%，而葡萄籽中含有剩下的64%[5975]。不幸的是，现在很难找到有籽的葡萄。只服用葡萄籽提取物补充剂怎么样呢？我在视频"葡萄籽提取物补充剂和有籽葡萄的益处（gse）"中回顾了现有的证据，结论是什么呢？坚持吃有籽葡萄。我发现最有可能找到有籽葡萄的地方是亚洲市场，在那里你可能会幸运地找到像康科德一样的Kyoho葡萄（来自日语Kyohō budō，意思是"巨峰葡萄"），深紫色的球形葡萄带有大的椭圆形种子。

# 第 4 章

# 外源性毒物兴奋效应和 microRNA 调控

外源性毒物兴奋效应（xenohormesis）和microRNA代表了植物和动物之间的跨界交流途径，我们可能能够利用这一点。

## 外源性毒物兴奋效应

毒物兴奋效应（hormesis）的基本原理可以被认为是"凡是杀不死你的，最终都会让你更强大"（That which doesn't kill you makes you stronger）[6976]。运动就是一个经典的例子[6977]：它会给你的肌肉和心脏施加压力，如果有足够的恢复时间，你会因此而变得更健康。运动这样的轻微压力可以引发保护性反应，从长远来看，这会增强防御能力[6978]。

16世纪，被称为"毒理学之父"的瑞士医生帕拉塞尔苏斯（Paracelsus）有一句拉丁名言"sola dosis facit venenum"，意思是"只要剂量足，万物皆有毒"[6979]。这句名言通常被用来解释一些最有益或无害的物质（如水）在足够高的剂量下是如何产生毒性的，反过来，即使是一些最有毒的物质（如氰化物）在足够低的剂量下又是如何无害的。毒理学领域采用了这一"阈值剂量-反应"模型，在浓度足够低时，可能没有影响，但在某一浓度以上，危害与剂量成正比。毒物兴奋效应增加了一个新的想法，迫使毒理学界挑战这一假设[6980]。

毒物兴奋效应秉持"过犹不及"的理念，并且将其反转，即有时候少量有害的事物也可能有益[6981]。毒物兴奋效应的英文"hormesis"来自希腊语"hormáein"，意思是"兴奋"[6982]。毒物兴奋效应描述的是一种双相反应模型，其特点是低剂量时产生一种效应，高剂量时产生相反的效应，而不是低剂量时产生小效应，高剂量时产生同样但更大的效应的线性模型。例如，除草剂会杀死植物，但在很小的剂量下，它们实际上可以促进植物生长，大概是通过给植物施加压力，迫使它们聚集资源，成功反击[6983]。

19世纪，试图为顺势疗法（homeopathy）辩护的错误尝试[6984]，一开始只是出于对生物学的好奇心，而现在重新引起了人们的兴趣[6985]。20世纪80年代，每年只有一篇关于毒物兴奋效应的科学研究发表。现在，平均每天发表一篇[6986]。这在很大程度上是由于对毒物兴奋效应在抗衰老中的作用的兴趣[6987]。

## 低剂量辐射可延长寿命？

早在一个多世纪前人们就发现，低剂量的辐射可以通过加速DNA修复来延长甲虫的寿命，这首次证明了毒物兴奋效应可以延长寿命。凡是杀不死它们的，最终都会让它们更强大[6988,6989]。我在视频"低剂量辐射的毒物兴奋效应（radiation）"中讲述了这些离奇的故事，其中包括表明对原子弹幸存者寿命更长的研究[6990]以及深入地球一英里以上的实验（目的是对抗轰击我们的宇宙射线）[6991]。因在放射性方面的开创性工作而获得诺贝尔奖的居里夫人（Marie Curie）说过："生活中没有什么可畏惧的，只要理解它就能战胜它[6992]。"当然，这是一位死于辐射导致的骨髓衰竭的人所说的话[6993]，所以她的遗体必须被放在铅棺里[6994]。请查看视频，但最重要的是，我们对低水平辐射的了解还不够，无法在不暴露于不可接受的风险的情况下利用任何毒物兴奋效应。然而，有一些有益的方法可以利用毒物兴奋效应来促进健康和长寿。

## 运动与毒物兴奋效应

我们都知道运动最终对我们有好处,但即便如此,它也不可避免地给身体带来了压力[6995]。超级马拉松选手在比赛中体内会产生大量的自由基,这些自由基会损害很大一部分细胞的DNA[6996]。然而,在一周内,他们体内的DNA损伤水平不仅回到了基线水平,甚至还有显著降低,可能是因为运动提升他们的抗氧化防御能力[6997]。因此,运动引起的氧化损伤最终可能是有益的。换句话说,这是典型的毒物兴奋效应,低水平的损伤可以上调保护机制,最终变得有益。那些对如何不破坏运动恢复的好处感兴趣的人,可以查看视频"如何保持运动毒物兴奋效应(exercisehormesis)"。

## 不能杀死植物的东西会让我们变得更强大

毒物兴奋效应也可能是饮食限制可以延长寿命的原因[6998]。吃得不够给身体带来的轻微压力可能会激活各种各样的保护途径,增强抗炎和抗氧化机制[6999]。你的身体正在为它认为可能即将到来的饥荒做准备。

在"热量限制"一章中,我将探讨利用饮食限制的好处来延长寿命和预防疾病的方法,但长期限制饮食对许多人来说并不现实。考虑到进食的强大进化驱动力,对大多数人来说,即使减少10%或20%的食物摄入量也很困难[7000]。一种更可行的替代方法可能是通过其他方式激活饮食限制诱导的应激反应途径。其中一种可能是外源性毒物兴奋效应(xenohormesis),源自希腊语"xenos",意思是"陌生人""外来者""其他"。外源性毒物兴奋效应是指受胁迫的植物将抗逆性赋予食用它们的动物[7001]。换句话说,与其让我们自己暴露在压力源中,触发我们身体的防御机制,增强对未来压力源的保护,不如让植物来承担这一切[7002]。

植物是静止不动的。因为它们不能移动,所以它们必须进化出一种完全不同的方式来应对威胁——通过生物化学的方式来应对。它们从零开始制造出一系列令人眼花缭乱的化合物，以应对各种挑战[7003]。例如，人感觉太热时可以搬到阴凉处，但是如果植物感觉太热，它们可动不了。

植物用了近10亿年的时间创造出一整套化学保护物质，其中一些物质在我们身上也起着类似的作用。毕竟，大多数维生素是从哪里来的呢？植物制造它们是为了满足自己的需求，而我们"劫持"它们，以使它们在我们自己的身体中发挥着大致类似的作用[7004]。还有一套共同的"生命基因"（vitagenes）通过进化保存下来，编码一系列修复和维护过程，如赋予适应性和生存优势的热休克蛋白[7005]。大自然的惊奇之处是，人类与黑猩猩的亲缘关系如此密切，可尽管人类与香蕉分道扬镳已经超过10亿年，人类与香蕉仍然共有五分之一的基因[7006,7007]。大自然不会为关键的细胞过程（如基本的新陈代谢和保持DNA的完整性）另起炉灶。植物和动物甚至面临着某些相同的压力。

我们会受到细菌的攻击，植物和真菌也一样[7008]。当细菌侵入一种特定的真菌时，真菌会产生一种叫作青霉素的分子；当真菌侵入一种特定的细菌时，细菌则会产生雷帕霉素作为抗真菌药物来抑制真菌的生长——通过抑制在真菌、植物和动物（包括我们）中保守存在的雷帕毒素靶蛋白（TOR）[7009]。还记得吗？这也是"衰老的发动机"，可以调整以延长寿命。（见第112页）

当植物被感染时，它们会产生阿司匹林中的那种化合物，当我们自己被感染时，这种化合物就会被派上用场。植物能愈合伤口，人也一样，使用类似的信号系统[7010]。植物也有DNA，它们需要保护自己免受自由基的伤害，所以它们会制造出复杂的抗氧化物，我们可以直接利用，而不需要白费力气做重复工作。从某种意义上说，冰箱里的保鲜层就像一个天然的药柜。

我们可以让植物承受压力，因为令人难以置信的是，植物体内的应激反应分子也可能激活我们体内相同的保护性反应[7011]。大多数已知的可食用植物的健康益处可能归因于植物复杂的应激反应产生的药理活性物质，我们可以利用这些物质。例如我经常提到的多酚，这是一类植物营养素，关于其健康促进作用的医学文献很多[7012]。植物产生多酚是为了保护自己[7013]，而我们也许可以出于同样的目的而征用它们[7014]。

外源性毒物兴奋效应解释了环境压力下植物产生的生物活性化合物如何给我们这些食用它们的人带来生存益处。例如，受干旱胁迫的草莓含有更多的抗氧化物和其他植物营养素。你吃过野生草莓吗？它的味道是栽培的品种所无法比拟的。最健康的葡萄通常生长在相对干燥、阳光照射、贫瘠的土壤中[7015]。研究表明，经常食用的水果和蔬菜可以通过光、水、营养不足、冷应激或被虫子啃食来增加营养[7016]。这可能有助于解释为什么有机蔬菜的植物营养素含量比传统种植的蔬菜高出10%～50%[7017]。例如，有机葡萄汁比传统葡萄汁含有更多的多酚和白藜芦醇[7018]。同样，用有机蔬菜制作的汤所含的水杨酸的量几乎是用非有机原料制作的汤的6倍[7019]。

如果让植物挨饿，它们会做出和哺乳动物一样的反应：激活保护途径。所以，让植物面对逆境，创造出能触发细胞抗逆性、改变新陈代谢、提高抗病性的分子。然后，我们就可以把它们捕获到自己的身体里，使它们发挥同样的作用。事实上，许多植物营养素起到了"饮食限制模拟物"的作用，因为它们可以模拟饮食限制的生理效应，这可能不是巧合。植物产生这些化合物是为了保护自己免于营养短缺。所以，多亏了外源性毒物兴奋效应，我们不必挨饿，而是可以让植物首当其冲，使我们能够利用它们的苦难来促进自身的健康。

## 植物营养素的毒物兴奋效应

外源性毒物兴奋效应的另一面是，植物化合物本身可以作为毒物兴奋效应的来源，最终促进健康。是否还记得"氧化"那一章所讲的，绿茶的抗氧化和DNA修复防御能力似乎是其温和的促氧化特性的结果[7020]。它用一点点伤害换取了巨大的益处。当更严重的威胁来临时，这种持续的小刺激会增强防御能力，更好地保护我们。这就像轻微的刺激会在手上形成老茧，从而增强我们的抵抗力一样。最终结果如何呢？对啮齿动物的干预性研究表明，绿茶可以延长它们的寿命[7021]；对人类的观察性研究表明，喝茶的人可能会平均多活几年[7022,7023]。

还记得同一章里西蓝花的故事吗[7204]？十字花科化合物萝卜硫素是如何成为Nrf2最有力的天然诱导剂的？Nrf2是"健康的守护者，长寿的看门人"。如果身体在某种程度上不认为西蓝花是一种威胁，那么身体就不会在人每次吃西蓝花时都增加肝脏中的解毒酶。这就好比把辣椒化合物辣椒素涂在皮肤上可以触发热感受器，欺骗身体，让它出汗，从而降低我们体内的温度一样[7205]。身体似乎把每朵西蓝花都想象成一根微型的中世纪权杖，准备迎接挑战。我们可能会收获这种素食警惕的回报，并因此享受更长的寿命。

毫不奇怪，身体会对植物中如此多的化合物做出防御反应。毕竟，植物不想被吃掉。萝卜硫素是植物产生的苦味物质，被认为是用来劝阻啃食者的。大蒜中的蒜味化合物大蒜素，想必出于同样的目的。在培养皿中，当浓度超过大蒜爱好者所能接受的水平时，某些大蒜化合物可能对哺乳动物细胞有毒（从人类包皮中获得[7026]，所以不要把生的碎大蒜涂在皮肤上）[7027]，但在日常烹饪剂量下，我们的身体已进化出应对机制——例如，意大利面酱中的亚毒性剂量可以诱导适应性应激反应，这被认为是大蒜对健康有益的原因[7028]。一些最健康的植物不管实际上含有轻度毒性[7029]，还是只是身体把它们当作轻度毒性的，最终的结果都是一样的：通过毒物兴奋效应来促进健康。

## 植物的强大力量

成千上万的植物营养素永远不会出现在谷物包装盒的侧面，但可能在降低慢性疾病的风险方面发挥作用,而这些还只是我们所知道的[7030]。植物营养素(phytonutrient)和植物化学物质(phytochemical)是指在植物中发现的、影响健康的天然化合物。(英文中的"phyto-"来自希腊语"phyton",意思是"植物"。)它们不像维生素那样被认为是"必需"营养素,因为从技术上讲,没有它们我们也能生存。相反,它们被称为"长寿必需营养素"(lifespan essential),这意味着它们对于尽可能延长寿命是必需的[7031]。就像膳食纤维一样,它们对最佳健康和长寿至关重要,但在技术上不是必需的,因为昏迷病人通过静脉注射糖水、电解质、氨基酸、维生素以及一些必需脂肪和微量矿物质也可以存活数年。

现在有多少人死于维生素缺乏症(如坏血病),又有多少人死于植物营养素缺乏呢?据估计,每年有780万人由于水果和蔬菜摄入不足而过早死亡——没有达到每天不少于8份的标准[7032]。数百万人命悬一线,而这根线就在超市果蔬区的天平上。

仅在美国,把所有可以简单地通过多吃水果和蔬菜来避免的致命癌症、脑卒中、心脏病发作和其他死亡的人数加起来,每年大约就有45万人[7033]。蔬食摄入不足导致的植物营养素缺乏,如同一场大流行病,本可以通过每天多吃一些植物来消除,但现在这场大流行病正在恶化,而不是在好转。在过去的几十年里,饮食质量持续恶化。水果和蔬菜(不包括土豆)的摄入量下降了一半以上[7034],同样是植物营养素的重要来源的豆类的摄入量下降了约40%[7035]。与此同时,饱和脂肪酸的摄入量正在上升。每250人中只有1人达到了美国心脏协会健康饮食建议量的80%[7036]。

也许人们只是不了解植物的力量。想想1804年从罂粟中分离出的第一种植物化学物质吗啡[7037]。4世纪,中国出版了第一本急诊医学手册,其中推荐用艾草治疗疟疾[7038]。1700多年后,植物化学物质青蒿素被发现,如今,青蒿素被纳入了治疗疟疾最有效的联合疗法中[7039]。在视频"长寿必需植物营养素(herbs2drugs)"中,我深入研究了其他有力的例证。

## 多酚：蔬食的秘密武器

多酚是饮食方法对抗衰老相关疾病的领跑者之一。目前已经鉴定出8000多种不同的多酚，但只有一小部分的健康功效被记录在册[7040]。尽管如此，有如此大量的数据支持这些"长寿必需营养素"的保护作用[7041]，因此人们被建议每日摄入多酚[7042]。我在视频"如何获得足够的'长寿必需营养素'多酚（polyphenols）"中介绍了它们的作用及发挥作用的原因，我还提到了与死亡率增加有关的一个类黄酮来源——葡萄柚，部分原因是葡萄柚抑制了我们肠道中的一组解毒酶[7043]。

## 天然抗衰老保护剂

抗衰老保护剂（geroprotectors）是可以延长寿命或具有其他抗衰老特性的物质[7044]。目前已经发现了200多种。其中一些最强大的保护剂甚至胜过人工合成化合物，它们就是香草和香料中的天然植物提取物[7045]。有些植物营养素可以使动物的最长寿命延长78%[7046]。

已被证明可以延长低等生物寿命的植物提取物包括巴西莓、苹果[7047]（包括蛇果）[7048]、芦笋、蓝莓、肉桂、可可、玉米[7049]、胡芦巴籽、葡萄皮、圣罗勒叶[7050]、桃子、石榴、玫瑰和姜黄等的提取物[7051]。能延长哺乳动物（如小鼠）寿命的很少，而那些能延长寿命的——如柠檬——是在快速老化的近交品系上进行研究的[7052]。

许多可以延长衰弱小鼠寿命的"超级食物"，对强健长寿的小鼠没有显著影响，而那些有显著影响的可能是无意中饮食限制的结果[7053]。例如，喂食姜黄化合物的小鼠比对照组的小鼠寿命更长，但它们的体重减少了约3%，这表明它们可能吃得更少[7054]（也许它们不是咖喱爱好者）。饮食限制本身可能就是长寿的原因。当研究人员随后等热量喂食小鼠而不是让其自由进食，以迫使两组小鼠吃同样数量的食物时，姜黄的好处似乎消失了[7055]。

说到饮食限制带来的长寿红利，植物营养素的毒物兴奋效应或外源性毒物兴奋效应是否会削弱热量限制压力带来的长寿红利呢？人工合成的抗氧化物混合物可以完全削减小鼠通过20%的饮食限制所延长的寿命[7056]，但是，如果给间歇性禁食的小鼠补充蓝莓、石榴和绿茶中的多酚，其寿命甚至比只间歇性禁食的小鼠更长[7057]。植物营养素增强了长寿的益处。研究人员认为，虽然小鼠隔日禁食可能对其寿命具有有益影响，但也可能给其带来有害的压力，而这些压力可以通过摄入多酚来成功地抵消。

## 吃补充剂比吃沙拉更容易过量

既然植物营养素如此有益健康，那么为什么不直接服用植物提取物补充剂呢？除我们讨论过的管理不善的补充剂市场中普遍存在的污染和掺假问题外[7508]，还有剂量问题。服用多酚补充剂可以导致血液中的多酚水平比摄入富含多酚的食物时的水平高出近一个数量级[7509]。就毒物兴奋效应而言，少一点更好。

关于分离的植物化学物质和植物提取物如何在一定剂量下延长寿命，但在较高剂量下缩短寿命的一系列案例，请查看视频"为什么不直接吃植物提取物补充剂（dosing）"。毕竟，许多类黄酮具有"天然杀虫剂"的功能，可以保护植物免受捕食者的侵害[7060]。我们共同进化出了对抗这些防御机制的能力，多亏了毒物兴奋效应，少量的毒素实际上是有益的，但大量的毒素可能是有毒的。套用一篇关于多酚抗衰老作用的综述中的一句话：吃补充剂比吃沙拉更容易过量[7061]。

## 植物内部的协同作用

一些植物营养素如此有效，以至于我们可以把功能性剂量的全食物装进胶囊中，来对全食物进行安慰剂对照试验。例如，芝麻中的植物营养素芝麻素（sesamin）可以延长秀丽隐杆线虫[7062]和果蝇[7063]的寿命。为了观察其是否具有临床效果，研究人员将黑芝麻粉（每天2.5克）装进胶囊中并与安慰剂进行比较。一个月内，每天吃不到1茶匙芝麻可以使中年男性和女性的收缩压降低8个点。如果持续下去，仅这一项就能将脑卒中的风险降低25%以上[7064]。

全食物研究的缺点是你永远无法确定是哪一种成分或哪几种成分在发挥作用。是芝麻素还是芝麻中的其他植物营养素，如芝麻酚（sesamol）、芝麻酚林（sesamolin）[7065]，或芝麻蒽醌（anthrasesamones）A、B、C、D、E、F[7066]？从某种意义上说，谁又在乎呢，只要有效就行。由于产品易变质且相对无利可图，很难申请专利，因此大型制药公司和补充剂公司（通常是同一家公司）使用还原论的方法试图找到其中的活性成分。但它们忽略了协同作用的概念。有时全食物的价值比各个部分价值的总和要大得多。

例如，看看在体外用石榴多酚的不同成分对抗前列腺癌细胞时会发生什么。与对照组相比，其中一种成分使癌细胞的生长减少了30%，而另一种成分根本没有帮助，癌细胞就像它们根本不存在一样继续生长。所以，如果把两种成分混合在一起，你可能会认为效果介于两者之间，也许是15%的抑制作用，无效成分可能会稀释掉有效成分的部分效果。然而，事实并非如此，把它们放在一起时，癌细胞的生长减少了70%[7067]。30%+0=70%，这就是协同作用，1+1大于2。石榴提取物补充剂只包含一种成分，会使我们错过石榴的大部分或全部好处。

当蔓越莓成分被用来对抗结肠癌细胞时，这种差异甚至更加显著[7068]。单独来看，两种多酚组分最多只能抑制15%的癌细胞生长，但结合到蔓越莓的总体多酚中时，结肠癌细胞的生长被抑制了高达90%。姜根[7069]、葡萄皮[7070]、迷迭香叶[7071]和番茄的成分也有类似的体外对抗人类癌细胞的协同作用。

在视频"番茄酱与前列腺癌（tomatosynergy）"中，我对协同作用进行了描述。从根本上说，补充番茄红素在预防[7072]或治疗[7073]前列腺癌方面一而再再而三地失败了，但番茄酱似乎有所帮助[7074]。这是有道理的，因为有研究表明，将番茄中单独使用无效[7075]或更糟糕[7076]的成分组合在一起，会突然显示出抗癌效果。就植物营养素而言，植物本身比补充剂更好。引用美国生活方式医学会前任会长的话："西蓝花中的有效成分就是西蓝花本身[7077]。"

## 植物之间的协同作用

每一种植物中不仅有成千上万种不同的植物营养素，而且这些植物营养素的特征非常不同[7078]。所以，一起吃不同的植物也可能产生协同效应[7079]。通过吃柑橘类获取维生素C比服用维生素C片更好，原因是不会错过所有柑橘类植物营养素，如柠檬苦素（lemonin）、柠檬醇（limonol）或橘皮素（tangeretin），它们可能会相互作用、通力合作、相互补充。如果用苹果代替，你就会错过它们。苹果和橘子不能相提并论。

至少所有的水果都是果实，而蔬菜可以是植物的任何其他部分。根与芽含有不同的植物营养素。胡萝卜是根，芹菜是茎，深绿叶蔬菜是叶，豌豆是豆荚，花椰菜则如其名，是花蕾的集合。将不同种类的食物组合起来似乎会增强协同作用[7080]。例如，树莓和红小豆组合在一起的抗氧化能力大于两者之和。大豆植物营养素、绿茶或红茶成分单独使用都不能减少小鼠体内人类前列腺癌异种移植瘤的肿瘤负荷或转移，但大豆和茶在一起时就可以[7081]。单独的辣椒提取物似乎对宫颈癌或乳腺癌细胞的生长没有什么影响，但它们与绿茶混合后，对宫颈癌的杀伤能力便增加了10倍，对乳腺癌的杀伤能力增加了100倍[7082]。

这些都是有趣的原理论证研究，但是通过正常饮食摄入并不能使血液中的浓度达到培养皿中所使用的抗癌浓度，所以它们对人类的影响十分有限。为了解决这一问题，研究人员将不同患者的乳腺癌细胞分别暴露于6种不同的植物化合物中，它们加在一起的浓度相当于你吃了西蓝花、葡萄、大豆和姜黄等食物后血液中的水平。虽然单种植物化合物本身几乎没有影响，但加在一起时，就能够显著抑制乳腺癌细胞增殖80%以上，抑制癌细胞的迁移和入侵，阻止癌细胞的发展，并最终将它们全部杀死。同时，这种"植物化学物质超级鸡尾酒"对正常的非癌细胞没有任何有害影响[7083]。

10%的番茄饮食使大鼠的前列腺癌肿瘤负担减少了33%，10%的西蓝花饮食使肿瘤数量减少了42%[7084]。然而，把它们放在一起，即同时摄入番茄和西蓝花的饮食，可以将肿瘤水平降低一半以上。一位患者的配偶写信给《哈佛男性健康观察》的编辑说，她的丈夫听说了番茄红素，想要通过吃比萨来治疗前列腺癌，但又认为这不是一种健康的食物。医生的回答是吃"不加奶酪的比萨（用西蓝花代替意大利辣香肠）"[7085]。

## 蔬果种类，多多益善

虽然像维生素C这样的通用植物化合物在植物界随处可见，但也有一些特定的植物营养素由特定的植物产生，发挥着特定的功能[7086]。如果我们只吃水果和蔬菜，即使一天吃很多份，我们也会错过很多东西。

航空公司飞行员在没有大气层保护的情况下易受到星系辐射的轰击，因此DNA损伤率很高。一项研究发现，吃更多的植物营养素混合物的飞行员，其DNA损伤更少，但研究人员没有控制水果和蔬菜的总摄入量[7087]。也许品种越多，数量就越多。与那些被随机分配每天只吃4份水果和蔬菜的人相比，那些被随机分配每天吃14份水果和蔬菜的人，即使只吃两周，氧化性DNA损伤也有所减少[7088]。不过，如果摄入数量保持不变，只是增加了品种的多样性，结果会怎样呢？这正是科罗拉多州的一组研究人员所做的。

两种饮食的每日分量相同（8～10份），但高多样性饮食组包括来自18个不同科*的水果和蔬菜，而低多样性饮食组只包含来自5个科的水果和蔬菜。只有那些随机选择高多样性饮食的人的DNA损伤才会显著减少[7089]。研究人员得出结论："量少但种类多的植物化合物比量多但种类少的植物化

★译者注：生物学家用界、门、纲、目、科、属、种对生物加以分类，科是最常用的分类单位，如十字花科。

合物更有可能发挥有益的作用。"观察性研究还发现，水果和蔬菜的多样化与较低的炎症[7090]和更好的认知能力有关[7091]——同样，这与数量无关。各种蔬食的混合搭配真的能给患者带来不同的影响吗？

请查看视频"治疗前列腺癌最好的补充剂（foodcombining）"。研究人员进行了一项疯狂的随机安慰剂对照试验，他们以胶囊形式秘密地给癌症患者提供水果、蔬菜、香料和叶子的组合——每天大约一百分之一个石榴、不到一朵西蓝花、少于八分之一茶匙的姜黄以及大约六分之一茶包绿茶。这么小的剂量肯定不会影响癌症的发展，对吗？错[7092]！正如我在视频中所展示的那样，癌症的发展速度明显减慢了。

根据一份关于饮食和癌症的最新报告，预防癌症的基础是以蔬食（全谷物、蔬菜、水果和豆类）为中心，同时减少酒精、汽水、肉类和加工过的垃圾食品的摄入[7093]。正如我在《救命》一书中所讲的那样，全蔬食甚至可能缩小肿瘤，而不仅仅是减缓肿瘤的生长，如果能添加一些特别强大的植物到你的全蔬食中，那就是锦上添花了[7094]。

## microRNA

如果你认为植物和动物之间通过外源性毒物兴奋效应进行的物种间交流很有趣，那么"坐"稳了，接着往下看。分子生物学的"中心法则"受到了21世纪一项革命性发现的挑战：microRNA[7095]。

让我带你回到高中生物课上。如果你还记得的话，遗传密码储存在DNA中，这些都是创造和维持人体的指令。如果只有蓝图，却未能将其传达给建设者，那这份蓝图就没有意义。RNA就是信使。一段DNA代码（称为基因）会被读取并被转录为信使RNA，然后它被翻译成成品——一种结构蛋白或一种酶。"中心法则"规定了遗传信息从一个基因到一种信使RNA再到一种蛋白质的精确路径。随后，人类基因组计划带来了一个令人震惊的发现。

实际上，我们的DNA中只有大约2%参与编码蛋白质。那么，另外的98%在做什么呢？当我在医学院的时候，超过10亿个看似无意义的DNA碱基[7096]被认为是"噪声基因""垃圾序列"[7097]或"垃圾DNA"，也许只是我们在整个进化过程中积累的遗传垃圾[7098]。不过，这似乎有点浪费。天体物理学中与之相似的一点——暗物质[7099]被用于解释这个谜团，显然我们也无法解释宇宙中85%的物质[7100]。人类基因组的"暗物质之谜"在2001年被揭开[7101]，大部分DNA违背了"中心法则"，被主动转录成非编码RNA，即不编码蛋白质的RNA[7102]。那它们有什么用呢？

现在我们知道有一百多种非编码RNA，但让我们把重点放在microRNA上[7103]。编码信使RNA需要含数千个碱基的DNA片段[7104]。相比之下，microRNA只有大约20个碱基。例如，第一种被发现的microRNA只有22个碱基：UUCCUGAGACCUCAAGUGUGA[7105]。microRNA到底有什么用呢？它们通常附着在信使RNA上，阻止其被翻译成蛋白质[7106]。

如果DNA是蓝图，信使RNA是将这些指令翻译成房屋部分的建筑工人，那么microRNA就像监管员，调停并阻止特定工人履行他们的职责。这是一件好事。没有监管员，最低安全标准可能会被无视。而且不同的施工环节也需要合理安排时间。在地基浇筑好之前拖住屋顶工人是有道理的。

理解microRNA调控特别有意义[7107]，因为一种microRNA可以阻止超过1000个不同的信使RNA[7108]，即一种microRNA可以有效地使超过1000个不同的基因沉默。在建筑比喻中，一个简单的指令可以让所有二楼的工人暂停工作，直到一楼的工人完成施工。然后，还有调控因子来调控这些调控因子，其他非编码RNA来阻止microRNA去阻止信使RNA[7109]，绕晕了，我还是不讲了。

就在这种复杂性看起来令人难以承受的时候，研究人员意识到，尽管由4种RNA碱基（A/U/C/G）组成的20个碱基长的microRNA可能有一万亿种，但在人体中似乎只有几千种是活跃的[7110]。而且，在任何给定的细胞中，5种最丰富的microRNA平均占细胞中microRNA总量的一半[7111]。然而，2007年的发现，令事情变得更加有趣。

研究人员在至少12种不同的人体体液中发现了microRNA[7112]。（当我读到这一点时，我不得不停下来思考，等等，我能说出12种体液的名字吗？）我们认为这是不可能的，因为我们有酶可以分解细胞外的游离RNA（作为一种预防病毒的措施，因为病毒经常携带RNA）。事实证明，这些microRNA是通过外泌体运输的，外泌体是从细胞中挤压出来的一种膜性小囊泡。我们曾经认为这些小囊泡只是细胞的废物处理装置[7113]。然而，2007年，研究人员发现它们充满了microRNA[7114]。我们的细胞在互相交流！通过这种方式，肝细胞可以发出microRNA来调节肺细胞中的基因，然后肺细胞又可以调节脑细胞，反之亦然。它们甚至可以通过将microRNA装载到精子或卵细胞中来与下一代对话[7115]。

这一切的结果是什么呢？现在可以肯定地说，microRNA可能调节着几乎每一个生物过程，在健康的几乎每一个方面都发挥着重要作用[7116]。那些不能制造microRNA的基因工程小鼠甚至活不过胚胎期[7117]。各种大大小小的疾病都与microRNA的失调有关[7118]。好消息是，我们有办法。MicroRNA的表达可以通过饮食来改变[7119]。

## microRNA和衰老

这和衰老有什么关系呢？作为所有细胞通路的主要调控因子[7120]，microRNA在其中发挥作用是有道理的，而且这种联系特别突出。第一个microRNA是在不起眼的秀丽隐杆线虫中发现的[7121]。猜猜它做了什么？调节线虫的寿命。降低microRNA的活性会缩短寿命并加速组织衰老，而过度表达则会显著延长寿命。结果表明，microRNA的目标是DAF-16抑制基因[7122]。DAF-16相当于线虫的FOXO基因，它可以使某些早期动物永生[7123]，也是人类极端长寿的最重要的遗传决定因素之一[7124]。microRNA通过阻断对这一长寿基因的抑制来发挥延长寿命的作用。了解秀丽隐杆线虫中少数microRNA的表达模式可以有效地预测单个动物的寿命[7125]。

为了研究microRNA对哺乳动物寿命的影响，研究人员在小鼠中设计了一系列生活方式干预试验。第一组小鼠吃了高脂食物后，活了101周；第二组采用高脂饮食的同时增加运动，活了114周；第三组则坚持低脂饮食，它们活了127周；第四组为低脂饮食加运动组，它们活了131周；第五组采用热量限制的高脂饮食，活了137周；最后一组采用热量限制的低脂饮食，活了153周，比常规高脂饮食的小鼠的寿命延长了50%以上。通过这种方法，研究人员发现了92种与寿命相关的microRNA，其中84种与寿命负相关。换句话说，这些microRNA通常会抑制长寿基因，因此在最长寿的一组小鼠中，某些microRNA水平要低90%[7126]。当然也有例外。

例如，miR17（microRNA17的简称）可以直接延长小鼠的寿命。miR17过度表达的基因工程小鼠活得更长、更健康，因此，这一microRNA不仅与长寿相关，而且直接导致长寿（部分原因是抑制mTOR，我在112页探讨过这一点）[7127]。这些"长寿microRNAs"可能解释了异种共生试验的发现[7128]。还记得科学家通过手术将年老的动物与年幼的动物像"连体婴"一样连在一起的疯狂实验吗（见第36页）？通过让它们的血液循环连在一起，实现了年老动物的"返老还童"。这有效地证明了血液中存在衰老决定因素。也许就是microRNA在其中发挥作用。

在人类中，随着年龄的增长，数十种循环microRNA表达上调，也有几十种表达下调[7129]。有7种microRNA的血液水平可能能够区分阿尔茨海默病患者和健康对照组，准确率高达95%[7130]。如果这些动态变化都是遗传的，那么microRNA水平仍然可以作为生物标志物或诊断工具，但这也意味着通过调控它们来帮助控制寿命会更加困难。不过事实并非如此，一项对相隔10年左右死亡的同卵双胞胎的研究发现，他们的microRNA水平高度不一致，可见饮食和生活方式等非遗传因素在与预期寿命相关的microRNA方面起着至关重要的作用[7131]。

## 运动对microRNA的调控

关于人工合成的microRNA类似物和抑制剂在对抗衰老和疾病方面的潜在用途，已经申请了6000多项专利[7132]，但迄今为止，还没有此类药物获得批准[7133]。有没有自然方式来对抗衰老呢？

随机对照试验表明，运动可以防止老年人的认知能力下降[7134]并改善那些已经患有阿尔茨海默病的人的认知能力[7135]，microRNA可能是其中的原因之一。一些在阿尔茨海默病中减少的microRNA（如miR132[7136]和miR338[7137]），在运动后反而增加了[7138,7139]；相反，一些在阿尔茨海默病中过度表达的microRNA（如miR7[7140]和miR766[7141]），在运动后减少了[7142,7143]。不过，情况并不完全清晰。miR146a的水平在阿尔茨海默病患者的血液[7144]、脑[7145]和脑脊液[7146]中持续升高。而且，尽管急性抗阻训练[7147]和长期篮球训练[7148]会降低循环中的miR146的水平，但赛艇训练[7149]和马拉松长跑[7150]会提高它们的水平。所以，关于microRNA在运动改善心理活动中可能发挥的作用，仍有很多事情等着我们去挖掘[7151]。

## 通过饮食调节microRNA影响健康和长寿

MicroRNA可能也是多酚发挥益处的中介[7152]。研究已经证明，有十多种不同的植物营养素可以在体外改变数十种microRNA的表达[7153]。正如我们所知，体外细胞研究的一个问题是，有时使用的浓度远远超过了正常饮食所能达到的浓度，但有一些食物已经接受了检验。例如，一项研究表明，多酚含量高的特级初榨橄榄油对microRNA的影响与低多酚橄榄油不同，这表明多酚可能发挥着积极作用[7154]。坚果（要么每天吃一到两把核桃，持续1年[7155]，要么每天吃一把杏仁和核桃的混合坚果，持续8周）也会改变血液中一系列microRNA的水平[7156]。最终结果怎样呢？

也有一些众所周知的炎症性microRNA分子，如miR155，它们可以被多种类黄酮抑制，包括大豆中的染料木素、苹果和洋葱中的槲皮素、洋葱类蔬菜中的异硫氰酸丙烯酯、姜黄中的姜黄素，以及西芹、芹菜和洋甘菊茶中的芹菜素[7157]。miR155也与癌症密切相关。例如，miR155与急性髓系淋巴瘤的发生有关，这是一种最致命的白血病，也是成人中最常见的急性白血病。在一项名为"萝卜硫素通过控制miR155水平缓解急性髓系白血病的进展"的研究中，这种十字花科蔬菜化合物不仅可以在体外将miR155水平降低约80%，还会促使癌细胞活力显著下降[7158]。遗憾的是，作为萝卜硫素最浓缩的来源，西蓝花芽尚未在急性髓系白血病患者身上进行临床评估。

类黄酮化合物已被发现可以通过抑制致癌性microRNA和促进肿瘤抑制性microRNA来抑制癌细胞的增殖[7159]。长期食用大豆对乳腺癌患者就有这样的影响[7160]，这可能有助于解释为什么食用大豆似乎有助于预防绝经前和绝经后妇女患乳腺癌[7161]，并提高乳腺癌患者的存活率，减少癌症复发的机会[7162]。这也有助于解释为什么素食主义者和纯素食主义者的肿瘤抑制microRNA水平高于杂食者[7163]以及患癌症的风险降低[7164]，肉类摄入也会影响microRNA。

连续一个月每天吃3份牛肉或羊肉之前和之后分别进行的直肠组织活检显示，直肠组织中致癌性microRNA水平显著上调。在饮食中添加抗性淀粉能够减少这种影响，但不能完全消除[7165]。同样，熟肉中形成的致癌杂环胺PhIP（特别是在烧、焙、炸和烤的鸡肉中），会对与乳腺癌发生和发展有关的microRNA产生雌激素样的作用[7166]。microRNA调节也可以用来解释为什么饱和脂肪酸会增加胰岛素抵抗，但到目前为止，这只在大鼠肌肉中得到证实[7167]。

蔬食除了可能有助于降低癌症[7168]和糖尿病[7169]的发病率，其诱导的

microRNA变化也可能直接有助于延长寿命。在洛马琳达，健康的素食主义者比当地的普通民众多活10年左右，一项关于这一人群循环microRNA表达的研究发现，6种与衰老相关的microRNA的表达在素食主义者和非素食主义者之间存在差异，这可能是蔬食延长预期寿命的机制之一。有趣的是，在其中一项抗衰老措施中，半素食主义者和纯素食主义者都打败了蛋奶素食主义者（不吃肉，但吃鸡蛋和乳制品）。半素食主义者是指那些每月至少吃肉1次，但每周不超过1次的人。研究人员认为，与经常吃鸡蛋和乳制品的蛋奶素食主义者相比，他们可能吃的动物性产品更少[7170]。

## 外源性microRNA

细胞间microRNA的交流在整个生命进化树中都是高度保守的，这提高了跨生物界基因调控的可能性。18世纪，生命被分为植物界和动物界[7171]。19世纪，像变形虫这样的单细胞生物有了自己的界[7172]，随着显微技术的进步，细菌也有了自己的界。（如今我们把生物分为7个界，藻类和真菌各有自己的界，最初被描述为极端微生物的细菌样生物也有自己的界，它们生活在以前被认为不适合生存的地区，如温泉中[7173]。）

有了microRNA这一共同语言，不同界的"居民"可能会彼此交流吗？2011年，我们了解到微生物的microRNA可以调节宿主的基因表达[7174]。例如，与牙龈疾病相关的细菌会分泌充满microRNA的囊泡，这些囊泡可以穿透宿主细胞，抑制其免疫反应[7175]。真够卑鄙！2016年，研究进一步发现，我们也有自己的microRNA反叛乱策略。粪便中肠道内壁细胞产生的microRNA会渗入肠道细菌中，调节其基因表达和生长，这可能对维持健康的肠道菌群至关重要[7176]。如果地球上最简单和最复杂的生物之间存在着microRNA调控，那么动物界与植物界有这样的交流吗？

网络漫画家、美国最热门科普漫画网站xkcd的创立者兰道尔·门罗（Randall Munroe），用了一幅标题为《真的，每次聚会都是家人团聚》

的漫画来提醒我们：大家归根结底都是亲戚。如果追溯到足够久远的过去，我们每个人都可以追溯到一个共同的祖先，甚至可以一直追溯到最早的智人。因此，这幅漫画展示了一个派对场景，上面有一些简单的人物，分别被标记为"我""第2代表亲""第14代表亲"和"第35代表亲"，还有一只宠物猫，被标记为"第17000000代表亲"。是的，如果你追溯得足够久远，那么你和宠物猫其实有一个真实存在的共同祖先。漫画中还有一株室内植物，上面写着"第500000000000代表亲"[7177]。分子钟定年技术通过对比两个物种中同一个基因的DNA差异程度来计算生命的年龄，植物和动物在15.76亿年前开始向不同方向发展，误差约为8800万年[7178]。所以你、宠物猫和室内植物都有着共同的祖先。真是家人团聚。

在动物中发现microRNA后，人们很快就认识到它们在植物中也无处不在。例如，棉花植株会利用microRNA来抑制致病真菌的毒性基因。植物microRNA在与人类的跨界相互作用中会产生什么影响呢？就像我们与其他动物共享许多microRNA一样，植物中的一些microRNA序列与动物的microRNA序列也有着非常高的重叠率，以至于科学家怀疑它们实际上是相同的microRNA，在15亿年的进化过程中被保存下来。不管怎样，将植物的microRNA序列与人类信使RNA进行匹配，似乎至少有1000种不同的人类基因会成为植物microRNA的靶点。

蔬食含有数千种具有生物活性的microRNA[7183]。虽然科学界历来将水果、蔬菜和草药的益处归因于植物营养素的存在，但实际上可能是其microRNA在起作用[7184]。分离出来的植物营养素常常不能完全复制整个食物的效果。这种失败被归因于各种组成部分之间相互作用的协同交响乐。正如我们所看到的，像多酚这样的植物营养素影响人类生理的一种方式是通过调节microRNA的表达，但也许植物microRNA可以直接使我们的基因沉默[7185]。

利用来自植物的"外源性microRNA"[7186]探索跨界基因调控的潜力，

是目前科学领域最令人兴奋的话题之一[7187]。从广义上讲，跨界基因调控的概念并不新鲜。毕竟古往今来，病毒的RNA和DNA就一直在劫持人类细胞。如果食物来源的microRNA正在改变人的基因表达，那将为"人如其食"（you are what you eat）这句话提供新的含义[7188]。

### 膳食microRNA能挺过烹饪和消化吗？

饮食中的microRNA意味着食物不仅可以提供营养，还携带着信息，这些信息可以有效地开启或关闭人的基因[7189]。一些研究人员将饮食中的microRNA概念化为"暗营养素"（dark nutrients），这是对暗物质的另一种认可，并声称其"对人类健康起着重要作用"[7190]。是的，植物microRNA已经被证明可以进入人体细胞并改变我们的基因表达[7191]。然而，我们退一步思考：饮食中的microRNA能在烹饪或消化过程中幸存下来吗？

一些加工过的植物性产品，如橄榄油和啤酒在制作过程中似乎会失去microRNA[7192]。烹饪中的microRNA损失情况怎么样呢？过去认为烹饪会破坏遗传物质，但最近的实验表明，一些植物microRNA可以耐受高温[7193]。有些在烹饪后仍然保持不变[7194]，如西蓝花中的miR159。而朝鲜蓟中的miR319则部分被破坏[7195]。其他microRNA，如煮熟的豆子和糙米中发现的microRNA的水平，在烹饪后甚至有所升高，可能是被释放到烹饪用水中了[7196]。对猪肉和禽肉香肠[7197]、火腿[7198]、意大利腊肠、熟鸡蛋、奶酪和经巴氏消毒的牛奶的研究发现，肉类、乳制品和鸡蛋中的microRNA在烹饪和加工后也可以保存下来。生牛肉和烤至全熟的牛肉的microRNA水平几乎没有变化[7199]。然而，它们还必须在"胃酸浴"中幸存下来。

传统观点认为，microRNA会在消化过程中被破坏[7200]，但如果你把它们浸泡在酸性胃液中，大多数植物microRNA似乎能存活至少6个小时[7201]。然而，小肠中有RNA酶，这种酶可以破坏裸露的RNA。它们是如何在这种严酷考验中生存下来的呢？它们可能不需要经历这些。一项对小鼠的研究发现，胃本身似乎是饮食中的microRNA被吸收到血液中的主要部位[7202]。或者，microRNA可能被包裹在保护性外泌体中进行运输。

来自植物的外泌体样**囊泡**被称为"可食用纳米颗粒"，它们充满着microRNA[7203]。1磅水果中含有1克这样的小型运输工具[7204]。这种包装是解决microRNA生物利用率问题的一种好方法[7205]。microRNA可以这种形式被肠壁吸收，重新包装成外泌体，然后释放到血液循环中[7206]。不过，事实胜于雄辩。当吃下microRNA时，它们会出现在血液中吗？

与典型的动物microRNA不同，植物microRNA的一端会被甲基化标记（见第44页）[7207]。这不仅使它们更不容易被消化，而且使研究人员能够将它们与动物体内先前存在的microRNA区分开来[7208]。给小鼠喂一些十字花科蔬菜后，十字花科蔬菜的microRNA在6小时内在小鼠的血液中达到峰值，并且可以在其多个器官中被检测到[7209]。用新鲜玉米喂养的猪，其血液中的玉米microRNA在喂食后6~12小时达到峰值[7210]。大多数植物的microRNA由外泌体携带[7211]，外泌体甚至可以将microRNA转运到脑中[7212]。十字花科蔬菜的microRNA可循环超过36小时[7213]。那在人体中怎么样呢？

研究人员发现，人体内循环的所有可检测到的microRNA，有多达5%可能来自植物。第一份关于人体血液循环中植物microRNA的报道发表于2012年，该报道称在中国消费者的血液中发现了水稻的microRNA[7214]。就像吃鱼的海豹体内循环着鱼类microRNA，奶牛体内有来自农作物和牧草的植物microRNA一样，我们体内的大多数植物microRNA也来自水果和蔬菜[7215]。植物microRNA存在于整个人体，包括脑、乳房、肾脏、肝脏、肺部，以及母乳、羊水和脐带血中[7216]。这些只是偶然现象，还是饮食中的microRNA对我们的身体产生了某种作用呢？

## 水果和蔬菜的microRNA

研究人员在常见水果和蔬菜的可食用纳米颗粒中发现了数百种不同的microRNA[7217]。在一项原理论证研究中，研究人员给小鼠喂食了从葡萄中提取的可食用纳米颗粒。这些颗粒被吸收到肠道细胞中，改变了基因表达，保护小鼠免受肠道炎症的影响[7218]。对胡萝卜、生姜和葡萄柚中可食用纳米颗粒的类似实验发现了一系列有益的调节作用。然而，我们如何确定这是microRNA的作用呢[7219]？

microRNA是非常简单的分子，可以从头合成。因此，研究人员人工合成了草莓miR156、水稻miR168和圆白菜miR874，以研究microRNA的特异性作用。它们确实对人体细胞具有抗炎作用。蓝莓、树莓和苹果皮中的microRNA提取物也有类似的效果。为了确保这不是一种普通的RNA效应，人们对从牛肉中提取的microRNA进行了测试，结果显示它不能抑制炎症[7220]。

miR156a是在人体内循环的一种植物microRNA。心血管疾病患者的血液和血管中的miR156a水平下降，这表明，它可能具有保护作用。那么miR156a集中在哪里呢？在绿叶蔬菜中。吃一份蔬菜沙拉，可以在1小时内看到miR156a的增加。心脏病患者体内的miR156a水平较低，是不是只意味着他们的蔬菜摄入量较低？为了确定其中真的存在因果关系，研究人员将人类动脉内皮细胞暴露于纯的人工合成的miR156a中，结果发现它会靶向一种被称为连接黏附分子A的黏性蛋白，而这种蛋白会诱使炎症性免疫细胞进入动脉壁，从而引发动脉粥样硬化斑块的形成。确实，增加miR156a可以减少炎症性免疫细胞附着到动脉内皮细胞上[7221]。因此，绿叶蔬菜对心血管疾病的保护作用[7222]可能不仅仅是硝酸盐的作用。

乳腺癌和西蓝花中大量存在的miR159a之间也有着类似的联系[7223]。较低的血液miR159a水平与较高的乳腺癌发病率和肿瘤进展相关。然而，miR159a不仅是西蓝花的一个生物标志物，还是一个积极分子，靶向一种叫作转录因子7的促癌基因。给异种移植人类乳腺肿瘤的小鼠直接喂食miR159a后，肿瘤重量和生长都显著减少。因此，十字花科蔬菜对乳腺癌的保护作用[7224]可能不仅仅是萝卜硫素的作用。

### 草药中的microRNA

草药的一些有益作用也可以归因于植物microRNA吗？在视频"草药中的microRNA的作用（herbalmirnas）"中，我回顾了人参[7225]、甘草[7226]、丹参[7227,7228]和另一种似乎对COVID-19住院患者有显著疗效的传统中草药——金银花中的microRNA的相关证据[7229]。遗憾的是，正如我在视频中说明的那样，与许多即兴的流行病试验一样，这项研究还有很多不足之处。最重要的是，microRNA或许能了解为何植物如此强大（包括为什么一些有毒的植物毒性如此强[7230]）。

### MicroRNA：童话还是宝藏？

膳食microRNA可能具有治疗作用的概念是"引人入胜的、新鲜的和革命性的"[7231]。然而，最初的报道遭到了合理的怀疑[7232]，后来怀疑演变成了一场激烈的争论[7233]。许多后续的重复性尝试未能明确证实最初的发现[7234]，使得医学文献中充斥着标题为《膳食来源的microRNAs：神话还是良方？》[7235]和《来自植物的膳食非编码RNA：童话还是宝藏？》的社论[7236]。我在视频"围绕膳食microRNA的争议（discord）"中讲述了这场激烈的争议。尽管这仍是一个令人兴奋的领域，但植物microRNA的生物学作用还远未被确定[7237]。

### 摄入动物microRNA会怎样？

摄入肉类、牛奶和鸡蛋中存在的动物microRNA会怎么样呢？[7238]动物microRNA的吸收量有时比植物microRNA的要大得多[7239]。问题是通过实验来区分膳食动物microRNA和人体产生的microRNA要困难得多，因为二者可能几乎完全相同[7240]。

研究人员试图解决这一难题的方法之一是利用基因工程"敲除"小鼠，即小鼠中特定microRNA的基因被"敲除"、失活或被删除。例如，研究人员让miR451基因"敲除"的小鼠喝野生小鼠、鸡和猪的血。他们发现miR451在它们的血液中循环并发挥调节功能，从而确定摄入的动物microRNA确实会影响生理功能[7241]。

抛开小鼠不谈，怎么能够在人身上进行验证性实验呢？这是一个非常重要的问题，因为动物性食物中有许多促炎和促癌的microRNA，这些microRNA与人类的microRNA100%匹配[7242]。即使不能区分肉类的microRNA和人的microRNA，至少也可以测试一下食用后血液中的microRNA水平是否会上升[7243]。吃牛肉后，被追踪的3种共用的microRNA没有显示出变化，如果你还记得的话，直肠组织活检研究至少显示出了吃红肉后结肠microRNA的变化[7244]。然而，吃鸡蛋后，从人体血液中检测出了鸡的microRNA。

在美国农业部资助的一项名为"鸡蛋中的microRNA可被健康成人利用并能调节外周血单核细胞中的mRNA表达"的研究中，志愿者们吃的是煮熟的鸡蛋。在摄入鸡蛋9小时内，他们血液中miR181a和miR181b的水平分别上升到基线水平的150%和300%，这反映了它们在鸡蛋中的相对丰度。同时白细胞中miR181b基因靶点受到了抑制。为了验证确实是鸡的microRNA进入了人体血液，而不仅仅是间接地提高了内源性microRNA的水平，研究人员能够追踪到一种鸡特异性microRNA进入人体血液循环[7245]。

## 奶中的microRNA

关于跨物种基因调控的最大证据来自乳制品研究文献。在被测试的体液中，牛奶含有最多的microRNA[7246]。牛奶是牛乳腺上皮细胞的分泌产物，它将含有microRNA的外泌体释放到乳汁中[7247]。根据人类母乳的研究，大多数microRNA具有免疫调节活性[7248]，尤其是在哺乳期的前6个月[7249]。母乳中含有婴儿配方奶粉中缺少的抗体和其他保护性物质，可以提供被动免疫，帮助免疫系统发育。microRNA可能让母乳喂养是最佳选择这一呼吁变得更加紧迫[7250]。

婴儿不仅被母乳喂养，而且受到母乳的程序化控制[7251]。母乳不只是婴儿的食物，还是一种高度复杂的交流系统，精心规划着婴儿的早期发育[7252]。我们在十多年前就已知母乳中的某种物质可以预防过敏。大鼠母乳可以预防幼崽过敏，但大鼠配方奶不可以[7253]。microRNA可能有助于解释为什么母乳喂养似乎可以预防儿童哮喘[7254]和儿科感染，而且与配方奶喂养相比，母乳喂养可以提高智力[7255]。如果母乳中的microRNA能够如此调节婴儿的生理功能，那么如果我们在断奶后喝牛奶甚至喝其他物种的奶，会发生什么呢？

熊猫奶、猪奶、人奶、牛奶和水牛奶有一些共同的高表达microRNA[7256]，但牛奶中有其他数百种甚至多达1500种不同的microRNA[7258]。牛奶中的microRNA大多被包裹在外泌体中，所以很耐热。虽然大多数外泌体及其携带的microRNA通过煮沸或超高温处理会被破坏，但商业化巴氏灭菌仍使相当大比例的牛奶microRNA保持完整[7259]。大多数microRNA在成人的消化过程中也会留存下来[7260]。

为了证明来自一个物种的奶中的microRNA可以进入另一个喝它的物种的血液循环中，研究人员荧光标记了奶中的microRNA以进行追踪。小鼠喝了这种被荧光标记过的奶后，这些被标记的microRNA最终会分布并积聚在小鼠的脾脏、肝脏、心脏和脑中。在体外试验中，人类细胞可以吸收它们，导致多个基因表达上调和下调[7261]。当然，让小鼠喝奶是很可笑的。然而，对于灵长类动物来说，情况可能有所不同……

### 牛奶到底好不好？

由政府资助的内布拉斯加大学研究人员让男性和女性喝不同数量的牛奶——1杯、2杯或4杯。相当数量的牛奶microRNA会以剂量依赖性的方式出现在他们的血液中，在饮用后4小时内达到峰值，并影响目标基因的表达。然而，所测试的牛奶microRNA与人类microRNA是相同的，那我们是如何知道喝牛奶不会以某种方式促进人体的内源性microRNA的产生，而是它里面的microRNA从消化系统进入了我们的血液中呢？牛奶中缺乏的一种对照microRNA的水平并没有受到影响[7262]，但更有力的证据来自随后使用高灵敏度的聚合酶链反应（PCR）技术的研究，该技术可以检测牛和人microRNA之间的微小差异。确实，在喝完牛奶的几个小时内，牛特异性microRNA会在人体中循环[7263]，这令人信服地证明了商店货架上的商业化巴氏消毒牛奶中的外泌体最终会进入人类消费者的组织中[7264]。这会有什么后果呢？

牛奶中最丰富的microRNA是miR148a，它是我在"延缓衰老的11种途径"这一部分详细介绍过的一种衰老酶mTOR的关键抑制因子的关键抑制剂[7265]。毕竟，除了加速生长，婴儿还需要什么呢？这一点在奶牛身上更为明显，牛幼崽在40天内体重就会增加1倍，比人类婴儿快4倍多[7266]。奶牛被选择性地饲养以提高泌乳功能，这似乎无意中上调了miR148a的表达[7267]。

乳汁中的microRNA对物种特异性的生长刺激应该仅限于婴儿期。人们担心的是，持续暴露于巴氏灭菌奶中促进生长的外泌体可能会增加慢性疾病的发生风险，从痤疮和肥胖到糖尿病和癌症[7268]。例如，miR148a在体外会直接刺激前列腺肿瘤的生长[7269]，这可能有助于解释为什么把牛奶滴在人类前列腺癌细胞上能使肿瘤生长速度提高30%以上[7270]。也许这就是一篇针对观察性研究的系统综述报告称绝大多数研究（20项研究中有19项）发现牛奶摄入与患前列腺癌风险增加之间存在关联的原因[7271]。miR21是最早被发现的促癌microRNA（oncomiRs）之一[7272]，也是牛奶中的标志性microRNA[7273]。

microRNA也可能有助于解释瑞典的两项大型研究中鲜奶和发酵奶之间相关死亡率的差异。男性和女性死亡风险的显著增加与饮用新鲜牛奶有关，而与酸牛奶无关[7274]。牛奶的细菌发酵过程会导致其牛奶外泌体和microRNA分解[7275]，但这似乎不会影响患前列腺癌的风险，而牛奶和酸奶似乎都会增加患前列腺癌的风险[7276]。

最近一篇题为《牛奶可能会向人类输送未被检测到的潜在有害物质》的综述提示，每杯牛奶中大约漂浮着35万亿个牛外泌体，因此乳制品的饮用建议需要重新考虑[7277]。鉴于巴氏灭菌奶中外泌体提高mTOR活性的作用，一些研究人员得出结论，"牛奶外泌体不应进入人类食物链"[7278]，因为奶"不适合成年人"[7279]。换言之，奶是给婴儿喝的。

# 第5章

# 益生元和后生元

人类的结肠可能是世界上生物密度最高的生态系统[7280]。许多人可能认为粪便主要是由未消化的食物残渣组成的，但其实里面大约75%是细菌[7281]——数以万亿计，每茶匙粪便中大约有5000亿个细菌[7282]。正如尼尔·德格拉西·泰森（Neil deGrasse Tyson）所说："1厘米结肠中生活和工作的细菌比这个世界上存在过的总人口还要多[7283]。"

数以万亿计的房客在我们的结肠里居住，那我们从它们那里得到了什么吗？或者它们只是占用了我们的空间？它们通过增强我们的免疫系统、为我们制造维生素、改善我们的消化、平衡我们的激素来支付"房租"。我们为它们提供住所和食物，它们负责维护和保护它们的房子，也就是我们的身体。益生元被用来喂养有益菌。益生菌本身就是有益菌。后生元是我们的细菌所制造出来的东西。

肠道菌群被称为"被遗忘的器官"[7284]，其新陈代谢与肝脏一样活跃，重量与肾脏相当[7285]。它们可能控制我们血液中多达十分之一的代谢物[7286]。我们每个人大约有23000个基因[7287]，但我们的肠道菌群总共有大约300万个基因[7288]。人体大约有一半的细胞不是人类自身的[7289]。实际上，人是一种超级有机体——一种"人类与微生物的共生体"[7290]。

对来自世界各地不同饮食习惯人群的粪便样本以及异卵双胞胎和同卵双胞胎的研究发现，我们所吃的东西在决定我们自己的肠道菌群方面发挥着主导作用[7291]。改变饮食可以在几天或几周内改变肠道菌群，或好或坏。

## 肠道藏着长寿的秘密

肠道菌群与我们的祖先共同进化了数百万年[7292],我们与肠道菌群的关系非常紧密,它们影响了我们的大部分生理功能[7293]。然而,肠道菌群可能是我们身体中适应性最强的组成部分。像大肠杆菌这样的肠道细菌每20分钟就会分裂一次[7294]。因此,我们体内每天产生的超过10万亿个细菌可以迅速应对不断变化的生活条件[7295]。每一顿饭都有机会把它们推向正确的方向。

几千年前,希波克拉底就说过"万病始于肠"[7296],或者更不祥的是"死亡来自肠道"[7297]。当然,他也认为女人的歇斯底里(癔症)是因为她们"游走的子宫"(wandering uterus)[7298]。(歇斯底里的英文"hysteria"来自希腊语的"husterikos",意思是"子宫"。)古老的医学智慧到此为止。当医学界拒绝接受一种肠道细菌——幽门螺杆菌作为胃溃疡和肠道溃疡的原因时,钟摆摆到了令人难以置信的地步[7299]。出于无奈,其中一位先驱喝下了来自他的一个溃疡病人身上的细菌以证明这一点,直到2005年,他的发现才使他最终获得诺贝尔奖[7300]。

在某些方面,钟摆又摆了回来,关于肠道菌群在各种不同疾病中的因果作用被夸大了[7301]。也许最大胆的主张可以追溯到一个多世纪以前的梅契尼科夫(Élie Metchnikoff),他认为衰老和老年残疾是由结肠中"腐败细菌产生的毒素"渗漏引起的。他是第一个强调肠道菌群对衰老的重要性的人[7302]。他将健康的衰老归因于那些将碳水化合物发酵成乳酸等有益的代谢终产物的肠道细菌,而将不健康的衰老与腐败过程联系起来,在这一过程中,肠道细菌将蛋白质降解为有毒的代谢物[7303]。

历史上不乏老派的"疯子",提出荒谬的医学理论,但梅契尼科夫很有才华。他成为路易·巴斯德(Louis Pasteur)的继任者[7304],创造了"老年医学"(gerontology)[7305]和"益生菌"(probiotics)[7306]这两个术语,并获得了诺贝尔生理学或医学奖,成为"细胞免疫学之父"[7307]。一个多世纪后的现在,他关于衰老和肠道的某些理论得到了证实[7308]。

## 肠道菌群随着衰老而变化

据说,足月、顺产、母乳喂养的婴儿一开始就拥有健康肠道菌群的黄金标准,随着年龄的增长,肠道菌群会开始分化[7309]。儿童、成年人、老年人和百岁老人的肠道细菌有明显的年龄聚类特征[7310],因此可以设计出一个"微生物时钟"[7311]。随着年龄的增长,我们肠道中数十种不同种类的细菌会发生可靠的变化[7312],以至于我们可以根据粪便样本来推测一个人的年龄,误差在大约6年内[7313]。如果这些变化在衰老过程中发挥着因果作用,那么,未来的高科技厕所可能也能预测我们的寿命[7314]。

从成年到老年的过渡伴随着肠道菌群的显著变化[7315]。由于个体之间的巨大差异,老年人并没有一个"典型的"肠道微生物群落特征[7316],但正朝着梅契尼科夫所描述的方向发展:从纤维发酵到蛋白质腐败[7317]。这种从有益菌到有害菌的偏离,伴随着肠漏的增加,细菌毒素渗漏到血液中,导致一连串炎症效应。因此,人们认为,肠道菌群的这种变化正是"衰老相关疾病及随之而来的过早死亡的主要原因"[7318]。

与肠道菌群组成从成年早期到老年发生的深刻变化一样,老年人和百岁老人之间也存在差异,而且差异甚至更大[7319]。研究人员分析百岁老人的粪便样本时发现,他们的肠道菌群维持着发酵膳食纤维产生短链脂肪酸的能力[7320]。例如,在中国广西巴马长寿地区,粪便样本分析发现,百岁老人产生的丁酸是同一地区八九十岁老人所产生的两倍多。如果你还记得的话,丁酸是一种抗炎的短链脂肪酸,对维持肠道屏障完整性至关重要。同时,腐败产物明显较少,如氨及对甲酚等尿毒症毒素。研究人员得出结论,增加膳食纤维的摄入量可能是一条长寿之路[7321]。健康的90岁老人和不健康的同龄老人的肠道菌群明显不同，可以通过发酵膳食纤维的肠道细菌的丰度加以区分[7322]。

## 百岁老人的肠道菌群

有趣的是，中国百岁老人的肠道菌群与意大利百岁老人的肠道菌群有一些共性，因此可能存在某些促进长寿的肠道菌群的普遍特征[7323]。例如，百岁老人体内的产丁酸菌增加了大约15倍[7324]。

一项针对数十名105～109岁的超百岁老人的研究发现，他们体内双歧杆菌和阿克曼氏菌（Akkermansia）等与健康相关的细菌含量更高[7325]。在顺产、母乳喂养的婴儿中，双歧杆菌占结肠细菌的90%，但在成年人的结肠中，这一水平可能会下降到不到5%，在老年人和患有炎症性肠病的人中，这一水平甚至更低[7326]。然而，百岁老人的肠道中携带的有益菌更多[7327]。

双歧杆菌常被用作益生菌，但其抗衰老特性可能存在于它们的后生元中。双歧杆菌是分泌胞外多糖的众多细菌之一，胞外多糖是一个关于黏液的科学术语[7328]。牙菌斑是牙齿上的细菌所形成的生物膜，它的基本成分也是一种胞外多糖[7329]。从百岁老人的粪便中分离出的双歧杆菌菌株产生的胞外多糖在小鼠身上具有抗衰老的特性，可以减少它们脑中老年斑的积累，提高血液和肝脏的抗氧化能力[7330]。

嗜黏蛋白阿克曼菌（Akkermansia muciniphila）是以已故的荷兰微生物学家Antoon Akkermans的名字命名的[7331]，来自拉丁语和希腊语的"mucus-Lovers"，意思是"黏液爱好者"。这一物种是肠壁分泌的保护性黏液层的主要定植菌[7332]。遗憾的是，黏液层会随着年龄的增长而变薄[7333]，低膳食纤维饮食会加重这一问题。当吃缺乏膳食纤维的饮食时，肠道微生物会挨饿。饥饿的肠道菌群不得不争夺有限的资源，可能消耗人体的黏液屏障作为替代能源，从而破坏人体肠道的防御机制[7334,7335]。在移植了人体肠道菌群的小鼠中，细菌导致的黏液侵蚀可以通过富含膳食纤维和无膳食纤维的饮食在一天之内打开或关闭[7336]。研究人员甚至可以在培养皿中证明这一点。研究人员成功地重建了人类肠道细胞层并表明，将膳食纤维（来自芭蕉和西蓝花）按照膳食剂量滴在细胞上，可以"显著减少"破坏肠道屏障的大肠杆菌的数量[7337]。除了吃富含膳食纤维的食物，嗜黏蛋白阿克曼菌还可以通过刺激黏液分泌来直接帮助恢复保护性黏液层[7338]。

嗜黏蛋白阿克曼菌可能是健康衰老生物标志物的一个候选者[7339]，因为它在百岁老人体中含量丰富[7340]，而在身体虚弱的老年人体内尤其稀少[7341]。一项比较研究对七八十岁经历健康衰老与不健康衰老的人的肠道菌群进行了比较，所谓"健康"与"不健康"是指他们没有或存在癌症、糖尿病或心脏、肺部、脑部疾病。嗜黏蛋白阿克曼菌是与健康衰老最相关的物种，在健康衰老的老年人粪便样本中的含量是不健康衰老的老年人粪便样本中的3倍。在百岁老人中，尽管当时的身体状况、食物摄入或食欲没有明显变化，但嗜黏蛋白阿克曼菌的减少是死亡前大约7个月发生的肠道菌群变化之一[7342]。为了证明嗜黏蛋白阿克曼菌在衰老中的因果作用，研究人员给快速老化的小鼠喂食嗜黏蛋白阿克曼菌，结果发现这种细菌可以显著延长小鼠的寿命[7343]。

## 肠道菌群失调与衰老：谁是因？谁是果？

百岁老人粪便研究反复提出的一个建议是坚持富含膳食纤维的饮食[7344,7345,7346]，这是最常被引用的生活方式建议之一，可以让人长寿和健康[7347]。另一个建议是粪菌移植。这两种方法都假设膳食纤维喂养的肠道菌群和长寿之间存在因果关系，但关于衰老相关的肠道菌群变化是原因、结果还是干扰因素，仍然存在很多争议[7348]。

衰老伴随着肠道菌群失调，这是一种不健康的肠道菌群失衡，表现为以膳食纤维为食的细菌物种减少[7349]。比起肠道菌群变化导致衰老，更容易想象的是衰老导致肠道菌群的变化。随着年龄的增长，味觉、嗅觉和牙齿的损失会导致富含膳食纤维的食物摄入量减少，取而代之的是咸的、甜的、更容易咀嚼的加工食品[7350]。全蔬食是唯一天然丰富的膳食纤维来源，其数量和种类的减少可能导致肠道菌群失调[7351]，从而导致英年早逝和残疾。或者，饮食质量的下降可能直接导致疾病，而肠道菌群失调只是不健康饮食的标志之一。

还有一些方法可以将衰老与肠道菌群失调联系起来，而不依赖饮食。虽然近年来儿童期和中年期的抗生素处方率有所下降，但老年人的处方率却大幅上升[7352]。即使是非抗生素类药物，也会破坏肠道菌群。一项研究对1000多种FDA批准的药物与40种具有代表性的肠道细菌菌株进行了试验，发现24%的上市药物至少抑制一种肠道细菌菌株的生长[7353]。身体活动的减少也会导致肠道功能欠佳，肠道蠕动减缓，一旦首选的益生元被耗尽，肠道细菌别无选择，只能转向蛋白质进行腐败分解[7354]。养老院老人经常被喂食低膳食纤维饮食，这可能会导致健康肠道菌群的"毁灭"[7355]。虽然研究人员将肠道菌群失调和虚弱之间的联系解释为不良的饮食导致不良的肠道菌群，从而导致健康状况不佳[7356]，但因果关系的箭头可能指向任何一个方向[7357]。也许其中也存在着"先有鸡还是先有蛋"的反馈循环。有这么多相互关联的因素，可以想象，要梳理出事件的因果链是非常困难的。

这是肠道菌群研究中经常出现的问题。例如，百岁老人的肠道菌群不仅擅长消化膳食纤维也擅长解毒工业污染物（如石油化工产品）、食品防腐剂（如苯甲酸盐和石油精炼中使用的萘）、卤代烷（商业上广泛用作阻燃剂、制冷剂、推进剂和溶剂）。这些解毒途径都没有在非洲最后的狩猎采集部落之一的哈扎人群的肠道菌群中发现[7358]。是百岁老人肠道中的排毒能力增强（与年轻人相比）有助于他们的长寿，还是长寿有助于增强他们的排毒能力呢?[7359]

百岁老人和超百岁老人的肠道菌群能更好地代谢植物脂肪,而不是动物脂肪,这可能只是因为他们吃了更多的蔬食[7360]。中国广西巴马长寿地区的百岁老人有着非常丰富的以膳食纤维为食的细菌,与生活在同一地区80~99岁的人相比,多吃了70%以上的膳食纤维(每2000卡路里38克 VS. 22克)[7361]。是他们更长时间的健康饮食催生了更有益的肠道菌群,还是他们更有益的肠道菌群实际上有助于他们更长寿呢?要知道这一点,唯一的方法就是进行测试。

## 粪菌移植实验证实肠道菌群在衰老过程中的作用

长寿研究人员有充分的理由怀疑,衰老相关的肠道菌群变化具有因果关系,而不只是一个旁观者,我在视频"粪菌移植实验表明肠道菌群在衰老过程中的作用(transplant)"中详细介绍了粪菌移植研究。研究表明,将年轻动物的肠道菌群移植给老年动物可以延长老年动物的寿命[7362]。给小鼠移植百岁老人的肠道菌群,对小鼠来说具有抗衰老作用。研究人员给小鼠分别移植一名70岁老人的肠道菌群[其中含有富含动物性食物的饮食所诱导增加的一种促炎细菌沃氏嗜胆菌(Bilophila wadsworthia)][7363,7364]与一名101岁老人的肠道菌群(含有以膳食纤维为食的细菌)。移植百岁老人肠道菌群的小鼠最终显示出一系列年轻的生理指标,包括脑中的老年斑减少。未来某一天,我们或许可以利用百岁老人的肠道菌群来促进健康老龄化[7365]。

## 肠道菌群失调

肠道细菌失调可能是由缺乏膳食纤维或过度使用抗生素、盐、蛋白质和某些食品添加剂造成的。

### 用膳食纤维修复肠漏

肠道菌群失调加速衰老的机制之一是肠漏。请查看视频"如何用饮食修复肠漏（leaky）"来了解更多信息，从根本上说，在所有动物物种中，肠道屏障完整性会随着年龄的增长而下降[7366]。这可能导致微小的未消化食物、微生物和毒素从肠壁滑过，不请自来地进入我们的血液，引发慢性全身炎症[7367]。谢天谢地，我们还是有办法应付的。

为了避免肠道菌群失调、炎症和肠漏，蔬食应该是我们的首选。素食主义者往往拥有更健康的肠道菌群平衡、较高的细菌多样性和增强的肠道屏障完整性[7368]，并且肠道中产生的尿毒症毒素也明显更少[7369]，这可能是因为膳食纤维是健康肠道菌群的主要食物[7370]。一项对添加或不添加膳食纤维的意大利面进行的随机、双盲、交叉研究确定了它们之间的因果关系[7371]。

其他修复肠漏的方法详见视频"如何预防肠漏（sealthegut）"，包括停止饮酒[7372]、避免服用非甾体消炎药（如阿司匹林、布洛芬和萘普生[7373]，它们在5分钟内就会造成胃肠道黏膜损伤[7374]），以及每天摄入大约相当于一杯煮熟的扁豆所含的锌［见视频"如何用饮食修复肠漏（leaky）"］[7375]。

### 肠道菌群失调、炎症和免疫抑制

随着年龄的增长，健康的肠道菌群对保持健康最重要的作用是预防系统性炎症[7376]。炎症性衰老不仅仅是导致过早死亡的风险因素[7377]。血液中炎症标志物水平高于同龄平均水平的人更有可能住院[7378]、身体衰弱[7379]、独立性差[7380]和患有各种疾病，包括常见感染[7381]。

在日本，超过40%的百岁老人死于肺炎和其他感染性疾病[7382]。一项涉及近36000名英国百岁老人的最大规模的研究发现，肺炎是可确定的主要死亡原因[7383]。炎症不仅会增加细菌性肺炎的易感性[7384]，而且有更多炎症的老年人往往会受到更严重的影响[7385]，生存率也会降低[7386]。

随着年龄的增长，我们体内的巨噬细胞［其英文"macrophage"来自希腊语的"大食客"（big eater）］会开始失去吞噬和消灭细菌的能力[7387]。同样的情况也发生在普通小鼠身上。然而，在无菌环境中饲养的小鼠不会受到肠漏的困扰，也不会经历随后的炎症和巨噬细胞功能丧失。为了将炎症和功能丧失联系起来，研究人员发现，向无菌小鼠体内注射炎症介质可以诱导巨噬细胞损伤，这些炎症介质被滴入培养皿中培养的巨噬细胞中时，可以直接干扰巨噬细胞杀死肺炎细菌的能力[7388]。因为免疫系统也负责癌症防御，所以肠道菌群失调引起的炎症所导致的免疫功能障碍也可能有助于解释为什么癌症发病率会随着年龄的增长而急剧增加（以及为什么无菌小鼠的肿瘤更少，寿命更长）[7389]。

## 尽可能减少抗生素的使用

除了摄入足够的膳食纤维，我们还能做些什么来预防肠道菌群失调呢？造成肠道菌群失调的原因有很多。例如，在西方国家，平均而言，每天每100人消耗2.5剂抗生素[7390]。这对肠道菌群造成的严重破坏可能可以解释为什么抗生素的使用预示着癌症风险的增加，但与两者都相关的一些干扰因素，如吸烟，也可能可以解释这种联系[7391]。

高达四分之三的抗生素使用的治疗价值是值得怀疑的[7392]。避免不必要的抗生素使用，尽可能使用具有针对性的窄谱抗生素，可以帮助保护肠道菌群[7393]，但大多数人可能没有意识到每天吃的肉、乳制品和鸡蛋中都含有残留的抗生素。在美国，多达80%的抗生素并非被用来治疗病人，而是被喂给了农场养殖的动物[7394]，在某种程度上，这是为了克服现代农业中普遍存在的肮脏养殖环境[7395]。然而，会有足够多的抗生素进入我们的餐盘并产生影响吗？

到2050年，多重耐药菌感染有可能成为世界上导致疾病和死亡的主要原因，甚至可能超过癌症和心脏病。过量使用抗生素会导致肠道被这些超级细菌定植[7396]，因此研究人员开始计算需要吃多少动物性食物才能使结肠中的抗生素浓度达到使耐药菌获得优势的程度。研究发现，单份牛肉、鸡肉或猪肉含有足够的四环素、环丙沙星、替米考星、泰洛星、沙氟沙星和红霉素，有利于耐药菌的生长。一份半鱼（150克）所含的环丙沙星和红霉素便已超过了二者的最低选择浓度。两杯牛奶可能会使四环素、环丙沙星、替米考星、泰洛星和林可霉素超标。另外，两个鸡蛋中法定含量的红霉素和土霉素也可能超过安全水平[7397]。

大多数耐药菌含有可移动的遗传因子，如质粒，这是一种携带耐药基因的环状DNA，可以传递给其他细菌，包括肠道细菌[7398]。在肠道模型中，来自鸡的大肠杆菌的抗生素耐药性质粒可以在两小时内转移到人类肠道细菌中。这就解释了为什么那些严格吃蔬食的人的抗生素耐药基因的负荷要明显低于杂食者或蛋奶素食主义者。鸡蛋、家禽和鱼类消费者甚至发现了更高比例的万古霉素耐药基因[7399]。万古霉素是我们最后使用的抗生素之一，用于治疗严重的危及生命的链球菌和葡萄球菌感染，包括耐甲氧西林金黄色葡萄球菌（MRSA）感染。

需要停止为加速在不卫生条件下饲养的农场动物的生长而滥用挽救生命的神奇药物，还需要停止医学中不计后果的药物滥用。不过有时候，你必须使用抗生素。为了减少对肠道菌群的附带损害，一系列的小鼠研究表明，你可以通过健康饮食来增强你的肠道菌群的抗逆性，例如通过摄入更多的膳食纤维和更少的糖[7400]。在抗生素治疗期间，益生元可以保护小鼠免受艰难梭菌的侵袭[7401]；高膳食纤维低脂肪的饮食甚至可以保护小鼠避免手术后因抗生素破坏肠道菌群而死于败血症[7402]。

## 减少食品添加剂的使用

超加工食品占据了我们饮食的绝大部分[7403]，它们不仅缺乏膳食纤维，而且含有食品添加剂，研究发现，这些添加剂也会破坏肠道菌群。即使像盐这样简单的东西也会影响肠道菌群。在人们的饮食中加入一茶匙盐——钠的摄入量几乎增加一倍，不仅会升高血压，促进与自身免疫性疾病有关的促炎细胞[7404,7405]，还会迅速减少肠道中的有益菌，如乳酸杆菌。90%的研究对象的肠道中一开始有乳酸杆菌，但这些细菌在两周内就被添加的盐完全消灭了[7406]。

请查看视频"人工甜味剂对肠道菌群的影响（notsosweet）"，了解人工甜味剂对肠道菌群的不良影响。好消息是，在停止摄入后，肠道菌群的原始平衡可能会在几周内恢复[7407]。乳化剂是使用最广泛的食品添加剂，要避免摄入乳化剂更加困难[7408]。更多信息请查看视频"乳化剂安全吗（emulsifiers）"，最重要的是，在20种不同的常用乳化剂中，大多数似乎有有害的影响，包括羧甲基纤维素和聚山梨酯80，但是，大豆卵磷脂及单甘油酯和双甘油酯似乎没有什么问题[7409]。

## 蛋白质腐败

你听说过"牛肉：晚餐的理想选择"这个行业口号吗？有一次，我和一些朋友在一起，我在一件衬衫上看到"牛肉：结肠腐败之源"这句话，那件衬衫真让人扫兴，我得向每个人解释说，肉是在小肠里被完全消化的，永远不会进入结肠。（和生物学怪才混在一起一点意思都没有。）可是我错了！（结肠中的肉，绝不是偶尔的科学扫兴者。）

据估计，在典型的西方饮食中，多达12克的蛋白质可以逃脱消化过程，当这些蛋白质到达结肠时，它们可以转变成有毒物质，如氨[7410]。这种未被消化的蛋白质在结肠中的降解被称为腐败。所以，有一些肉实际上最终会在结肠中腐败。问题是这种腐败过程的一些副产物可能有毒[7411]。

正如我在视频"肠道战争：硫化氢VS.丁酸（sulfide）"中所解释的那样，动物蛋白往往含有更多的含硫氨基酸，如甲硫氨酸，它可以在我们的结肠中转化为硫化氢。这可能有助于解释[7412]为什么吃肉的人患炎症性肠病[7413]［视频"通过饮食预防炎症性肠病（hsibd）"］和结肠癌[7414]［视频"血红素铁是肉类致癌的原因吗（hscancer）"］的风险似乎更高。非有机葡萄酒和干果中的含硫防腐剂（亚硫酸盐和二氧化硫）也可能有问题[7415]，但圆白菜等蔬菜中的含硫化合物似乎没有问题[7416]。

### 硫化氢：沉默的杀手

硫化氢被称为"臭蛋气"是有原因的。它被认为是与低碳水化合物饮食有关的"直肠恶臭胀气"的原因[7417]。研究人员在比较新鲜粪便样本时发现，粪便气味的最强预测因素之一是一个人是否吃肉[7418]。为了减少臭味，《哈佛健康通讯》建议少吃肉类和鸡蛋[7419]。随机让人们吃不同数量的肉，可以发现它们与粪便硫化物浓度明显相关[7420]。与那些坚持吃蔬食的人相比，经常吃肉的人产生多达15倍的硫化物[7421]。

## 如何减少氧化三甲胺的暴露？

益生元，如膳食纤维和抗性淀粉，可以喂养我们的肠道益生菌，如乳酸杆菌和双歧杆菌，产生有益的后生元，如丁酸和乙酸。然而，喂养错误的食物会促进有害菌的生长，产生有毒的后生元，如氧化三甲胺（TMAO）。

TMAO被认为是肠道菌群与疾病相互作用的"确凿证据"[7422]。它是研究人员将脑卒中或心脏病发作患者的血液与没有脑卒中或心脏病发作患者的血液进行比较时发现的[7423]。[请观看视频"蛋类行业对胆碱和氧化三甲胺的反应（tmaodiscovery）"了解完整的故事。]无论年轻人还是老年人，无论男性还是女性，无论吸烟者还是不吸烟者，无论高血压者还是低血压者，无论高胆固醇者还是低胆固醇者，高水平的TMAO都与心脏病发作或脑卒中的风险显著增加或过早死亡有关[7424]。

在小鼠中，TMAO通过促进动脉壁内胆固醇和炎症细胞的积累来加速动脉粥样硬化[7425]。TMAO在心血管疾病中的另外两种作用机制已在人体干预试验中得到直接证实。高水平的TMAO似乎使脑卒中的风险增加了68%[7426]，使死于脑卒中的风险增加了4倍[7427]，原因之一是它会有效地使凝血的血小板更黏稠，这与阿司匹林的作用相反[7428]。这会导致一种促血栓（促凝血）的状态，而TMAO损害动脉功能的原因似乎是氧化应激，因为静脉注射维生素C可以修复中老年人中TMAO造成的损伤[7429]。

我们过去常常认为TMAO的毒性作用仅限于心血管疾病[7430]，但是最近的研究表明，它与从银屑病性关节炎[7431]到多囊卵巢综合征（PCOS）[7432]等所有疾病都有关系，包括十大主要死亡原因中的8个，如癌症（卵巢癌[7433]、结直肠癌[7434]和乳腺癌[7435]）、慢性阻塞性肺疾病[7436]、痴呆[7437]、糖尿病[7438]、肺炎[7439]和肾衰竭[7440]等。请查看视频"素食主义者的粪菌移植可以降低TMAO水平吗（tmaorisk）"了解更多信息。基于20项对30000多人平均5年的追踪研究的系统综述和荟萃分析发现，较高的TMAO水平与全因死亡风险增加近50%有关[7441]。

TMAO起源于哪里呢？来自我们肠道里的有害菌，当我们摄入大量的胆碱（集中在鸡蛋和卵磷脂补充剂中）或肉毒碱（大量存在于肉类和一些能量饮料中）时，肠道中的有害菌就会利用它们来产生TMAO。在摄入鸡蛋[7442]或肉[7443]的几个小时内，TMAO水平就会飙升，除非最近服用了抗生素，消灭了肠道菌群。（有害菌可能需要数周时间才能重新生长。）与其吃药，不如从一开始就不给这些有害菌喂食以阻止它们的生长。研究人员发现，纯素食主义者即使吃一次牛排，其体内也不会产生TMAO，这可能是因为在不吃肉的饮食中没有培养出吃牛排的细菌[7444]。

值得注意的是，即使你连续两个月每天给素食主义者提供相当于18盎司的牛排[7445, 7446]，也只有大约一半的人体内TMAO的产生会增加，这表明他们的肠道菌群发生了很大的变化[7447]。不过，这并不是全有或全无的情况。正如我在视频"植物性肉类替代品健康吗（swap）"中所探讨的那样，即使只是每天将两份普通肉类换成植物性肉类，也能在几周内降低TMAO水平。

即使是富含胆碱的蔬食，似乎也不会引起同样的问题。例如，开心果[7448]和抱子甘蓝[7449]甚至可以降低TMAO的水平。在视频"肉碱补充剂的利与弊（tmaoupdate）"中，我探讨了不同蔬食的混合效应及肉碱补充剂对衰老的利与弊。简而言之，减少TMAO暴露的最佳策略可能是从一开始就阻止有害菌的繁殖。正如一份内分泌学杂志的社论所说的那样，也许TMAO应该代表"是时候减少动物性食物的摄入了"的呼声[7450]。

## 益生菌

有人说，唯一能阻止坏菌群的是好菌群[7451]。问题是如何建立健康的肠道菌群。有一个数十亿美元的产业在推广益生菌补充剂[7452]，但尽管进行了数千次临床试验，和我们的肠道菌群一样，我们在很大程度上被蒙在鼓里。研究人员分析谷歌搜索到的关于益生菌的前150个结果，发现商业网站是最常见的，通常情况下它们提供的信息也是最不可靠的。大多数声称的好处很少或根本没有科学证据支持[7453]。

## 益生菌补充剂的安全性和有效性

正如我在视频"益生菌补充剂的益处和风险"中所探讨的那样,最近一篇对健康老年人益生菌补充剂随机对照试验的系统综述发现,没有足够的证据表明益生菌补充剂能够改善健康结果[7454],而一项对数百项试验的分析发现,危害报告经常缺失或不充分,这降低了人们对这些补充剂安全性的信心[7455]。例如,人们担心抗生素耐药性问题。

益生菌通常被有意地选择为具有抗生素耐药性,这样它们就可以与抗生素一起服用,以降低腹泻率[7456],但它们可能会将这种耐药性转移给肠道病原体[7457]。具有讽刺意味的是,益生菌实际上会在服用抗生素后干扰肠道菌群的恢复,而不是促进肠道菌群的恢复,因此,就像在需要输血的选择性手术之前储存自己的血液可能是明智的一样,那些在抗生素疗程之前储存自己的粪便样本的人能够在几天内恢复正常的肠道菌群[7458]。

## 益生菌补充剂的标签和污染乱象

即使一种特定的益生菌被证明是有益的,也不能保证补充剂标签上列出的成分真的存在于产品中。FDA还没有批准任何益生菌制剂,因为它们是在膳食补充剂行业宽松的监管下销售的[7459]。市场上有一些产品含有微生物,如地衣芽孢杆菌(*Bacillus licheniformis*),而人们甚至不知道它是否存在于人类的消化道中[7460]。(这是一种用来降解鸡毛以制作动物饲料的土壤微生物[7461]。)选择一种通常被认为安全有效的益生菌,如双歧杆菌,怎么样呢?全凭运气。一项对16种商业双歧杆菌补充剂的调查发现,只有一种与标签上声称的内容相符。即使是同一品牌,其内容有时也会随着批次的不同而变化,有时甚至同一瓶产品中不同的药片也会有所不同[7462]。

一项对美国商业益生菌的分析发现,许多主要品牌,包括健安喜(GNC)、沃尔格林(Walgreens)、宝洁(Procter & Gamble)、NaturesPlus、自然之宝(Nature's Bounty)和新章(New Chapter

Organics），都没有达到其标签内容的要求。大多数产品还被标签上未列出的微生物所污染，包括健安喜产品中的霉菌[7463]。大多数益生菌食品的标签也是不准确的[7464]。例如，25种益生菌乳制品（如酸奶）中只有2种与标签相符[7465]。遗憾的是，益生菌产品的质量没有改进[7466]。一篇题为《不受监管的益生菌市场》的评论解释说，原因很简单：由于不受监管，所以生产商根本没有动力去改进产品[7467]。

据称，益生菌数据被个人和商业偏见所玷污，而且由于监管不足，"几乎不可能做出客观解释"[7468]。即使你能获得合适剂量的合适益生菌菌株，它们似乎也不会在我们的肠道中定植[7469]。据推测，如果肠道环境适合有益菌的生长，那么它们早就在那里了。如果不通过改变饮食来改变肠道生态系统，益生菌就不会扎根，这意味着你必须一直补充[7470]。如果我们一直摄入不健康的饮食，粪菌移植和补充益生菌可能都只是暂时的解决办法。不改变饮食，这些都可能是在浪费钱。另一方面，通过吃富含益生元的食物，即增加"全蔬食的摄入"[7471]，我们可以有选择地促进我们自身有益菌的生长。

### 发酵食物怎么样呢？

如果商业益生菌不可靠，那发酵食物中自然存在的益生菌又如何呢？我讨论过发酵牛奶去除一些半乳糖、支链氨基酸或microRNAs的潜在好处（见第117页）。除了对衰老的影响，发酵乳制品对那些乳糖不耐受的人（这可能包括大多数人）来说不会那么痛苦[7472]。虽然喝牛奶和开菲尔发酵乳后的腹痛或腹泻没有显著差异，但开菲尔发酵乳导致的放屁更少——在接下来的8小时内放屁7次，而喝牛奶后放屁13次[7473]。

一项随机、双盲、安慰剂对照试验发现，与加热处理的不含活菌的安慰剂相比，开菲尔发酵乳在预防抗生素相关腹泻方面没有任何益处[7474]。同样，一项随机对照试验发现，活菌和灭活（巴氏杀菌的）酸菜对肠易激综合征都没有好处[7475]。在日本和韩国，吃腌渍蔬菜与患胃癌的风险较高有关（而食用新鲜蔬菜与患胃癌的风险较低有关）[7476]。这可能是由于在发酵蔬菜中添加了盐，阻止了有害微生物的生长[7477]。然而，在日本，吃腌渍蔬菜与较低的全因死亡率有关，但新鲜蔬菜更好[7478]。

人们发现，枯草芽孢杆菌（*Bacillus subtilis*）可以延长秀丽隐杆线虫的寿命[7479]，这种细菌常被用于制作发酵大豆食品纳豆。在人类中，摄入更多的纳豆与寿命更长有关，但在调整其他饮食和生活方式特征时情况就未必如此了，因此，它可能更多的是日本传统健康饮食模式的一个标志，而不是纳豆本身延长了寿命[7480]。

## 益生元和后生元

如果你看一下科学营养文献中最常被引用的文章，你会发现最初的血糖指数论文排名第10，被引用了1000多次[7481]。然而，在前5名中，引用次数超过2000次的是《人类结肠菌群的饮食调节：益生元概念的引入》。正如我所讨论的，益生元是喂养和滋养肠道有益菌的膳食成分，如膳食纤维和抗性淀粉[7482]。每吃1克膳食纤维就会增加近2克的粪便，因为我们促进了细菌的生长[7483]。益生菌药片已被定位为大型制药公司下一个数十亿美元的重要来源[7484]，但如果你可以在家里通过饮食自己促进益生菌的生长，那么为什么还要吃药呢？对50多项关于益生元的随机对照试验的荟萃分析发现，益生元可以提高双歧杆菌和乳酸杆菌等常见益生菌的丰度[7485]。

益生元不仅仅能够促进已有益生菌的生长。它们被益生菌用来制造后生元，这些微生物代谢的副产物是有益的。"好"细菌吃像膳食纤维这样的益生元，会产生短链脂肪酸（SCFAs），然后SCFAs被结肠吸收到血液中，在身体中循环甚至到达脑部[7486]。这些膳食纤维来源的SCFAs的深远影响可能对从炎症和免疫功能[7487]到精神健康[7488]的各个方面都有广泛的影响。

还记得第396页说的一顿高膳食纤维饮食如何在几小时内改善哮喘患者的肺功能吗？SCFAs可以解释为什么高膳食纤维摄入量与患骨关节炎[7489]以及随着时间的推移膝关节疼痛加剧[7490]的风险较低相关。为了了解富含膳食纤维的食物的保护作用，那些在癌症放疗期间被随机分配吃更多全蔬食的人，不仅治疗期间的毒性降低了，一年后的长期副作用也减少了[7491]。

激素被认为是一个器官产生的信使，可以在血液中循环，对另一个器官产生调节作用。因此，SCFAs可以被认为是一种激素，只是产生它们的器官是我们的肠道菌群。不过就像我们的甲状腺不能产生激素，除非我们摄入碘一样，我们的肠道菌群也不能产生SCFAs，除非我们摄入了膳食纤维。

## 益生元治疗身体衰弱

单是膳食纤维的抗炎作用就可以解释为什么那些吃更多膳食纤维的人往往活得更长、更健康。一篇系统综述和荟萃分析发现，与膳食纤维摄入最少的人相比，膳食纤维摄入最多的人的全因死亡风险降低了15%～30%，包括心脏病、脑卒中和癌症的风险[7492]。膳食纤维摄入也与"健康衰老"的可能性显著增加有关，所谓的"健康衰老"就是指没有残疾、认知障碍、抑郁、呼吸系统症状或慢性疾病[7493]。

益生元和后生元可以延长模式生物的寿命，但人类干预试验主要局限于风险因素的研究上。例如，针对50多项随机对照试验的荟萃分析表明，像膳食纤维这样的益生元可以显著改善血糖、血压、体重和胆固醇水平[7496]。然而，我在视频"益生元治疗身体衰弱（frailtyprebiotics）"中指出，一一项随机、双盲、安慰剂对照的益生元治疗身体衰弱的试验显示出了疲劳和肌肉力量的显著改善[7497]。

当吃富含膳食纤维的食物时，我们可以获得双重好处：产生SCFAs和选择性地促进产SCFAs的细菌的生长。多吃蔬食的人，其结肠内容物产生SCFAs的能力可达吃蔬食较少的人的近3倍[7498]。当吃得更健康时，我们不仅可以获得更多的原料来产生SCFAs，还可以改善微生物机制来产生更多的SCFAs。相比之下，在低碳水化合物饮食中，SCFAs的产生可减少75%[7499]。

## 促进普雷沃菌的生长

我在《吃饱瘦身》一书"构建益生菌友好环境"一章中，详细说明了人类是如何聚类到两种肠型*中的一种的，那些饮食更健康的人的肠道中，主要生长普雷沃菌（Prevotella），而那些饮食西化的人的肠道中，主要生长拟杆菌（Bacteroides）[7500]。肠道里有成千上万种细菌，但通常只有两种肠型，如果这听起来很奇怪，那我们可以把肠道想象成生态系统[7501]。地球上有数百万种不同的动物，但它们并不是随机分布的。丛林中有丛林物种，沙漠中有沙漠物种。每个生态系统都有自己独特的选择压力，如温度、湿度或降雨。结肠生态系统似乎有两种类型，于是可以分为两种肠型，一种肠道中生长了大量的普雷沃菌，另一种肠道更适合拟杆菌。

普雷沃菌作为以膳食纤维为食的细菌，会产生更多的短链脂肪酸[7502]，这有助于解释为什么非洲裔美国人（通常是拟杆菌肠型）患结肠癌的风险是非洲本地人（通常是普雷沃菌肠型）的50倍[7503]。然而，通过在蔬食和动物性饮食之间切换，几天内你就可以将肠道菌群从一种肠型转换到另一种肠型[7504]。

普雷沃菌还具有抗炎作用，这就解释了为什么在一些自身免疫性疾病（如桥本甲状腺炎、多发性硬化和1型糖尿病）中，普雷沃菌的水平较

★译者注：肠型（enterotype）是根据人们肠道菌群中的优势菌属来进行分类的一种方法。人们习惯把肠型分为3种，除了文中提到的普雷沃菌型和拟杆菌型，还有瘤胃球菌型，它们倾向于高碳水化合物饮食。

低[7505]。这可能也是撒哈拉以南非洲农村地区几乎完全吃蔬食的人很少或几乎不知道自身免疫性疾病的原因之一[7506]。大多数研究报告称，素食主义者拥有更高数量的普雷沃菌[7507]，当研究人员让他们吃肉类、鸡蛋和乳制品时，他们的普雷沃菌水平在短短4天内就下降了[7508]。

蔬食被推荐用于维持有益的肠道菌群，以促进健康衰老[7509]。素食主义者往往拥有更多潜在的益生菌，而杂食者则有更多潜在的致病菌[7510]。植物蛋白的摄入可以促进更多的双歧杆菌和乳酸杆菌的生长，产生更多的短链脂肪酸，减少炎症，改善肠道屏障功能；而动物蛋白的摄入会促进嗜胆菌（*Bilophila*）等细菌的生长，导致短链脂肪酸产生减少，并产生有毒代谢物，如TMAO[7511]。

对纯素食主义者、素食主义者和杂食者的粪便样本进行比较后发现，一系列炎症标志物水平随着蔬食从最多到最少的顺序显著增加[7512]，而这种炎症可以通过转换到全蔬食来消除[7513]。然而，这可能更多地与蔬食的保护作用，而非动物性食物的任何不利影响有关[7514]。一项针对1000多人的肠道菌群和饮食习惯的深入研究发现，最能塑造肠道菌群的饮食因素是健康蔬食的数量和多样性。那些吃较多缺乏膳食纤维的加工食品（如汽水和精制谷物）的人，其肠道菌群更接近那些吃更多动物性食物的人的肠道菌群[7515]。因此，那些吃垃圾食品的纯素食主义者可能并不会给他们的肠道菌群带来好处。

我们并不需要孤注一掷。那些遵循地中海饮食的人，吃豆类、水果和蔬菜较多，同时避免每天吃肉（包括鱼）、鸡蛋或乳制品，他们虽然并不是一直都吃全蔬食，但他们的短链脂肪酸水平仍与纯素食主义者的相当[7516]。

## 尽可能多摄入膳食纤维

短链脂肪酸的好处依赖吃膳食纤维和以膳食纤维为食的细菌，就像氧化三甲胺的有害影响不仅需要我们吃鸡蛋、乳制品或肉类，还需要携带以鸡蛋、乳制品或肉类为食的细菌一样。还记得那个偶尔吃一次牛排的纯素食主义者吗？他的肠道中没有产生TMAO的有害菌，而且可能需要吃几个月的牛排才能增加TMAO的产生。同样，那些饮食不太健康的人可能需要几个月的时间，随着以膳食纤维为食的肠道细菌的生长，才能意识到膳食纤维摄入量增加的全部潜力[7517]。

我在视频"如何通过食物培养健康的肠道菌群（cultivate）"中详细介绍过，当我们可用的以膳食纤维为食的细菌达到上限时，吃更多膳食纤维的好处也将停滞不前，但是对于那些习惯性地培养以膳食纤维为食的细菌（如普雷沃菌）的人来说，好处多多[7518]。美国联邦政府推荐的膳食纤维摄入量是每1000卡路里至少14克，也就是说女性每天摄入25克，男性每天摄入38克[7519]。尽管这与我们身体所设计的100克摄入量相距甚远（基于与世隔绝的现代狩猎采集部落的饮食[7520]和对人类粪化石的分析[7521]），但是也只有不到3%的美国人达到了这个最低推荐摄入量。

根据定义，我们知道膳食纤维只存在于蔬食中[7522]，加工食品中的膳食纤维含量非常少，而动物性食物中根本没有膳食纤维。由于水果和蔬菜的主要成分是水，所以植物界富含膳食纤维的超级明星是全谷物和豆类[7523]。一杯水果可能只含有约3克膳食纤维，一杯蔬菜含有5克膳食纤维，但一杯豆类或一杯完整的全谷物，如麦粒，可能含有15克膳食纤维。

## 每周至少吃50种不同的蔬食

亚马孙丛林中的亚诺玛米部落拥有有记录以来最丰富的微生物群落。他们之前与世隔绝[7524]，这让我想知道最初的交流是如何进行的：我们是为和平而来的，我们能要你们的便便吗？

今天的低膳食纤维饮食被认为是肠道菌群减少的罪魁祸首[7525]。由于其对肠道生态系统的深远和潜在灾难性影响，现代饮食中膳食纤维的缺失被比作希克苏鲁伯撞击（Chicxulub impactor），即导致恐龙灭绝的小行星撞击事件[7526]。为什么不能吃膳食纤维补充剂呢？蔬食中有数千种不同的膳食纤维，每一种都可能支持肠道中不同的细菌群落[7527]。与糙米或全粒大麦等天然食物不同，膳食纤维补充剂似乎对提高肠道菌群的丰富程度不起作用[7528]。更重要的是，糙米和大麦协同作用比单独使用效果更好[7529]，这就是建议人们接受"50种食物挑战"的原因，每周至少吃50种不同的蔬食，以达到足够多样化的饮食，促进各种各样的有益菌的生长[7530]。

难怪膳食纤维补充剂是糟糕的替代品。有些补充剂，如洋车前子壳（商品名美达施），似乎根本不会被我们的肠道菌群利用[7531]。这让我想起了益生菌补充剂。肠道里有成千上万种不同的细菌[7532]，它们可能相互作用，但是令我们感到惊讶的是，把如此多细菌中的五六种塞进一个药片里却没有产生更大的影响。没有任何微生物是孤立存在的[7533]。像双歧杆菌这样的消化淀粉的主要细菌会产生乙酸和乳酸，乙酸会为一些主要的产丁酸菌提供食物，而乳酸则会使肠道环境偏酸性，这会进一步刺激产丁酸菌的生长，并抑制有害菌的生长[7534]。促进这种相互作用的最佳方式是多吃蔬食，而不是补充剂。

## 抗性淀粉

膳食纤维并不是唯一的益生元。例如，人类母乳中大约30%的热量是由"不易消化"的低聚糖构成的[7335]。我们可能无法消化它们，但猜猜谁可以呢？婴儿双歧杆菌（*Bifidobacterium infantis*）可以，这是婴儿肠道中的"好"细菌。这体现了人与细菌相互关系的重要性。我们与细菌互惠互利，和谐共生。

洋葱和大蒜等蔬菜中富含的菊粉具有"显著"的促进双歧杆菌生长的作用[7536]。具有讽刺意味的是，一些患有肠易激综合征的人会主动避免摄入菊粉，因为它是一种FODMAP——可发酵低聚糖、二糖、单糖和多元醇的简称。遵循FODMAP限制饮食的个体往往最终会降低双歧杆菌的水平，因此理论上讲，这种饮食模式实际上会损害肠道的长期健康[7537]。

抗性淀粉是小肠中难以消化的淀粉，它们会进入结肠，作为益生元喂养有益菌，就像膳食纤维一样。我在第65页提到了淀粉煮熟后冷却获得抗性淀粉的技巧，但抗性淀粉的最佳来源是豆类[7538]。每天吃两份煮熟的鹰嘴豆可以在3周内减少致病性和腐败性肠道细菌的定植。受试者体内可产生大量氨的细菌减少了大约50%[7539]。也许这就是每天吃一份豆类能使患结直肠癌的风险降低20%的原因[7540]。给大鼠喂食黑豆可以使由致癌物引起的结肠癌发病率降低75%[7541]。

和膳食纤维一样，你需要吃益生元并拥有以益生元为食的细菌才能受益。那些携带淀粉分解酶的细菌，如瘤胃球菌，几乎可以发酵它们吃下的所有抗性淀粉，而那些不携带淀粉发酵酶的细菌只能利用20%~30%的抗性淀粉[7542]。如何促进更多这样的"好"细菌的生长呢？多吃含有抗性淀粉的食物！在被随机分配到吃高抗性淀粉饮食组的10天内，受试者肠道中像瘤胃球菌这样的以淀粉为食的细菌的丰度可以增加4倍[7543]。

## 谷物整粒吃和磨成粉哪个好？

双歧杆菌的首选益生元是淀粉，那么如何将更多的淀粉运送到结肠中呢[7544]？用膳食纤维包裹起来，也就是说，包在完整的谷物和豆类中。我在第97页提到过这一点，也在我的《吃饱瘦身》一书"隔离热量"一章中做了深入探讨。经过咀嚼和胃部搅拌后，我们所吃的任何东西在进入肠道之前都会被分解成小于两毫米的大小[7545]。这听起来可能很小，但一个两毫米的小麦片可能包含大约10000个充满淀粉的植物细胞，其中只有大约3800

个细胞会在表面破裂[7546]，剩下62%的细胞中的淀粉被保护在谷物颗粒中而不被消化，这就留下了充足的淀粉来喂养我们的肠道菌群[7547]。

那么，将其与完全磨碎的谷物进行比较呢？磨碎的面粉颗粒可能只有后者的百分之一大小，甚至比细胞本身还要小，所以几乎每个细胞都可能破裂，提前把内容物撒落出来，使我们的肠道菌群陷入困境[7548]。这就是为什么应该试着让我们的饮食去面粉化。全谷物很好，但完整的全谷物（谷粒）更好。同样的道理，吃坚果可以改善肠道菌群，促进产短链脂肪酸的有益菌的生长，但当吃同样数量的坚果酱时，似乎并没有益生元的作用[7549]。

还记得第62页提到的阿卡波糖吗？这种药物能有效地将普通淀粉转化为抗性淀粉。阿卡波糖可以延长小鼠的平均寿命和最长寿命，这可能源自一种叫作GLP-1[7550]的激素的释放，这种激素由我们结肠内壁的特化L细胞分泌[7551]。这就是昂贵的新型注射减肥药（如Wegovy）所模仿的激素[7552]。使用益生元也可以获得同样的效果。研究人员已经在培养皿中实现了这一效果[7553]，也在人体中实现了这一效果，方法是向他们的直肠中注入SCFA灌肠剂[7554]，或者只让他们吃膳食纤维[7555]，或者更好的是吃富含膳食纤维的食物[7556]。

## 多酚类益生元

另一类主要的益生元是集中在水果和蔬菜中的多酚[7557]。那些对多酚的功效不以为然的人经常引用一些表明它们的生物利用度很低的研究。例如，使蓝莓呈蓝色的多酚色素中有85%不会被吸收，最终进入结肠[7558]，但是最近更先进的检测方法表明，大多数多酚最终还是被吸收了[7559]。结肠可能正是奇迹发生的地方。

当蓝莓中的多酚[7560]与粪便细菌培养物混合时，双歧杆菌和乳酸杆菌等有益菌在几小时内就会生长[7561]。如果随机让人们吃一杯左右的野生蓝莓[7562]，双歧杆菌的数量就会显著增加[7563]。我们怎么知道是多酚起的作用而不是膳食纤维呢？好吧，苹果也能促进双歧杆菌的生长[7564]，但分离出来的苹果纤维果胶本身并没有作用[7565]。香蕉和浆果的膳食纤维含量相似，但香蕉的多酚含量要少得多。吃香蕉不会显著增加双歧杆菌的数量[7566]，这是多酚可能发挥特殊作用的进一步证据。

在一项干预试验中，随机选择一些老年人，让他们把低多酚零食换成浆果和黑巧克力等食物，结果显示，产丁酸的有益菌的数量显著增加，肠道屏障也得到了加强[7567]。然而，富含多酚的饮料可能提供了最好的证据。茶叶和咖啡豆在冲泡过程中会留下很多多酚进入茶和咖啡中，而膳食纤维最终会被完全去除。绿茶[7568]和咖啡[7569]都具有促进双歧杆菌生长的作用。每天3杯咖啡可以在3周内显著提高肠道中的双歧杆菌水平[7570]。

茶不是抗菌的吗？它被用在漱口水中以杀死牙菌斑细菌[7571]，用在痤疮霜中以杀死引起痤疮的细菌[7572]，用在足浴中以帮助控制脚癣真菌[7573]。这确实可能是它有助于增加双歧杆菌等有益菌比例的一种方式——通过抑制有害菌的生长[7574]，但是绿茶、红茶和乌龙茶中的多酚也能促进双歧杆菌的生长和短链脂肪酸的产生[7575]。

在肠道模拟器中，生姜提取物能促进粪便样本中双歧杆菌的生长。新鲜生姜提取物已被证明可以改善大鼠抗生素相关性腹泻并加速肠道菌群的恢复，但目前仍然缺乏人类临床研究[7576]。

## 调节肠道菌群治疗痴呆

在视频"调节肠道菌群治疗痴呆（gutbrain）"中，我简明扼要地介绍了一个引人注目的病例报告，报告题为"粪菌移植后阿尔茨海默病症状的迅速改善"[7577]，同时回顾了几十项关于益生元、益生菌和发酵食品改善认知的随机对照试验中不一致的结果[7578]。遗憾的是，一些最有

> 希望的发现受到数据完整性问题的困扰[7579]，包括甘露特纳[7580]——一种2019年中国有条件批准用于治疗轻度至中度阿尔茨海默病的益生元[7581]。

## 多酚类后生元

正如膳食纤维的好处既来自它们作为有益菌的益生元食物，也来自由此产生的后生元代谢物（短链脂肪酸），多酚同样既可以作为益生元，也可以产生有益的后生元。例如，在吃蓝莓后1小时内，血液中的蓝莓色素会立即增加，并且1天后，新的蓝莓衍生化合物会继续出现在血液中，因为细菌会从中产生大量新的有益物质[7582]。通过这种方式，浆果中的多酚可以源源不断地为我们带来益处。

正如我在视频"如何利用单宁制造尿石素后生元（urolithins）"中所详细介绍的那样，对衰老很重要的一类后生元是尿石素，它是由大肠中的有益菌群利用鞣花酸产生的，而鞣花酸是在摄入鞣花单宁后在小肠中形成的[7583]，鞣花单宁是单宁最常见的形式[7584]，是从我们祖先的许多食物中发现的具有涩味的天然化合物，包括浆果、坚果、橡果和树叶[7585]。由于单宁不是生物可利用的，所以它们在营养领域被忽视了，甚至被认为是"抗营养物质"。一旦认识到它们可以被肠道微生物代谢为尿石素，这种观点就会"发生戏剧性的变化"，现在尿石素被认为是浆果、坚果和石榴具有健康益处的部分原因[7586]。

在秀丽隐杆线虫中，尿石素通过诱导线粒体自噬来延长寿命，防止功能失调的线粒体随着年龄的增长而积累[7587]。线粒体自噬的减少与老年人肌肉量减少和身体功能差（走路速度变慢）有关[7588]。研究发现，尿石素可以通过提高老年啮齿动物的运动能力来对抗衰老相关的肌肉功能下降[7589]，而在人体中，肌肉组织活检发现尿石素可以诱导线粒体健康状况改善和生物发生增强的分子特征，类似于人们在无氧运动后可能看到的情况[7590]。这意味着即使在没有任何运动训练的情况下也可能提高肌肉耐力[7591]。然而，与任何后生元一样，它取决于是否拥有必要的微生物机制。研究表明，有些人的尿石素产生能力差，而有些人的肠道菌群根本无法产生尿石素[7592]。

给人们补充石榴提取物后，那些能产生尿石素的人的低密度脂蛋白胆固醇水平显著降低，但那些不产生尿石素的人并没有这种情况。然而，经过几周的补充，情况出现了一些转变，非产生者变成了产生者[7593]。这也许可以解释为什么素食主义者往往拥有更多的产尿石素的微生物，因为他们摄入了更多的蔬食[7594]。然而，有些植物比其他植物含有更多的鞣花单宁。在浆果和坚果中，鞣花单宁含量最高的是博伊森莓（boysenberries）、马里恩浆果（marionberries）、黄树莓、石榴和核桃[7595]。

# 第 6 章

# 热量限制

一日三餐（加上零食！）是一种进化上的新行为。在视频"禁食的好处（fasting）"中，我回顾了为什么地球上生命的故事就是一个关于饥饿的故事[7596]。如果我们的生理功能能很好地适应周期性的资源短缺，那么适当减少摄入有没有可能是有益的？在禁食期间，除了释放所有通常用于营养消化和储存的资源，细胞会切换到一种保护模式[7597]，减少自由基损伤和炎症[7598]。这就是"凡是杀不死你的，最终都会让你更强大"的毒物兴奋效应的概念[7599]。这在一系列令人反感的试验中得到了证明，在试验中，小鼠被暴露在广岛水平的伽马辐射下，这一水平的辐射足以在两周内杀死50%的小鼠。然而，在辐射暴发前间歇性禁食6周的小鼠，没有一只死亡[7600]。

## 是时候考虑禁食了

本杰明·富兰克林（Benjamin Franklin）说过："吃得少一点，活得久一点[7601]。"这种对身体防御的毒物兴奋效应会延年益寿吗？在20世纪30年代经济大萧条时期，使用热量限制来延缓衰老成为一个有趣的话题，当时，与预期相反，平均寿命似乎增加了[7602]。在第一次世界大战期间的丹麦也有同样的发现，当时食物供应受阻，使死亡率降低了34%，后来在第二次世界大战期间的挪威，在热量摄入减少了20%的同时，死亡率下降了

30%[7603]。然而，饮食的质量也发生了变化，人们转而食用大麦等农作物，而不是它们所饲喂的牲畜，这使情况变得更加复杂[7604]。

在实验室里，在不引起营养不良的情况下限制热量是最有效的非药物干预措施之一，可以延长许多物种的健康寿命和寿命[7605]，被认为可能是"迄今为止衰老生理学中最重要的发现"[7606]。仅仅减少食物的摄入量就能使酵母菌、果蝇和线虫的寿命延长1倍或2倍，并使大鼠和小鼠的平均寿命和最长寿命延长50%[7607]。试验可以很简单，如给一些蜘蛛喂食苍蝇：一周1只苍蝇，蜘蛛平均能活81天；一周3只苍蝇，蜘蛛只能活64天；一周5只苍蝇，蜘蛛只能活42天[7608]。

其中一些动物不仅活得更久，而且活得更健康。衰老过程的明显减缓在灵长类动物中也得到了验证，其中还伴随着对一系列衰老相关疾病的抵抗力的增强，包括预防或延缓自身免疫性疾病、癌症、心血管疾病、青光眼、肾脏疾病和神经退行性病变[7609]。在第一部分中，我讨论了许多热量限制对长寿有益的理论基础，从激活AMPK到细胞自噬（清除错误折叠的蛋白质、受损的细胞结构和衰老细胞）[7610]。正如一篇关于间歇性禁食有益于心脏代谢疾病的机制的综述的副标题，"看门人可能是卧底老板"[7611]。

## 新陈代谢越慢，寿命越长

另一个潜在的机制可能是新陈代谢的减缓。由于数百万年的进化使我们能够在资源匮乏的环境中生存[7612]，当开始减肥时，除了无意识地开始减少运动作为一种保存能量的行为适应[7613]，还有代谢适应[7614]。每减轻1磅体重，基础代谢率每天就会减少7卡路里热量[7615]。较慢的新陈代谢虽然对节食减肥者来说是件坏事［见视频"节食导致减肥停滞的原因（biggestloser）"］，但总体来说可能是利大于弊。

热量限制可以延长动物的寿命[7616]，而代谢减缓可能是其作用机制[7617]。这也许就是为什么乌龟的寿命是兔子的10倍[7618]。[哈里特是查尔斯·达尔文（Charles Darwin）在19世纪30年代从加拉帕戈斯收集的一只乌龟，它活到了2006年[7619]。]稳扎稳打也许真的能赢得比赛。

身体降低基础代谢率的方法之一是创造更清洁、更高效的线粒体，它们是为细胞提供能量的发电厂[7620]。这就像身体通过了自己的燃油效率标准一样。这些新的线粒体似乎可以用更少的氧气产生同样的能量，并产生更少的自由基（"尾气"）。毕竟，我们的身体害怕饥荒会来临，所以会尽可能多地保存能量。

迄今为止规模最大的热量限制试验发现，代谢减慢后，自由基诱导的氧化应激也减少了，这两者都可能减缓衰老的速度[7621]。吃富含硝酸盐的蔬菜可以减缓新陈代谢（见第594页），这也许就是吃绿叶蔬菜是我们可以做的6件最有可能延长寿命的事情之一的原因[7622]。热量限制是否能够延长人类寿命，这是一个尚未被解答的问题。热量限制据说可以延长"每一个被研究物种"的寿命[7623]，但这甚至不适用于同一个物种的所有品系[7624]。

## 热量限制能延长人类寿命吗？

如果啮齿动物的研究结果可以在人类身上重现，那么人们预期会有什么样的寿命延长呢？50%的寿命延长将使目前美国人的预期寿命从77岁[7625]延长到115岁左右，但这是基于从断奶后立即开始将食物摄入量限制在40%～60%的试验的结果[7626]。更多信息请查看视频"热量限制能延长人类寿命吗（extrapolate）"，即使从40岁开始将一个人的热量摄入量从每天2500卡路里减少到1750卡路里（减少30%），持续几十年，也可能使寿命增加几年。从30岁开始将摄入量减少到2125卡路里，也可以获得同样的结果。不过，这是在可以直接将啮齿动物的结果延伸到人类身上这一假设前提下得到的结果[7627]。

一项对40多个小鼠品系的研究发现，热量限制导致寿命缩短的小鼠品系是寿命延长品系的3倍。将食物摄入量减少40%是最常见的试验方案之一，它延长了5个小鼠品系的寿命，缩短了15个小鼠品系的寿命，但对大多数小鼠品系没有显著影响。在同一个品系中，雌性小鼠的寿命延长，而雄性小鼠的寿命缩短[7628]。如果都不能将热量限制的影响从一个品系的小鼠外推到另一个品系的小鼠，那怎么能将其从小鼠外推到人类身上呢？我在视频"热量限制能延长人类寿命吗（extrapololate）"中探讨了将结果推广到人类身上的其他问题。

## 热量限制还是肥胖限制？

对整个领域的一个重要批评是，即使是最成功的研究也更有可能说明肥胖会缩短寿命，而不是说明热量限制会延长寿命[7629]。在大多数热量限制试验中，对照组的动物被允许自由进食，也就是说它们想吃多少就吃多少[7630]。因此，也许研究人员发现的任何好处都不是来源于限制饮食，而是来源于不暴饮暴食。

养宠物的人都知道，如果你让它们想吃多少就吃多少，它们就会变胖[7631]。在年轻时无限制地进食的拉布拉多犬，中年时最终身体脂肪会超过20磅，只能活11年左右[7632]。如果你将同一窝的幼犬配对，其中一些的进食量限制在其自由进食的兄弟姐妹的75%以内，那么它们的脂肪增加不到10磅，平均寿命为13年。24只限制饮食的狗中有9只（37.5%）在它们所有自由进食的兄弟姐妹死亡后仍存活。这是热量限制有益的证据，还是肥胖有害的证据呢？

具有讽刺意味的是，这方面的试验可能使结果更能被外推到人类。近四分之三（73.6%）的美国成年人超重或肥胖[7633]。所以，自由选择对照也许更合适。那些成年后非常肥胖（BMI≥35）的人至少会失去7年的寿命和

19年的健康寿命[7634]。显然，热量限制对他们有好处，但对于那些已经保持健康体重的人是否会从热量限制中进一步受益，大多数热量限制试验并没有提供见解。在著名的长期热量限制的猴子的试验中，对照组的考虑在解释相互矛盾的结果时非常重要。

## 饮食限制的猴子试验

在非人灵长类动物中，已经进行了4项关于热量限制和寿命的研究[7635,7636,7637,7638]。其中的细节值得探讨，正如我在视频"饮食和热量限制与长寿——猴子试验（primatecr）"中所做的那样，但最重要的是，如果我必须用一句话总结从灵长类动物的数据中学到的东西，那就是：如果你超重或靠垃圾食品为生，那么少吃是一个好主意。

## 在最佳营养条件下限制热量

那么人类数据呢？终生随机对照试验不可能发生[7639]，但已经有了短期试验、对那些自愿限制热量摄入的人进行的研究，以及各种创造性的方法来回答这一问题：少吃会让你活得更久吗。例如，患有厌食症的人会活得更久吗？远非如此。神经性厌食症是最致命的精神疾病之一。厌食症患者的死亡率大约是普通人群的10倍[7640]，他们有一系列电解质异常、贫血、骨质疏松性骨折和心律失常症状[7641]。研究人员发现，从15岁开始患上慢性厌食症的女性预计会减少25年的寿命[7642]。

厌食症是极端热量限制的一个例子。在寻求治疗的确诊患者中，有近三分之一的人的BMI低于15[7643]，体重约为美国女性平均体重的一半[7644]。与试验中没有营养不良的热量限制不同，厌食症患者可能会遭受饥饿相关的严重营养不良,甚至可能失明[7645]。因此,他们的热量限制可能与眼前的问题没有直接关系,更不用说五分之一的厌食症患者最终死于自杀了[7646]。

唯一一项关于极端热量限制的长期人体研究是臭名昭著的明尼苏达饥饿试验(Minnesota Starvation Experiment),该试验是在第二次世界大战期间,以拒服兵役者为对象开展的。不同于满足每日必需营养素推荐摄入量的热量限制试验,明尼苏达饥饿试验是有意为之。营养不良的研究对象有慢性衰弱、腿部疼痛肿胀和严重的情绪困扰。然而,有趣的是,一半的研究对象活到了80岁,比他们那一代男性的预期寿命至少长了8年[7647],但是和平主义群体特有的其他因素也可能发挥了作用。

说到不寻常的群体,自诩为"CRONies"(热量限制但保证最佳营养)的人是热量限制协会的活跃成员,该协会是由热量限制研究人员和实践者罗伊·沃尔福德(Roy Walford)发起的。他在20世纪80年代出版了《120岁饮食法》一书,试图推广这种做法。可悲的是,沃尔福德自己享年79岁,远低于预期的120岁[7648]。我在视频"热量限制协会的成员有多健康(cronies)"中详细回顾了关于这一人群的所有研究。总而言之,长期热量限制的人似乎非常健康,但他们是一群相当独特的、自主选择的人[7649]。一如既往,只有付诸实践,才会真正知道。CALERIE(减少热量摄入的长期影响的综合评估),是第一个测试热量限制效果的大型长期临床试验[7650]。

## CALERIE 试验发现了啥?

虽然啮齿动物研究中使用的标准热量限制饮食比自由进食的对照组所摄入的饮食减少了40%的热量,但即使减少10%的热量摄入也能延长大鼠的寿命[7651]。适度的热量限制更经得起随机对照试验的检验。

在CALERIE试验中,数百名非肥胖男性和女性被随机分配进行为期两年的热量限制。[详情见视频"热量限制对长寿的好处（calerie）"。]正如我所提到的，明尼苏达饥饿试验的受试者在身体和心理上都遭受了痛苦[7652]，他们开始时就很瘦，并且其热量摄入被减少了一半。相反，CALERIE试验的热量限制则宽松4倍，仅比基础热量摄入低12%左右，并且招募的是体重正常的人，但在现在的美国，这样的体重实际上意味着超重。因此，CALERIE试验的受试者只体验到积极的生活质量改善，包括情绪、总体健康、性欲和睡眠方面的显著改善[7653]。他们还消灭了一半以上的腹部内脏脂肪[7654]，从而显著改善了血压、胰岛素敏感性、甘油三酯和胆固醇水平[7655]。在最后一年里，他们只比基础水平少摄入了大约300卡路里的热量[7656]，相当于从日常饮食中减少了大约一包薯片的热量，就获得了所有这些好处。

那么在试验结束时发生了什么呢？在明尼苏达饥饿试验[7657]和美国特种部队的试验中[7658]，一旦受试者不再限制热量摄入，他们往往会迅速恢复体重——有时甚至更多。他们开始时越瘦，他们的身体似乎就越驱使他们暴饮暴食，以囤积多余的脂肪。相比之下，在CALERIE试验结束后，尽管热量限制组的人的新陈代谢每天减少了大约100卡路里的热量[7659]，但在试验结束两年后，他们仍然保持了大约50%的体重减轻[7660]。一定是他们坚持了新的饮食态度和行为，才使他们能够保持体重，并且没有任何迹象表明他们对进食障碍的易感性增加[7661]。事实上，在长期限制热量摄入后，人对高糖和高脂肪食物的渴望也下降了[7662]。

新陈代谢的减慢，被描述为"生活速度的降低"，可能有助于长寿[7663]，这也可能部分解释热量限制的第一年里全身氧化应激的减少[7664]。即使只是在那些实行热量限制的人的血液中培养细胞，也可以显著增强它们对自由基损伤的抵抗力，因为这些细胞的抗氧化酶活性增加了1倍[7665]。此外，用于计算"生理年龄"的两种不同的生物标志物算法发现，热量限制干预延缓了衰老的速度，而且与体重减轻的程度无关。据估计，自由进食的对照组以平均每年0.7岁的速度衰老，而热量限制组平均每年只衰老0.1岁。根据Klemera-Double算法，热量限制组几乎没怎么衰老[7666]。

这种持续、适度（11.9%）的热量限制所带来的生理、心理和抗衰老方面的诸多益处，必须在饮食成分随数量而变化的前提下来解释。大部分热量限制是通过减少脂肪摄入来实现的[7667]。脂肪的种类没有明确说明，但考虑到美国饮食中脂肪的主要来源是肉类和乳制品，其次是甜甜圈、饼干和蛋糕等甜点，这种减少可能也伴随着饮食质量的改善，而这种改善本身也可以带来一些好处[7668]。撇开这一点不谈，CALERIE试验确实表明，即使是"正常体重"的人也应该少吃，以改善他们的健康，延长他们的寿命[7669]。

### 热量限制对认知的影响

对500多万名男性和女性的追踪研究发现，腹部肥胖与65岁以上男性和女性患认知障碍和痴呆的风险增加有关[7670]。热量限制是提高啮齿动物认知能力最有效的饮食干预措施之一[7671]。那人类呢？目前似乎还没见到针对痴呆的人体热量限制试验[7672]，但有大约12项随机对照试验研究了热量限制对认知能力完好或轻度受损者的认知影响[7673]。

虽然没有任何一项单独的研究显示出显著的认知改善，但当将所有的研究汇集在一起时，减少热量摄入似乎确实对认知有好处。大约1000名受试者中的大多数身体肥胖，所以认知益处可能更多地来自体重减轻，而非热量限制本身[7674]。不过，这并不需要减重太多，研究人员建议超重、边缘肥胖的老年男性和女性减少30%的热量摄入，为期3个月，实际上他们只减少了大约12%的热量摄入，减掉了大约5磅体重，但他们在语言记忆表现方面却有了显著改善[7675]。

减少12%的热量摄入是CALERIE试验热量限制组的人的平均水平。两年后，他们的工作记忆（短期记忆）比随机分配到对照组者的更好。

有趣的是，认知能力的提高主要与蛋白质摄入量的减少有关[7676]。这在一项题为"饮食对认知和飞行员飞行表现的影响"的研究中得到了直接验证。商业航空公司的飞行员被随机分配到高碳水化合物组、高蛋白组、高脂肪组或对照饮食组为期4天，然后使用全动态飞行模拟器来评估他们的飞行表现。与其他3种饮食相比，吃高蛋白饮食的飞行员的飞行表现受到了影响[7677]。

更极端的禁食在短期内对认知的影响似乎模棱两可[7678]。被随机分配到一天不吃东西组的人比那些全天摄入500卡路里热量的人主观上更容易感到"精神疲劳"，但在认知表现的客观测试中，二者显示一样好[7679]。考虑到潜在的心理影响，研究人员进行了一项48小时热量剥夺的随机、双盲、安慰剂对照试验。怎么能做到双盲，让一个人不知道他吃没吃呢？他们吃的是无法区分的胶状物，要么几乎没有热量，要么每天提供数千卡路里热量。令人惊讶的是，两天几乎完全的热量剥夺并没有影响健康年轻人的认知表现、活动、睡眠或情绪。从进化的角度来看，这是有道理的。在食物供应短缺时期，减少热量摄入可能更有利于生存[7680]。

## 热量限制的潜在隐患

热量限制被誉为青春之泉[7681]。CALERIE试验表明，轻度热量限制对健康和长寿有益，而且没有极端热量限制所带来的负面影响，如失去性欲、力量和骨量，月经不规律，不孕不育，对冷过度敏感，伤口愈合较慢，血压降得太低，出现抑郁、情感麻木、易怒等心理问题[7682]（更不用说一直饿着肚子走来走去了）。

在受伤或生病的情况下，伤口愈合受损和感染后恢复这两个严重隐患可以通过暂时回归全面饮食来加速康复。热量限制的大鼠[7683]和小鼠[7684]

在恢复自由进食的几天或几周内就可以恢复完全的伤口愈合能力，但这种恢复自由进食是在伤口造成之前进行的。这在择期手术的情况下可能是有用，但可能对自发性损伤的意义有限。

有人可能会认为，没吃饱的状态下释放的类固醇应激激素会导致免疫抑制，尽管完全禁食确实可以显著提高皮质醇水平——在5天内增加1倍之多[7685]，但不那么严格的热量限制不会[7686]。虽然许多免疫功能指标在热量限制期间得到了改善[7687]，但这并不一定意味着感染存活率的提高[7688]。尽管免疫系统参数明显恢复，但在实际进行测试时发现，给啮齿动物喂食比自由采食量少20%～40%的食物，会对对抗细菌[7689]、病毒[7690]、真菌[7691]和寄生虫[7692]感染产生不利影响。在感染流感病毒前两周，让热量限制的小鼠恢复自由进食，可以使它们的存活率恢复到正常喂养小鼠的水平[7693]。研究人员建议在流感季之前或整个流感季都不要限制热量摄入[7694]。

热量限制最一致的好处之一是在短短1～2周里改善血压[7695]。不幸的是，这可能太有效了，会导致直立不耐受[7696]，表现为站立时头晕，严重的情况下可能导致昏厥。多喝水会有所帮助[7697]。

肌肉量的减少呢？在大鼠和猴子身上，热量限制似乎实际上延缓了衰老相关的肌肉损失。更多信息请查看视频"热量限制的潜在隐患（restrictionpitfalls）"，但在CALERIE试验中，受试者普遍变得更强壮。与对照组相比，热量限制组的有氧代谢能力也有小幅增加[7698]。人们通常建议增加蛋白质的摄入量以保持更多的肌肉，但大多数研究未能显示出蛋白质对保持肌肉力量或功能的有益作用，无论年轻人还是老年人，活动还是久坐不动[7699]，在减肥期间摄入高蛋白还可能对新陈代谢产生"深远的"负面代谢效应，破坏减肥对胰岛素敏感性的好处。与保持体重不变的对照组相比，减掉20磅体重使身体处理血糖的能力显著提高；如果减掉同样多的体重，但同时吃高蛋白食物（每天多摄入30克），从血糖控制的角度来看，这就像从来没有减掉体重一样[7700]。

虽然可以在减肥之后再增加肌肉，但是减肥过程中保持肌肉量的最好方法是运动。在热量限制过程中，即使每周只进行3次抗阻训练，也能防止90%以上的肌肉损失[7701]。骨质流失可能也是如此。仅仅通过限制热量来减肥，会发现髋部和脊柱等易骨折部位的骨密度有所下降。然而，在同一项研究中，那些随机选择通过运动减肥的人并没有出现任何骨质流失[7702]。增加体育运动的呼吁是无可争辩的，但即使没有运动，CALERIE试验中骨密度"非常小"的下降可能只会使骨质疏松性骨折的10年风险增加约0.2%[7703]。一项对那些热量限制但保证最佳营养的人进行的高分辨率骨磁共振研究发现，骨量减少，但骨质没有变化。尽管骨量减少，但骨内蜂窝状微结构看起来保存完好[7704]。

### 减少污染物的积累

身体脂肪可能通过隔离多氯联苯和滴滴涕等有毒污染物而发挥保护作用，减肥时这些污染物可能会被释放出来[7705]。这就是卫生当局建议女性在母乳喂养期间不要减肥的原因之一[7706]。我在视频"禁食排毒（fastingdetox）"中介绍了保护重要器官的方法。吃含有人造脂肪的品客*薯片似乎没有帮助[7707]，但膳食纤维可以与这些污染物结合，并有可能将它们排出体外[7708]。请查看视频"最好的饮食排毒法（eatlow）"，了解从一开始就防止工业毒素积累的方法。

★译者注：品客（Pringles）是1970年美国宝洁公司首创的薯片品牌，后被家乐氏收购。

## 吃得更多 ≠ 热量更多

最重要的是，CALERIE试验揭示的轻度热量限制的好处，包括改善血压、胆固醇、情绪、性欲和睡眠，似乎远远超过任何潜在的风险。减少热量摄入似乎具有非常广泛的积极影响，这一事实使得美国医学会的内科医学杂志的评论员写道："这项精心设计的研究表明，摄入过多的热量不仅影响我们的身体内稳态，也会影响我们的心理健康[7709]。"考虑到他们实际上限制的热量很少，这就更加引人注目了。

在为期24个月的CALERIE试验结束时，热量限制组的人每天只比自由进食的对照组少摄入100卡路里的热量，与第一年结束时每天少摄入约200卡路里热量相比，依从性有所下降[7110]。评论员们常说的一句话是，所有好处都可以通过不喝每天的拿铁或把松饼减半来实现[7111]，但如果换成更健康的食物，则可以在吃更多而不是更少的食物的同时实现同样的热量减少。

纯素食主义者的肥胖率低至2%~3%[7712]的原因可能是，吃更多蔬食的人，在吃同样数量的食物的同时，每天摄入的热量少了464卡路里[7713]，甚至更多[7714]。这就是低热量密度食物的美妙之处：更多的食物，更轻的体重。有关热量密度的深入讨论，请参阅我的《吃饱瘦身》一书。

哈佛大学衰老研究中心的创始人大卫·辛克莱（David Sinclair）写道："在对衰老进行了25年的研究并阅读了数千篇科学论文之后，如果我能提供一条建议，一种肯定能让你更健康长寿的方法，一件现在就可以做的能最大限度地延长寿命的事情，那就是：少吃[7715]。"然而，摄入更少的热量并不一定意味着你需要减少分量。例如，日本冲绳人长寿的部分原因可能是因为每天只摄入大约1800卡路里的热量。然而，因为全蔬食的热量密度低，所以他们实际上吃了更多的食物[7716]。

## 间歇性禁食

与其日复一日地减少热量的摄入，不如每隔一天想吃多少就吃多少，或者只在一天的几个小时内进食，或者每周禁食两天或每个月禁食5天。这些都是间歇性禁食的例子，这很可能是人类天生的进食方式。几千年前，我们祖先也许每天只吃一顿大餐，或者连续几天吃不到东西[7717]。

间歇性禁食是否会像运动一样，通过毒物兴奋效应对我们的身体产生有益的压力呢？马克·吐温（Mark Twain）是这样认为的："对普通病人来说，饿一点点真的比最好的药物和最好的医生更好。不是说限制饮食，我的意思是一到两天完全不吃东西[7718]。"然而，马克·吐温也说过："巧用广告宣传，可以将许多微不足道的小事化为举足轻重的大事[7719]。"间歇性禁食的热潮是炒作吗？

我在视频"隔日禁食（altdayfasting）"中介绍了所有关于隔日禁食的重要研究，在视频"5：2断食和模拟禁食饮食（52fmd）"中介绍了所有关于5：2断食（每周5天进食）的重要研究。与长期的每日限制饮食相比，它们似乎没有任何优势[7720]。我在视频"隔日禁食安全吗（altdaysafety）"中讨论过，令人不安的是，规模最大、持续时间最长的隔日禁食试验发现，低密度脂蛋白胆固醇水平显著提高[7721]。一项针对绝经后女性的研究还发现，间歇性热量限制导致的肌肉损失是长期热量限制所导致的两倍[7722]，尽管对情绪、认知和进食障碍的担忧有所缓解，但我仍然提醒了糖尿病患者[7723]和正在服药的患者[7724]谨慎采取间歇性禁食。禁食期间，易怒和无法集中注意力的症状可能会随着时间的推移而得到改善[7725]。此外，在11项干预性研究中，虽然有4项显示暴食现象增加，但有2项显示没有变化，另外5项显示暴食现象减少[7726]。

## 间歇性禁食与长寿

大多数间歇性禁食的重点是减肥。它对延年益寿有益吗？摩门教教规要求信徒每月禁食1天。这是否是犹他州通常是心脏病死亡率最低的州之一的原因[7727]？这是否能解释为什么活跃于摩门教教会的人往往比美国人平均多活7年[7728]？

一项以摩门教信徒为主的心脏病患者人群的研究发现，例行禁食者患糖尿病和严重心脏病的风险较低[7729]。这是否意味着寿命更长呢？盐湖城一家医疗中心的大约2000名患者在心导管插入手术后接受了4年的随访。大约有400人例行禁食，坚持每月禁食1天，平均持续了42年，约占他们生命的三分之二。他们比不禁食的人更好吗？还真是，之后的随访发现，死亡风险降低了46%[7730]。

这也受到许多其他宗教信条的干扰。严格遵循摩门教禁食教规的人更有可能遵循教会的其他教规，事实上，例行禁食者更有可能不吸烟，也更有可能成为禁酒主义者。然而，当控制了这两个因素后，生存益处仍然存在[7731]。不过，他们没有控制的是饮食成分。除了每月禁食1天，摩门教教会还建议多吃全谷物、水果和蔬菜[7732]，"少量"吃肉[7733]。因此，目前尚不清楚禁食者的生存优势在多大程度上是由于他们健康的饮食质量，而不是饮食数量的周期性下降。证明因果关系的唯一方法是对间歇性禁食进行测试，值得注意的是，那是在20世纪50年代。

受到热量限制可以延长实验室大鼠寿命的启发，研究人员将马德里一家养老院的120名老人分为两组，其中60人继续按常规饮食进食，另外60人在为期3年的时间里采取改良的隔日禁食。关于这一研究的更多细节和研究结果请查看视频"间歇性禁食可延长人类寿命吗（fastinglongevity）"，大体上说，对照组的死亡率和住院天数大约是隔日禁食者的两倍，因此，热量限制可能改善健康寿命，甚至可能延长寿命[7734]，但我在视频中也解释过：禁食有风险，实施需谨慎[7735]。

## 模拟禁食饮食

不采用5∶2断食法，而采用25∶5断食，即每个月花5天时间实施"模拟禁食饮食"怎么样呢？长寿研究人员瓦尔特·隆戈（Valter Longo）设计了一个为期5天的饮食计划，试图通过低蛋白质、低糖、低卡路里、零动物蛋白或动物脂肪来模拟禁食对新陈代谢的影响。通过以蔬食为基础，他希望降低与动物蛋白的摄入有关的促癌生长激素IGF-1的水平，结果他成功地实现了这一目标，并且在3个周期的每月5天模拟禁食后，炎症标志物水平也降低了[7736]。请查看视频"5∶2断食和模拟禁食饮食（52fmd）"，了解其利弊。

隆戈博士创建了一家公司，对他的饮食计划进行商业推广，但值得称赞的是，他把利润捐给了他的非营利性研究基金会[7737]。这套饮食计划似乎主要是一些由蔬菜、蘑菇和番茄组成的速食汤，洛神花茶和洋甘菊茶之类的花草茶，羽衣甘蓝片，坚果能量棒，藻油DHA补充剂，以及一种混合了蔬菜粉的复合维生素[7738]。我觉得，与其每天花50美元买加工零食，不如直接每天吃含几百卡路里热量的新鲜蔬菜。

## 限时进食与长寿

每天禁食一段时间怎么样呢？许多血液测试需要在一夜禁食之后进行的原因是，饮食会使我们的身体系统失去平衡，使某些疾病的生物标志物水平升高，如血糖、胰岛素、胆固醇和甘油三酯的水平。然而，不到十分之一的美国人可以每天12小时不吃东西[7739]。给身体更长的禁食时间真的有益吗？

限时进食被定义为至少禁食12小时，但不超过24小时[7740]。在视频"限时进食（tre）"中，我提供的证据表明，早期限时饮食，将狭窄的进食窗口期限制在早晨，对新陈代谢具有多种好处。我在视频"早期限时进食的益处（earlytre）"中介绍过，随机选择在下午3点前结束6小时进食时间窗口期的人，即使保持相同的体重，血压、氧化应激和胰岛素抵抗也都有所下降。血压的平均下降幅度非常惊人，在短短5周内从123/82mmHg降至

112/72mmHg，与强效降压药的效果相当[7411]。

我在视频"早期限时进食的益处（earlytre）"中提到过，有研究表明，延长夜间禁食时间并减少夜间食物摄入可能会降低癌症风险和复发率[7742]。它甚至可能对世界上最长寿的人群——洛马琳达素食主义者的健康起到了一定作用。身材苗条、素食、吃坚果、运动、不吸烟的素食主义者比一般人多活10年左右[7743]。他们更长的预期寿命归因于这些健康的生活方式，但还有一个鲜为人知的因素可能在发挥作用。从历史上看，一天吃两顿大餐（早餐和午餐），以及长时间的夜间禁食是教会教规的一部分。如今，在接受调查的素食主义者中，只有十分之一的人每天吃两顿饭，但大多数人（63%）表示早餐或午餐是他们一天中最丰盛的一餐。

一项针对意大利老年人的研究发现，那些每天进食窗口时间少于10小时的人患认知障碍的风险要低72%。然而，这仅限于那些实施早期限时进食（不跳过早餐）的人。一般来说，把一天的大部分进食时间限制在早晨（像国王一样吃早餐，像王子一样吃午餐，像乞丐一样吃晚餐或者完全不吃晚餐）对心脏代谢有好处，而如果把同样的进食时间限制到晚上（不吃早餐），可能没有任何影响，甚至是会产生负面影响[7744]。

## 不要轻易在家尝试长时间禁食

周期性长时间禁食怎么样呢？支持者说禁食是一种清洁过程，但从身体中清除的一些东西是必需的维生素和矿物质[7745]。在视频"禁食减肥安全吗（fastingsafety）"中，我介绍了长时间禁食的真正风险。与普遍认为禁食期间心肌能够独善其身的观点相反，心脏似乎也会经历类似的肌肉萎缩[7746]。突然中断禁食而恢复正常饮食似乎最危险[7747]。第二次世界大战后，多达五分之一饥饿的日本战俘不幸死亡[7748]，原因是现在所谓的"再喂食综合征"（refeeding syndrome），即恢复正常饮食过快会导致多器官系统衰竭[7749]。

医学监督下的禁食会更加安全，因为现在有了适当的再喂食方案，知道要注意什么预警信号，知道什么人不应该禁食[7750]，比如那些晚期肝肾功能衰竭、卟啉病*、不受控制的甲状腺功能亢进患者，以及孕妇和哺乳期妇女[7751]。禁食超过24小时，特别是3天或更多天，必须在医生的监督下进行，最好是在诊所进行。这不仅仅是法律上的"繁文缛节"。例如，肾脏在禁食期间通常会进入钠储存模式，但如果这种响应被破坏，身体可能会迅速出现电解质异常，表现出非特异性症状，如疲劳或头晕，这些症状很容易被忽视，到发现时恐怕为时已晚[7752]。

★译者注：卟啉症（porphyria）是由血红素生物合成途径中的酶活性缺乏而引起的一组卟啉代谢障碍性疾病，主要临床症状包括光敏感、消化系统症状和神经精神症状。

### 禁食辅助治疗癌症

癌症治疗前后的短期禁食可以将副作用降到最小，同时实际上可能会使癌细胞对治疗更敏感[7753]。我在视频"癌症化疗和放疗前后的禁食（fastingcancer）"中回顾过相关的临床前研究，有研究表明，禁食可能意味着100%的动物死亡和100%的动物存活[7754]。

在视频"化疗前后的禁食临床试验（fastingchemo）"中，我介绍了相关的临床试验。化疗前后共计72小时的仅喝水禁食似乎可以降低治疗的毒性[7755]，而且没有可检测到的伤害[7756]。模拟禁食饮食也接受了检验。

在DIRECT（饮食限制作为新辅助化疗的辅助疗法）试验中，100多名乳腺癌患者被随机分配，在每个化疗周期的前3天和当天分别采取植物性、低热量、低蛋白质和低碳水化合物的模拟禁食饮食。结果发现，她们与随机分配到常规饮食对照组的人在生活质量和化疗副作用方面没有差异。然而，如果考虑患者的依从性，只计算那些真正遵循并坚持模拟禁食饮食的人，那么确实发现了好处：她们在一系列情绪和身体功能得分上都表现得更好。这不正是我们所关心的吗，即当你真正认真去做的时候会发生什么？这种分析方法的问题在于可能存在选择偏差。例

> 如，一开始感觉更好的人更有可能坚持这一方案[7757]。
>
> 抛开生活质量不谈，模拟禁食饮食能让化疗效果更好吗？模拟禁食饮食似乎有助于控制小鼠的癌症，并且已经有一系列充满希望的人类病例报告发表[7758]，但是在DIRECT试验中发生了什么呢？在完全缓解率这一最重要的指标上没有显著差异，所谓完全缓解率就是所有癌症迹象从体内消失。（模拟禁食饮食组约为11%，对照组为13%。）然而，在模拟禁食饮食组中，通过磁共振成像或超声检查发现的完全或部分缓解率的影像学证据是对照组的3倍[7759]，尽管对长期结果的影响尚不确定[7760]。对真正遵循并坚持方案者进行分析发现，病理反应也有所改善（癌细胞消失），但这其中可能存在选择偏差[7761]。由于不喜欢某些预包装成分，受试者不能很好地遵守模拟禁食饮食方案，所以试验缺乏更有力的有益证据。有人建议，未来的试验可以考虑加入新鲜食物[7762]。

## 通过限时饮食降低IGF-1水平

是否可以在不禁食的情况下调整饮食来获得类似的好处呢？我在视频"化疗前后模拟禁食饮食（fmdcancer）"中详细阐述过，禁食发挥作用的方式之一是降低促癌生长激素胰岛素样生长因子1（IGF-1）的水平[7763]（请参阅"IGF-1"一章）。IGF-1水平的降低似乎可以保护正常细胞免受化疗的有害影响，因为IGF-1的恢复足以逆转保护作用[7764]。在培养皿中对各种类型的癌细胞进行化疗，可以消灭一半以上的癌细胞[7765]。饥饿条件下同样剂量的化疗可以消灭大约两倍的癌细胞，但将IGF-1加入其中时这种效果就消失了。

通过禁食下调IGF-1水平被认为是一种"将抗衰老基因转化为抗癌基因"的方法[7766]。如果你还记得，IGF-1水平的降低，无论是遗传的还是通过其他方式获得的，都能显著延长寿命。然而，禁食并不是降低IGF-1水平的唯一方法。几天的禁食可以将IGF-1水平降低一半[7767]，但这主要是因为减少了蛋白质的摄入量。蛋白质摄入量是体循环中IGF-1水平的一个关键决定因素，因此少食的抗癌和抗衰老益处可能部分是通过减少蛋白质来实现的[7768]。

在啮齿动物中，热量限制本身就可以降低IGF-1水平，但对人类来说，仅仅减少食物摄入是不够的[7769]。例如，在CALERIE试验中，与对照组相比，两年的热量限制并没有降低IGF-1水平。这并不奇怪，因为蛋白质摄入量并没有随之下降[7770]。即使严格的热量限制也不会降低IGF-1的水平，除非蛋白质摄入量也减少[7771]。

在平均6年的时间里，那些限制30%热量但保证最佳营养的人体内的IGF-1水平与吃标准美国饮食的人相似。同样，毫无意外，这些人每天每千克体重摄入蛋白质1.7克，是推荐膳食供给量（RDA）0.8克/千克体重的两倍。相比之下，一组纯素食主义者将蛋白质摄入量控制在RDA范围内，血液中的IGF-1水平降低了25%。这被认为是蛋白质摄入量不同的结果，因为干预试验表明增加蛋白质摄入量会提高IGF-1的水平[7772]。然而，该如何确定没有其他因素的影响呢？很简单，直接对其进行测试。事实上，当限制热量但保证最佳营养的人将蛋白质摄入量从1.7克/千克体重减少到1克/千克体重或更少时，IGF-1水平在3周内下降了25%，与纯素食主义者的水平相当[7773]。

# 第 7 章

# 蛋白质限制

减少蛋白质摄入似乎是比严格的长期热量限制更可行的终生策略[7774]，但蛋白质限制对热量限制的总体长寿益处的相对贡献仍存在争议。在昆虫中，限制整体食物摄入量来延长寿命似乎完全是蛋白质摄入量减少的结果[7775]，但在哺乳动物中，数据似乎比较复杂。有大量证据表明，在热量限制延长寿命的效果中，有一半可能归因于蛋白质限制，在啮齿动物中，仅仅限制蛋白质摄入量可以使最长寿命平均增加20%，而热量限制的最长寿命平均增加40%[7776]。与此同时，也有啮齿动物的研究表明，饮食限制延长寿命似乎与蛋白质摄入量无关，无论蛋白质摄入量是否保持稳定，减少40%的食物摄入量都能延长几乎相同的寿命[7777]。最近，钟摆似乎摆向了另一个方向——热量限制对寿命的所有好处都来自蛋白质摄入量的减少[7778]。在本章中，我将探讨如何解释这些差异，以及这对人类寿命有什么影响。

## FGF21

2000年，一种新的人类激素被发现。这是第21个被记录的成纤维细胞生长因子，因此被命名为FGF21[7779]。发现以来，它已成为促进代谢和动脉健康、苗条和长寿的关键因素[7780]。将FGF21注射到肥胖的猴子体内，在不减少食物摄入量的情况下，猴子的体重明显减轻，而且不是只减了一点点——吃同样数量的食物，体脂减少了27%[7781]。在小鼠身上，它使小鼠的寿命延长了30%～40%，与终生热量限制相当，而不需要减少食物摄入量[7782]。FGF21似乎通过多种衰老途径发挥作用，包括增强AMPK和长寿基因sirtuins的活性[7783]，同时抑制IGF-1和mTOR的信号传导。FGF21有可能作为延长寿命的激素疗法，这一想法让大型制药公司跃跃欲试[7784]，并引出了一个问题："真的可以用药物来延缓衰老吗[7785]？"

一种药物可以治疗肥胖、糖尿病和高血压，同时可以延缓衰老，这个想法似乎不可能，但又突然成了一个令人心动的前景[7786]。不能直接给人注射FGF21的原因是它在体内会迅速分解，必须每隔一两个小时注射一次[7787]。因此，制药公司开始申请各种长效FGF21类似物的专利[7788]。事实上，给人们一些PF-05231023，他们可以在25天内减掉大约10磅体重，同时甘油三酯和胆固醇水平也会大幅下降[7789]。然而，这些新型药物的副作用也开始出现[7790]。如果把FGF21基因包裹到病毒中，然后向人体注射病毒，让它把额外的FGF21基因插入到人的DNA中，会如何呢[7791]？或者只要运动就行[7792]？

## 运动和禁食提高FGF21水平

运动可以提高FGF21的水平，这可能是运动有益的原因之一[7793]。运动后，循环中的FGF21水平立即升高，1小时后达到峰值，3小时内回到基线水平[7794]。可是哪种运动效果更好呢？是抗阻运动（8周的举重训练）还是有氧运动（8周的跑步训练）？答案是两者都可以，但抗阻运动略胜一筹，FGF21分别增加了42%和25%[7795]。

在饮食方面能做些什么呢？比起基因编辑或注射，通过饮食刺激自己内源性自然生产不是更容易吗[7796]？一种方式是完全不吃饭[7797]。FGF21被称为"促长寿激素"和"饥饿激素"[7798]。禁食会诱发FGF21的生成，但不只是一两天不吃东西[7799]。与小鼠在禁食6小时后FGF21就会增加不同，人类的FGF21直到禁食一周后才会显著增加。禁食可以使FGF21翻4倍，但需要禁食10天，这是不可持续的[7780]。

## 如何通过饮食提高FGF21水平

怎样才能在不挨饿的情况下获得禁食的好处呢[7801]？生酮饮食可以模拟禁食吗？在啮齿动物中，生酮饮食可以提高FGF21的水平[7802]，但在人类中却不起作用[7803]。事实上，坚持1~3个月的生酮饮食后，FGF21水平可能下降40%[7804,7805]。正如一项为期12周的高强度间歇训练研究所证明的那样，高脂饮食甚至可能干扰运动所提升的FGF21水平[7806]。值得庆幸的是，被称为"长寿系统性增强剂"的饥饿激素可以通过比长时间禁食更温和的措施来提高[7807]：多吃碳水化合物，少吃蛋白质[7808]。

即使不减少蛋白质的摄入，当人们摄入大量淀粉类食物时，FGF21水平也会飙升[7809]。淀粉类食物最健康的来源可能是豆类和完整的全谷物[7810]。丁酸（我们的肠道菌群利用膳食纤维产生的一种短链脂肪酸）[7811]和淀粉阻断药物阿卡波糖[7812]可以提高FGF21的水平，至少在小鼠中是这样的。这意味着消化缓慢的淀粉类食物，如意大利面、豆类和完整的谷物，可能具有类似的长寿效果[7813]。

限制蛋白质的摄入也可以"迅速而又有力地"提高体循环中FGF21的水平。研究人员发现，即使在摄入过多热量的情况下，FGF21也会在4周内增加150%以上[7814]。而蛋白质限制只是将大多数美国人典型过量的蛋白质摄入量降到接近推荐量的水平。

推荐的每日蛋白质摄入量为50克左右（女性45克，男性55克）[7815]。研究人员选取了一些平均摄入量是这一数字的两倍（这是许多美国男性的平均摄入量[7816]）的男性，随机将他们的每日蛋白质摄入量减少至64克。因此，蛋白质限制组仍然获得了足够多的蛋白质。这样做，可以在大约6周内将血液中的FGF21水平提高1倍[7817]。这可能有助于解释为什么他们摄入了更多的热量[7818]，但仍然减掉了更多的体脂[7819]。怎么能做到每天多摄入几百卡路里的热量，还能减掉两磅的脂肪呢？只要把蛋白质摄入量降低到推荐水平。谁不幻想有一种饮食，既可以摄入多余的热量还可以毫不费力地燃烧掉脂肪呢[7820]？研究人员得出结论："即使是相当适度的蛋白质限制方案，也可能具有显著的临床效益[7821]。"

一项类似的研究发现，即使是更少的蛋白质限制——将男性摄入量减少到每天73克，也会在1周内使FGF21增加6倍，同时胰岛素敏感性显著提升。研究人员得出结论，"膳食蛋白削减"促进了人类的代谢健康[7822]。将男性和女性从每天138克的高蛋白饮食减少到超出推荐摄入量的67克[7823]，也会使血液中的FGF21水平提高6倍，但仅仅需要4天[7824]。

越来越多的证据表明，较低的蛋白质摄入量与健康和生存率提高有关，FGF21可能有助于解释这一点[7825]。有趣的是，在这两项研究中，蛋白质提供了大约9%的热量，与世界上最长寿人群之一的冲绳人的情况是一致的[7826]。然而，并非所有的蛋白质都一样。

## 动物蛋白 VS. 植物蛋白

一些蛋白质可能比其他蛋白质更重要。FGF21被认为是限制甲硫氨酸摄入发挥代谢健康益处的最重要的中介[7827]。众所周知，氨基酸是蛋白质的组成部分。它们大约有20种[7828]。正如不同的字母组合可以构成不同的句子一样，不同的蛋白质是由各种氨基酸的不同序列串在一起形成的。甲硫氨酸就是其中一种主要存在于动物蛋白中的氨基酸[7829]。可以通过减少甲硫氨酸的摄入量来潜在地提高FGF21的水平，只需通过从动物蛋白转向植物蛋白而不需要改变蛋白质的总摄入量。豆类（黄豆、豌豆、鹰嘴豆和小扁豆）提供的甲硫氨酸仅为肉类提供的五分之一或十分之一[7830]。（见第696页的图表。）

FGF21可以帮助解释纯素饮食对癌症、自身免疫性疾病、肥胖和糖尿病的保护作用[7831]。也许这就是蔬食干预产生如此非凡的结果的原因之一。

以埃塞斯廷医生的研究为例，在全天然、低脂肪的蔬食的帮助下，人类头号杀手——心脏病在很大程度上是可以被阻止或逆转的，心脏病发作的风险几乎可以消除。这种益处不能仅仅归功于胆固醇水平的降低，因为现在有强大的药物可以将胆固醇水平降至健康饮食所能达到的水平，但药物降低心脏病风险的效果似乎要小得多。所以，不仅仅是脂肪和胆固醇，蛋白质的数量和质量也在发挥作用[7832]。

哈佛大学公共卫生学院的研究人员提出了"蛋白营养包"（protein package）来解释为什么植物蛋白比动物蛋白更可取[7833]。毕竟食物是一个营养包，如果有富含膳食纤维和植物营养素的"蛋白营养包"可以代替，那么为什么要吃富含饱和脂肪酸和胆固醇的"蛋白营养包"呢？FGF21解释了为什么植物蛋白本身可能更健康。该理论于2015年首次提出[7834]，但对素食主义者FGF21水平的测试结果直到2019年才首次公布[7835]。

研究发现，吃蔬食的人的FGF21水平明显更高[7836]。为了证明因果关系，杂食者改为素食，在4天不吃肉后，其血液中的FGF21水平上升了200%以上。底线是什么？美国国立卫生研究院国家老龄化研究所和南加利福尼亚大学长寿研究所发表的一篇关于禁食临床应用的主要综述得出结论："各种禁食方法可能疗效有限，特别是对衰老和肥胖以外的问题，除非与高营养饮食相结合，比如中等热量摄入和以蔬食为主的地中海或冲绳低蛋白饮食……"研究人员特别指出，他们所说的"低蛋白"是指每千克体重0.8克蛋白质，更确切地说，这是每日推荐摄入量[7837]。

## 如何通过饮食降低IGF-1水平？

在小鼠身上，限制蛋白质摄入不仅能延长寿命，还能减少晚年身体衰弱，提高身体功能。FGF21可能参与调节这些益处，因为在经基因改造不表达FGF21的小鼠中，蛋白质限制的所有抗衰老作用都消失了[7838]。在人类中，还可能涉及其他衰老途径。蛋白质过量的饮食可能会增加氧化应激[7839]和炎症，以及降低对sirtuins（长寿蛋白）功能至关重要的NAD⁺的水平[7840]。减少蛋白质的摄入也可以降低血液中IGF-1的水平。

低IGF-1水平预示着超长寿命人群的生存潜力[7841]。还记得第73页讲的癌症等衰老相关病理在那些天生注定终生低IGF-1水平的人身上几乎不存在吗[7842]？IGF-1似乎介导了禁食对抗癌症的益处[7843]，禁食导致的IGF-1减少会产生对正常细胞和癌细胞的差异性保护，提高化疗杀死癌细胞而不伤害正常细胞的能力。恢复IGF-1水平足以逆转禁食的保护作用[7844]。在体外试验中，饥饿的癌细胞更容易受到化疗的影响，但如果将减少的IGF-1重新添加到培养皿中，这种影响就消失了[7845]。

几天的禁食可以将IGF-1水平降低一半[7846]，但这主要是因为减少了蛋白质的摄入量[7847]。人类体循环中的IGF-1水平的关键决定因素是蛋白质，尤其是动物蛋白。与那些坚持常规饮食的人，包括那些相对苗条的人（长跑运动员）相比，严格遵循蔬食饮食结构的女性和男性的IGF-1水平明显较低[7848,7849,7850]。这并不是因为摄入了更少的热量，而是因为那些吃蔬食的人比之前提到的"CRONies"（他们是热量限制协会的成员，故意摄入更少的热量，希望活得更长）更能降低IGF-1的水平。

在小鼠身上，热量限制本身就能降低IGF-1的水平[7851]，但人类需要减少蛋白质的摄入。长期严格限制热量摄入的人的IGF-1水平仍然会升高。正如我之前提到的，我们怀疑是蛋白质的原因，如果让他们把蛋白质摄入量从每天1.67克/千克体重减少到0.95克/千克体重，IGF-1水平会在3周内下降20%以上。蛋白质摄入量是人类体循环中的IGF-1水平的关键决定因素，因此减少蛋白质摄入量可能成为抗癌和抗衰老饮食干预的重要组成部分[7852]。

> **IGF-1水平降低的潜在风险**
>
> 至少20年来，专家一直提倡通过全蔬食降低IGF-1水平来减缓衰老过程[7853]。IGF-1似乎也与癌症[7854]、心脏病、糖尿病[7855]和骨关节炎有因果关联，所以它可能有助于解释蔬食的一系列福利[7856]。那些天生IGF-1水平较低的人也有更强的认知能力[7857]。我在视频"素食主义者和脑卒中风险（igf1bp）"中详细介绍过，在高血压患者中，IGF-1水平降低可能产生负面影响[7858]。因此，那些减少动物蛋白摄入量的人应该特别注意自己的血压，减少加工食品和添加盐的摄入，同时确保充足的富含钾的食物供应，如豆类、红薯和深绿叶蔬菜的供应[7859]。

## 蛋白质限制

关于限制蛋白质摄入可以延长寿命[7860]的证据实际上早于热量限制研究的证据[7861]。关于蛋白质限制和热量限制相对重要性的数据好坏参半[7862]，但是一项针对数十个物种100多项饮食限制研究进行的综合比较荟萃分析发现，在延长寿命方面，减少蛋白质摄入更为重要[7863]。不过，有时候很难弄清楚两者的影响。例如，当研究发现只吃正常食量70%的小鼠的寿命更长时，这可能会被归因于热量限制，但其实蛋白质摄入也减少了同样的量。另一方面，在蛋白质限制研究中，如果给小鼠提供低蛋白食物并允许它们随意进食，可能不会显示出好处，因为小鼠可能会摄入更多的食物作为补偿，所以它们最终并没有减少蛋白质的摄入量[7864]。

迄今为止最令人印象深刻的一项研究，试图控制这些因素。研究人员为近1000只小鼠随机分配25种不同饮食中的一种，这些饮食在蛋白质、碳水化合物、脂肪和热量含量上存在系统差异。结果发现，被随机分配到蛋白质/碳水化合物这一比例最低的饮食组中的小鼠寿命最长，且与热量摄入量无关[7865]。一些晚年健康指标，包括血压、胆固醇水平、线粒体功能、胰岛素敏感性[7866]和免疫功能，在低蛋白饮食中表现最好，而在高蛋白或高脂饮食中表现最差[7867]。低蛋白、高碳水化合物的饮食能够产生相当于40%的热量限制的代谢[7868]和免疫[7869]益处，而完全不用限制热量摄入。随着蛋白质水平的下降，小鼠的平均寿命从95周增加到125周，即使在摄入相同热量的情况下，寿命也增加了大约30%[7870]。

研究发现，蛋白质限制而非热量限制才是推动生存效应的关键因素[7871]。研究人员发现只限制热量似乎会缩短寿命[7872]。那么如何将这一结果与过去同一品系小鼠中相反的研究结果进行比较呢[7873]？新的针对25种饮食的大型研究使用了一种全新的方法来限制热量摄入。研究人员让小鼠自由进食。如果小鼠想吃多少就吃多少，怎么能限制热量呢？限制热量的饮食中加入了难以消化的纤维素（基本上是木屑），这样即使小鼠狼吞虎咽，它们也会少摄入30%的热量[7874]。尽管有热量限制，但它们的寿命反而更短而不是更长[7875]。

如何解释相同的热量却产生不同的效果呢？也许通常的热量限制效果更像是间歇性禁食的效果[7876]。在上述加入难以消化的纤维素的饮食中，小鼠可以随时吃东西，如果你只给小鼠正常食量的一小部分，那么一旦吃完每天的定量食物，小鼠就得一直禁食到第二天。传统意义上的好处可能是由于饮食限制促使脑中的饥饿信号通路被激活，而不是因为饮食被稀释[7877]。或者传统的热量限制也会减少蛋白质摄入，这才是长寿的真正驱动力[7878]。

这一系列试验提出的一个潜在警告是"蛋白质杠杆"（protein leverage）效应。在低蛋白饮食中，小鼠倾向于多食来弥补缺少的部分，所以它们实际上摄入了更多的热量，但仍然活得更久[7879]。给它们高膳食纤维饮食可以预防肥胖[7880]，但你可以想象，如果你的低蛋白饮食是一种充满超加工垃圾食品的饮食,那对你的身体没有任何好处。事实上,给小鼠喂食高精制碳水化合物的食物会大大消减低蛋白饮食的长寿益处[7881]。对人类来说,"蛋白质杠杆"的任何负面影响[7882]都可以通过吃全蔬食来抵消[7883]。

## 动物蛋白 VS. 植物蛋白

不同物种中有利于长寿的蛋白质与碳水化合物的最佳比例似乎是1∶10[7884],与冲绳饮食的比例非常相似[7885]。传统的冲绳饮食是9%的蛋白质和85%的碳水化合物(如果你还记得的话,主要来自红薯)[7886]。在饮食西化之前,那里是世界上百岁老人数量最多的地区之一,常见癌症的发病率要低80%[7887],各种衰老相关疾病的死亡率也要低80%[7888]。一些人认为,这是由相对热量限制所致的。他们摄入的净热量比美国人少约20%[7889],摄入的蛋白质少约50%[7890]。

在动物试验中,那些吃高蛋白饮食的动物寿命最短[7891]。这与一项前瞻性人类队列研究的荟萃分析的结果一致。该分析显示,较高的总蛋白质摄入量与较高的全因死亡率相关[7892]。然而,这是因为西方人摄入的大多数蛋白质来自动物性食物[7893]。动物蛋白摄入量越高,死亡率越高;而植物蛋白摄入量越高,死亡率越低[7894]。

有一些证据表明,65岁以上的人可以从稍微高一点的蛋白质摄入量中获益[7895],例如,每千克体重1.0克而不是0.8克[7896],这仍然低于大多数美国老年人的摄入量[7897]。然而,长寿专家建议,这应该来自植物,以防止过量的IGF-1激活[7898]。正如我所提到的,NIH-AARP研究基于对600多万人年(person-years)的观察发现,只要将3%的热量从动物蛋白转换为植物蛋白,男性和女性的总死亡率就会降低10%[7899]。并不是所有的研究都显示出了这种效果[7900],但是一项针对32项前瞻性队列研究进行的荟萃分析发现,总的来说,只要增加3%的植物蛋白,就能显著降低全因死亡风险[7901]。

即使只将1%的动物蛋白换成植物蛋白,也能显著改善健康寿命。

一项关于不健康衰老的研究使用了"累积健康缺陷指数"（deficit accumulation index），追踪了50多种不同的功能障碍、自我报告的健康和活力、心理健康指标、慢性疾病和健康服务需求。那些减少动物蛋白而增加1%植物蛋白的人（每天只替换约5克）在8年的时间里累积的健康缺陷明显减少[7902]。妇女健康促进会对10万名老年女性进行了长达18年的追踪调查，结果发现，将5%的动物蛋白转换为植物蛋白，可以使死于痴呆的风险降低20%左右[7903]。一项研究甚至发现，每周将一份不健康的蛋白质来源（如鸡蛋）换成健康的蛋白质来源（如坚果或全谷物），可以延长寿命[7904]。2022年，一项关于植物蛋白替代动物蛋白的荟萃分析得出结论，"用植物蛋白替代动物蛋白，可以预防衰老相关的疾病并促进长寿和健康衰老[7905]。"

比冲绳人的热量或蛋白质限制更明显的是偏向植物性来源。动物性食物在他们的传统饮食中所占的比例不到1%，相当于一周吃一次鱼，一个月吃一次其他肉类，大约每两个月吃一个鸡蛋，几乎没有乳制品[7906]。正如我们所讨论过的，唯一被正式研究过的预期寿命较长的人群，即洛马琳达的素食主义者[7907]，并非99%不吃肉，而是100%不吃肉，但他们的蛋白质摄入量超过了推荐膳食供给量的30%[7908]。正如一篇关于蛋白质摄入对寿命影响的综述所总结的那样，蛋白质来源可能比蛋白质摄入量更重要[7909]，但是，在蛋白质摄入量足够高的情况下，即使转向植物性来源，IGF-1水平也可能不会下降[7910]。

如果随机让人们从动物蛋白转向植物蛋白，同时减少蛋白总摄入量，会怎么样呢？16周后，以蔬食为基础的低蛋白组减掉了大约10磅的身体脂肪，包括数百立方厘米的内脏脂肪（危险的深腹部脂肪），并且胰岛素抵抗显著降低[7911]。《衰老研究综述》上发表的一篇综述表明，动物蛋白摄入量的减少"可能是改善代谢健康和衰老的关键"，但是动物脂肪也随之下降，因此很难梳理出代谢健康改善的主要驱动因素[7912]。

> ### 通过限制蛋白质摄入来预防癌症
>
> 近半个世纪前，T. 柯林·坎贝尔及其同事发现，与摄入20%酪蛋白（牛奶蛋白）的大鼠相比，摄入5%酪蛋白的大鼠致癌物质诱导的癌前病变风险要低75%[7913]。蛋白质的减少可以使小鼠的寿命延长约30%[7914]，但是90%以上的普通近交系实验小鼠的死亡原因是癌症。鉴于减少蛋白质摄入对癌症的巨大影响，我们不指望这样做同样能延长人类的寿命，因为人类更常死于心脏病[7915]。
>
> 将人类癌细胞移植到被喂食不同食物的小鼠身上时，也显示出了类似的反应。将小鼠摄入的来自蛋白质的热量从21%降低至7%，移植的人类乳腺癌和前列腺癌细胞的生长速度降低了56%~70%。即使在蛋白质摄入量较高的情况下，只要从动物蛋白转向植物蛋白，肿瘤重量就可以减少37%，在蛋白质摄入量较低的情况下，来源似乎并不重要[7916]。
>
> 蛋白质摄入量降低所带来的肿瘤重量的减小，被归因于IGF-1所促进的肿瘤生长的下降[7917]，研究还发现，低蛋白饮食可以刺激免疫系统靶向杀死癌细胞，增加淋巴细胞对肿瘤的浸润[7918]，增强巨噬细胞的"杀瘤能力"[7919]。低蛋白饮食也可以促使免疫缺陷小鼠的肿瘤缩小，因此这可能是多种因素共同作用的结果[7920]。即使只限制一种氨基酸——甲硫氨酸，也可以减缓肿瘤的生长[7921]。

## 限制甲硫氨酸的摄入

正如限制饮食的许多好处可以简单地通过限制蛋白质来复制一样[7922]，限制蛋白质的大部分好处可能只是由于组成蛋白质的少数氨基酸的减少，如甲硫氨酸[7923]。甲硫氨酸是唯一一种与哺乳动物最长寿命密切相关的氨基酸，因此，身体组织中甲硫氨酸越多，动物的寿命就越短。豚鼠的心脏中比兔子的心脏中多40%的甲硫氨酸，而兔子的寿命比豚鼠长40%[7924]。小鼠体内的甲硫氨酸含量是裸鼹鼠的3倍[7925]，而裸鼹鼠的寿命是小鼠的7倍[7926]。要证明因果关系，就必须证明降低甲硫氨酸的水平确实可以延长寿命。限制甲硫氨酸的摄入确实可以做到这一点。

仅仅限制一种氨基酸的摄入就能使小鼠的最长寿命延长44%[7927]，这比热量限制所能达到的还要多[7928]。限制甲硫氨酸的摄入还可以提高小鼠的抗压能力[7929]，减少内脏脂肪[7930]，延缓眼睛和免疫系统的衰老[7931]。减少饮食中的甲硫氨酸延缓衰老的确切机制尚不清楚[7932]，但限制甲硫氨酸可以提高FGF21水平[7933]、诱导自噬[7934]、减少炎症[7935]、降低IGF-1的水平[7936]。IGF-1通路可能至关重要，因为生长激素信号缺陷的小鼠对甲硫氨酸限制没有反应[7937]，但也有其他可能性。

在给动物喂食过量不同氨基酸的研究中，甲硫氨酸始终是毒性最大的一种[7938]。这可能是因为甲硫氨酸具有促氧化的作用[7939]。在啮齿动物的饮食中补充额外的甲硫氨酸，会导致它们血液中氧化应激标志物激增[7940]，并导致组织抗氧化物减少[7941]。相反，减少甲硫氨酸的摄入会大大减少线粒体自由基的产生和线粒体DNA的氧化损伤[7942]，这与线粒体衰老理论是一致的（见第120页），这是迄今为止唯一显示出具有这种作用的氨基酸。限制除甲硫氨酸以外的任何一种其他氨基酸都无法复制这种效果[7943]。

在所有氨基酸中，甲硫氨酸也是最容易被氧化的一种[7944]。组成蛋白质的甲硫氨酸被氧化时，可能导致蛋白质功能丧失[7945]。幸运的是，有一种叫作甲硫氨酸亚砜还原酶的酶可以修复这种损伤，保护细胞免受甲硫氨酸相关的氧化损伤[7946]。过度表达这种甲硫氨酸解毒酶的基因工程动物的寿命得到了显著延长[7947]。

适度限制蛋白质合成可以使衰老细胞恢复活力，使"僵尸"细胞重新开始生长。这一点是通过一种叫作放线菌酮的药物在体外试验中证明的，这种药物可以阻断蛋白质形成的最后一个翻译步骤。研究人员总结道："希望找到一种放线菌酮的替代品……减少过量或不必要的蛋白质合成，发挥整体健康促进作用……"[7948]限制甲硫氨酸的摄入也可能产生同样的效果，因为甲硫氨酸是大多数蛋白质翻译的起始密码[7949]。确实，降低细胞培养基中的甲硫氨酸浓度可以使人类细胞的繁殖寿命增加60%~75%[7950-7951]（海弗利克极限，即细胞衰老前可以复制的次数，见第34页）。限制甲硫氨酸的细胞也明显可以更好地抵抗各种应激源，包括热、辐射、致癌物质和自由基[7952]。

## 如何减少甲硫氨酸的摄入

制药公司都抢着率先推出可降低甲硫氨酸水平的药物[7953]，例如，适用于晚期癌症患者的甲硫氨酸分解酶[7954]。然而，由于甲硫氨酸主要源于食物，所以更好的策略可能是通过减少甲硫氨酸的摄入量来降低甲硫氨酸的水平[7955]。有3种方法可以实现。首先是热量限制，通过减少食物的摄入量来减少甲硫氨酸的摄入。例如，隔日禁食的长寿益处[7957]就被归因于"促衰老氨基酸甲硫氨酸"的周期性减少[7957]。其次，由于甲硫氨酸存在于蛋白质中，所以可以通过减少蛋白质的摄入量，而不是全面减少食物的摄入量，来减少甲硫氨酸的摄入。简单地将蛋白质摄入量从目前的过量水平降低到推荐水平，预计将为健康带来巨大的潜在益处[7958]。第三，即使保持热量和蛋白质摄入量不变，也可以通过从动物蛋白转向植物蛋白来实现甲硫氨酸摄入量的减少，因为植物蛋白往往甲硫氨酸含量相对较低。为了限制甲硫氨酸的摄入，一篇关于膳食蛋白质摄入对健康和寿命影响的综述得出结论，一个人可能需要"少吃动物性食物"[7959]。

"甲硫氨酸成瘾"是癌症的普遍特征之一[7960]。癌细胞对甲硫氨酸的依赖性导致人们尝试给癌症患者吃不含甲硫氨酸的"氨基酸修饰医用食品粉"。它主要由玉米糖浆、油和所有其他氨基酸制成，旨在减少日常饮食中的甲硫氨酸来源[7961]。问题是很"不好吃"，所以很少有人能坚持下去[7962]。由于这种食品粉没有很好的依从性，所以研究人员得出结论："有必要开发出选择性去除甲硫氨酸的美味食物。"其实已经有了，就是水果和蔬菜。

## 甲硫氨酸主要存在于哪些食物中

蔬食可能"使限制甲硫氨酸摄入作为一种延年益寿的策略具有可行性"[7963]。这里有一张比较常见的植物和动物性食物中生物可利用的甲硫氨酸水平的图表[7964,7965,7966]。

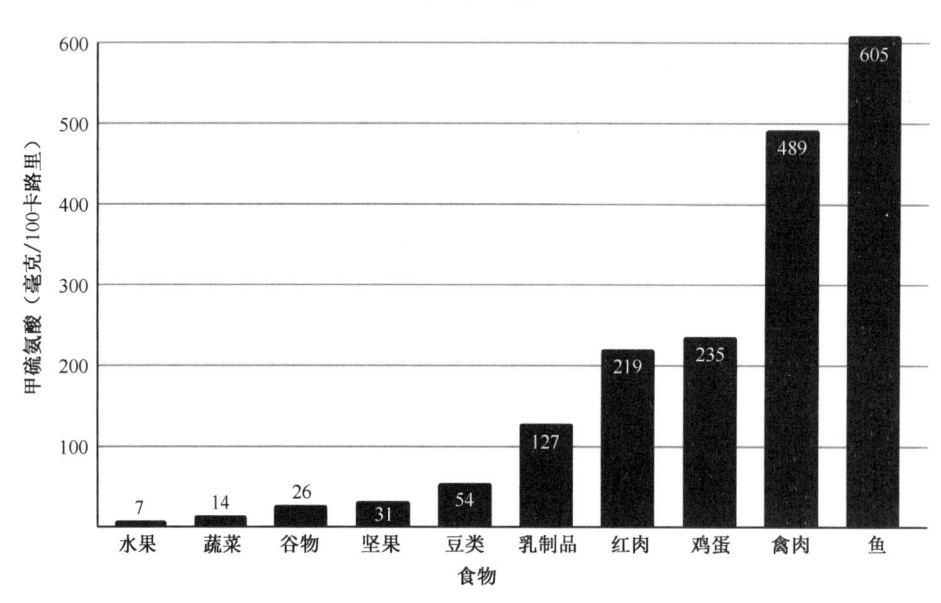

**食物中的甲硫氨酸含量**

| 食物 | 甲硫氨酸（毫克/100卡路里） |
| --- | --- |
| 水果 | 7 |
| 蔬菜 | 14 |
| 谷物 | 26 |
| 坚果 | 31 |
| 豆类 | 54 |
| 乳制品 | 127 |
| 红肉 | 219 |
| 鸡蛋 | 235 |
| 禽肉 | 489 |
| 鱼 | 605 |

如上图所示，鱼和禽肉的甲硫氨酸含量最高。我以罐装金枪鱼来代表鱼类，但其他鱼类，如黑线鳕鱼、大比目鱼或罗非鱼，可能提供更糟糕的水平，高达709毫克。海鲜中甲硫氨酸含量最低的是生蚝，只有92毫克。对于禽肉，图表中展示的是炭火烤鸡排，但烤箱烤鸡排可以达到587毫克。

乳制品、红肉和鸡蛋中的甲硫氨酸则较少。我用的是煮熟的鸡蛋，但只放蛋清的煎蛋卷可达714毫克，名列榜首。我用牛肉碎作为红肉的代表，但猪肉和羊肉可以高达509毫克和564毫克（但是血肠低至49毫克）。在图表中，我用牛奶代表乳制品，但像黄油这样的乳制品中几乎没有甲硫氨酸，因为它几乎都是脂肪。相比之下，像低脂奶酪这样的高蛋白乳制品中的甲硫氨酸含量可以高达482毫克。

甲硫氨酸含量最低的食物通常是水果、坚果、蔬菜、谷物和豆类。我在图表中用的是罐装鹰嘴豆，但所有其他豆类的甲硫氨酸含量都差不多，即使是"富含甲硫氨酸"的芸豆中所含的甲硫氨酸也只有65毫克[7967]。只有把植物蛋白浓缩成豆腐这样的食物，甲硫氨酸的含量才能达到114毫克左右。至于谷物，我以全麦面包作为代表，但甲硫氨酸最丰富的谷物苔麸*含有99毫克甲硫氨酸，其次是藜麦，含有64毫克甲硫氨酸。至于坚果，我用的是混合坚果。大多数坚果是相似的，除了巴西坚果达到136毫克。大麻籽的甲硫氨酸含量也很高，达135毫克。至于蔬菜，我用胡萝卜为代表。菠菜的甲硫氨酸含量高达184毫克，但它的热量很低，需要吃大约15杯才能获得100卡路里的热量。羽衣甘蓝更低，14杯大约66毫克。我用香蕉作为水果的代表，但即使是橙子这样的甲硫氨酸含量很高的常见水果，平均也只有34毫克。

★译者注：苔麸（teff），学名埃塞俄比亚画眉草。

### 切实可行的甲硫氨酸限制

一篇关于限制甲硫氨酸摄入以延长寿命的综述总结道："在人类中，限制甲硫氨酸的摄入可以通过素食饮食来实现[7968]。"即使在相同的蛋白质摄入量下，素食主义者摄入的甲硫氨酸也可能少36%[7969]。鉴于鸡蛋和乳制品中的甲硫氨酸含量比较高，只有纯素食主义者血液中的甲硫氨酸含量才会明显降低[7970]。

虽然可能需要减少80%的甲硫氨酸摄入量才能使小鼠的代谢益处最大化，但研究发现，限制40%的甲硫氨酸摄入足以减少线粒体自由基的产生和线粒体DNA的氧化损伤[7971,7972]。平均而言，纯素食主义者比肉食者少摄入47%的甲硫氨酸[7973]。也许这有助于解释蔬食的一些健康益处[7974]。例如，短期去除饮食中的甲硫氨酸可以在两周内使肥胖小鼠的脂肪量减少

60%[7975]，尽管热量摄入增加和体力活动减少（这显然是通过激活同时形成和消耗脂肪的"无效循环"实现的[7976]）。

所以，也许甲硫氨酸的减少有助于解释为什么纯素食主义者比那些吃传统饮食的人平均轻40磅[7977]。即使是与典型杂食者体重相同的纯素食主义者，其患糖尿病的风险似乎也不到杂食者的一半[7978]，这与2022年一项对15000名美国成年人进行的长达17年的跟踪调查研究结果是一致的，该研究发现，那些摄入甲硫氨酸最多的人死于糖尿病的风险是一般人的两倍多[7979]。

平均而言，美国女性实际摄入的甲硫氨酸是所需量的2倍，而美国男性则是3倍[7980]。由于高摄入量会增加心脏代谢风险，所以公共卫生研究人员建议，最佳摄入量可能低于推荐摄入量[7981]。然而，正如我不提倡低蛋白饮食而是建议摄入推荐量的蛋白质一样，人们不需要吃低甲硫氨酸饮食，而是不要过量摄入甲硫氨酸。现在知道，简单地将摄入量降低到推荐水平就"具有降低组织氧化应激并延长人类的健康寿命的巨大潜力……"[7982]。

### 半胱氨酸和甘氨酸

我们摄入的大部分甲硫氨酸会在体内转化为另一种氨基酸，即半胱氨酸[7983]。给限制甲硫氨酸摄入的动物提供额外的半胱氨酸会逆转一些好处，所以半胱氨酸可能是甲硫氨酸有害健康的罪魁祸首[7984]。虽然半胱氨酸可能是"犯罪同伙"，但甘氨酸可以帮助身体清除系统中的甲硫氨酸[7985]。在视频"如何获得更少的半胱氨酸和更多的甘氨酸（cysteineglycine）"中，我详细介绍了这两种氨基酸。最重要的是，你可以通过同样的方法，既保证血液中有更多的甘氨酸，也可以摄入更少的甲硫氨酸和半胱氨酸，那就是多吃蔬食[7986,7987]。

## 支链氨基酸

蛋白质限制的效果不能仅仅通过限制甲硫氨酸的摄入来完全复制，因为限制饮食中除甲硫氨酸外的所有氨基酸会继续产生一系列有益的影响，如减少自由基的产生和DNA氧化损伤[7988]。3种支链氨基酸（BCAA）——异亮氨酸、亮氨酸和缬氨酸也可能是罪魁祸首。

在关于25种饮食的大型研究中，健康和长寿的结果与血液中的支链氨基酸水平呈负相关，因此，最低的支链氨基酸水平与最长寿、最健康的生活有关[7989]。干预性研究表明，高支链氨基酸饮食会缩短小鼠的寿命[7990]，而限制支链氨基酸的摄入会延长果蝇[7991]和小鼠[7992]的寿命，延缓衰老相关的衰弱。研究人员建议："限制饮食中支链氨基酸的水平可能是长寿和健康生活的关键[7993]。"

这是有道理的，因为支链氨基酸是衰老引擎酶mTOR的有效激活剂[7994]，我在第一部分中对此进行过详细探讨。抑制mTOR是"改善健康和寿命的关键"[7995]，因为抑制mTOR是"饮食诱导的抗衰老信号的强大分子传感器"[7996]。较低的支链氨基酸摄入量不仅可以解释冲绳人的长寿，还可以解释为什么在他们中像痤疮这样的疾病很少甚至不存在[7997]，因为青春痘是mTOR活性升高的一种视觉表现[7998]。对潜在认知影响的了解来自枫糖尿病（maple syrup urine disease）。

支链氨基酸的不可逆分解在体内受到严格调节[7999]。患有罕见先天性支链氨基酸排毒缺陷的婴儿的尿液闻起来像枫糖浆，并且他们可能出现脑病、脑水肿甚至死亡。这种疾病清楚地表明：过量的支链氨基酸对脑是有害的，那么，支链氨基酸水平轻度升高是否也可能具有神经毒性呢[8000]？在阿尔茨海默病小鼠模型中，高支链氨基酸饮食会使认知能力变差，而低支链氨基酸饮食则使认知能力变好[8001]。这与孟德尔随机化分析是一致的，孟德尔随机化分析发现，天生具有较高异亮氨酸水平遗传倾向的人患阿尔茨海默病的风险明显更高[8002]，但是对8项队列研究的荟萃分析发现，较高的支链氨基酸水平（包括异亮氨酸水平）与较低的痴呆风险相关[8003]。

令人惊讶的是，支链氨基酸的文献证据似乎相互矛盾，关于支链氨基酸对衰老和衰老相关疾病的影响，有的研究发现有害，有的发现无害，还有的甚至发现有益[8004]。例如，有一项观察性研究发现，较高的支链氨基酸摄入量与全因死亡率显著降低相关[8005]。鉴于其复杂程度，最近一篇关于支链氨基酸和衰老的综述总结道："对于老年人使用支链氨基酸的总体利弊，不太可能得出任何统一的结论[8006]。"然而，至少在代谢影响方面，我们有人体干预试验来证明其危害或益处。

### 支链氨基酸与胰岛素抵抗

胰岛素抵抗是导致前驱糖尿病和2型糖尿病的原因[8007]。根据前瞻性队列研究的荟萃分析，即使在非糖尿病患者中，胰岛素抵抗[8008]和可能导致的血糖升高[8009]也与过早死亡有关。（关于什么是胰岛素抵抗及其作用的背景知识，请参阅我的《吃饱瘦身》一书的"低胰岛素指数"一章。）所谓胰岛素抵抗，就是我们的身体不能对降血糖激素胰岛素做出充分的反应，这可能是由饱和脂肪酸［见视频"胰岛素抵抗的原因（insulin）"］及支链氨基酸的摄入导致的[8010]。事实证明，支链氨基酸分解产物似乎会刺激脂肪在肌肉细胞内的吸收和积累[8011]，从而干扰胰岛素信号[8012]。

在肥胖小鼠中，减少支链氨基酸的摄入可以降低胰岛素抵抗，即使不减少热量摄入，也能显著减少脂肪，并恢复代谢健康[8013]；而高支链氨基酸饮食则会导致小鼠肥胖[8014]。在人类中，大量研究一致表明[8015]，血液和尿液中的支链氨基酸水平与胰岛素抵抗密切相关。事实上，血液中支链氨基酸的增加是肥胖和糖尿病的标志[8016]。然而，这并不一定意味着减少支链氨基酸的摄入会有帮助，因为还有其他因素会影响血液中的支链氨基酸水平[8017]。

是的，支链氨基酸会导致胰岛素抵抗[8018]，但胰岛素抵抗似乎也会导致支链氨基酸水平提高[8019]——这是由于支链氨基酸的分解减少了，从而形成了一个可能失控的正反馈循环[8020]。然而，流行病学结果是相互矛盾的[8021]。一项对双胞胎的研究甚至把肠道菌群也纳入其中，研究表明，体重较重的双胞胎的粪菌移植比体重较轻的双胞胎的粪菌移植更能提高小鼠血液中的支链氨基酸水平[8022]。然而，实践出真知。就像你可以通过向血液中注入脂肪使人产生胰岛素抵抗一样[8023]，你也可以通过注入支链氨基酸来达到同样的效果[8024]。就像一剂黄油可以在几小时内引起胰岛素抵抗一样，喝一杯由乳清和水组成的蛋白饮料也可以[8025,8026]。

这可能有助于解释我在前面的FGF21部分详细介绍的研究结果（见第685页），其中蛋白质摄入量从典型的美国饮食水平下降到推荐水平。与对照组相比，尽管平均每天多摄入数百卡路里的热量，但受试者血液中支链氨基酸水平的下降不仅使FGF21水平在大约6周内翻了一番，而且伴随着血糖的显著下降和脂肪的减少[8027]。由于减少支链氨基酸的摄入可以恢复代谢健康，所以该领域的领导者建议发明阻止支链氨基酸吸收的药物，以"在不减少热量摄入的情况下促进代谢健康和治疗糖尿病与肥胖"[8028]。或者，我们可以试着从一开始就不吃那么多的支链氨基酸。

### 饱受争议的支链氨基酸补充剂

支链氨基酸补充剂是一项价值数百万美元的生意，因为人们普遍相信支链氨基酸可以通过刺激肌肉蛋白质合成来增加肌肉质量[8029]，这是基于40多年前对大鼠的研究得出的结论。然而，仅有的两项人体研究表明，支链氨基酸实际上会导致肌肉蛋白质合成的减少[8031,8032]。在视频"支链氨基酸会增加肌肉质量吗（bcaas）"中，我回顾了一些关于老年人补充支链氨基酸喜忧参半的结果，基本上，最近一篇运动代谢杂

> 志上的综述得出结论:"总之,支链氨基酸在补充剂营销中的好处似乎与当前文献的总体状况相矛盾,这些文献并不支持补充剂对肌肉力量和肌肉肥大的功效[8033]。"

## 如何降低支链氨基酸的摄入?

由于支链氨基酸主要存在于动物性食物中,包括鸡肉、鱼类、乳制品和鸡蛋[8034],这或许可以解释为什么摄入动物蛋白会加剧胰岛素抵抗[8035],并且与更高的糖尿病风险相关[8036],而蔬食往往会产生相反的效果。即使用5%的植物蛋白代替动物蛋白,也可能使患糖尿病的风险降低20%以上[8037]。虽然早上空腹血液支链氨基酸水平与饮食摄入没有必然的联系[8038],但富含动物蛋白的食物可以使血液中的支链氨基酸水平翻4倍,并且可以持续7~8小时[8039]。

一项交叉临床试验发现,随机选择每周几天用小扁豆、鹰嘴豆、豌豆或黄豆代替两份肉类,除了如预期的那样可以降低胆固醇和甘油三酯的水平,还可以显著改善空腹血糖和胰岛素水平[8040]。根据十几项随机对照试验的结果,即使只是将三分之一左右的动物蛋白换成植物蛋白,也能显著改善血糖控制[8041]。和甲硫氨酸一样,素食主义者的支链氨基酸摄入量比杂食者更低,但只有纯素食主义者的血液空腹支链氨基酸水平明显降低,他们的摄入量减少了30%,而素食主义者只少了15%[8042]。随机挑选一些人,让他们坚持一个月严格遵循蔬食,可以显著降低他们的所有3种支链氨基酸的空腹水平,这与蔬食的抗炎作用有关[8043]。

支链氨基酸可以解释为什么那些随机选择蔬食的人,即使摄入相同数量的热量,也能明显消除更多、更深层、更危险的脂肪[8044]。那些吃蔬食的人,单个肌肉纤维内的脂肪含量也较低,这可能有助于解释为什么素食主义者患糖尿病的风险最低[8045,8046]。这不仅仅是因为他们更苗条。即使把受试者按体重匹配，与杂食者相比，纯素食主义者的肌肉细胞中的脂肪也少得多[8047]。难怪即使与体重相同的非素食主义者相比，那些坚持蔬食的人的平均胰岛素水平显著降低，胰岛素抵抗也更少[8048,8049]。

那些吃肉的人血液中的胰岛素水平要高出50%[8050,8051]。与没有改变饮食习惯的对照组相比，随机选择蔬食的人在胰岛素抵抗、空腹血糖和胰岛素水平方面都有了显著改善[8052]。然而，在蔬食中加入一些鸡蛋清，可以使胰岛素分泌"戏剧性地"[8053]增加——短短4天内增加多达60%[8054]。在土豆泥中加入金枪鱼，胰岛素抵抗比只吃土豆泥高50%左右[8055]。然而，用西蓝花代替金枪鱼，会使胰岛素抵抗在食用后的前30分钟内减少约40%[8056]。这似乎也不是膳食纤维的作用，因为给予等量的分离出的西蓝花膳食纤维并没有显著的好处。植物蛋白与动物蛋白的不同作用归因于它们不同的氨基酸组成[8057]。

之所以说是支链氨基酸的原因，是因为如果给一些素食主义者直接补充支链氨基酸，可以使他们像杂食者一样产生胰岛素抵抗，因此支链氨基酸对胰岛素敏感性具有直接的负面影响[8058]。相反，让一些杂食者接受"48小时纯素食挑战"，就能显著改善他们的代谢健康[8059]。坚持健康的蔬食两天后，不仅胆固醇和甘油三酯水平下降了，胰岛素水平和胰岛素抵抗也下降了，据推测，这部分归因于蔬食对循环支链氨基酸水平的"强有力的调节作用"。有人认为，这可以解释蔬食的一些长寿益处[8060]，但由于好处来得如此之快，研究人员认为，代谢益处可能来自"间歇性纯素饮食"，或者是在动物蛋白和植物蛋白之间交替选择的"弹性素食法"[8061]。

### 蛋白质限制可阻止所有 11 种衰老途径

请注意，在第168页的图表中，限制蛋白质摄入是唯一一种能够调控所有11种衰老途径的干预措施，然而，社会中流行的教条是多吃蛋白质[8062]。一项针对美国成年人的调查显示，大约65%的人正试图这样做[8063]。虽然高蛋白饮食可以帮助人们坚持减肥干预措施[8064]，但它们与抗衰老饮食中推荐的减少蛋白质摄入是不一致的[8065]。现有证据的最佳平衡支持瓦尔特·隆戈（Valter Longo）[8066]和路易吉·丰塔纳（Luigi Fontana）等长寿专家的建议，他们建议减少蛋白质的摄入以延长寿命：

"摄入超过身体所需量的蛋白质……不会增加肌肉量，但会加速衰老，增加患许多慢性疾病的风险[8067]。"

# 第8章

# NAD$^+$

我们对烟酰胺腺嘌呤二核苷酸（NAD$^+$）的认识始于1906年一篇不起眼的题为《酵母汁的酒精发酵》的论文，NAD$^+$被认为是促进酵母发酵的一个因素[8068]。论文的作者肯定没想到，到目前为止，一拨又一拨与NAD$^+$相关的发现一共产生了4项诺贝尔奖[8069]。NAD$^+$现在被认为是所有生物体中必不可少的分子[8070]，参与大约500种酶促反应[8071]，其中包括从食物中提取代谢能量[8072]。21世纪，随着人们认识到NAD$^+$对sirtuins的活性至关重要[8073]，NAD$^+$的科学再次兴起，我们在第一部分详细介绍过sirtuins是"哺乳动物健康守护者"[8074]。

NAD$^+$是我们体内最丰富的分子之一。它曾经被认为是一种相对稳定的分子，现在人们知道它处于不断合成、降解和再利用的状态中[8075]。我们的NAD$^+$储存库每天要周转好几次[8076]。因此，要维持细胞活力，保证充足的NAD$^+$前体供应和足够高的NAD$^+$合成酶活性至关重要[8077]。缺乏烟酸（维生素B3）等NAD$^+$前体会产生破坏性后果，这证明了NAD$^+$的重要性[8078]。烟酸缺乏症又称为糙皮病，其临床表现可以用4个英文字母D来描述：皮炎（Dermatitis）、痴呆（Dementia）、腹泻（Diarrhea）、死亡（Death）[8079]。

我们知道，没有NAD$^+$就没有生命[8080]，但值得庆幸的是，NAD$^+$及其前体几乎存在于我们所吃的所有东西中，包括植物、动物或真菌中[8081]。玉米中的烟酸是紧密结合的，但可以通过预先用碱性石灰水浸泡而释放出来。遗憾的是，当玉米从拉丁美洲输出到其他地方，并在缺乏传统加工技术知识的情况下成为一种主食后，糙皮病也随之流行了起来[8082]。据估计，在20世纪的头几十年里，有10万名美国人死于糙皮病，直到1938年面包中开始添加烟酸，情况才有所好转[8083]。

## $NAD^+$水平会随着年龄的增长而下降吗？

将提高$NAD^+$水平作为抗衰老策略的理由是：人们认为，包括人类在内的所有物种的$NAD^+$水平都会随着时间的推移而自然下降，而这种下降实际上是生物体衰老的主要原因之一[8084]。这种观点认为，通过恢复年轻时的$NAD^+$水平，那些衰老相关的疾病可以被延缓甚至被逆转[8085]。该领域的两位佼佼者，一位来自哈佛大学，另一位来自麻省理工学院，他们说，$NAD^+$增强剂"有望增加身体的恢复能力，这不只是针对一种疾病，而是针对许多疾病，从而延长健康寿命"[8086]，而通过补充$NAD^+$激活长寿基因sirtuins"可能是衰老研究中最具可行性的项目"[8087]。当然，他们两人都与价值数百万美元的膳食补充剂公司有关系[8088,8089]。

第一个前提，即$NAD^+$水平随着年龄的增长而下降，已经被质疑。例如，2022年一篇题为《$NAD^+$的年龄依赖性下降：普遍的真理还是困惑的共识？》的综述得出结论，支持这一前提的证据非常有限[8090]。事实上，迄今为止最全面的研究发现，在老年小鼠和年轻小鼠中，只有大约一半的测试组织中$NAD^+$水平发生了显著变化[8091]。我在视频"$NAD^+$水平随年龄的增长而下降吗（nadecline）"中回顾的人类数据同样不一致。

鉴于对这一主题的研究很少，且结果相互矛盾，认为$NAD^+$水平随着年龄的增长而下降的观点是具有误导性的[8092]。无论如何，实践出真知。那么第二个前提呢？在生命后期提高$NAD^+$的水平可以改善健康状况和延长寿命吗？

## 延长啮齿动物的健康寿命和寿命

在医学文献中,NAD⁺增强剂对老年啮齿动物的作用被描述为是"戏剧性的"和"引人注目的"[8093]。接受处理的小鼠,体力活动[8094]和耐力增加了,视力改善了,骨骼增强了[8095],同时肌肉萎缩[8096]、听力损失[8097]、卵巢衰老[8098]和认知能力下降得到了延缓、预防或逆转[8099]。几乎每一个器官系统都受益[8100],动脉[8101]、脑[8102]、心脏[8103]、免疫系统[8104]、肾脏[8105]、肝脏[8106]和肌肉功能都得到了改善。例如,一个星期的NAD⁺增强剂足以使22月龄小鼠的肌肉健康关键指标恢复到与6月龄小鼠相似的水平[8107]。这大致相当于将一个70岁的人的肌肉功能恢复到20岁[8108]。

NAD⁺增强剂也可以延长其他动物的寿命,据推测,这是由于有NAD⁺依赖性的sirtuins活性增加[8109]。20多年前,这种长寿效应首次在酵母细胞中得到证实。参与NAD⁺合成的基因的过度表达可以使其复制寿命延长60%[8110]。在秀丽隐杆线虫中,增强NAD⁺的化合物可以延长16%的寿命[8111]。在小鼠中,一种NAD⁺增强剂能够延长5%的寿命,但即使在生命后期开始补充,也能实现这一目标,这对于长寿来说是非同寻常的[8112]。

难怪人们对各种NAD⁺增强剂感到兴奋。最大的问题是在人类身上是否也存在这些健康和长寿益处[8113]。

## NAD⁺增强剂

目前市场上有4种主要的NAD⁺增强剂:烟酸(NA)、烟酰胺(NAM)、烟酰胺核糖(NR)和烟酰胺单核苷酸(NMN)。也可以直接补充NAD⁺,氢化形式的NADH也可以。还有氢化形式的烟酰胺单核苷酸NMNH和氢化形式的烟酰胺核糖NRH。所以,你可能经常看到这些字母缩写:NAD、NA、NAM、NR、NMN、NADH、NMNH和NRH。我们的身体也可以从零开始利用色氨酸制造NAD⁺。鉴于NAD⁺的关键性质,身体有这么多不同的途径利用大量的前体来合成NAD⁺也就不足为奇了[8114]。

将色氨酸转化为NAD⁺需要8个步骤,而NA、NAM和NR只需要2~3个步骤就可以转化为NAD⁺[8115]。NMN是NAD⁺的直接前体,但是当口服NMN或NR时,它似乎只能通过血液中的快速降解[8116]或者肝脏或肠道菌群的积极转化变成NA或NAM[8117]。那么,如果它们最终会变成NA或NAM,为什么要选择更昂贵的NMN或NR呢?如果大量购买,NA或NAM每天只需几美分,而NR或NMN每天大约需要1美元。购买NR或NMN每年会增加数百美元的费用,而购买NA或NAM则只需大约5美元。然而,值得为其中任何一个买单吗?

### 烟酸(NA)

20世纪40年代,为了避免与尼古丁(nicotine)混淆,烟酸的英文"nicotinic acid"被更改为"niacin"[8118]。不过,这两个名字都比它原来的名字好:维生素PP(PP指pellagra preventing,即预防糙皮病)[8119]。

20世纪50年代,烟酸成为世界上第一个降胆固醇水平的药物[8120]。这催生了大约24项试验,涉及数万人服用高剂量烟酸长达5年[8121],产生了迄今为止我们所拥有的关于NAD⁺前体最可靠的安全性数据。最显著的益处是在冠状动脉药物项目中发现的,这是在20世纪60年代和70年代的前他汀类药物时代进行的一次试验。15年的随访发现,那些被随机分配到高剂量烟酸组的患者的绝对死亡率下降了6.2个百分点(烟酸组死亡率为52%,而安慰剂组死亡率为58.2%)[8122]。这引发了一系列重大的临床试验,但遗憾的是,这些试验均以失败告终,其中一项试验甚至提前终止[8123,8124]。

总而言之,科克伦系统综述数据库发表的一项荟萃分析得出结论,"没有证据表明烟酸疗法有益"[8125]。一个可能的解释是,早期成功的试验使用的是立即释放的烟酸,而最新的失败的试验使用的是缓释制剂[8126]。

在高剂量下，普通烟酸通常会引起强烈的潮红和痱子感，类似于更年期的潮热。一种缓释制剂被开发出来，以减少潮红反应，这使其迅速成为价值数十亿美元的重磅药物[8127]，但它在降胆固醇水平方面的效果并不尽如人意[8128]。

主要临床试验的失败导致该药在欧洲被撤回[8129]，并从美国心血管疾病预防临床指南中被删除[8130]。烟酸制剂在治疗不能耐受他汀类药物的心脏病患者中仍有可能发挥作用[8131]，但对于普通大众来说，作为$NAD^+$增强剂又如何呢？

有一系列罕见的遗传缺陷会导致线粒体肌病，其特征是血液和肌肉中的$NAD^+$水平较低。2020年，研究人员证明，可以通过每天摄入750~1000毫克的烟酸来补充，从而显著改善肌肉力量[8132]。这是第一项也是唯一一项显示肌肉$NAD^+$水平和肌肉性能可以通过任何类型的$NAD^+$增强剂来改善的研究[8133]。在没有遗传缺陷的对照组中，血液中的$NAD^+$水平可以通过补充烟酸而得到提高，但肌肉中的$NAD^+$水平却没有变化，因此，在正常健康的肌肉中，$NAD^+$水平可能已经"达到顶峰"[8134]。正如你将看到的，这是在$NAD^+$增强剂中反复出现的现象。

我们知道大剂量的烟酸可以提高人体血液中的$NAD^+$水平[8135]，但是sirtuins的活性是否相应增加还有待证实[8136]。为什么不试试呢？因为在有关降胆固醇水平的试验中发现了副作用。烟酸会升高血糖[8137]，并可能增加患糖尿病的风险。根据对数万名服用了多年高剂量烟酸的人的研究，人们估计，在服用烟酸5年的人中，每43人中就有1人会患上糖尿病[8138]。目前尚不清楚这种风险是否仅限于缓释制剂[8139]。

与其他6种常见维生素相比，烟酸的安全缓冲值是最低的，也就是可耐受上限与推荐膳食供给量之间的比值是最低的[8140]。然而，上限是基于潮红反应设定的[8141]，这种反应虽然令人不舒服，但被认为是无害的，往往会随着时间的推移而消散[8142]。不过，长期使用可能会产生其他不良后果，包括胃溃疡、呕吐、腹痛、腹泻、黄疸和其他肝损伤的迹象（特别是缓释制剂）[8143]。过量的烟酸摄入也可能推动帕金森病的发生[8144]。由于令人不快的潮红和更高的副作用风险，人们逐渐将兴趣转向了其他NAD⁺前体[8145]。

## 烟酰胺（NAM）

证明烟酰胺可以治疗糙皮病以来[8146]，烟酸和烟酰胺一直被统称为烟酸或维生素B3，但是它们是不同的化合物[8147]。例如，烟酰胺不会受到同样类型的潮红反应的困扰。（在一些较早的研究中，烟酰胺导致的面部潮红可能是由其中未充分提纯的残留的烟酸污染导致的[8148]。）

烟酸与烟酰胺产生NAD⁺的相对能力尚不清楚[8149]。两者都不能提高sirtuins的活性[8150]，但都能延长秀丽隐杆线虫的寿命[8151]。我没有找到在啮齿动物身上进行的烟酸长寿试验；但烟酰胺试验并没有显示出延长小鼠寿命的效果[8152]。人类临床试验的效果怎样呢？

前面我探讨了局部外用烟酰胺对皮肤的抗衰老作用及口服烟酰胺帮助预防皮肤癌的显著能力（见第544页）。尽管在小鼠身上的数据显示出了希望，但它未能预防1型糖尿病[8153]，不过它可能有助于保留新诊断为1型糖尿病的人的残余功能，只是显然不足以影响血糖控制[8154]。它作为NAD⁺增强剂效果如何呢？

在线粒体肌病患者中，烟酸提高了肌肉中NAD⁺的水平，改善了线粒体和肌肉功能，但在健康个体中，肌肉中的NAD⁺水平没有变化。然而，对照组个体的平均年龄是50岁。那些肌肉中NAD⁺水平可能较低的老年人呢？在老年人中测试了4种NAD⁺前体的作用：色氨酸、烟酸、烟酰胺和烟酰胺核糖，它们都没能改善肌肉力量或功能，影响线粒体功能，甚至没能促进肌肉中的NAD⁺水平提升[8155,8156]。为什么不试试呢？再说一遍，因为副作用。

与烟酸一样，大剂量的烟酰胺可引起胃肠道紊乱和肝毒性症状[8157]。然而，烟酰胺可能导致更多甲基化相关问题[8158]。分解过量烟酰胺的第一步是将一个甲基转移到它上面，形成甲基烟酰胺（MeNAM）。甲基烟酰胺可以穿过血脑屏障[8159]，对神经元产生毒性[8160]。这也许可以解释为什么烟酰胺可导致大鼠出现类似帕金森病的症状[8161]，以及为什么帕金森病患者脑中烟酰胺甲基化酶的水平可能更高[8162]。过量的烟酰胺也会大量消耗体内的甲基基团。

如果你还记得"表观遗传学"那一章的内容，就应该知道，DNA甲基化对基因表达调控至关重要。烟酰胺导致的甲基消耗所引起的表观遗传变化[8163]被认为是被喂食大剂量烟酰胺的大鼠患脂肪肝和肾脏肿胀的原因[8164]，但这一剂量远远超过了人类可能服用的剂量[8165]。是否有证据表明更适量地补充烟酰胺可能会影响人类的甲基化呢？是的，即使单次剂量低至100毫克也会。

甲基化在分解去甲肾上腺素等"战斗或逃跑"激素以及5-羟色胺和组胺等神经递质方面也起着关键作用。在单次摄入100毫克烟酰胺的几小时内，去甲肾上腺素、5-羟色胺和组胺的血液水平都升高了，这是因为甲基被分流去处理过量的烟酰胺，导致它们的代谢受损了[8166]。同样值得注意的是同型半胱氨酸显著增加[8167]，这是甲基化反应的副产物，也是心血管疾病和痴呆的危险因素[8168]。（见第460页。）

烟酰胺的另一个潜在问题是，它是长寿基因sirtuins的抑制剂[8169]。补充NAD$^+$前体的目的不就是提高sirtuins的活性吗？sirtuins会消耗NAD$^+$并释放出烟酰胺。这允许身体将烟酰胺循环回NAD$^+$以供sirtuins进一步使用，但这也意味着身体可以使用烟酰胺作为负反馈循环的一部分。就像冬天的恒温器在温度过高时会自动关闭一样，当身体检测到过多的烟酰胺时，它也会停止sirtuins对NAD$^+$的使用。毕竟当我们的身体开始进化时，还没有像烟酰胺药片这样的东西。因此，随着烟酰胺突如其来的兴起，身体一定认为sirtuins产生过多，并会将其抑制回去。也许这就解释了为什么烟酰胺不能延长小鼠的寿命[8170]。20年前，当烟酰胺的sirtuins抑制作用首次被披露时，研究人员就曾警告说"长期烟酰胺治疗会对人类产生有害影响"[8171]。

## 烟酰胺核糖（NR）

烟酰胺核糖和烟酰胺单核苷酸似乎是比烟酸或烟酰胺更有希望的NAD⁺前体，因为它们不会引起潮红反应或直接抑制sirtuins[8172]。在小鼠中，烟酰胺核糖和烟酰胺单核苷酸都能提高肝脏中的NAD⁺水平，但只有烟酰胺核糖能提高肌肉中的NAD⁺水平[8173]。此外，烟酰胺核糖是迄今为止唯一一种能延长小鼠寿命的NAD⁺增强剂[8174]。

至少有10项烟酰胺核糖的临床试验表明，它可以将人体血液中的NAD⁺水平提高到168%。然而，需注意的是，大多数使用的剂量超过FDA和欧洲食品安全局批准的每日安全剂量300毫克[8175]。按照批准的剂量服用，血液中的NAD⁺大约增加50%～60%[8176]，但未发现任何剂量的烟酸胺核糖会影响人体肌肉中的NAD⁺水平（与安慰剂相比）[8177,8178,8179,8180]。

与烟酰胺单核苷酸相比，烟酰胺核糖的人类生物利用度和安全性数据更占优势，这使得一些人宣称烟酰胺核糖是首选的NAD⁺前体。这里所说的"一些人"是指生产用作补充剂的烟酰胺核糖的化工公司的员工[8181]。那么，人体烟酰胺核糖试验是否显示出任何临床益处呢？很遗憾，没有[8182]。

在充分考虑了许多测试变量之后，在年轻人、中年人和老年人中进行的随机、双盲、安慰剂对照试验都未能发现烟酰胺核糖对动脉功能、动脉硬化、氧化还原平衡[8183,8184]、棕色脂肪组织激活（见第260页）、血压、血糖控制[8185,8186]、体重[8187]、心脏能量或射血分数[8188]、脂肪燃烧[8189,8190]、脂肪肝[8191]、运动能力、疲劳、胰岛素敏感性[8192,8193]、代谢灵活性[8194]、代谢健康、代谢率[8195,8196]、线粒体功能[8197]或生物发生[8198]、肌肉血流量[8199]、上肢或下肢肌肉力量[8200,8201]、胰腺功能或代谢激素的释放[8202]、帕金森病症状的治疗[8203]或身体功能[8204,8205]有任何显著影响。烟酰胺核糖公司股东宣称烟酰胺核糖具有抗炎作用[8206]，但在他们自己的研究中，只有3种炎症标志物受到影响[8207]，随后的一项独立研究在相同剂量下进行了两倍的时长，结果显示12种炎症标志物没有一种受到影响[8208]。

值得注意的是，在大鼠和小鼠身上发现的结果恰恰相反。在啮齿动物中，烟酰胺核糖确实提高了肌肉中的$NAD^+$水平，改善了线粒体生物发生和功能、脂肪燃烧、胰岛素敏感性、代谢健康等[8209]。为什么烟酰胺核糖对啮齿动物有效，但对人类却几乎完全无效呢？一些人认为是因为剂量不足[8210]。小鼠研究中使用的典型剂量大约是许多人体研究中使用剂量的两倍，但在人体上尝试了两倍剂量后仍无济于事[8211]。

另一种可能的原因是烟酰胺核糖的主要降解产物烟酰胺对sirtuins的抑制作用[8212]。根据对小鼠的研究，烟酰胺核糖可能在进入血液之前就在肠道中被代谢成了烟酰胺或烟酸[8213]。不管怎样，与小鼠不同的是，烟酰胺核糖似乎不能提高人类肌肉中的$NAD^+$水平，所以难怪在肌肉组织活检中没有发现人类sirtuins活性的变化[8214]。这或许可以解释这种截然不同的结果。事实上，人体肌肉组织活检中关键的$NAD^+$合成酶被烟酰胺核糖补充剂抑制了。这不会发生在小鼠身上，但确实会发生在人类身上。据推测，这种下调是身体对进入系统的大量非自然烟酰胺核糖的适应性反应[8215]。

在小鼠中，不仅它们的肠道菌群可能影响烟酰胺核糖，烟酰胺核糖也可能影响它们的肠道菌群。烟酰胺核糖的某些益处可能通过粪菌移植在小鼠之间转移。因此，至少在小鼠中，烟酰胺核糖的一些好处可能是由于肠道菌群的调节。人类和啮齿动物肠道菌群之间的明显差异可能是烟酰胺核糖对它们有益但对我们无用的另一个原因[8216]。

不像烟酰胺，补充烟酰胺核糖不会提高同型半胱氨酸水平[8217]，但一项使用烟酰胺核糖加白藜芦醇类似物紫檀芪的研究发现，它们会使低密度脂蛋白胆固醇水平升高[8218]，高到足以杀死40名长期消费者中的1人的程度[8219]。然而，这种影响被认为是由于紫檀芪的作用[8220]，因为烟酰胺核糖本身并不能提高低密度脂蛋白胆固醇的水平[8221,8222]，而紫檀芪可以[8223]。

一项研究确实发现，烟酰胺核糖似乎会在开始服用的一周内导致血红蛋白、血细胞比容和血小板计数的小幅下降[8224]，这意味着向更贫血的状态转变，这可能也是补充烟酰胺核糖的大鼠运动表现受损的原因[8225]。然而，35%的运动表现下降并没有达到统计学意义[8226]。烟酰胺核糖确实导致了系统性氧化应激的显著增加[8227]，另一项啮齿动物研究发现，烟酰胺核糖会导致炎症加剧和代谢健康恶化[8228]，但是如果对啮齿动物的积极影响不能转化到人类身上，也许我们应该期待负面影响也是如此。

澳大利亚、加拿大、美国以及欧洲的监管机构都认可烟酰胺核糖的安全性[8229]，每天至少300毫克（孕妇和哺乳期妇女230毫克）[8230]。然而，由于缺乏可证明的临床益处，补充烟酰胺核糖的实际价值仍存疑[8231]。

## 烟酰胺单核苷酸（NMN）

烟酰胺核糖和烟酰胺单核苷酸都被证明对啮齿动物具有有益影响，但它们还没有被同时测试过[8232]。这两种前体都会提高人体血液中NAD$^+$的水平，但同样没有进行过正面交锋[8233,8234]。与烟酰胺核糖相比，烟酰胺单核苷酸的一个潜在优势是它在血液中可能更稳定。至少在小鼠血液中，大多数烟酰胺核糖会在1小时内转化为烟酰胺，而烟酰胺单核苷酸水平会保持稳定。你也可以说烟酰胺单核苷酸更好，因为它是NAD$^+$的直接前体，而烟酰胺核糖必须先转化为烟酰胺单核苷酸，所以不妨直接补充烟酰胺单核苷酸[8235]。不幸的是，由于烟酰胺单核苷酸不能穿过细胞膜，所以我们也可以得出完全相反的结论。

在结构上，烟酰胺单核苷酸就是烟酰胺核糖加上一个磷酸基团。磷酸基团的电荷会阻止烟酰胺单核苷酸进出细胞，因此要进入细胞，它就必须首先转化为烟酰胺核糖。然后，一旦进入细胞，烟酰胺核糖便可以变回烟酰胺单核苷酸并合成NAD⁺。所以，如果烟酰胺单核苷酸必须转化为烟酰胺核糖才能进入细胞，那么为什么不从一开始就补充烟酰胺核糖呢[8236]？然而，最近的研究发现，烟酰胺单核苷酸的转化也存在争议[8237]（至少在小鼠肠道中是这样的），所以也许烟酰胺单核苷酸能够跳过烟酰胺核糖这一步，直接进入细胞合成NAD⁺[8238]。

烟酰胺单核苷酸对啮齿动物具有一长串健康益处[8239]，但是与烟酰胺核糖不同的是[8240]，它尚未被证明能延长哺乳动物的寿命[8241]。那么在人类身上呢？迄今为止，只有少数关于人类烟酰胺单核苷酸的研究发表。一项针对健康中年男性的小型研究发现，单次剂量的烟酰胺单核苷酸对视网膜功能、睡眠质量、心率、血压或体温等没有明显影响[8242]。一项为期12周的针对中年男性和女性每日补充烟酰胺单核苷酸的研究同样发现，烟酰胺单核苷酸对瘦体重、肌肉量、体脂、血糖、胆固醇或胰岛素敏感性等没有显著影响。烟酰胺单核苷酸确实提高了血液中NAD⁺的水平，但它们在第一个月后达到峰值，然后在第二个月和第三个月呈下降趋势，因此NAD⁺合成可能有适应性下降，如同我们对烟酰胺核糖所认为的那样[8243]。与烟酰胺核糖一样，烟酰胺单核苷酸也不能提高肌肉组织中的NAD⁺水平[8244]。

一项题为"补充烟酰胺单核苷酸提高业余跑步者的有氧能力"的研究在年轻和中年业余跑步者中对3种不同剂量的烟酰胺单核苷酸和安慰剂进行了测试，为期6周。在其中一种通气阈值*下，有氧能力增加，而在另一种通气阈值下则没有发现有氧能力、峰值功率或其他心肺功能指标的总体益处。然而，如果你测量足够多的指标，一些统计异常值，无论是积极的还是消极的，都可能侥幸出现。例如，研究人员注意到单腿站立测试结果有显著改善，但烟酰胺单核苷酸对其他任何身体功能测试都没有影响，包括握力、俯卧撑和坐位体前屈灵活性。经仔细检查，单腿站立平衡的好处只在中等剂量组与高剂量组相比时出现，而与安慰剂组相比，任何剂量下都没有发现好处。（与基础水平相比，高剂量组的结果还略差[8245]。）

★译者注：所谓通气阈值（ventilatory threshold）是人体呼吸系统在运动中的一种生理状态，此时肺部开始无法将足够的氧气输送到身体，导致呼吸急促和疲劳。

一项针对老年人补充烟酰胺单核苷酸的为期12周的研究也发现了类似的问题。烟酰胺单核苷酸公司资助的研究得出结论，烟酰胺单核苷酸"改善了老年人的下肢功能，减少了困倦"，但它对其他16项指标没有显著影响，包括下肢功能和疲劳[8246]。关于烟酰胺单核苷酸的研究太少了，这种鸟枪式的方法是可以理解的，它为进一步测试效果尽可能广泛撒网，但其本身并不能作为令人信服的有效证据。

上述所有烟酰胺单核苷酸的研究都是在健康个体中进行的。在那些已经代谢受损的人身上结果会怎样呢？伴有前驱糖尿病的超重或肥胖的绝经后女性被随机分配到烟酰胺单核苷酸组或安慰剂组，为期10周。烟酰胺单核苷酸似乎不会影响体重或身体组成、肝脏脂肪、血压或其他十几个代谢指标，但它确实改善了肌肉胰岛素敏感性，只是不足以影响胰岛素水平及短期或长期血糖控制[8247]。这可能是因为肝脏和身体脂肪的胰岛素敏感性保持不变[8248]。烟酰胺单核苷酸似乎对线粒体功能、肌肉力量、疲劳或恢复力也没有影响[8249]。

在安全性方面，烟酰胺单核苷酸的"托儿"[8250]说它天然存在于水果和蔬菜中[8251]，但即使是最集中的来源（如毛豆、牛油果和西蓝花），每份中的烟酰胺单核苷酸含量也不及典型的补充剂含量的百分之一[8252]。牛奶中的烟酰胺核糖也是如此[8253]。有一些关于烟酰胺单核苷酸在大鼠[8254]和狗[8255]身上的安全性评估，但与烟酰胺核糖不同的是，补充剂含量的烟酰胺单核苷酸尚未被证明对人类安全[9256]。截至2023年年初我写这本书的时候，烟酰胺单核苷酸作为膳食补充剂的销售仍处于法律未决状态[8257]。

有啮齿动物的研究表明，烟酰胺单核苷酸会产生负面的代谢后果[8258]，但最严重的问题在于其神经毒性。神经元中烟酰胺单核苷酸的积累是有毒的[8259]。由于烟酰胺核糖会转化为烟酰胺单核苷酸，所以这也是补充烟酰胺核糖的问题之一[8260]。轴突变性是多种神经退行性疾病的主要诱因[8261]，包括青光眼[8262]。在体外试验中，阻断烟酰胺单核苷酸合成酶似乎有助于保受损的神经元，而添加烟酰胺单核苷酸会逆转这种保护作用[8263]，添加一种可以分解烟酰胺单核苷酸的酶也具有保护作用[8264]。然而，临床效果仍然是理论上的，因为这些副作用只在鱼、小鼠和培养皿中得到证实[8265]。

烟酰胺单核苷酸补充剂可能根本就不含有烟酰胺单核苷酸。美国ChromaDex公司销售一种具有竞争性的补充剂Tru Niagen（一种形式的烟酰胺核糖），该公司声称对亚马逊网站上市场份额最高的22种烟酰胺单核苷酸产品进行了测试，发现大多数产品的烟酰胺单核苷酸含量低于检出限值，实际上含量几乎为零[8266]。具有讽刺意味的是，许多明显假冒的烟酰胺单核苷酸产品都展示了"分析证书"并获得了数百条甚至数千条正面评价[8267]。很明显，在22种产品中，只有3种产品的烟酰胺单核苷酸含量与标签上标明的一样多。当然，ChromaDex本身也不光彩，FDA[8268]和商业促进局（Better Business Bureau）[8269]指控它夸大了Tru Niagen的功效。简而言之，烟酰胺核糖已被证明相对安全但无效，但烟酰胺单核苷酸的安全性和有效性均未被确定。

## 其他NAD$^+$增强剂

那么色氨酸、NAD$^+$、NADH、NMNH和NRH呢？我在视频"鲜为人知的NAD$^+$增强剂（othernad）"中详细介绍了它们。简而言之，如果有的话，限制色氨酸摄入可能是有益的[8270,8271]；由于不稳定和生物利用度差，直接补充NAD$^+$在很大程度上是不现实的[8272,8273]；虽然NMNH[8274]和NRH[8275]具有超强的效力，但这并不一定是一件好事，因为NRH可以促进炎症[8276]和氧化[8277]，NMNH也具有同样的有害作用（因为它必须转化为NRH才能进入细胞）[8278]。

## 对炎症和癌症的潜在不良影响

大多数报道的NAD$^+$前体（如烟酰胺、烟酰胺核糖和烟酰胺单核苷酸）的副作用是相对罕见和轻微的，例如腹泻、恶心、皮疹、潮红和腿抽筋[8279]。烟酰胺核糖和烟酰胺单核苷酸都能提高烟酰胺的水平[8280]，因此它们可能具有sirtuins抑制、甲基消耗和烟酰胺分解产物的潜在不良影响等相同的问题[8281]。我在视频"NAD⁺增强剂的风险（nadprecautions）"中进行了详细介绍，从根本上说，对于癌症患者、具有癌症家族史[8282]及患有炎症性疾病[8283]和活动性嗜血杆菌感染[8284]的人来说，服用NAD⁺增强剂应该特别小心谨慎。

### 哪种NAD⁺增强剂最好？

目前没有明显突出的NAD⁺增强剂[8285]，因为在实验室中发现的任何临床前效果都没有转化为对人类临床有益的证据。考虑到NAD⁺生理学的复杂性及它的多种前体、合成途径、回收途径和无数消耗酶的复杂相互作用，这种失败是意料之中的[8286]。现在说NAD⁺增强剂是否为炒作还为时过早[8287]，因为需要更多、更大、更长期的研究来确定其安全性和有效性[8288]。

问题是，因为烟酸、烟酰胺、烟酰胺核糖和烟酰胺单核苷酸都是天然产品，它们不能申请专利，所以为精心设计的临床试验提供资金是不可能的[8289]。关于烟酰胺核糖的试验比烟酰胺单核苷酸相对更多的原因是，烟酰胺核糖在2021年被认定为不可申请专利之前就已经获得过专利了[8290]。

也许使用NAD⁺前体盲目地使系统过载并不是恢复NAD⁺水平的最佳方法[8291]。身体似乎太聪明了，不允许这种生硬的入侵来影响组织水平。这些增强剂也许只是为了从更自然的方法中获利。

### 提高NAD⁺水平的自然方法

提高NAD⁺水平的自然方法大致有3种。增加NAD⁺前体的供应只是第一种。另外两种方法是通过激活NAD⁺合成酶来让身体产生更多的NAD⁺和通过抑制过量的$NAD^+$降解来让身体使用更少的$NAD^+$[8292]。

## 提高烟酰胺磷酸核糖转移酶的水平

$NAD^+$合成的主要决定因素是烟酰胺磷酸核糖转移酶（NAMPT）[8293]，它在人体肌肉中的丰度会随着年龄的增长而下降，从20岁到80岁稳步下降约40%[8294]。在人体肝脏中，它会减少一半[8295]。然而，衰老相关疾病，如动脉粥样硬化、癌症、糖尿病和类风湿性关节炎，会加剧NAMPT丰度的下降，这就提出了一个"先有鸡还是先有蛋"的问题[8296]。干预试验随之而来。

在衰老的大鼠[8297]和小鼠[8298]中也发现了类似的NAMPT丰度下降现象。增加这种酶有帮助吗？增加NAMPT可以延长酵母[8299]、果蝇[8300]和啮齿动物的寿命[8301]。NAMPT丰度的提高除了能延长小鼠的寿命，还能增加小鼠的有氧能力和运动耐力[8302,8303]。

增强NAMPT的表达可以提高小鼠肌肉中的$NAD^+$水平，与喂食膳食$NAD^+$前体的小鼠相当，但如果你还记得，$NAD^+$前体似乎不能影响大多数人肌肉中的$NAD^+$水平[8304]。事实上，这些增强剂会抑制NAMPT[8305]，同时增加甲基化酶，以清除体内多余的$NAD^+$。除了甲基消耗，长期服用这些增强剂的人，如果突然停止服用，可能会让情况更糟[8306]。然而，有一种方法可以自然地提高我们的NAMPT和$NAD^+$水平，而无需任何增强剂，那就是运动。

运动员肌肉组织中NAMPT的表达量大约是久坐不动的人的两倍。为了证明其中的因果关系，久坐不动的男性和女性开始了一项固定的自行车运动方案，在3周内，他们的NAMPT水平提高了127%[8307]。抗阻训练也可以增加NAMPT，这意味着肌肉中$NAD^+$的水平提高127%及sirtuins活性的增强[8308]。换句话说，运动可以发挥$NAD^+$增强剂所不能发挥的作用。

## 通过夯实PARP-1和CD38来保护NAD⁺

维持NAD⁺水平的第3种方法是保护它。除了sirtuins，NAD⁺的主要消耗者是PARP-1和CD38。PARP-1是一种利用NAD⁺修复DNA的酶。DNA氧化损伤越多，单链和双链DNA断裂越多，就需要激活越多像PARP-1这样的酶来拯救[8309]。这会消耗很多NAD⁺。随着年龄的增长，DNA损伤不断累积，对PARP-1等修复酶的需求不断增加，导致NAD⁺水平大幅下降[8310,8311]。因此，人们开始寻找PARP-1阻滞剂，以维持NAD⁺水平[8312]，但是与其阻断DNA修复，不如从一开始就阻止这么多的损伤。关于如何做到这一点，请参阅"氧化"一章。

CD38是NAD⁺的另一个主要消耗者，它是一种利用NAD⁺制造一种细胞信使的酶[8313]。CD38集中于免疫细胞表面，在炎症环境下被强烈诱导[8314]。随着年龄的增长，由于持续性的"炎症性衰老"激活作用，CD38的活性会不断上升，这可能是导致NAD⁺水平下降的一个主要因素[8315,8316,8317]。例如，阻断CD38可以提高老年小鼠的NAD⁺水平，使其与年轻小鼠的水平相当[8318]。除了本书中关于减少炎症的内容，我在视频"提高NAD⁺的第3种方法（conservingnad）"中深入探讨了食物中发现的一些天然CD38抑制剂。

# 总　结

抗衰老杂志《复兴研究》上发表了一篇题为《一种延长人类寿命的方法》的评论文章[8319]，引起了我的关注。是某种新的外来基因疗法还是干细胞疗法？不，文章引用了哈佛大学一项题为"健康生活方式对美国人预期寿命的影响"的分析。对超过10万名男性和女性进行的为期34年的追踪调查显示，对于50岁的人来说，仅仅一些基本的生活方式改变似乎就能使他们的平均寿命延长13年。即使从70岁开始改变，也能延长大约10年[8320]，加拿大的一项研究发现，50岁之前采取简单、常识性的健康行为，可延长近18年的寿命[8321]。

我们从实验动物长寿研究所取得的进展中获得了一些期望的延长寿命的方法[8322]，但经过几十年的研究和数亿美元的花费，将这些结果转化到人类身上的努力在很大程度上是徒劳无功的[8323]。然而，现在看到的人类数据表明，所有人都可以在此时此地大幅延长寿命。我们已经拥有了抗衰老生物技术恩赐的价值上万亿美元的药物，它可能就在超市的生鲜区或健身房里。65年前，一本老年医学教科书中有先见之明地写道："延长晚年寿命的一种更有希望的方法似乎是通过良好的营养来预防退行性疾病[8324]。"

寿命上的巨大差异是否源于一生的行为模式呢？为了确保从现在开始让时光倒流还为时不晚，研究人员追踪了试图从中年时期开始清理坏习惯的男性和女性的情况。45岁到64岁之间开始转变，即使只是最基本的转变，比如每天至少吃5份水果和蔬菜，每天步行约20分钟，保持健康的体重和不吸烟，也会使死亡率在不久的将来大幅降低。我们说的是，在接下来的4年里，死亡风险降低40%。研究人员得出结论，他们的发现强调了"做出必要的改变，坚持健康的生活方式是非常值得的，中年时采取行动也为时不晚"[8325]。

这还仅仅是个开始。这还不包括我在本书第一部分中提出的其他建议、第二部分的最佳抗衰老方案中最健康的食物和饮食模式、第三部分中关于保护血液循环和免疫系统的提示，以及我的抗衰老八妙方中的任何一条。我们可以做很多事情来延长寿命和健康寿命。例如，最近一项涉及50多万名受试者的引人注目的研究发现，那些在餐桌上给食物加盐（除了烹饪中使用的任何盐）的人在50岁时的预期寿命似乎比那些不加盐的人少两年[8326]。所以，把盐罐换成美味的无盐调味料可能会让你多活几年。

所有这些都是在没有真正认真对待饮食，对最基本的东西进行微小的调整的情况下发生的。我们所吃的东西被认为"可能是实现衰老过程的慢性和系统性调节的最有力工具……"[8327]，好处如此显著，甚至引发了人们对整个营养流行病学领域的质疑。荟萃分析表明，你可以通过不吃鸡蛋或培根或者每天吃坚果或某些水果来延长寿命。效果似乎好得令人难以置信[8328]。不管影响的绝对程度如何，饮食都被认为是决定我们寿命的首要因素[8329]。人如其食，吃什么就是什么。

## 预期寿命在倒退

马丁·路德·金（Martin Luther King）警告说，"人类的进步既不是自动的，也不是不可避免的"[8330]。人类的寿命可能也是如此[8331]。1850年，美国人的预期寿命还不到40岁[8332]，但在过去的两个世纪里，它一直在稳步增长[8333]，到最近，每10年大约增长两岁。然后，寿命增长速度开始放缓，从2015年开始出现逆转[8334]。这很大程度上是由于肥胖的流行，现在养育的这一代人可能是第一代寿命比他们的父母短的人[8335]。这一趋势在COVID-19使美国人的预期寿命缩短两年之前便已出现，这是自1943

年以来从未出现过的下降（1943年是第二次世界大战中死亡人数最多的一年）[8336]。

随着年龄的增长，我们器官的储备能力会下降[8337]，这就使得健康饮食和健康生活变得更加重要。我们不能继续过青少年时期放纵的快餐生活。遗憾的是，大多数人没有领会到这一点。美国心脏协会几十年来一直在追踪美国人的饮食和生活方式趋势。它在2012年的报告中指出，大多数美国人已经不吸烟了，近一半的人实现了运动的"理想"目标（每天至少20分钟的中等强度运动）。然而，在健康饮食评分方面，只有大约1%的人在0～5分的饮食质量评分中得到了4分或5分。而且，"理想"标准只包括每周喝少于4杯半的汽水[8338]。

美国心脏协会曾设定了一个所谓的"激进"目标，即到2020年将这些数据提高20%。将1%提高到1.2%的目标是否实现了呢？到2022年时，下滑得更远了，从1%下降到0.2%[8339]。今天，只有五百分之一的美国人的饮食接近适度健康的饮食。

难怪，在预期寿命方面，美国在34个顶级自由市场民主国家中排名第27或28位。斯洛文尼亚人的寿命比美国人长[8340]。这是2010年的排名，低于1990年的第20位。最近，美国人的预期寿命在世界上降至43位，预计到2040年将降至64位[8341]，但是美国每年在医疗保健上花费数万亿美元，比全球任何其他国家都多[8342]。

问题不在于医疗保障。梅奥诊所估计，近70%的美国人在服用处方药[8343]。问题是，数万亿美元的医疗支出并没有解决根本原因。在美国，导致死亡的首要风险因素是饮食[8344]，是食物。标准美国饮食简直太好吃了，死了也要吃。就好比说我们吃东西的时候觉得未来并不重要。确实有数据支持这一点，来自我在视频"有多少美国人采用健康的生活方式（usa）"中所介绍的一项题为"死囚营养"的研究[8345]。死囚最后的食物要求和美国人通常吃的没有太大区别。如果我们继续像吃最后一餐一样吃下去，那么最终它可能真的会是最后一餐。

## 联盟共识

好消息是改进的机会非常大。公共卫生领域最漂亮的图表之一是肺癌死亡率曲线。人们花了几十年的时间才最终扭转局面，随着吸烟率的下降，肺癌死亡率也大幅下降[8346]。期待着有一天，饮食也能如此。

是的，大约80%的慢性疾病和过早死亡可以通过不吸烟、体育运动和"坚持健康的饮食模式"来预防，但健康饮食到底是什么呢[8347]？遗憾的是，媒体上听到的关于营养的说法往往前后矛盾，令人困惑。在当今竞争激烈的新闻市场，人们过于追求轰动效应，哗众取宠。媒体分析人士认为，为了点击量，某些报道甚至可能故意不陈述事实[8348]。（这份分析报告是在标题党的诱惑出现之前发表的，如今情况可能变得更糟。）

20世纪40年代，这一领域的一位领导者说过一句话，在四分之三个世纪后的今天，这句话似乎更加贴切："遗憾的是，营养学这一主题似乎对轻信的人、社会狂热分子及商业领域的无耻之徒……有着特殊的吸引力，这一组合足以使清醒、客观的科学家感到绝望[8349]。"

可以说，我们面临的最重要的健康问题可能是基于错误信息的不良生活方式选择[8350]。这让我想起了健康饮食建议如何被行业利益、理论家和误导的媒体所掩盖。我们所需要的是一个专门研究营养的委员会，我很自豪能够为这样的事业做出贡献。美国健康公益宣传组织是一个由来自数十个国家的数百名专家组成的非营利性联盟，这些专家就健康生活的基本要素达成共识[8351]，即"打击虚假事实，打击虚假怀疑，以历史悠久、基于证据的生活方式为药物，创造一个没有可预防疾病的世界"[8352]。最健康的饮食通常是由最少加工的蔬食组成的[8353]。

## 出于人类的本能

也许这并不奇怪，因为这就是从大约2000万年前我们与最后一个共同的灵长类祖先分道扬镳到大约200万年前我们开始制造工具前这段时间里我们所吃的东西[8354]。我们知道，在进化的前90%的时间里，营养需求和消化生理正在建立，我们吃的是其他类人猿最后吃的东西，以全蔬食为中心的饮食[8355]。即使是吃肉最多的黑猩猩，饮食中超过98%也是植物性的。你可以给像狗这样的天然杂食者[8356]喂食相当于500个鸡蛋的胆固醇，它们只是摇尾巴，而其中的一小部分可以在几个月内让那些天然吃蔬食的物种的动脉堵塞[8357]。有些动物可以排出体内多余的胆固醇。然而，我们的身体无法处理胆固醇，动脉粥样硬化性心脏病是我们死亡的主要原因，就充分说明了这一点。

在石器时代，几乎没有选择压力来保护人们免受不断扩大的饮食的影响，因为大多数史前人类没有活到心脏病发作的年龄。当人的平均寿命只有25岁时[8358]，遗传的基因来自那些能够通过任何必要手段活到生育年龄的人，这意味着不能饿死，食物中的热量越多越好。吃大量的骨髓和脑，无论是人类还是其他动物，都会有选择优势（就像在时光机里发现奶油夹心蛋糕一样）。我们只需要活到青春期把自己的基因遗传下去，不需要进化出任何抵御慢性疾病肆虐的保护措施。

要找到一个几乎没有慢性疾病的老年人群，我们不必追溯到数百万年前。正如我在《救命》一书中详细介绍的那样，在20世纪，非洲农村的教会医院发现，冠状动脉疾病在那里几乎不存在，其他主要杀手，如高血压、脑卒中、糖尿病、常见癌症等，也几乎不存在[8359]。从某种意义上说，中国和非洲农村人口的饮食类型与我们过去2000万年中90%的时间里一直在坚持的饮食类型一样，几乎完全由蔬食组成。我们怎么知道是由于他们的饮食，而不是别的呢？因为普里特金（Pritikin）、欧尼斯（Ornish）和埃塞斯廷（Esselstyn）的开创性研究表明，蔬食可以帮助大多数患者阻止甚至逆转心脏病的进展。事实上，这也是唯一一种有帮助的饮食[8360]。

健康的饮食和生活方式就能对抗衰老吗？如果是这样的话，这本书就薄多了。正如你在本书中所读到的，有太多的药片、手术和药膏、补充剂以及特定的食物可以帮助减少皱纹，促进头发生长，预防前列腺肿大，增强视力、牙齿、勃起功能和认知能力等。然而，基础是饮食和生活方式，这是一个好消息，因为这一切都在你自己的掌控之中。

# 参考文献

要获得完整的可搜索的引文列表，请扫描下面的二维码。每篇引文都有超链接，你可以自行阅读原始研究。

扫描二维码：

# 致谢

首先要感谢研究人员，他们对自然世界的探索构成了我所有工作的基础。没有证据，就没有循证营养学。

其次我要感谢编辑Miyun Park，她协调了整个庞大的项目。我还要感谢一路以来给予支持和帮助的每一个人。我们很幸运有一群文献搜索的志愿者，最杰出的包括Jolene Bowers、Gregory Butler、Devra O'Gara、Laura McClanathan、Julie Van Horn和Kevin Wise。感谢Marie Townsley和Chrissy Liptrot编写注释，Dawn Chang整理引文格式，Caroline Garriott绘制图表，编辑Lee Oglesby和Laura Greger，Christi Richards整理所有在线引文，Abie Rohrig帮助推广，最后是事实审核专家Alissa Finley，她经常提醒我，我错得有多离谱。同时也要感谢Katie Schloer让NutritionFacts.org这一网站运行得如此顺利，感谢Richard Pine和Bob Miller在疫情不确定性中与出版社签订图书出版事宜，以及那些了不起的慈善机构。

# 关于作者

迈克尔·格雷格（Michael Greger）医生是美国生活方式医学院（American College of Lifestyle Medicine）的创始成员和研究员，他是一名内科医生、《纽约时报》畅销书作家和国际知名的营养学演说家。他毕业于康奈尔大学农业与生命科学学院和塔夫茨大学医学院。他出书和演讲所获得的所有收益都捐给了慈善机构。